高等职业教育药学类与食品药品类专业第四轮教材

药物制剂设备 第❸版

（供药学类及药品与医疗器械类专业用）

主　编　杨宗发　董天梅

副主编　单松波　庞心宇　白而力　龚　伟

编　者　（以姓氏笔画为序）

韦丽佳（重庆医药高等专科学校）　　　文俊良（广西卫生职业技术学院）

白而力（山西药科职业学院）　　　　　杨宗发（重庆医药高等专科学校）

李文婷（楚雄医药高等专科学校）　　　张　密（铁岭卫生职业学院）

罗仁瑜（山东药品食品职业学院）　　　庞心宇（湖南食品药品职业学院）

单松波（漳州卫生职业学院）　　　　　赵威彧（天津医学高等专科学校）

侯晓军（重庆市中医院）　　　　　　　郭庆省（威海市职业中等专业学校）

黄　璇（云南技师学院）　　　　　　　龚　伟（重庆三峡医药高等专科学校）

董天梅（山东药品食品职业学院）　　　程　锦（江苏医药职业学院）

潘学强（北京卫生职业学院）

中国健康传媒集团

中国医药科技出版社

内容提要

本教材是"高等职业教育药学类与食品药品类专业第四轮教材"之一，是参照最新教育标准和职业标准，结合药物制剂岗位需求与药物制剂设备发展现状，根据高职高专学生特点与相关专业培养要求编写而成。本教材以药物制剂生产工艺流程为主线，主要介绍常见的固体制剂、半固体制剂、液体制剂、气体制剂和无菌制剂等生产过程制剂设备的结构、工作原理、设备操作和维护规程，为了在中药制药和生物制药生产方面有所了解，增加了中药制药和生物制药等常见制药设备，供大家选学。本教材为书网融合教材，即纸质教材有机融合电子教材、教学配套资源（PPT、微课、视频、图片等）、题库系统、数字化教学服务（在线教学、在线作业、在线考试），使教学资源更加多样化、立体化。

本书内容丰富，特色鲜明，突出实践，重在应用，充分体现了职业教育的特点。本书适用于全国高职高专药学类、药品与医疗器械类专业，也可以作为其他相关专业教材和药品生产企业员工培训教材。

图书在版编目（CIP）数据

药物制剂设备/杨宗发，董天梅主编. —3 版. —北京：中国医药科技出版社，2021.8

高等职业教育药学类与食品药品类专业第四轮教材

ISBN 978 - 7 - 5214 - 2586 - 4

Ⅰ.①药…　Ⅱ.①杨…②董…　Ⅲ.①制剂机械—高等职业教育—教材　Ⅳ.①TQ460.5

中国版本图书馆 CIP 数据核字（2021）第 141216 号

美术编辑　陈君杞

版式设计　友全图文

出版　**中国健康传媒集团** | 中国医药科技出版社

地址　北京市海淀区文慧园北路甲 22 号

邮编　100082

电话　发行：010 - 62227427　邮购：010 - 62236938

网址　www.cmstp.com

规格　889×1194mm $\frac{1}{16}$

印张　22 ½

字数　637 千字

初版　2013 年 1 月第 1 版

版次　2021 年 8 月第 3 版

印次　2024 年 1 月第 2 次印刷

印刷　大厂回族自治县彩虹印刷有限公司

经销　全国各地新华书店

书号　ISBN 978 - 7 - 5214 - 2586 - 4

定价　**65.00 元**

获取新书信息、投稿、为图书纠错，请扫码联系我们。

出版说明

　　"全国高职高专院校药学类与食品药品类专业'十三五'规划教材"于2017年初由中国医药科技出版社出版，是针对全国高等职业教育药学类、食品药品类专业教学需求和人才培养目标要求而编写的第三轮教材，自出版以来得到了广大教师和学生的好评。为了贯彻党的十九大精神，落实国务院《国家职业教育改革实施方案》，将"落实立德树人根本任务，发展素质教育"的战略部署要求贯穿教材编写全过程，中国医药科技出版社在院校调研的基础上，广泛征求各有关院校及专家的意见，于2020年9月正式启动第四轮教材的修订编写工作。

　　党的二十大报告指出，要办好人民满意的教育，全面贯彻党的教育方针，落实立德树人根本任务，培养德智体美劳全面发展的社会主义建设者和接班人。教材是教学的载体，高质量教材在传播知识和技能的同时，对于践行社会主义核心价值观，深化爱国主义、集体主义、社会主义教育，着力培养担当民族复兴大任的时代新人发挥巨大作用。在教育部、国家药品监督管理局的领导和指导下，在本套教材建设指导委员会专家的指导和顶层设计下，依据教育部《职业教育专业目录（2021年）》要求，中国医药科技出版社组织全国高职高专院校及相关单位和企业具有丰富教学与实践经验的专家、教师进行了精心编撰。

　　本套教材共计66种，全部配套"医药大学堂"在线学习平台，主要供高职高专院校药学类、药品与医疗器械类、食品类及相关专业（即药学、中药学、中药制药、中药材生产与加工、制药设备应用技术、药品生产技术、化学制药、药品质量与安全、药品经营与管理、生物制药专业等）师生教学使用，也可供医药卫生行业从业人员继续教育和培训使用。

　　本套教材定位清晰，特点鲜明，主要体现在如下几个方面。

　　1. 落实立德树人，体现课程思政

　　教材内容将价值塑造、知识传授和能力培养三者融为一体，在教材专业内容中渗透我国药学事业人才必备的职业素养要求，潜移默化，让学生能够在学习知识同时养成优秀的职业素养。进一步优化"实例分析/岗位情景模拟"内容，同时保持"学习引导""知识链接""目标检测"或"思考题"模块的先进性，体现课程思政。

　　2. 坚持职教精神，明确教材定位

　　坚持现代职教改革方向，体现高职教育特点，根据《高等职业学校专业教学标准》要求，以岗位需求为目标，以就业为导向，以能力培养为核心，培养满足岗位需求、教学需求和社会需求的高素质技能型人才，做到科学规划、有序衔接、准确定位。

　　3. 体现行业发展，更新教材内容

　　紧密结合《中国药典》（2020年版）和我国《药品管理法》（2019年修订）、《疫苗管理法》（2019

年)、《药品生产监督管理办法》(2020年版)、《药品注册管理办法》(2020年版)以及现行相关法规与标准,根据行业发展要求调整结构、更新内容。构建教材内容紧密结合当前国家药品监督管理法规、标准要求,体现全国卫生类(药学)专业技术资格考试、国家执业药师职业资格考试的有关新精神、新动向和新要求,保证教育教学适应医药卫生事业发展要求。

4.体现工学结合,强化技能培养

专业核心课程吸纳具有丰富经验的医疗机构、药品监管部门、药品生产企业、经营企业人员参与编写,保证教材内容能体现行业的新技术、新方法,体现岗位用人的素质要求,与岗位紧密衔接。

5.建设立体教材,丰富教学资源

搭建与教材配套的"医药大学堂"(包括数字教材、教学课件、图片、视频、动画及习题库等),丰富多样化、立体化教学资源,并提升教学手段,促进师生互动,满足教学管理需要,为提高教育教学水平和质量提供支撑。

6.体现教材创新,鼓励活页教材

新型活页式、工作手册式教材全流程体现产教融合、校企合作,实现理论知识与企业岗位标准、技能要求的高度融合,为培养技术技能型人才提供支撑。本套教材部分建设为活页式、工作手册式教材。

编写出版本套高质量教材,得到了全国药品职业教育教学指导委员会和全国卫生职业教育教学指导委员会有关专家以及全国各相关院校领导与编者的大力支持,在此一并表示衷心感谢。出版发行本套教材,希望得到广大师生的欢迎,对促进我国高等职业教育药学类与食品药品类相关专业教学改革和人才培养作出积极贡献。希望广大师生在教学中积极使用本套教材并提出宝贵意见,以便修订完善,共同打造精品教材。

数字化教材编委会

主　编　杨宗发　董天梅

副主编　单松波　庞心宇　白而力　龚　伟

编　者（以姓氏笔画为序）

韦丽佳（重庆医药高等专科学校）　　　文俊良（广西卫生职业技术学院）

白而力（山西药科职业学院）　　　　　杨宗发（重庆医药高等专科学校）

李文婷（楚雄医药高等专科学校）　　　张　密（铁岭卫生职业学院）

罗仁瑜（山东药品食品职业学院）　　　庞心宇（湖南食品药品职业学院）

单松波（漳州卫生职业学院）　　　　　赵威彧（天津医学高等专科学校）

侯晓军（重庆市中医院）　　　　　　　郭庆省（威海市职业中等专业学校）

黄　璇（云南技师学院）　　　　　　　龚　伟（重庆三峡医药高等专科学校）

董天梅（山东药品食品职业学院）　　　程　锦（江苏医药职业学院）

潘学强（北京卫生职业学院）

药物制剂设备是一门实践性很强的专业课，我们在教材的编写中突出知识性、实践性和应用性，理论知识做到"必需、够用"，技能的培养注重体现"以专业人才培养目标为依据，以岗位需求为导向，以增强学生就业创业能力为核心，以职业能力培养为根本"的职业教育理念。设置"岗位情景模拟"模块，落实立德树人，体现课程思政，采用"以项目引领、任务驱动"为主线的模式，科学删减和引进新的内容，增强教材的科学性、实用性和趣味性。教材突出设备的标准化操作规程和常见故障排除，引导学生在掌握专用设备的基础上，更多地认识相关设备。搭建与教材配套的"医药大学堂"数字资源，包括教学课件、图片、动画、视频、微课、习题和扩展资源等。学习者可通过扫描二维码在线观看学习，在提升学习兴趣的同时，也为学生提供了更多自主学习的空间。

本教材是在上版的基础上修订而成，内容上大幅减少设备验证相关内容，新增智能制造相关内容，新增了大量数字化资源。本书以药物制剂生产过程各岗位所需要的知识和技能为依据，以生产流程为主线，主要介绍常见的固体制剂、半固体制剂、液体制剂、气体制剂和无菌制剂等生产过程制剂设备的结构、工作原理、设备操作和维护规程。为了在中药制药和生物制药生产方面有所了解，增加了中药制药和生物制药等常用制药设备，供大家选学。

本书是团队合作的结晶，编者们反复磋商、数易其稿，最终由主编杨宗发修改和统稿。编写人员分工如下：杨宗发（项目 1）、张密（项目 2）、龚伟（项目 3）、韦丽佳（项目 4）、庞心宇（项目 5）、白而力（项目 6）、李文婷（项目 7）、文俊良（项目 8）、董天梅（项目 9）、郭庆省（项目 10）、单松波（项目 11）、潘学强（项目 12）、程锦（项目 13）、黄璇（项目 14）、侯晓军（项目 15）、赵威彧（项目 16）、罗仁瑜（项目 17）。

本书内容丰富，特色鲜明，突出实践，重在应用，充分体现了职业教育的特点。本书适用于全国高职高专药学类、药品与医疗器械类专业，也可以作为其他相关专业教材和药品生产企业员工培训教材。

本书是在参考其他同类制药设备教材及有关设备说明书、操作规程等基础上编写出来的。在编写过程中得到了编者所在单位领导及有关药品生产企业领导和技术人员的大力支持，在此谨向这些单位及个人表示衷心感谢。

因编者水平所限，缺点疏漏在所难免，敬请批评指正，以利再版时改正和提高。

编　者
2021 年 3 月

目录
CONTENTS

项目1 绪　论

学习引导

药品质量好坏关系广大老百姓的生命安全，而制药设备直接与原辅料、半成品和药品接触，是造成药品生产质量高低和是否污染的重要因素。然而在相当长的时间里，它在企业 GMP 改造中常常处于不被重视的地位。结合目前掌握的专业知识，你对制药设备了解多少？制药设备应当如何管理才能保证生产出合格的药品呢？

本单元主要介绍制药设备分类、制药设备参数、制药设备的 GMP 管理、制药设备材料及防腐蚀和智能制造等内容。

学习目标

1. **掌握**　制药设备国家分类目录；制药设备管理相关知识。
2. **熟悉**　制药设备企业分类目录；设备标准操作规程；制药设备防腐蚀。
3. **了解**　制药设备参数；GMP 对制药设备的要求；制药设备常见材料和智能制造相关内容。

任务 1-1　认识制药设备

PPT　精讲

药物制剂生产的过程主要包括原辅料的粉碎、筛分、混合，有效成分的提取与纯化、干燥、制粒、胶囊充填、压片、包衣、制丸等单元操作，以及其他制剂的均化、配制、过滤、洗瓶、干燥、灭菌、灌封和包装等单元操作，每个单元操作都需要一系列特定的制药机械设备来完成。

一、制药设备的分类

（一）国家分类

1. 制药机械的分类　按《制药机械术语》（GB/T 15692—2008）将制药机械分为 8 类。

（1）原料药机械及设备：利用生物、化学及物理方法，实现物质转化，制取医药原料的机械及工艺设备。

（2）制剂机械及设备：将药物原料制成各种剂型药品的机械及设备。分为以下 13 类。

1）颗粒剂机械：将药物或与适宜的药用辅料经混合制成颗粒状制剂的机械及设备。

2）片剂机械：将药物或与适宜的药用辅料混匀压制成各种片状的固体制剂机械及设备。

3）胶囊剂机械：将药物或与适宜的药用辅料充填于空心胶囊或密封于软质囊材中的机械及设备。

4）粉针剂机械：将无菌粉末药物定量分装于抗生素玻璃瓶内，或将无菌药液定量灌入抗生素玻璃瓶再用冷冻干燥法制成粉末并盖封的机械及设备。

5）小容量注射剂机械及设备：制成50ml以下装量的无菌注射液机械及设备。

6）大容量注射剂机械及设备：制成50ml及以上装量的注射剂的机械及设备。

7）丸剂机械：将药物或适宜的药用辅料以适当的方法制成滴丸、糖丸、小丸（水丸）等丸剂的机械及设备。

8）栓剂机械：将药物与适宜的基质制成供腔道给药栓剂的机械及设备。

9）软膏剂机械：将药物与适宜的基质混合制成外用制剂的机械及设备。

10）口服液体制剂机械：将药物与适宜的药用辅料制成供口服的液体制剂的机械及设备。

11）气雾剂机械：将药物与适宜的抛射剂共同灌注于具有特制阀门的耐压容器中，制作成药物以雾状喷出的机械及设备。

12）眼用制剂机械：将药物制成滴眼剂和眼膏剂的机械及设备。

13）药膜剂机械：将药物和药用辅料与适宜的成膜材料制成膜状制剂的机械及设备。

（3）药用粉碎机械：以机械力、气流、研磨的方式粉碎药物的机械及设备。

（4）饮片机械：中药材通过净制、切制、炮炙、干燥等方法改变其形态和性状制取中药饮片的机械及设备。

（5）制药用水、气（汽）设备：采用适宜的方法，制取制药用水和制药工艺用气（汽）的机械及设备。

（6）药品包装机械：完成药品直接包装和药品包装物外包装及药包材制造的机械及设备。

（7）药物检测设备：检测各种药物质量的仪器与设备。

（8）其他制药机械及设备：与制药生产相关的其他机械及设备。

即学即练 1-1

片剂溶出仪按制药机械设备分类属于（　　　）

答案解析　　A. 片剂机械　　　B. 饮片机械　　　C. 药品包装机械　　　D. 药物检测设备

2. 制药机械代码与型号　　《制药机械产品分类及编码》（GB/T 28258—2012）是我国制药机械标准化工作中的一项重要基础标准，属于国家标准；《制药机械产品型号编制方法》（JB/T 20188—2017）是一项行业标准，此标准的制定是为了加强制药机械的生产管理、产品销售、设备选型及国内外技术交流。制药机械产品型号由产品类别代号、功能代号、型式代号、特征代号和规格代号组成，其中前三项为型号中的主体部分，是编制型号的必备要素，后两项为型号中的补充部分，是编制型号的可选要素。其格式为：Ⅰ Ⅱ Ⅲ Ⅳ Ⅴ型 + 设备名称。

Ⅰ为产品类别代号：表示制药机械产品的类别，按《制药机械术语》（GB/T 15692—2008）国家标准有8类。其中原料药机械及设备为L，制剂机械及设备为Z，药用粉碎机械为F，饮片机械为Y，制药用水、气（汽）设备为S，药用包装机械为B，药物检测设备为J，其他制药机械及设备为Q。

Ⅱ为产品功能代号：表示产品的功能，如蒸发、蒸馏、制粒和压片等功能，多功能机的功能代号可按其产品功能由两个或多个不同功能的字母组合表示。

Ⅲ为产品型式代号：表示产品的机构、安装形式、运动方式等，如喷淋式、喷雾式、平板式、盘管式等形式。

Ⅳ为产品特征代号：表示产品的结构、工作原理等，如外加热、微波、微粒、外循环等形式。

Ⅴ为产品规格代号：表示产品的生产能力或主要性能参数，一般用数字表示。如表示两个以上参数时，用斜线隔开。

知识链接1-1

认识制药机械产品分类、产品型号编制方法

《制药机械产品分类及编码》（GB/T 28258—2012）规定了制药机械产品分类原则、方法与依据、代码结构和编码方法，制药机械产品类别代码和制药机械产品代码，本标准适用于制药机械产品生产和流通领域的信息分类管理和经济统计管理等。

《制药机械产品型号编制方法》（JB/T 20188—2017）规定了制药机械产品的型号编制原则、型号构成、型号编制方法及型号编制示例，本标准适用于制药机械产品型号的编制。

内容拓展

（二）制药企业分类

将设备分类是制药企业设备管理的一项基础工作，目的是为了明确管理范围，统计和分析设备的构成情况及能力等，以便进行分级管理和实施重点维修，从而保证设备的良好状态和利用效率。一般将生产设备分成三类。

1. 按维修类别分类

（1）维修的重点设备：即生产中的关键设备、没有备用机组的生产设备、对安全有重大影响的设备、对环境有重大影响的设备、事故后果严重的设备以及国家指定年度强检的设备。

（2）维修的要点设备：是对生产有一般影响的设备。可掌握其故障规律，并对产生故障有预兆监测方法的设备，如洁净厂房的空调设备。

（3）维修的一般设备：是所有非生产设备及生产辅助设备中有备用机组的设备，事故后果轻微的设备。

2. 按设备专业分类

（1）机械类设备：传输、动能发生、工业窑炉、水处理、金加工等设备。

（2）管道类设备：各类传输管道及管道附属设施。

（3）电力供应、控制、仪表类设备：变配电、各类自控设备及显示仪表类设施。

3. 按管理对象分类

（1）生产设备：直接用于生产，并直接影响产品质量及生产能力的设备。

（2）生产辅助设备：间接为生产服务，对生产过程及产品质量有间接影响的设备。

（3）非生产设备：企业中行政、生活福利及基建等部门使用和保管的设备。

知识链接1-2

认识国家标准、行业标准、地方标准和企业标准

按照国际和我国对标准的定义，标准是由公认机构批准发布的。目前，我国标准分为国家标准、行业标准、地方标准和企业标准。这些标准的发布机构如下。

国家标准——由国家市场监督管理总局和国家标准管理委员会联合发布。

行业标准——由国务院有关部委发布。

地方标准——由各地方标准化主管部门发布。

企业标准——由各企业发布。

内容拓展

二、制药设备参数

（一）参数的意义

设备参数又称主要技术参数或主要性能参数，标明设备的基本功能，一般在设备铭牌和说明书中均指明。设备的基本参数包括：设备尺寸、重量、控制电源、动力电源、工作温度、工作压力、功率等，其他则是设备专业功能的参数。

设备参数是设备正常运行的指标，也是药品生产设备要求的指标，是保证药品质量和药品安全生产的参数，有利于对药品生产工艺中的一些参数进行监控，如压力、流量、温度等。设备参数可作设备维护保养及检修的依据，为安装设备提供参考，如设备尺寸、重量等。根据参数选用和配置设备，以满足工艺要求和生产要求，达到预期的生产规格和生产规模。

（二）计量单位

根据我国《药品生产质量管理规范（2010 年修订）》规定，设备的技术参数要通过计量器具的检定（校准）。设备的每个技术参数值均有计量单位。

1. 法定计量单位　根据《中华人民共和国计量法》和《国务院关于我国统一实行法定计量单位的命令》，我国的法定计量单位包括：①国际单位制的基本单位；②国际单位制的辅助单位；③国际单位制中具有专门名称的导出单位；④国家选用的非国际单位制单位；⑤由以上单位构成的组合形式的单位；⑥由词头和以上单位所构成的十进倍数和分数单位。

2. 单位换算　同一物理量若用不同单位度量时，其数值也随之改变，从一种单位换成另一种单位时的换算称为单位换算。

任务 1-2　制药设备的 GMP 管理

PPT　　精讲

一、GMP 对制药设备的要求

国家《药品生产质量管理规范（2010 年修订）》（以下简称 GMP）是药品生产和质量管理的最低标准，其贯穿药品生产的各个环节，以控制产品质量。GMP 中关于设备、设施和厂房的要求主要有以下内容。

1. 对设备的要求

第七十一条　设备的设计、选型、安装、改造和维护必须符合预定用途，应当尽可能降低产生污染、交叉污染、混淆和差错的风险，便于操作、清洁、维护，以及必要时进行的消毒或灭菌。

第七十二条　应当建立设备使用、清洁、维护和维修的操作规程，并保存相应的操作记录。

第七十三条　应当建立并保存设备采购、安装、确认的文件和记录。

第七十四条　生产设备不得对药品质量产生任何不利影响。与药品直接接触的生产设备表面应当平整、光洁、易清洗或消毒、耐腐蚀，不得与药品发生化学反应、吸附药品或向药品中释放物质。

第七十七条　设备所用的润滑剂、冷却剂等不得对药品或容器造成污染，应当尽可能使用食用级或级别相当的润滑剂。

第七十九条　设备的维护和维修不得影响产品质量。

第九十一条　应当确保生产和检验使用的关键衡器、量具、仪表、记录和控制设备以及仪器经过校准，所得出的数据准确、可靠。

第九十七条　水处理设备及其输送系统的设计、安装、运行和维护应当确保制药用水达到设定的质量标准。水处理设备的运行不得超出其设计能力。

2. 对厂房和设施的要求

（1）厂区和厂房的布局以及对环境的要求。

（2）对生产厂房的洁净级别和洁净室（区）的要求。

（3）对设施如空气净化系统等的要求。

知识链接1-3

认识药品生产质量管理规范

《药品生产质量管理规范》（Good Manufacture Practice of Medical Products，GMP）是药品生产和质量管理的基本准则，适用于药品制剂生产的全过程和原料药生产中影响成品质量的关键工序。大力推行GMP，是为了最大限度地避免药品生产过程中的污染和交叉污染，降低各种差错的发生，是提高药品质量的重要措施。

世界卫生组织从20世纪60年代中期开始组织制订GMP，中国则从20世纪80年代开始推行。1988年颁布了中国的GMP，并于1992年作了第一次修订。现行版《药品生产质量管理规范（2010年修订）》于2011年3月1日起施行。

内容拓展

二、制药设备管理

设备各阶段的管理工作，是决定一个企业生存的重大因素。企业的生产规模、产品质量、生产成本、交货期、安全、环保、工人的劳动情绪无不受设备的影响。GMP要求设备的管理要做到"操作有规程、运行有监控、过程有记录、事后有总结"。

（一）设备资料档案管理

1. 设备技术资料的收集积累

（1）设备开箱资料：设备图纸、合格证书、使用说明书（或操作手册）、备件卡片、压力容器检定书、材质报告（或材质证明书）和设备开箱验收记录。

（2）设备安装资料：设备安装图、设备安装验证（验证记录、验证报告）。

（3）设备、仪器、计量器具维护保养记录。

2. 设备技术资料的运用

（1）设备技术资料是制定设备维修计划的技术依据。

（2）设备技术资料可掌握零部件损坏规律，有计划采购零部件。

（3）参照设备技术资料可预防设备故障和事故的发生。

3. 设备技术资料的管理

（1）将收集齐全的设备技术资料建立完整的设备档案。

（2）设备技术档案资料均应分类、注册登记、编制索引，不得遗失和混装。

（3）凡是设备的技术档案、文件、说明书、图纸、技改资料、验证资料、维修记录，均应建档、存档，并由专人统一妥善保管。

（4）设备资料要分类注册、编号，不得遗失或擅自外借传阅。凡需查阅设备资料者，必须经有关部门或主管领导批准，查阅者登记后，方可查阅。

（5）如遇特殊情况，需借阅设备资料者，须经主管领导签字批准，借阅者需开具借条签名后，方可借出，并按期归还。

（6）设备资料如有遗失，应及时报告，并妥善处理，如遗失重要技术资料，要追究责任。

（7）因工作需要，设备说明书可复制，原件存档。

（二）设备、管道状态标志管理

（1）所有使用设备都应有统一编号，要将编号标在设备主体上，每一台设备都要设专人管理，责任到人。

（2）生产结束清场后每台设备都应挂状态标志牌，通常有以下几种情况。

1）运行中：设备开动时挂上运行中标志，正在进行生产操作的设备，应正确标明加工物料的品名、批号、数量、生产日期、操作人等。

2）维修中：正在修理中的设备，应标明维修的起始时间、维修负责人。

3）已清洗：已清洗洁净的设备，随时可用，应标明清洗的日期。

4）待清洗：尚未进行清洗的设备，应用明显符号显示，以免误用。

5）停用：因生产结构改变或其他原因暂时不用的设备。如长期不用，应移出生产区。

6）待修：设备出现故障。

（3）各种管路、管线除按规定涂色外，应有标明介质流向的箭头"→"显示及流向地点、料液的名称等。

（4）灭菌设备应标明灭菌时间和使用期限，超过使用期限的，应重新灭菌后再使用。

（5）当设备状态改变时，要及时换牌，以防发生使用错误。

（6）所有标牌应挂在不易脱落的部位。

（7）"运行中""已清洁""完好"状态标志用绿色字。

（8）"待清洗""维修中""待维修"状态标志用黄色字。

（9）"停用"状态标志用红色字。

（三）设备维护保养管理

1. 管理职能

（1）工程部负责对全公司各部门设备维护保养工作进行检查、监督、考评与管理。

（2）车间主任和设备员负责对本部门的设备维护保养工作进行组织、检查和考评。

（3）班组长和班组设备员负责对本班组设备维护保养工作进行组织检查和考核。

（4）操作人员负责自己操作设备的维护保养工作。

2. 管理内容

（1）对所有的设备都要实行以操作人员为主，机、电、仪维修人员相结合的包机包修制。设备归谁操作，由谁维护。做到分工明确，责任到人。

（2）设备维护保养工作必须贯彻"维护与计划检修相结合""专业管理和群众管理相结合"的原

则。包机人员对自己负责的设备要做到正确使用，精心维护，使设备保持完好状态，不断提高设备完好率和降低泄漏率。

（3）设备使用部门负责起草设备操作维护保养规程，并报公司工程部审批，公司批准后，使用部门应按规程严格执行，不得擅自改变。如需更改，必须报公司工程部批准备案。

（4）车间要定期组织操作人员学习设备操作维护保养规程，进行"三会"教育（即会使用、会维护保养、会排除故障）。经理论和实际操作技术考核合格后，方可独立操作。对主要设备的操作人员，要求做到相对稳定。

（5）操作人员必须做到下列主要工作：①严格按操作规程进行设备的启动运行和停机。②严格执行工艺规程和巡回检查制度，按要求对设备状况（温度、压力、震动、异响、油位、泄漏等）进行巡回检查，调整并认真填写设备运行记录，数据要准确。严禁设备超压、超温、超速、超负荷运行。③操作人员发现设备出现异常情况时，应立即查找原因，及时消除，对不能立即消除的故障要及时反映。在紧急情况下（如有特殊声响、强烈振动、有爆炸、着火危险时），应采取果断措施，直至停机处理，并随即通报班组、车间领导和有关部门。在原因没查清、故障没有排除的情况下，不得盲目启动，并将故障情况做好交班记录。④按设备润滑管理标准认真做好设备润滑工作，坚持"五定"和"三级过滤"。⑤对本岗位内的设备（包括电机）、管道、基础、操作台及周围环境，要求班班清扫，做到沟见底、轴见光、设备见本色。环境干净、整齐、无杂物，搞好文明生产。⑥设备在维修过程中，不得对生产过程造成污染。如需退出生产区进行维修的设备尽量退出生产区维修；如不能退出生产区维修的设备，必须按相应生产区卫生及洁净管理程序进行操作；对于维修过程有可能对与药品直接接触的表面产生污染的设备，必须按相应的程序彻底清洁后方可生产。⑦及时清除本岗位设备和管道的跑、冒、滴、漏，努力降低泄漏率。操作人员不能消除的泄漏点，应及时通知机修人员消除。⑧严格执行设备运行状态记录，记录内容包括设备运行情况、发生的设备故障存在问题及处理情况、设备卫生及工具交接情况、注意事项等。⑨设备停机检修时，应积极配合机修人员完成检修工作，参加试车验收。

（6）机、电、仪维修人员，必须做好下列主要工作：①定时对分管设备进行巡回检查（每日 1～2 次），主动向操作人员了解设备运行情况，及时消除设备缺陷，并做好记录。对一时不能处理的故障应及时向车间设备维修人员反映。按车间安排执行。②指导和监督操作人员正确使用和维护设备，检查设备润滑情况，发现违章操作应立即予以纠正，对屡教不改者，应向车间主任报告。③设备维修人员定期对电器仪表及配电进行清扫，保证电器仪表灵敏可靠。④按时、按质、按量完成维修任务。⑤设备发生临时故障时要随叫随到，积极进行检修。

（7）对本岗位范围内的闲置、封存设备应定期进行维护保养。

3. 检查

（1）检查制度的实施情况和设备实际保养状况。

（2）按工程部对车间、车间对班组、班组对个人三级进行按月考核，并给予相应的奖罚。

（四）制药设备验证管理

制药设备验证是对制药设备进行设计确认、安装确认、运行确认和性能确认，证明制药设备能够达到预期结果的一系列活动。验证是有文件证明任何操作规程（或方法）、生产工艺或系统能达到预期结果的一系列活动。确认是有文件证明厂房、设施、设备和检验仪器能正确运行并可达到预期结果的一系列活动。确认主要针对厂房、设施、设备和检验仪器，而验证主要考察生产工艺、操作规程、检验方法和清洁方法等。验证一般包括厂房与设施的验证、设备确认与验证、生产工艺验证、清洁验证和检验方法验证。因此，设备验证与确认是药品生产企业验证工作的重要部分。

验证通常分为前验证、回顾性验证、同步验证和再验证 4 类。每种类型的验证活动均有其特定的适用条件。前验证是指厂房、设施、设备、生产工艺等投入使用前必须完成并达到设定要求的验证。回顾性验证是在前验证基础之上进行的验证。同步验证是指在生产工艺常规运行的同时进行的验证，即从生产工艺实际运行过程中获得的直接数据用来确定文件的依据，从而证明某种规程能够达到预计要求的活动。再验证是指一项生产工艺、某种检验方法、一个系统、某种设备或某种原材料经过验证并在使用一个阶段以后，需要证明这种验证没有发生漂移而进行的验证。

> **▶▶ 岗位情景模拟**
>
> **情景描述** 某公司有 10ml 口服液洗、灌、封联动生产线一台，安装在液体制剂车间口服液生产线上，用于丹参品种口服液、小儿咳喘宁口服液、小儿退热口服液、杞菊地黄口服液等品种的洗瓶、烘干、灌装、轧盖工序。
>
> **讨　论** 1. 请制订 10ml 口服液洗、灌、封联动生产线验证方案。
> 　　　　 2. 请制订 10ml 口服液洗、灌、封联动生产线验证报告。
>
> 答案解析

三、设备标准操作规程

标准操作规程（SOP）是指经批准用以指示操作的通用性文件或管理办法，它具体指导人们如何完成一项特定的工作。企业中的每项操作、每个岗位和部门都应制定 SOP。

SOP 的内容有：规程题目；规程编号；制定人及制定日期；审核人及审核日期；批准人及批准日期；颁发部门；分发部门；生效日期；正文。

根据我国 GMP 的规定，制药设备常见的 SOP 如下。

1. 设备操作规程　设备操作规程也是该设备的使用规程或其操作程序。其正文内容有：目的、范围、责任者、程序及注意事项。

2. 设备维护保养规程

（1）设备维护保养类型：①预防性维护保养，包括常规清洗、微调、润滑、检验、校正和更换零件，减少设备发生故障的频率；②矫正性维护保养，包括补救意想不到的故障，并为确定维修操作提供资料。

（2）设备维护保养规程的主要内容：①设备维护保养必须按岗位实行包机负责制，做到每台设备、每块仪表、每个阀门、每条管线都有专人维护保养；②传动设备启用前，必须认真检查紧固螺栓是否齐全牢靠，转动体上无异物，并确认能转动；检查安全装置是否完整、灵敏好用。设备运转时，要仔细观察，做好记录，发现异常及时处理。停机后或下班前做好清理、清扫等工作，并将设备状况与接班人员交接清楚；③经常巡视，精心维护，运用"听、摸、擦、看、比"对设备进行检查，及时排除故障，保持设备完好性；④严格执行操作指标，严禁超温、超压、超速、超负荷运行。操作人员有及时处理和反映设备缺陷的责任，有对危及安全、可能造成严重损失的设备停止使用的权利，但必须迅速向有关人员报告；⑤做好设备的防腐、防冻、保温（冷）和堵漏工作。岗位上所有阀门管件换垫片、管子的公称直径为 50mm 及以下的阀门管件的更换、检修、岗位设备管道的保温、油漆、防冻等工作由操作人员负责（大面积的由设备员统一负责）；⑥搞好环境及设备（包括备用设备和在岗的停用设备）的卫生；

做到沟见底、轴见光、设备见本色、门窗玻璃净。物料、工器具放置整齐，做到文明生产；⑦认真填写设备运行记录和问题记录，掌握设备故障规律及其预防、判断和紧急处理措施，确保安全生产；⑧设备润滑要严格执行"设备润滑管理规定"，尤其是要定期清洗润滑系统及工具；对自动注油的润滑点，要经常检查滤网、油压、油位、油质、注油量，及时处理不正常现象。

3. 设备清洁规程 主要内容一般包括：清洁方法、程序、间隔时间、使用的清洁剂或消毒剂、清洁工具的清洁方法和存放地点。设备清洁规程的具体内容应包括：①清洁方法及程序；②使用清洁剂的名称、成分、浓度及配制方法等；③清洁周期，一般要求同一设备连续加工同一无菌产品时，每批之间要清洗灭菌；同一设备加工同一非灭菌产品时，至少每周或每生产三批后进行全面的清洗；④关键设备的清洗验证方法；⑤清洗过程及清洗后检查的有关数据要记录并存档；⑥无菌设备的清洗，特别是直接接触药品的部位和部件必须灭菌，并标明灭菌日期，必要时进行微生物学的验证。灭菌的设备应在三天内使用。

任务 1 – 3 制药设备材料及防腐蚀

PPT 精讲

一、设备材料

制药设备材料可分为金属材料和非金属材料两大类，其中金属材料可分为黑色金属和有色金属，非金属材料可分为高分子材料、陶瓷材料和复合材料。

（一）金属材料

金属材料主要有金属和金属合金，根据所含金属的不同分为黑色金属和有色金属。

1. 黑色金属 黑色金属包括铸铁、钢、铁合金，其性能优越、价格低廉、应用广泛。

（1）铸铁：铸铁是含碳量大于 2.11% 的铁碳合金，有灰口铸铁、白口铸铁、可锻铸铁、球墨铸铁等，其中灰口铸铁具有良好的铸造性、减摩性、减震性、切削加工性等，在制剂设备中应用最广泛，但其也有机械强度低、塑性和韧性差的缺点，多做机床床身、底座、箱体、箱盖等受压但不易受冲击的部件。

（2）钢：钢是含碳量小于 2.11% 的铁碳合金。按组成可分为碳素钢和合金钢，按用途可分为结构钢、工具钢和特殊钢，按所含有害杂质（硫、磷等）的多少可分为普通钢、优质钢和高级优质钢。这类材料使用非常广泛，根据其强度、塑性、韧性、硬度等性能特点，可分别用于制作铁钉、铁丝、薄板、钢管、容器、紧固件、轴类、弹簧、连杆、齿轮、刀具、模具、量具等。如特殊钢中的不锈钢因其耐腐蚀性而广泛应用于医疗器械和制药装备中，常用的有铬不锈钢和铬镍不锈钢。

2. 有色金属 有色金属是指黑色金属以外的金属及其合金。为重要的特殊用途材料，其种类繁多，制剂设备中常用铝和铝合金、铜和铜合金。

（1）铝和铝合金：工业纯铝一般只作导电材料；铸造铝合金只用于铸造成型；形变铝合金塑性较好可用于冷、热加工和切削加工。

（2）铜和铜合金：工业纯铜（紫铜）一般只作导电和导热材料；特殊黄铜有较好的强度、耐腐蚀性、可加工性，在机器制造中应用较多；青铜有较好的耐磨性、耐腐蚀性、塑性，在机器制造中应用也较多。

（二）非金属材料

非金属材料是指金属材料以外的其他材料，主要包括有高分子材料、陶瓷材料和复合材料等。

1. 高分子材料　高分子材料包括塑料、橡胶、合成纤维等。其中工程塑料运用最广，包括热塑性塑料和热固性塑料。

（1）热塑性塑料：热塑性塑料受热软化，能塑造成形，冷后变硬，此过程有可逆性，能反复进行。具有加工成形简便、机械性能较好的优点。氟塑料、聚酰亚胺还有耐腐蚀性、耐热性、耐磨性、绝缘性等特殊性能，是优良的高级工程材料，但聚乙烯、聚丙烯、聚苯乙烯等的耐热性、刚性较差。

（2）热固性塑料：热固性塑料包括酚醛塑料、环氧树脂、氨基塑料、聚苯二甲酸二丙烯树脂等。此类塑料在一定条件下加入添加剂能发生化学反应而致固化，此后受热不软化，加溶剂不溶解。其耐热和耐压性好，但机械性能较差。

2. 陶瓷材料　陶瓷材料包括各种陶器、耐火材料等。

（1）传统工业陶瓷：传统工业陶瓷主要有绝缘瓷、化工瓷、多孔滤过陶瓷。绝缘瓷一般作绝缘器件，化工瓷作重要器件、耐腐蚀的容器和管道及设备等。

（2）特种陶瓷：特种陶瓷亦称新型陶瓷，是很好的高温耐火结构材料。一般用作耐火坩埚及高速切削工具等，还可作耐高温涂料、磨料和砂轮。

（3）金属陶瓷：金属陶瓷既有金属的高强度和高韧性，又有陶瓷的高硬度、高耐火度、高耐腐蚀性，是优良的工程材料，用作高速工具、模具和刀具。

3. 复合材料　复合材料中最常用的是玻璃钢（玻璃纤维增强工程塑料），它是以玻璃纤维为增强剂，以热塑性或热固性树脂为黏结剂分别制成热塑性玻璃钢和热固性玻璃钢。热塑性玻璃钢的机械性能超过了某些金属，可代替一些有色金属制造轴承（架）、齿轮等精密机件。热固性玻璃钢既有质量轻以及比强度、介电性能、耐腐蚀性、成型性好的优点，也有刚度和耐热性较差、易老化和蠕变的缺点，一般用作形状复杂的机器构件和护罩。

即学即练 1-2

环氧树脂材料属于（　　　　）

答案解析　A. 热塑性塑料　　　B. 热固性塑料　　　C. 热固性塑料　　　D. 复合材料

二、设备材料防腐蚀

（一）设备材料腐蚀

腐蚀是金属材料和外部介质发生化学作用或电化学作用而引起的破坏，腐蚀性破坏总是由表面开始的。按造成腐蚀的原因可分为化学腐蚀和电化学腐蚀两种。

1. 化学腐蚀　金属的化学腐蚀是金属与周围介质直接发生化学反应而引起的损坏，它的特点是腐蚀过程中没有电流在金属内部流动。这类腐蚀主要包括金属在干燥气体中的腐蚀和金属在非电解质溶液中的腐蚀。干燥气体腐蚀主要指金属在高温下的氧化或与其他气体作用而产生的破坏，如金属在铸造、锻造、轧制、焊接及热处理过程中都有高温氧化的发生。金属在非电解质溶液中的腐蚀主要指金属受不导电的或导电性不良的有机物质作用而发生的破坏。例如，无水乙醇、苯类、石油及其加工产物等对金属设备的腐蚀。

2. 电化学腐蚀　金属的电化学腐蚀实质上是由于金属在腐蚀过程中形成原电池而引起的。在研究金属的电化学腐蚀中，这种原电池称为腐蚀电池。与化学腐蚀不同，在电化学腐蚀中有电流产生。两种不同的金属在电解质溶液中，由于它们电位不同，可以构成腐蚀电池，电位较低的金属会遭到腐蚀。若是同一种金属，只要其各部分的电位不相同，同样可以构成腐蚀电池，其电位较低的部分是阳极，会遭到腐蚀。

（二）设备材料的防腐蚀

1. 非金属防腐蚀材料的施工及使用　非金属材料具有较好的耐腐蚀性能，且原料来源广泛，容易生产，多数材料的价格便宜，故在药厂已愈来愈多地用作耐腐蚀设备材料。非金属设备的施工质量对于设备的防腐蚀性能尤为重要，很多非金属材料如涂料、砖板衬里、玻璃钢、硬聚氯乙烯等，其施工质量及加工水平的好坏直接影响设备的防腐蚀效果。

非金属材料对温度、压力及介质的腐蚀性都有一定的适应范围，当设备内介质发生温度急骤变化或压力突然增高等操作事故时容易造成开裂、严重腐蚀等不良后果。因此，非金属材料构成的设备及管道在搬运、安装、使用、维修等过程中，不宜强力拉长或压缩、用力敲击、振动、撞击和跌落等，否则会造成设备损坏。同时非金属设备中的某些防腐蚀材料，像树脂、固化剂、橡胶板等都有一定的有效期，过期就会变质，失效，影响其耐腐蚀性能。

2. 金属覆盖保护层法　金属覆盖保护层法是用耐腐蚀性较好的金属（包括合金）材料，覆盖耐蚀性较差的主体金属，使主体金属免遭介质腐蚀的一种防腐蚀方法。金属覆盖保护层法可分为阳极覆盖法和阴极覆盖法两种。阳极覆盖法是保护层金属的电位比被保护金属的电位低，在腐蚀性介质中前者为阳极，后者为阴极，如铁上镀锌等。阴极覆盖法就是保护层电位比被保护金属的电位高，这时只有当保护层完整时才能起到防腐蚀作用，如铁上镀锡、铅、镍等。实施金属覆盖的方法有热镀、喷镀、电镀、化学镀等。

3. 电化学保护法　电化学保护法是根据电化学腐蚀原理对被保护金属设备通以直流电源进行极化，以消除或减低金属在电解质溶液中的腐蚀速度。这是一种较新的防腐蚀方法，但要求介质必须是导电的、连续的，对不导电的有机介质和大气、蒸汽介质不适用。电化学保护法又可分为阴极保护法和阳极保护法两种。

4. 处理介质保护法　当腐蚀介质量不大时，可采用"处理介质保护法"，即去掉介质中的有害物质或添加缓蚀剂来防止金属的腐蚀。湿氯气的干燥脱水，存放金属样品用的干燥器中放入硅胶以吸收空气中的水分等，是属于去掉有害成分以达到防腐的实例。

任务 1-4　智能制造

PPT　精讲

一、工业革命

工业革命是以科学技术作为驱动力，以机器取代人力，以大规模工厂化生产取代个体手工生产的一场生产与科技革命。自 18 世纪中叶以来，人类历史上先后发生了四次工业革命。人们常说的工业 1.0、工业 2.0、工业 3.0 和工业 4.0，就是指第一次工业革命、第二次工业革命、第三次工业革命及第四次工业革命。工业化及其随同的社会、经济快速变化提升了世界多数人的生活质量标准，改变了世界发展走向。

（一）第一次工业革命

第一次工业革命（工业 1.0）开创了"蒸汽化时代"（1760～1840 年），标志着农耕文明向工业文明的过渡，是人类发展史上的一个伟大奇迹，第一次工业革命使用的机器都是以水蒸气或者水力作为动力驱动，首次用机器代替人工，具有非常重要的划时代意义。

1765 年织工哈格里夫斯发明珍妮纺织机，揭开了工业革命的序幕。1785 年瓦特制成的改良型蒸汽机投入使用，提供了更加便利的动力，推动了机器的普及和发展，人类社会由此进入了蒸汽化时代。1807 年美国人富尔顿制成以蒸汽为动力的汽船试航成功，1814 年英国人史蒂芬孙发明了蒸汽汽车，1825 年史蒂芬孙亲自驾驶着一列拖有 34 节小车厢的火车试车成功，从此人类的交通运输业进入了一个以蒸汽为动力的时代。

第一次工业革命以蒸汽机、汽船、火车为代表，标志着人类进入蒸汽化时代，大大加强了世界各地之间的联系，改变了世界的面貌，率先完成了工业革命的英国很快成为世界霸主。

（二）第二次工业革命

第二次工业革命（工业 2.0）使人类进入了"电气化时代"（约 1840～1970 年），电力、钢铁、铁路、化工、汽车等重工业兴起，石油成为新能源，并促使交通迅速发展，世界各国的交流更为频繁，并逐渐形成了一个全球化的国际政治、经济体系。

第一次工业革命中，使用蒸汽和水力的机器满足不了人类社会高速发展的需求，新的能源动力和机器引导了第二次工业革命的发生。得益于内燃机的发明和电的应用，电器得到了广泛的使用。内燃机的发明，推动了石油开采业的发展和石油化工工业的生产。1870～1900 年，作为新能源的石油，产量从 80 万吨大幅增长至 2000 万吨。此时的机器有着足够的动力，汽车、轮船、飞机等交通工具得到了飞速发展，机器的功能也变得更加多样化，三轮汽车、四轮汽车、电灯、自动电报记录机、电话、电影放映机等相继出现。由于电话机的发展，人类之间的通讯变得简单快捷，从此人类进入了电气化时代。

第二次工业革命以电力、内燃机、飞机、汽车为代表，标志着人类进入电气化时代。资本主义各国在经济、文化、政治、军事等各个方面发展不平衡，帝国主义争夺市场经济和争夺世界霸权的斗争更加激烈。第二次工业革命进一步增强了人们的生产能力，交通更加便利快捷，改变了人们的生活方式，扩大了人们的活动范围，加强了人与人之间的交流。

（三）第三次工业革命

二次世界大战之后开始的第三次工业革命（工业 3.0）使人类开创了"信息化时代"（约 1970～2010 年），全球信息和资源交流变得更为迅速，大多数国家和地区都被卷入全球化进程之中，人类文明的发达程度也达到空前的高度。

第三次工业革命相对于第二次工业革命发生了更加巨大的变化。不再局限于简单机械，原子能、航天技术、电子计算机、人工材料、遗传工程等具有高度科技含量的技术和产品得到了快速的发展。以互联网为信息技术的发展和应用几乎把地球上的每个人都联系了起来，工业中的生产出现了各种各样的机器人。人类在这个时代的"野心"不再局限于放眼所及的地球，而是星辰大海，并且在航天技术的高速发展下得到了实现。

第三次工业革命以计算机、原子能、航空航天、遗传工程为代表，标志着人类进入信息化时代，不仅极大地推动了人类社会经济、政治、文化领域的变革，而且也影响了人类生活方式和思维方式。随着科技的不断进步，人类的衣、食、住、行、用等日常生活的各个方面也发生了重大的变革。

（四）第四次工业革命

而现在即将进入第四次工业革命（工业 4.0），以互联网产业化、工业智能化、工业一体化为代表，以人工智能、清洁能源、无人控制技术、量子信息技术、虚拟现实以及生物技术为主的全新技术革命，使人类进入了"智能化时代"（约 2010 年～）。《中国制造 2025》与德国"工业 4.0"的合作对接渊源已久，2013 年 4 月，德国正式推出"工业 4.0"战略，德国希望在未来 10～15 年的时间里，最大限度地实现生产的自动化。2015 年 5 月，我国国务院正式印发《中国制造 2025》，部署全面推进实施制造强国战略。

第四次工业革命以人工智能、清洁能源、无人控制技术、量子信息技术、虚拟现实以及生物技术为主，以智能工厂、智能生产、智能家电、人机交互、3D 技术、网络通信技术、物联网、移动互联网、数字化制造、大数据革命、机器自组织、云计算和高度数字化等手段进行自动化生产产品，标志着人类进入智能化时代。物联网技术和大数据在第四次工业革命中承担核心技术支持，越来越多的机器人会代替人工，甚至是完全替代，实现"无人工厂"。虽然第四次工业革命对人工的解放做到了极致，但是有关高度智能的机器人在具有"思维"后会对人类产生不利企图的担忧也随之而来。

二、智能工厂

（一）概述

智能制造是新工业革命的核心，它并不在于进一步提高设备的效率和精度，而是更加合理化和智能化地使用设备，通过智能运维实现制造业的价值最大化；它聚焦生产领域，但又是一次全流程、端到端的转型过程，会让产品研发、生产、销售、使用等一整条生态链为之发生剧变。工业革命经历了从传统工厂、数字化工厂到智能化工厂的发展阶段，并最终走向智能制造。

数字化工厂是在计算机虚拟环境中，对整个生产过程进行仿真、评估和优化，并进一步扩展到整个产品生命周期的新型生产组织方式；是现代数字制造技术与计算机仿真技术相结合的产物，主要作为沟通产品设计和产品制造之间的桥梁。其本质是信息的集成。

智能工厂是在数字化工厂的基础上，利用物联网技术和监控技术加强信息管理、服务，提高生产过程可控性、减少生产线人工干预，以及合理计划排程，同时集初步智能手段和智能系统等新兴技术于一体，构建高效、节能、绿色、环保、舒适的人性化工厂。智能工厂已经具有了自主能力，可采集、分析、判断、规划，通过整体可视技术进行推理预测，利用仿真及多媒体技术，将实景扩增展示设计与制造过程。系统已具备了自我学习、自行维护能力。智能工厂实现了人与机器的相互协调合作，其本质是人机有效交互。

智能制造系统在制造过程中能进行智能活动，诸如分析、推理、判断、构思和决策等。通过人与智能机器的合作，扩大、延伸和部分地取代技术专家在制造过程中的脑力劳动。智能制造系统把制造自动化扩展到柔性化、智能化和高度集成化，系统可独立承担分析、判断、决策等任务，突出人在制造系统中的核心地位，同时在智能机器配合下，更好地发挥人的潜能。机器智能和人的智能真正地集成在一起，互相配合，相得益彰。其本质是人机一体化。

目前，国内绝大多数企业还处在部分使用应用软件的阶段，少数企业也只是实现了信息集成，也就是可以达到数字化工厂的水平；极少数企业能够实现人机的有效交互，也就是达到智能工厂的水平。

（二）主要特征

智能工厂代表了高度互联和智能化的数字时代，工厂的智能化通过互联互通、数字化、大数据、智能装备与智能供应链五大关键领域得以体现，包括以下5个基本特征。

1. 生产设备网络化，实现车间物联网 物联网是指通过各种信息传感设备，实时采集任何需要监控、连接、互动的物体或过程等各种需要的信息，其目的是实现物与物、物与人，所有的物品与网络的连接，方便识别、管理和控制。物联网实现人、设备和系统三者之间的智能化、交互式无缝连接。

2. 生产数据可视化，利用大数据分析进行生产决策 在传感器、定位识别、数据库分析等物联网基础数字化技术的帮助下，数字化贯穿产品创造价值链和智能工厂制造价值网络。大数据是一种规模大到在获取、存储、管理、分析方面大大超出传统数据库软件工具处理能力范围的数据集合，从大数据、物联网的硬件基础和连接技术到中间数据存储平台、数据分析平台形成了整个大数据的架构，实现了底层硬件数据采集到顶层数据分析的纵向整合。对数据进行专业化处理，将来自各专业的各类型数据进行提取、分割、建立模型并进行分析，深度挖掘数据背后的潜在问题和贡献价值，指导生产决策。

3. 生产文档无纸化，实现高效绿色制造 生产文档进行无纸化管理后，工作人员在生产现场即可快速查询、浏览、下载所需要的生产信息，生产过程中产生的资料能够即时进行归档保存，大幅减少了基于纸质文档的人工传递及流转，从而杜绝了文件、数据丢失，进一步提高了生产准备效率和生产作业效率，实现绿色、无纸化生产。

4. 生产过程透明化，智能工厂的神经系统 制造过程智能化，通过建设智能工厂，促进制造工艺的仿真优化、数字化控制、状态信息实时监测和自适应控制，进而实现整个过程的智能管控。

5. 生产现场无人化，真正做到无人工厂 工业机器人、机械手臂等智能设备的广泛应用，使工厂无人化制造成为可能。制造企业所有柔性化制造单元进行自动化排产调度，工件、物料、刀具进行自动化装卸调度，可以达到无人值守的全自动化生产模式。

（三）主要优势

智能制造包含产品智能化、装备智能化、生产方式智能化、管理智能化和服务智能化5个方面，智能工厂就是在数字化工厂基础上，通过运用信息物理技术、大数据技术、虚拟仿真技术、网络通信技术等先进技术，建立一个能够实现智能排产、智能生产协同、设备互联智能、资源智能管控、质量智能控制、支持智能决策等功能的，贯穿产品原料采购、设计、生产、销售、服务等全生命周期的，高度灵活的个性化、数字化、智能化的产品与服务的生产系统。

在新技术革新的背景下，未来智能工厂逐渐转移到以物联网、大数据、虚拟仿真、人工智能等新一代关键技术基础之上的全生命周期管理，强调生产系统"智能化"。智能工厂同传统工厂比较，其主要优势如表1-1所示。

表1-1 智能工厂与传统工厂的对比

项　　目	智能工厂	传统工厂
经营模式	产品＋服务	产品
制造系统	各模块系统无缝连接，构建一个完整的智能化生产系统	各系统模块间连接程度较低，信息传递效率较低
制造车间	基于数字化＋自动化＋智能化，实现设备与设备、设备与人、人与人互联互通	绝大部分设备不能实现互联互通；部分制造单元自动化程度低

续表

项　　目	智 能 工 厂	传 统 工 厂
过程分析	实现数据采集和分析、信息流动、产品和设备检测自动化	大部分统计、检测、分析等工作依旧靠人工完成
虚拟仿真	虚拟仿真技术的使用从产品设计到生产制造再到销售等一直扩展到整个产品生命周期，与实体工厂相互映射	仿真程度较低，侧重在产品研发阶段；仿真技术与实体工厂关联性较低
企业数据	数据来源多元化；数据量大；强调动态、静态数据的实时采集、分析、使用	数据多是静态数据；数据量较小；数据采集、分析、使用等响应较慢

三、关键技术

（一）物联网技术

智能工厂的特点是互联互通，物联网是实现智能工厂的核心技术，共同特征都是利用物理系统和信息系统的融合来实现人与人、人与物和物与物的互联互通。与传统制造系统不同的是，面向智能工厂建立了一种集可靠感知、实时传输、精确控制、可信服务为一体的复杂过程制造网络体系架构，通过有形的实体空间和无形的虚拟网络空间相互指导和映射，实现整个生产制造过程的智能化。在智能工厂内部，物联网和互联网是两大通信设施，互联网连接供应商，物联网支持制造过程的设备、操作者与产品的互联。

根据物联网网络内相关数据的流动方向及数据处理方式，可以将智能工厂的物联网平台分为三个层次：①传感网络层，以二维码、射频识别（RFID）、传感器为主，主要对制造业的加工设备、流水线等工业设备进行识别，并将感知信号进行数据采集。②传输网络层，通过紫蜂（ZigBee）、Wi-Fi、远距离无线电（LoRa）、广电网、移动通信网等无线网络技术，实现数据的传输和计算。③应用网络层，各种输入和输出的控制终端，包括电脑、触摸屏、平板电脑（PAD）、手机等智能终端。在智能终端上显示的各类应用，都是经过了数据处理组建后的工业过程建模，并以一定的方式进行表达。

📱 知识链接1-4

ZigBee、Wi-Fi 和蓝牙三者有什么区别

随着社会的不断发展，无线传输的优点已经逐步显现。无线通信覆盖范围大，几乎不受地理环境限制，可以随时架设，随时增加链路，安装、扩容方便，实现临时、应急、抗灾通信的目的。而有线通信则有地域的限制、较长的响应时间。无线通信在可靠性、可用性和抗毁性等方面走出了传统的有线通信方式，尤其在一些特殊的地理环境下，无线比有线方便得多。随着无线通信的发展及成熟，在工业控制、医疗、汽车电子等领域都有广泛的应用。

内容拓展

（二）大数据技术

智能工厂在其运行过程中会产生大量的结构化、半结构化、非结构化的确定性或非确定性数据。大数据技术贯穿了整个智能工厂和智能制造体系，为各模块的数据采集、分析、使用等提供了解决方案。

一是数据采集技术。制造业在正常生产中会产生和需要多种数据，一部分包括需要实时采集的动态数据，另一部分包括储存在数据库中的静态数据。数据采集是建设智能工厂的第一步，其关键是对动态

数据的采集。目前主要的数据采集技术有射频识别技术、条码识别技术、视音频监控技术等，这些先进技术的载体则主要是传感器、智能机床和机器人等。

二是数据传输技术。现有的数据传输方式主要分有线传输和无线传输。有线网络传输的发展比较完善，但有线传输方式不适合工厂内移动终端设备的连接需求。目前无线传输方式主要有：ZigBee、Wi-Fi、蓝牙、超宽频（UWB）等。RFID技术也是无线传输的一种，目前在制造业中已有广泛应用，如制品管理、质量控制等。但无线传输可靠性差、传输速率低，同时受困于频谱资源。数据传输可靠性是智能工厂顺利运行的保障，目前主要手段有重传机制、冗余机制、混合机制、协作传输、跨层优化等。

三是数据分析技术。大数据分析技术将智能工厂运作中采集到的数据转化为信息，数据分析后以何种形式呈现也会直接影响用户服务体验，而可视化技术将大大有助于解决该问题。可视化技术根据使用要求可以分为文本可视化、网络可视化、时空数据可视化、多维数据可视化等。目前可视化技术面临的主要挑战体现在可视化算法的可扩展性、并行图像合成算法、重要信息提取和显示等方面。

（三）虚拟仿真技术

通过虚拟仿真技术可实现产品设计、仿真实验、生产运行仿真、三维工艺仿真、三维可视化工艺现场、市场模拟等产品的数字化管理，构建虚拟工厂。虚拟仿真技术在制造业中迎来了快速发展，不仅用于产品设计、生产和过程的试验、决策、评价，还用于复杂工程的系统分析。

通过使用虚拟仿真的软件工具，能在短时间内模拟更多的离散制造或流程制造生产现场，在设计之初可以规划和验证生产设备的有效性，在运行时候更可以用于培训或过程监控。同时通过建立数学模型的方法列入仿真软件，可使虚拟系统更接近真实系统，并对生产的流程预测做出一定的贡献。

（四）人工智能技术

人工智能（AI）极大促进了智能工厂发展。在人工智能技术的配合下，达到人机之间表现出互联互通、互相协作的关系，使得机器智能和人的智能真正集成在一起。人工智能主要体现在计算智能、认知智能、感知智能三个方面。大数据技术、核心算法是助推人工智能的关键因素，驱动人工智能从计算智能向更高层的感知、认知智能发展。

目标检测

答案解析

一、单项选择题

1. 制药机械按 GB/T 15692—2008 可分为（　　）

　　A. 6 类　　　　　　　　B. 7 类　　　　　　　　C. 8 类　　　　　　　　D. 9 类

2. 制剂机械按 GB/T 15692—2008 可分为（　　）

　　A. 13 类　　　　　　　B. 14 类　　　　　　　C. 15 类　　　　　　　D. 16 类

3. 下列不属于制剂机械的是（　　）

　　A. 片剂机械　　　　　B. 水针剂机械　　　　　C. 栓剂机械　　　　　D. 饮片机械

4. 设备的维护和维修不得影响产品（　　）

　　A. 重量　　　　　　　B. 质量　　　　　　　　C. 功能　　　　　　　　D. 功效

5. 制药设备状态标志牌为红色的是（　　）

　　A. 运行中　　　　　　B. 停用　　　　　　　　C. 待维修　　　　　　　D. 待清洗

6. 设备验证通常分为（　　　）

   A. 3 类　　　　　　　　　　B. 4 类　　　　　　　　　　C. 5 类　　　　　　　　　　D. 6 类

7. 铸铁是含碳量大于（　　　）

   A. 2.11%　　　　　　　　　B. 3.11%　　　　　　　　　C. 4.11%　　　　　　　　　D. 5.11%

8. 金属的化学腐蚀是金属与周围介质直接发生（　　　）

   A. 物理变化　　　　　　　　B. 化学变化　　　　　　　　C. 生物变化　　　　　　　　D. 机械变化

9. 下列属于黑色金属材料的为（　　　）

   A. 橡胶　　　　　　　　　　B. 陶瓷　　　　　　　　　　C. 砂轮　　　　　　　　　　D. 钢

10. 第四次工业革命使人类进入了（　　　）

   A. 蒸汽化时代　　　　　　　B. 电气化时代　　　　　　　C. 信息化时代　　　　　　　D. 智能化时代

二、实例分析

1. 《制药机械产品分类及编码》（GB/T 28258—2012）是我国制药机械的国家标准，《制药机械产品型号编制方法》（JB/T 20188—2017）是行业标准。请查阅相应标准，比较制药机械设备与药物制剂设备的区别与联系。

2. 影响药品质量的因素有很多，原材料的品质、生产环境的安全、生产人员的把关等。其中制药设备作为制药生产的基础设施，显然责任重大。俗话说："工欲善其事必先利其器。"好的药品必须有好的生产设备。可以说，制药设备质量的高低直接影响了药品的质量安全。请结合 GMP 相关内容，阐述制药设备对药品质量的影响。

书网融合……

知识回顾　　　习题

（杨宗发）

项目 2　散剂生产设备

学习引导

散剂是一种粉末状剂型，可口服也可外用。作为一种古老的剂型，化药散剂日趋减少，但在中医临床实践中，散剂仍是较为常用的剂型之一。常见口服的散剂有治疗腹泻的蒙脱石散、补脾益气的参苓白术散等；外用的散剂有被誉为"中华瑰宝""伤科圣药"的云南白药、消炎止痛收敛止痒的炉甘石散等。那么作为一种粉末剂型，大家想想应当如何生产？会涉及哪些设备呢？

本单元主要介绍散剂的生产工艺、工序质量控制点以及常见的粉碎、过筛、混合设备的操作与维护。

学习目标

1. **掌握**　散剂的基本生产工艺流程及生产工序质量控制点；常见粉碎、过筛、混合设备的基本原理、结构及操作。
2. **熟悉**　常见粉碎、过筛、混合设备的日常维护与保养。
3. **了解**　散剂生产过程的相关 SOP。

任务 2-1　散剂生产工艺

PPT　精讲

一、生产工艺

散剂是指将药物（或药物与辅料）经粉碎、过筛、混匀制成的干燥粉末状剂型，供内服或外用。按给药途径，散剂可分为内服散剂和外用散剂。按组成成分，可分为单散剂（仅含一种药物）和复方散剂（含两种或两种以上的药物）。按包装剂量，可分为单剂量散剂和多剂量散剂，单剂量散剂按一次给药剂量分装，多剂量散剂以多次使用的总剂量包装。

散剂是最简单的固体制剂之一，生产中主要包括粉碎、过筛、混合等工序，一般生产工艺流程见图 2-1。

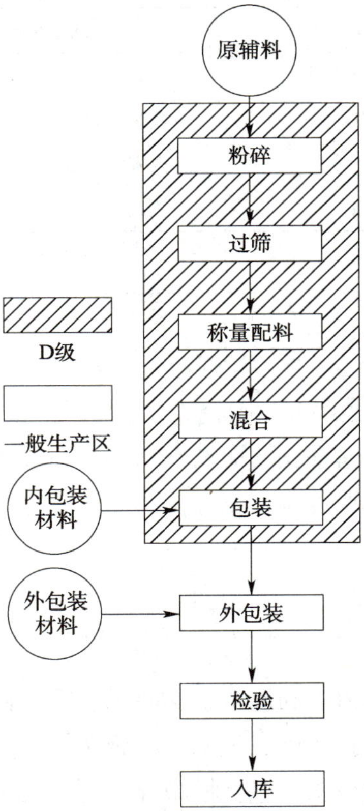

图 2 - 1　散剂生产工艺流程图

💾 **知识链接** ....

云南白药

　　云南白药是驰名世界的中成药，于 1902 年成功创制，具有化瘀止血、活血止痛、解毒消肿之功效。问世百年来，云南白药以其独特、神奇的功效被誉为"中华瑰宝""伤科圣药"。随着对云南白药的研究不断深入，其应用领域也不断扩大，剂型也从最初的散剂发展出胶囊剂、气雾剂、贴膏剂、酊水剂、创可贴等多种剂型。

内容拓展

二、工序质量控制点

　　在生产过程中需要进行质量控制的工序包括粉碎、过筛、称量配料、混合、包装。具体要求详见表 2 - 1。

表 2 - 1　工序质量控制点

工　序	质量控制点	质量控制项目	频　次
粉碎	原辅料	异物	每批
过筛	原辅料	细度、异物	每批
称量配料	投料	品种、数量	1 次/班
混合	投料	品种、含量、水分	1 次/批或 1 次/班

续表

工 序	质量控制点	质量控制项目	频 次
包装	在包装品	清洁度、装量、封口、填充物	随时/班
	装盒	数量、说明书、标签	随时/班
	标签	内容、数量、使用记录	每批
	装箱	数量、装箱单、印刷内容	每箱

岗位情景模拟

情景描述 在生产过程中需要进行质量控制的工序包括原辅料的粉碎、过筛、称量、混合和包装，如果你是过筛工位操作工，请思考以下问题。

讨　论 1. 为保证产品过筛后的细度，需从哪些方面加强管理？

2. 为什么过筛产品要每批考察细度和异物？

答案解析

三、主要设备

1. 粉碎设备 常用的粉碎设备有万能粉碎机、球磨机、锤式粉碎机、流能磨、胶体磨等。

2. 过筛设备 常用的过筛设备有摇动筛、振动筛和旋转筛等。

3. 混合设备 常用的混合设备比较多，包括槽型混合机、双螺旋锥型混合机、V形混合筒、二维运动混合机以及三维运动混合机等。

4. 包装设备 常用的包装机主要是全自动定量制袋包装机。

任务 2-2　粉碎设备

PPT　　精讲

一、设备概述

粉碎是利用机械力将大块固体物料制成适宜粒度的碎块或细粉的操作过程。依据粉碎方式的不同，粉碎设备可分为四大类：机械式粉碎设备、气流式粉碎设备、研磨粉碎设备和低温粉碎设备。

1. 机械式粉碎设备 是以机械方式为主对物料进行粉碎的设备，根据主要粉碎部件结构的不同又可分为齿式粉碎机、锤式粉碎机、刀式粉碎机、涡轮式粉碎机、压磨式粉碎机和铣削式粉碎机等。

2. 气流式粉碎设备 是利用粉碎室内的喷嘴将压缩空气（或其他介质）变成高速的气流束，物料在高速气流束的作用下与粉碎室壁之间或物料与物料间产生强烈的冲击、摩擦作用而被粉碎。包括轮型气流式粉碎机和圆盘型气流式粉碎机等。

3. 研磨粉碎设备 主要是通过研磨体、头、球等介质的运动对物料进行研磨，使物料研磨成超细度混合物的设备。包括球磨机、乳钵研磨机和胶体磨等。

4. 低温粉碎设备 是将物料冷却到脆化点以下（最低温度可达 -70℃），对物料进行粉碎的设备。低温粉碎的特点是：①在物料粉碎过程中，液氮可循环，能源得到充分利用，节省能耗；②冷源温度最低可降至 -196℃，因此，可根据物料的脆化点温度，选择最佳粉碎温度；③粉碎细度可达到 10 ~ 700 目，甚至达到微米级别；④使用液氮作为研磨介质，具有避免物料有效成分受热挥发，防止物料氧化分解以及防尘防爆的综合效果。

5. 粉碎比　固体物料的粉碎效果通常用粉碎比来表示，又称粉碎度，它是物料粉碎前后的粒度之比，用 n 来表示，即 $n = d/d_1$（式中，n 为粉碎比；d 为物料粉碎前的平均直径；d_1 为物料粉碎后的平均直径）。由式可知，物料粉碎前粒度不变的情况下，粉碎比越大，则物料粉碎后的粒度越小，因此粉碎比是衡量粉碎效果的一项重要指标，也是粉碎设备选取的一个重要依据。

二、常用设备

（一）齿式粉碎机

齿式粉碎机（又称转盘式粉碎机或万能粉碎机），主要由机座、电机、加料斗、粉碎室、钢齿、环状筛板、抖动装置和出粉口等组成，如图 2-2、图 2-3 所示。钢齿分为固定齿盘与活动齿盘，两者以不等径的同心圆排列，通过两齿盘的相对运动对物料起粉碎作用。

物料由加料斗进入粉碎室，高速旋转的活动齿盘会产生较大的离心力，使物料由粉碎室的中心部位被甩向室壁而产生撞击作用。此外，活动齿盘与固定齿盘之间的快速相对运动，物料同时受钢齿的冲击、剪切、摩擦及物料间的相互撞击作用而被粉碎，最后由于离心力的作用物料会到达转盘外壁的环状空间，细料经环形筛板由底部排出，粗料在粉碎室内继续重复粉碎，物料的粉碎程度与钢齿的排列方式及环形筛的目数有关。

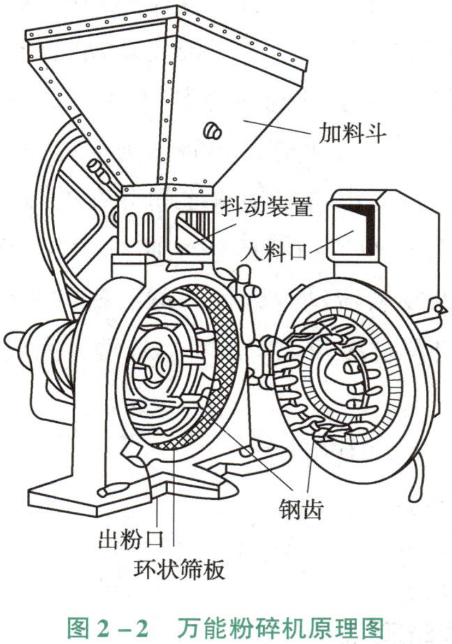

加料斗
抖动装置
入料口
钢齿
出粉口
环状筛板

图 2-2　万能粉碎机原理图

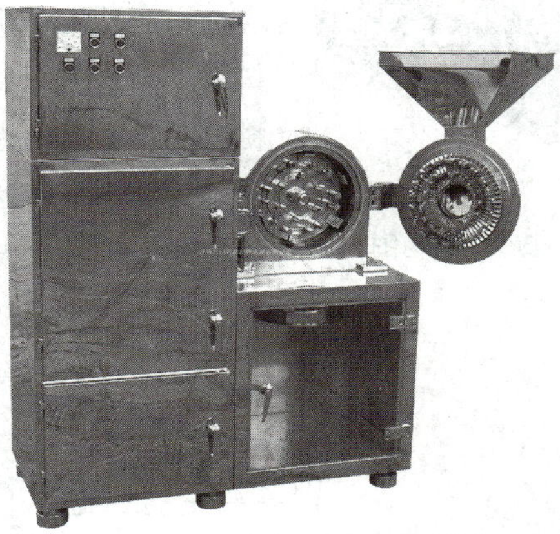

图 2-3　万能粉碎机实物图

动态示意图

万能粉碎机的结构简单，使用方便，粉碎强度大，广泛应用于脆性干燥物料的粉碎，但不适用于粉碎热敏性、黏性及含有大量易挥发组分的物料。此外，万能粉碎机在工作过程中会产生大量的粉尘，应配备粉料收集和捕尘装置以利于操作者的劳动保护。

（二）锤式粉碎机

锤式粉碎机是由旋转轴以及轴上安装的数个 T 形锤头、具有内齿形衬板的机壳、筛网、加料口、螺旋加料器等部分组成，如图 2-4、图 2-5 所示。

锤式粉碎机主要依靠锤头的冲击作用来破碎物料。物料从加料斗进入粉碎室中，受到高速旋转的锤头的冲击而破碎，粉碎的物料同时从锤头处获得动能，高速冲向粉碎室内的齿形衬板和筛板，此外物料之间还会相互撞击。经过多次撞击破碎，小于筛网孔隙的物料会从筛板排出，未达到粉碎粒度的物料，在筛板上再次经锤头的冲击、研磨、挤压而破碎，最后被锤头从筛板孔隙中挤出。锤头的形状、大小、转速以及筛板的目数决定粉碎粒度的大小。

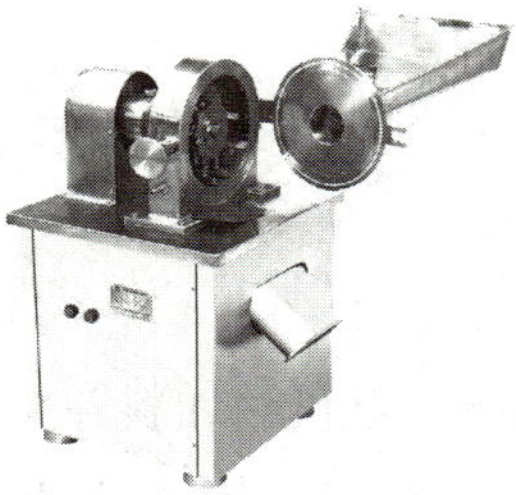

图2-4　锤式粉碎机实物图 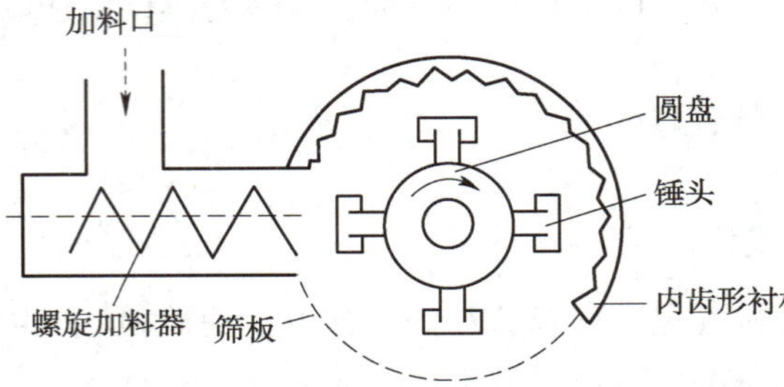　　　　图2-5　锤式粉碎机结构示意图

该设备结构简单，操作方便，维修容易，粉碎成品的粒度较均匀，且对原料要求不高，适用于大多数物料的粉碎。但粉碎部件易磨损且粉碎过程中产热量较大，因此不适用于热敏性、黏性及高硬度物料的粉碎。

（三）球磨机

图2-6　球磨机实物图

球磨机主要由水平放置的圆筒及筒内一定数量的研磨介质组成，为防止筒体磨损，通常在筒体内表面还装有衬板。筒内的研磨介质多为一系列直径不一的钢制、瓷制等其他材质的圆球，如图2-6、图2-7所示。当圆筒转动达到一定速度时会带动筒内的研磨球上升，研磨球上升到一定高度后受重力作用而下落，通过研磨球的上下运动使物料受到冲击力和研磨力而完成粉碎。由于进料端不断加入新物料，使进料与出料端物料之间存在的料面差能强制物料流动，并且研磨介质下落时冲击物料产生轴向推力也迫使物料流动，此外筒体内气流运动也帮助物料流动。因此，球磨机的筒体虽然是水平放置的，但物料却可以由进料端缓慢地向出料端移动，完成粉碎作业。

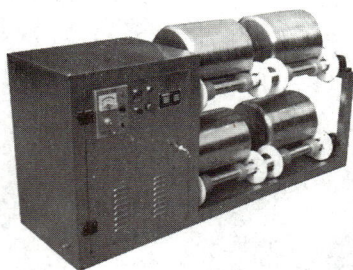

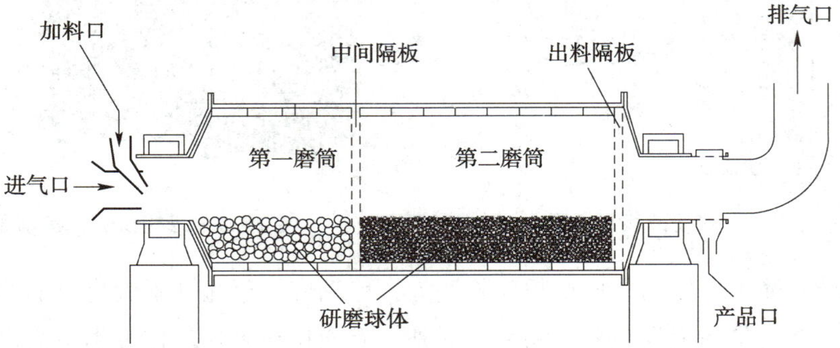

图2-7　球磨机结构示意图

影响球磨机粉碎效果的因素主要包括圆筒的转速、研磨球与物料的装量、研磨球的大小和重量等。其中，球磨机内研磨球的运动情况对物料的粉碎效果有直接的影响。研磨球在筒体内的运动情况大致有以下三种，如图2-8所示。①当圆筒转速过慢时，研磨球随筒体上升高度较小，随后向下滑落，通常称为"倾泻状态"。由于研磨球上升高度不够，获得的势能较少，因此产生的瞬间撞击作用很小，这时

物料的粉碎主要靠研磨作用，粉碎效果不佳。②当圆筒的转速过快时，圆筒内会产生较大的惯性离心力，使研磨球与物料贴附在筒体上，随筒体一起旋转，称为"周转状态"。此时，物料与研磨球的相对运动消失，粉碎效果最差。③当转速适宜时，大部分研磨球随筒体上升至一定高度，并在重力与惯性力作用下沿抛物线抛落，称为"抛落状态"，产生撞击和研磨的联合作用使物料被粉碎，粉碎效果最好。因此，在使用球磨机时要根据物料和研磨介质的性质进行预试，选择适宜的球磨机转速，通常球磨机转速选择临界转速的 60% ~ 80% 为宜。

转速过慢　　　　转速适当　　　　转速过快　　　　动态示意图

图 2 - 8　球磨机研磨介质运动状态

该设备粉碎程度高，其中部分型号设备的粉碎粒度可以达到纳米级别，粉碎过程可全密闭操作，无粉尘污染。适用于易结晶、易挥发、易引湿物料的粉碎，特别适合于中药及贵重物料的粉碎。此外，球磨机还可实现无菌粉碎、干法粉碎、湿法粉碎、间歇粉碎等粉碎方式，同时也有利于操作人员的劳动保护。但该设备粉碎效率较低，粉碎时间较长，能耗高，且操作过程中噪音较大。

（四）振动磨

振动磨主要由基座及支架、隔音罩、磨筒、激振器、衬板、弹性支撑、研磨介质和驱动电机等几部分组成，是目前常用的超微粉碎设备之一。磨筒由外筒、内衬筒和端盖组成，内衬筒由耐磨材料制成，在生产中被磨损后，可更换新的内衬筒。如图 2 - 9、图 2 - 10 所示。

工作时，电机通过挠性联轴器和万向联轴器带动装有偏心重锤的激振器的轴旋转，使筒体旋转的同时产生振动，筒内的研磨介质和物料在筒内翻转、冲击。通过研磨介质的高频振动、自转运动及旋转运动，研磨介质之间、研磨介质与筒体内壁之间会产生剧烈的冲击、摩擦、剪切等作用而使物料被均匀粉碎。

图 2 - 9　振动磨实物图

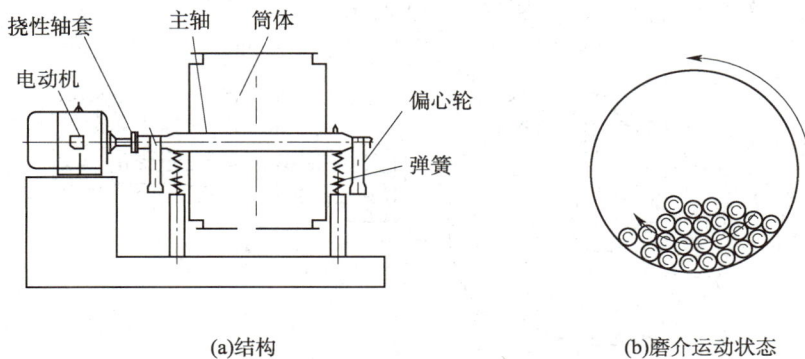

(a)结构　　　　　　　　　　　(b)磨介运动状态

图 2 - 10　振动磨结构示意图

该设备结构紧凑、占地面积小；单位产量能耗低，产量高；粉碎粒度较均匀；操作方便，内衬筒和研磨介质也容易更换。比较适合于纤维状、高韧性、高硬度物料的粉碎，粉碎能力较强。振动磨既可干法粉碎，也可湿法粉碎。在封闭式磨筒内通入惰性气体，还可以用于易燃、易爆、易氧化物料的粉碎。此外，还可通过调节磨筒外壁夹套中冷却水的温度和流量控制粉碎温度。缺点是机械部件强度及加工要求高，粉碎时振动噪音大。

（五）气流式粉碎机

1. 循环管式气流粉碎机　循环管式气流粉碎机又称为轮型气流粉碎机。该机无活动部件，形似空心轮胎，属于典型的气流式粉碎机结构。物料由文丘里送料器送入粉碎室，而压缩空气则经由底部的一组喷嘴高速喷入不等径变曲率的环形粉碎室内，此时高速气流会加速颗粒的运动，使物料颗粒之间相互冲击、碰撞、摩擦进而粉碎。而后旋流带动被粉碎的颗粒沿上行管向上运动进入分级区，在分级区离心力场的作用下，使物料分流，内层的细粒经百叶窗式惯性分级器分级后排出，而外层的粗粒受重力作用，下行返回粉碎室继续循环粉碎。如图 2 – 11 所示。

轮型循环管的形状具有加速颗粒运动和加大离心力场的功能，可以提高粉碎和分级的效果。此外，高压空气不仅是轮型气流式粉碎机的粉碎动力，高压空气从喷

图 2 – 11　轮型气流式粉碎机示意图

嘴喷出时还会产生冷却效应，使温度下降，在整个粉碎过程中温度几乎不升高，故适用于抗生素、酶等热敏性物料和低熔点物料的粉碎。同时，由于设备内部结构简单，如果对机器及压缩空气进行无菌处理，也可以用于无菌粉末的粉碎。但与其他粉碎设备相比，该设备的粉碎费用相对较高，只有在粒度要求非常细的情况下才选用。

2. 圆盘式气流粉碎机　粉碎的原理是物料在高速高压气流的作用下与粉碎室壁之间产生剧烈碰撞而被粉碎。该机主要由喷嘴、空气室、粉碎室、分级涡、进料口、出料口等部分组成。粉碎室内装有数个喷嘴，通过喷嘴可将超音速的高压空气喷入粉碎室内，物料由加料口经空气引射进入粉碎室内，受到高速气流的作用被加速到 50 ～ 300m/s，依靠高速气流的剪切作用以及物料间的碰撞作用来完成粉碎。而后通过内管的分级涡完成粗细粒子的分离，粗粒子由于重力作用在分级涡下方出料，重新粉碎；细粉则随空气进入分级涡内管并由上方出料。如图 2 – 12 所示。

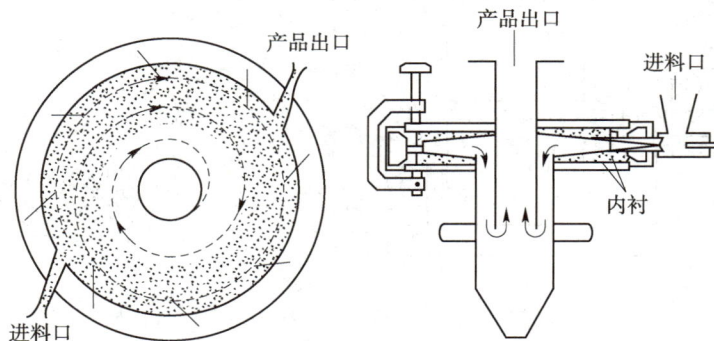

图 2 – 12　圆盘式气流粉碎机实物图

3. 靶式气流粉碎机   循环管式气流粉碎机和圆盘式气流粉碎机对脆性物料粉碎效果很好，但对韧性物料粉碎效果不佳，有时甚至难以粉碎。而采用靶式气流粉碎机则效果较好。如图 2-13 所示。

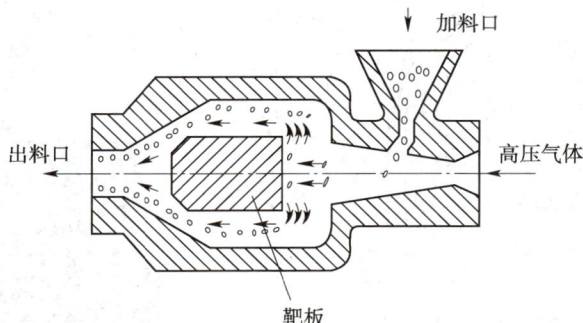

图 2-13   靶式气流粉碎机结构示意图

靶式气流粉碎机的粉碎室内有多个靶板，被高速气流夹带的物料进入粉碎室后会冲击在靶板上，产生剧烈的碰撞，此外，物料还会在粉碎室壁上发生多次碰撞回弹，进而达到物料破碎的目的。该设备粉碎能力高，粉碎效果强，尤其适用于高分子聚合物的粉碎、低触点热敏性物料、纤维状物料的粉碎。在实际生产中还可以根据原料性质和产品粒度的要求选择不同形状的靶板。

4. 对喷式气流粉碎机   在粉碎室内有数个相对设置的喷嘴，当物料由螺旋进料器进入粉碎室后，在喷嘴喷射出的高速气流的作用下，物料之间会高速对撞并在粉碎室内呈流态化，物料由于受到剧烈的碰撞、摩擦而被粉碎。粗细混合颗粒在负压气流带动下通过顶部设置的涡轮分级装置，细颗粒被强制通过分级装置，并由旋风收集器及布袋除尘器捕集，而粗颗粒受重力以及高速旋转的分级装置产生的离心力被甩向四壁，并沉降返回粉碎室继续粉碎。该设备使物料高速对撞，冲击强度大，能量利用率高，可用于多种物料的粉碎，同时，克服了靶式、循环式气流粉碎机靶板与研磨体易损耗的缺点，并可减少对产品的污染，是一种比较理想和先进的气流式粉碎机。图 2-14 是马亚克型气流式粉碎机侧面示意图，图 2-15 是对喷式气流粉碎机内部示意图。

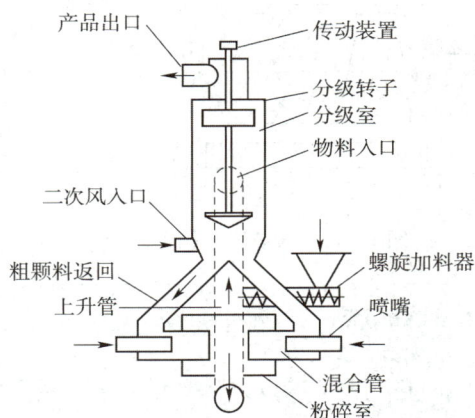

图 2-14   马亚克型气流式粉碎机侧面示意图

气流式粉碎机虽结构略有不同，但都具有以下特点：①可满足粒度要求为 $3\sim20\mu m$ 的超微粉碎；②适用于热敏性物料和低熔点物料；③通过无菌处理后，可适用于无菌粉末的粉碎；④粉碎成本较高。

（六）胶体磨

胶体磨的工作部件是由一对可调节缝隙大小的高速旋转的磨体（转子）及与其相配的固定磨体（定子）组成。当物料由自重或加压进入胶体磨，并通过转子与定子之间的缝隙时，在高速旋转的转子作用下产生向下的螺旋冲击力，一部分物料会附着在转子面上，而另一部分则附着在定子面上。附着在转子面上的物料运动速度最大，附着在定子面上的物料速度为零，产生急剧的速度梯度，从而使物料受到强烈的剪切、摩擦和高频振动等物理作用，最终完成粉碎、分散、乳化、均质等过程，而定转子间的高速相对运动是胶体磨研磨效果的重要保证。设备的主要结构包括料斗、转子、定子、调节机构、出料及循环管路、电机等，如图 2-16、图 2-17 所示。各类乳状液的均质、乳化和粉碎都可以用胶体磨来完成，也常用于混悬剂与乳剂等分散体系。

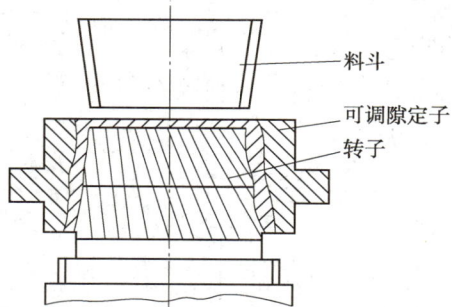

图 2-15　对喷式气流粉碎机内部示意图

图 2-16　立式胶体磨实物图

胶体磨有立式和卧式两种，卧式胶体磨的液体从水平轴向进入，通过转子和定子之间的间隙被乳化，在叶轮的作用下排出。立式胶体磨的液体则是自料斗的上口进入，在转子和定子的间隙中被乳化，乳化后的液体在离心盘的作用下排出。胶体磨可在极短时间内将料液中的固体物料超微粉碎，同时兼有混合、搅拌、分散和乳化的作用，成品粒径可达 1μm。与球磨机相比，生产效率高，产量大；通过调节定子和转子的间隙，可使成品粒径最小达到 1μm 以下；结构简单，操作方便，占地面积小，加工精度要求高。由于转子、定子和物料间的高速摩擦易产生较大的热量，实际生产中可通入冷却水降温，但仍不适合对热不稳定的药物粉碎乳化。

图 2-17　胶体磨结构示意图

即学即练 2-1

以下哪种设备兼具粉碎、混合的功能（　　　　）

答案解析

A. 万能粉碎机　　　　B. 气流式粉碎机　　　　C. 球磨机　　　　D. 胶体磨

三、万能粉碎机操作

以下内容以 CW-130 型万能粉碎机为例。

（一）开机前准备

（1）检查设备的清洁是否符合生产要求，是否有清场合格证。

（2）打开封盖，检查转子及粉碎室内有无金属材质异物。

（3）安装筛网并确认无松动或破碎，检查完毕后，关闭封盖并拧紧封盖螺丝。

（4）机器开动前检查传动皮带是否完好，若发现有破损应及时更换。当皮带或皮带轮上有油污时，应及时清洁。

（5）检查各种润滑部位是否有油并达到要求，保证机器各运动部件润滑良好。

（6）检查所有紧固件是否完全紧固。

（7）检查电器部件是否安全，有无漏电现象。

（8）系紧捕集袋。

（二）开机和关机操作

（1）接通电源，电源指示灯亮，点击绿色运行按钮让机器空转，注意观察设备是否有异响。

（2）待空机运转正常后均匀上料，可通过调整进料闸板控制进料速度。

（3）粉碎过程中要经常检查料斗中下料的情况和封盖螺丝固定的牢固度。

（4）停机前，应先停止加料，待粉碎室内物料完全排出后，机器继续运转 1 ~ 2 分钟，待余料排出后，点击红色停止按钮。

（5）停机并切断电源后，打开封盖检查筛网有无破损，按清洁操作规程进行清洁。

（三）操作注意事项

（1）使用前应进行一次空转试车，确保空转试车无异响，无部件松动方可使用。

（2）空转试车后可进行物料的负荷试验，由少到多逐渐增加物料。

（3）粉碎过程中若发现机器震动异常或发出不正常响声，应立即停车检查。

（4）粉碎过程中若发现物料粉末中有粗粒，应停机检查筛网，可能是筛网被损坏，应立即重新更换。

（四）设备维护与保养

（1）每半年打开轴承上的遮板，对前后轴承加润滑油，转动部位需加耐高温的润滑油。

（2）每月检查机件一次。设备使用后应每班一次整体检查。

（3）设备保持清洁，粉碎室内残留的粉末一定要清扫干净，仔细刷洗清洁残留的粉尘，特别是筛网处。

（4）定期检查齿盘、齿圈等易损部件，检查其磨损程度，发现缺损应及时更换或修复。

（5）若停用时间较长，应全面清洁。新机运转时，应注意调节皮带的松紧度，确保皮带的寿命，滚动轴承内应有润滑油。

（五）常见故障及排除方法

万能粉碎机常见故障、产生原因及排除方法见表 2 - 2。

表 2 - 2　万能粉碎机常见故障及排除方法

常 见 故 障	原　因	排 除 方 法
主轴转向相反	电源线连接不正确	检查并重新接线
操作中有焦臭味	皮带过紧或损坏	调节或更换皮带
粉碎室内有剧烈金属撞击声	1. 有坚硬杂物进入粉碎室 2. 粉碎室内螺丝等连接件脱落 3. 钢齿局部碎裂崩落	停机检查
粉碎时声音沉闷、卡死	1. 加料过快 2. 皮带松	1. 减慢加料速度 2. 调节或更换皮带
避风器电机过热	避风器上积料过多	停止加料，待积料达到正常情况时再加料
机身喷粉	1. 除尘布袋排风不畅 2. 加料过多	1. 更换布袋 2. 减慢加料速度

（六）工序操作考核

粉碎工序操作考核项目见表2-3。

表2-3 粉碎工序操作考核标准

项　　目	技　能　要　求	考核得分			
		分值	自评	组评	师评
零部件辨认	能正确辨认粉碎机零部件名称	10			
生产前检查	环境、温度、相对湿度、储存间、操作间设备状态标识	10			
安装、检查	1. 接好粉碎机、出料口的布袋 2. 接通电源，空机试运行	15			
质量控制	粉碎收得率95%～100%	15			
记录与状态标识	1. 生产记录完整、填写及时 2. 适时填写、悬挂、更换状态标识	20			
生产结束清场	1. 清理产品：交中间站 2. 清洁生产设备：顺序正确 3. 清洁工具和容器 4. 清洁场地	20			
其他	正确回答粉碎中常见的问题	10			
合计		100			

任务2-3　过筛设备

PPT　　精讲

一、设备概述

过筛是指用一个或一个以上孔径不同的筛子将物料按粒径大小进行分级的操作过程。根据物料在设备中的运动方式不同，可将常用的过筛设备分为振动筛、旋转筛和摇动筛。其中，振动筛又包括旋涡式振动筛和直线式振动筛。

振动筛主要是利用振动使物料通过筛网；旋转筛则是在推进器或叶片的作用下让物料通过筛网，完成筛分；而摇动筛最简单，通过单一的摇动方式使物料通过筛网。

通常影响物料筛分效果的因素有：①物料自身的含水量、黏度、颗粒形状、密度等；②物料的运动方式、相对速度；③筛分设备类型。

筛网的孔径大小常用目数来表示，目是指每英寸（2.54cm）筛网上的孔眼数目，即目数越高，单位面积筛网的孔眼越多，具体规定见表2-4、表2-5。

表2-4 《中国药典》（2020年版）筛号、孔径及目数对照表

筛　号	筛孔内径（平均值）	目　号
一号筛	2000±70μm	10目
二号筛	850±29μm	24目
三号筛	355±13μm	50目

续表

筛　号	筛孔内径（平均值）	目　号
四号筛	$250 \pm 9.9\mu m$	65 目
五号筛	$180 \pm 7.6\mu m$	80 目
六号筛	$150 \pm 6.6\mu m$	100 目
七号筛	$125 \pm 5.8\mu m$	120 目
八号筛	$90 \pm 4.6\mu m$	150 目
九号筛	$75 \pm 4.1\mu m$	200 目

表 2 - 5　《中国药典》（2020 年版）粉末分等标准

等　级	分 等 标 准
最粗粉	指能全部通过一号筛，但混有能通过三号筛不超过 20% 的粉末
粗粉	指能全部通过二号筛，但混有能通过四号筛不超过 40% 的粉末
中粉	指能全部通过四号筛，但混有能通过五号筛不超过 60% 的粉末
细粉	指能全部通过五号筛，并含能通过六号筛不少于 95% 的粉末
最细粉	指能全部通过六号筛，并含能通过七号筛不少于 95% 的粉末
极细粉	指能全部通过八号筛，并含能通过九号筛不少于 95% 的粉末

二、常用设备

（一）旋涡式振动筛

旋涡式振动筛又称为旋振筛，主要结构包括筛网、振动室、联轴器、电机等。振动室内包括上下偏心重锤、橡胶连接件、主轴、轴承等原件，如图 2 - 18、图 2 - 19 所示。

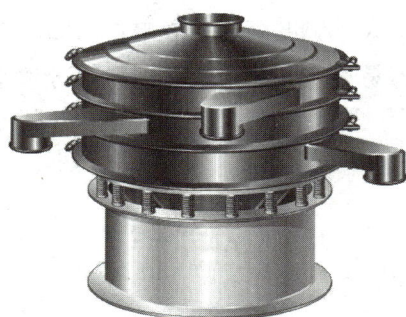

图 2 - 18　旋振筛实物图

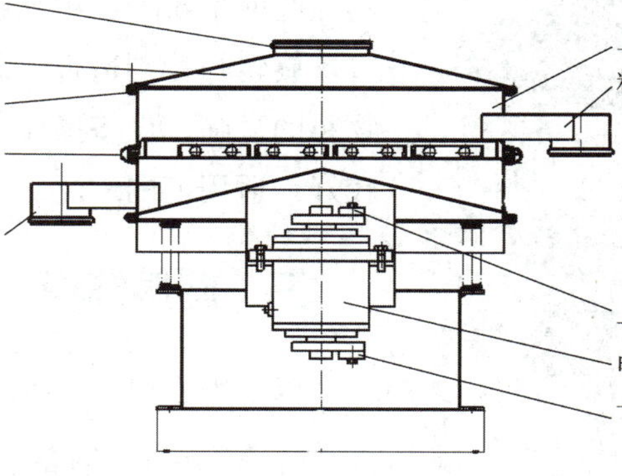

动态示意图

图 2 - 19　旋振筛结构示意图

旋振筛是用直立式电机作激振源，在电机的上、下两端安装有偏心重锤。当电机转动的时候受偏心重锤的作用，旋转运动转变为水平、垂直、倾斜的三次元运动，并把这个运动传递给筛面。通过调节上、下两端的相位角，可以改变物料在筛面上的运动轨迹，筛网的振荡使物料在筛内形成轨道漩涡，粗料由上部排出口排出，筛分的细料由下部排出口排出。

旋振筛在生产中也可一次安装多层筛网，完成对粉体的多层分级，实际使用中一般可获得 20 ~ 400 目的粉体产品。该设备具有分离效率高、处理能力大、粉尘不飞扬、体积小、重量轻、结构简单、维修费用低等优点，在制药工业中使用十分广泛。

（二）直线式振动筛

直线式振动筛是利用弹簧对筛面所产生的上下振动来筛选粉末的装置。如图 2 - 20、图 2 - 21 所示。主要结构包括筛箱、筛网、筛框、弹簧、支座、电机等。操作时物料由加料口加入，分布在筛面上，由电机带动弹簧使筛面发生振动，对物料进行筛选。

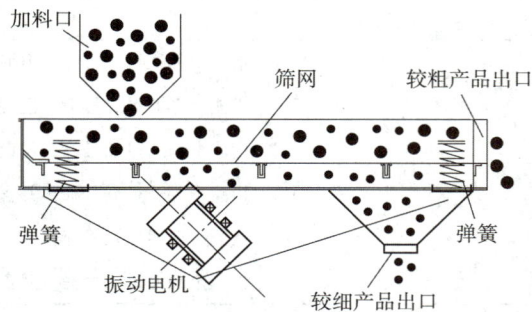

图 2 - 20　直线式振动筛实物图

图 2 - 21　直线式振动筛结构示意图

动态示意图

由于振动方式较单一，物料在筛面的运动轨迹简单，故适用于无黏性的药材粉末或化学物的过筛。

（三）旋转筛

旋转筛由机座、机壳、进出料推进装置、电机等组成，如图 2 - 22 所示。加料斗中的物料在螺旋推进器的作用下进入筛箱，并在分流叶片的作用下不断地更新推进。细料在筛网中落下，粗料则继续前进，在粗料口中被推出。

旋转筛特别适合于纤维多、黏度大、湿度高、有静电、易结块等物料的过筛。设备操作方便，筛网容易更换，对中药材细粉筛分效果较好，适用范围广泛。

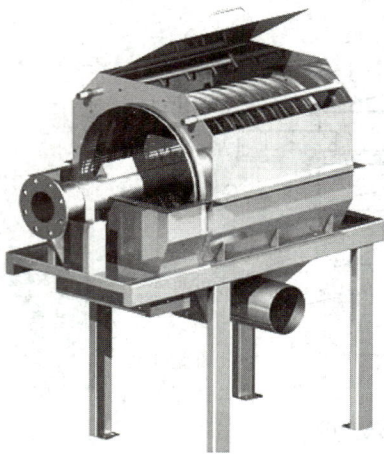

三、旋振筛操作

以下内容以 ZS - 515 型旋振筛为例。

（一）开机前准备

（1）检查设备的清洁是否符合生产要求，是否有清场合格证；是否有完好标识，确认各部位润滑良好，符合生产要求。

图 2 - 22　旋转筛实物图

（2）检查盛装物料的容器符合生产要求，有清洁合格标识。

（3）检查筛箱内部是否有异物，选用合适的筛网，并仔细检查筛面有无破损。

（4）对直接接触药粉的筛网、设备表面及所用容器消毒，按顺序安装好筛网，锁紧卡子（抱箍），防止松动。

（5）将洁净的盛料袋捆扎于出料口，防止操作过程中药粉飞扬或溢出。

（6）依次装好橡皮垫圈、钢套圈、筛网、筛盖，将筛盖压紧，禁止用钝器敲打。

（7）根据物料的性质及生产要求，反复调节重锤的角度，设置最佳生产效率的理想振幅及频率。角度和振幅对照如下：0°，6mm；45°，4mm；60°，3mm；70°，2mm；80°，1.5mm；90°，1mm。

（二）开机和关机操作

（1）接通电源，先点动空转两次，再开机空转。观察设备运行状况，应无碰擦和异常杂音。

（2）确认设备运行正常，缓缓加入物料。

（3）随时观察出料情况，如发现有异物出现应立即停机。

（4）应控制加入粉料流量，保持筛网上物料数量适中，并随时观察设备外露螺栓和螺母是否松动。

（5）结束生产时先按"停止"键，断开主电源。

（6）完成过筛后应按上下顺序清理残留在筛网中的粗颗粒和细粉。

（7）生产结束按设备清洁规程做好清洁卫生。

（三）操作注意事项

（1）设备应在无负荷的情况下起动，待运行平稳后开始加料。停机前应先停止加料，待筛面上物料全部排净后再停机。

（2）禁止在未装筛网或卡子松动的情况下开机，以免发生误操作引起严重后果或引发安全事故。

（3）禁止在超负荷情况下开机，应均匀加料，防止机器超负荷运转。

（4）禁止在机器运行时将手伸入转动部位进行任何调整。

（四）设备维护与保养

（1）全新旋振筛激振器的防腐润滑油有效期是三个月。若存放期超过三个月，可开机运转 20 分钟，能继续防腐三个月。但在生产使用前必须换上清洁的润滑油。

（2）随时保持激振器的通气孔畅通（若堵塞易导致漏油）。若畅通但仍然漏油，则考虑更换油封。

（3）正常工作时轴承的温度应低于 75℃，但新激振器有磨合的过程，温度可能略高，一般运转 8 小时后温度会降下来。若温度持续过高，则应检查润滑油的级别、油位以及油的清洁度。

（4）激振器与筛箱连接的螺栓应选用高强度螺栓，并且必须定期检查紧固情况，每月最少检查一次。任意一个螺栓松动都会导致其他螺栓剪断，使筛机损坏。

（5）更换编织筛网时，应保证筛箱两侧板与筛网钩子之间的间隙均等。若接触不好、张力不够或者不均匀，都会导致筛网过早损坏。

（6）拆卸旋振筛振动器时，应从外向里逐件拆卸，避免人为损伤零部件。

（五）常见故障及排除方法

旋振筛常见故障、产生原因及排除方法见表 2-6。

表 2-6 旋振筛常见故障及排除方法

常 见 故 障	原 因	排 除 方 法
粒度不均匀	筛网未安好，有缝隙或筛网有破损	检查并重新安装或更换
筛分效果不好	1. 筛孔堵塞 2. 筛面的物料过多过厚 3. 给料太快 4. 筛网未绷紧	1. 停机，清洁筛孔 2. 减小负荷，调整倾斜角 3. 匀速给料或减少给料 4. 绷紧筛网

续表

常见故障	原因	排除方法
轴承发热	1. 缺润滑油 2. 轴承堵塞 3. 轴承磨损	1. 加润滑油 2. 清洁轴承、检查更换密封圈 3. 更换轴承
运行时旋振筛传动慢	传动皮带松	绷紧皮带
振动剧烈或筛框横向振动	1. 未安装好 2. 飞轮上的配重脱落 3. 偏心距大小不同	1. 重新调整 2. 重新安装 3. 调整平衡
突然停止	多槽密封套被卡住	停机检查、调整或更换
运行中发出异响	1. 轴承磨损 2. 筛网未绷紧 3. 轴承固定螺钉松动 4. 弹簧损坏	1. 更新轴承 2. 绷紧筛网 3. 紧固螺钉 4. 更换弹簧

（六）工序操作考核

过筛工序操作考核项目见表2-7。

表2-7　过筛工序操作考核标准

项　目	技　能　要　求	考核得分			
		分值	自评	组评	师评
零部件辨认	能正确辨认旋振筛各零部件名称	10			
生产前检查	环境、温度、相对湿度、储存间、操作间 设备状态标识	10			
安装、检查	1. 安装并紧固筛网、出料口的盛料袋 2. 接通电源，空机试运行	15			
质量控制	收得率95%～100%	15			
记录与状态标识	1. 生产记录完整、适时填写 2. 适时填写、悬挂、更换状态标识	20			
生产结束清场	1. 清理产品：交中间站 2. 清洁生产设备：顺序正确 3. 清洁工具和容器 4. 清洁场地	20			
其他	正确回答过筛过程中常见的问题	10			
合计		100			

任务2-4　混合设备

PPT　　精讲

一、设备概述

混合是指采用机械或流体动力的方法，将两种或两种以上组分相互分散，使其达到一定均匀程度的操作。多数药品的有效成分通常不止一种，另外有些药品的主药含量很低，而辅料的含量很高，比例差异较大，对于混合均匀度的要求较高。通过混合操作可以保证主药能够均匀分散，确保每剂药物的安全性、有效性和均一性。

混合设备种类繁多，依据混合原理可分为对流混合、剪切混合和扩散混合；依据混合方式可分为搅拌混合、混合筒混合、研磨混合以及过筛混合；依据混合设备可分为固定型混合机和旋转型混合机；按操作方式可分为间歇式混合和连续式混合。

1. 固定型混合机　固定型混合机的特征是容器内安装有螺旋桨、叶片等机械搅拌装置，利用搅拌装置对物料所产生的剪切力使物料混合均匀。常见设备有槽型混合机、双螺旋锥型混合机、圆盘型混合机等。

2. 旋转型混合机　旋转型混合机的特征是有一个可以转动的混合筒，混合筒安装于水平轴上，形状可以是圆筒形、双圆锥形或 V 形等。常见设备有 V 型混合机、双锥形混合机、二维运动混合机、三维运动混合机等。

二、常用设备

（一）槽型混合机

槽型混合机是搅拌混合和固定型混合的代表机型，如图 2 - 23 所示。主要由搅拌桨、混合槽、固定轴等部件组成，是一种单桨混合设备，通常搅拌桨多为 S 型，如图 2 - 24 所示。

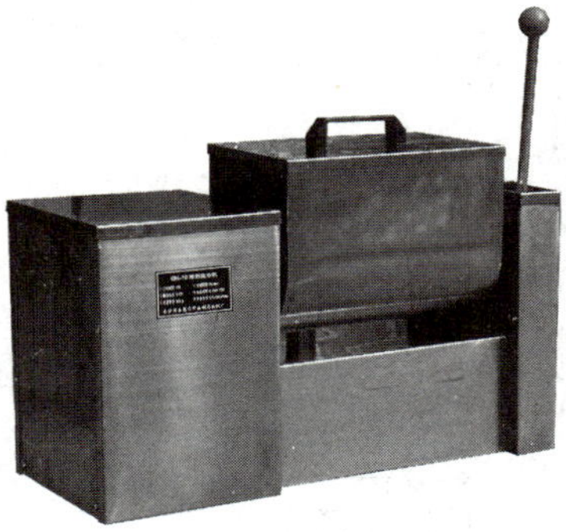

图 2 - 23　槽型混合机实物图 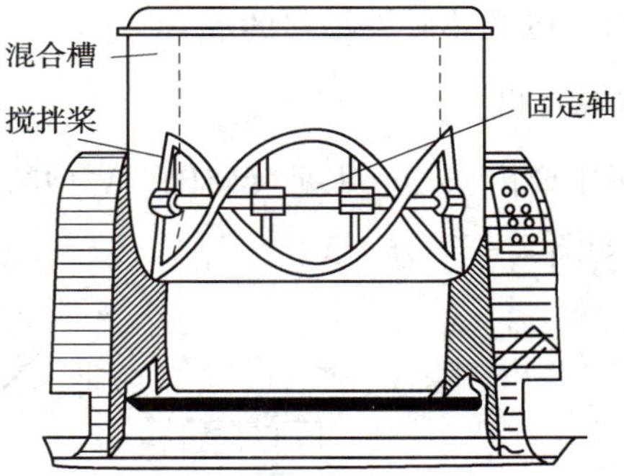　　图 2 - 24　槽型混合机结构示意图

设备工作中主要以对流混合为主，搅拌桨在电机驱动的减速器带动下旋转，物料在混合槽内不断地上下翻滚。由于搅拌桨是 S 型，在混合槽的左右两侧会产生一定角度的推挤力，使得混合槽内两端的物料混合较好，而中部的物料混合不均匀，因此需要混合的时间较长。卸料时，混合槽可绕水平轴转动，使混合槽口倾斜 105°，便于物料的倾倒。

槽型混合机由于混合时间较长且不易混匀，在生产中主要用于制备软材，或不同比例的干性、湿性粉状物料的混合以及半固体物料的混合。

（二）双螺旋锥型混合机

双螺旋锥型混合机以搅拌混合为主，兼具混合筒混合功能。混合筒内两个螺旋杆除了有搅拌作用以外，还可以将物料从混合筒的底部往上部提升，使物料可以在混合筒有一个循环的过程。设备主要由锥形容器、螺旋杆、转臂、传动系统等组成，如图 2 - 25、图 2 - 26 所示。

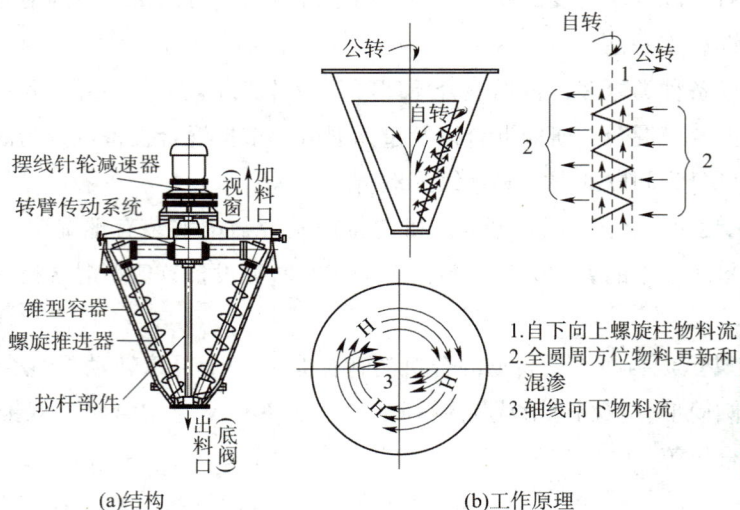

图 2-25　双螺旋锥型混合机实物图　　图 2-26　双螺旋锥型混合机示意图

设备工作时，锥形混合筒固定不动，转臂带动混合筒内的两个非对称螺旋杆自转的同时慢速公转运动，将物料由锥形底部向上旋转提升到顶部，物料会转向中心汇合，中心的物料在重力作用下向底部流动，补充了底部的空缺。如此循环往复，使得物料不断更新扩散，形成对流循环的三重混合效果。

双螺旋锥型混合机混合过程温和、产热少、不会将物料颗粒压碎，特别适用于物料比重悬殊、粉体颗粒较大的物料，以及热敏性物料的混合。

（三）V 型混合机

V 型混合机主要由支架、水平旋转轴、V 型料筒、驱动系统等组成，V 型混合机的"V"字交叉角为 80°或 81°，如图 2-27 所示。

图 2-27　V 型混合筒结构示意图

设备工作时 V 型料筒在电机驱动的蜗轮蜗杆的作用下绕水平轴转动。物料在 V 型料筒内的运动状态主要是两种：尖头朝下时，物料是聚合在混合桶底部；而当尖头朝上时，物料会被分开。因此，随着料筒的持续旋转，物料会被反复分开和混合，形成对流循环混合的效果，在较短的时间内物料能迅速混合均匀。

由于 V 型混合机的结构特点，料筒内无死角，混合速度快且均匀，混合效率高，在生产中被广泛应用于流动性较好的干性粉状或颗粒状物料的均匀混合。实际使用中混合机的转速及充填量均会影响混合效果，操作用混合桶的最佳转速可取临界转速的 30%～40%，充填量一般为 30%。

（四）二维运动混合机

二维运动混合机是指混合筒可同时进行两个维度运动的混合设备，包括混合筒的转动以及混合筒的摆动这两个方向。大多数二维运动混合机的混合筒是圆筒式。基本组成包括混合筒、摆动架和机架三大部分。混合筒由 4 个滚轮支撑，安装在摆动架上，另外由两个挡轮对其进行轴向定位。4 个支撑滚轮中有两个是传动轮，混合筒在传动轮的拖动下产生转动。装在机架上的曲柄摆杆机构驱动摆动架，使混合筒在转动的同时摆动。如图 2-28 所示。

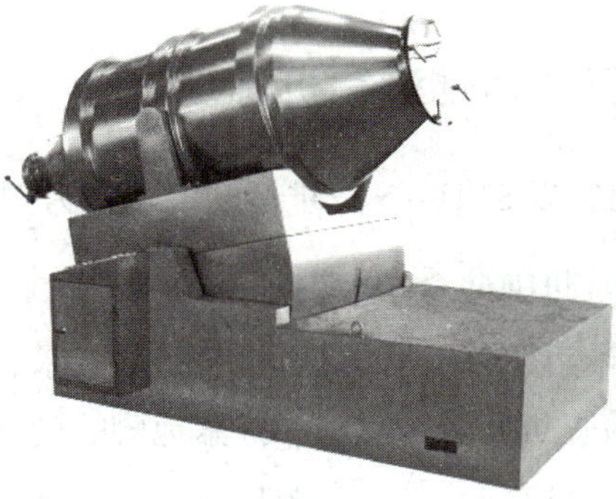

动态示意图

图 2-28　二维运动混合机实物图

设备工作时物料随筒转动、翻转、混合的同时又随筒的摆动而发生左右的掺混运动，在两种运动的共同作用下，短时间内物料得到充分的混合，大大提高混合的效率和精度。

二维运动混合机装有正反转开关，通过正向和逆向的转动，可以使物料的混合更加均匀。由于出料口不在圆筒部分的中轴线上，因此混合迅速、混合量大、出料便捷，广泛应用于制药、化工、食品等行业，特别适用于各种大吨位固体物料的混合。

（五）三维运动混合机

三维运动混合机与传统的混合机运动方式有很大的差异，混合筒会在三个维度上运动，物料在混合筒内处于"旋转流动—平移—颠倒坠落"等复杂的运动状态。其混合效率高，能非常均匀地混合流动性较好的粉末或颗粒状物料。设备主要由机座、驱动系统、三维运动机构、混合筒及电器控制系统等部分组成，如图 2-29、图 2-30 所示。混合筒内壁精密抛光，凡是与物料直接接触的部分均采用优质不锈钢材料制造。

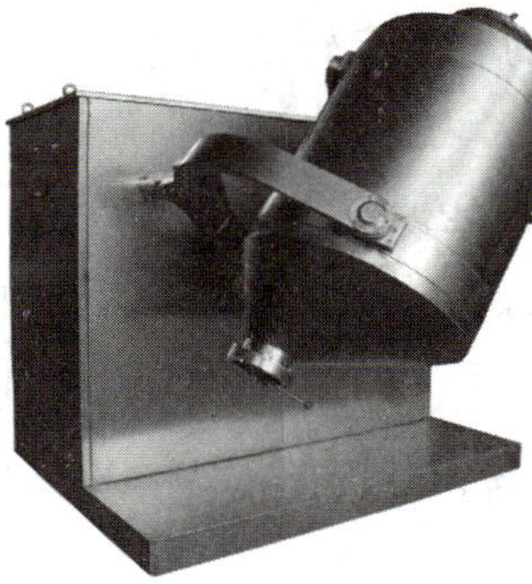

图 2-29　三维运动混合机实物图

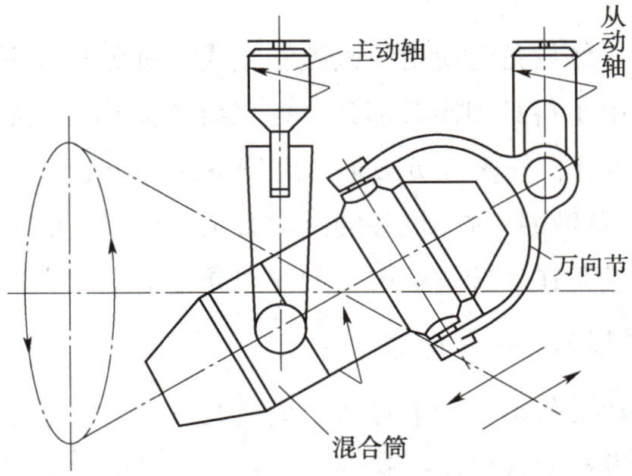

动态示意图

图 2-30　三维运动混合机结构示意图

设备工作时混合筒在主动轴的带动下呈现平移、转动、翻滚等运动状态，使混合筒内的物料处于紊流状态，继而产生一股交替脉冲，使物料连续不断地被催动。另外，物料中各质点在运动产生的湍流作用下会产生不断变化的能量梯度，从而会具有不同的运动状态，使得各质点在频繁的运动扩散中不断改变自己所处的位置，产生均匀的混合效果。

由于混合筒有多方向的运动，因此筒体上料率可达80%，混合速度快，混合均匀度好，混合效率高。筒体内壁抛光，无死角，具有不会污染物料、易出料、易清洗等特点。另外，物料在密闭状态下进行混合，不会对工作环境产生污染，有利于操作人员的劳动保护。整机在安装时高度低、回转空间小，占地面积少，因此使用广泛，适合于所有制药、化工及食品等行业。

三、三维运动混合机操作

以下内容以SYH-5三维运动混合机为例。

（一）开机前准备

（1）检查设备的清洁是否符合生产要求，是否有清场合格证。

（2）检查机座是否平整、拧紧地脚螺丝，以免振动。

（3）打开电源开关，电源指示灯亮，确定调速器旋钮在最小位置，点动试车3~5转。

（4）按下起动按钮，使三相异步电机处于工作状态，然后调整旋钮使转速从低到高空转试机。

（5）注意检查设备工作状态是否正常，有无卡滞、碰撞和异响现象。

（6）检查盛装物料的容器是否符合生产要求，有无清洁合格标识。

（二）开机和关机操作

（1）试运行后停机，并使装卸料口朝上，松开装卸料口抱箍及封堵片，装入物料，然后依次用抱箍、封堵片将装卸料口关闭锁牢。

（2）再次起动电源，混合筒将带动物料自动运动并混合，可通过手动设置调整混合速度。

（3）混合完毕后，停机并使装卸料口垂直朝下，将盛装物料的容器置于装卸料口下，然后按顺序拆开抱箍、封堵片，放出物料。

（4）若出料不顺畅，可按"点动"按钮下料。

（5）生产结束后关闭电源，按设备清洁规程做好清洁卫生。

（三）操作注意事项

（1）操作设备时应由一人独立完成，避免多人不同步操作发生危险，造成安全事故。

（2）由于料筒和摇臂部分要在三维空间内运动，应在料筒的有效运转范围内加安全保护栏。设备一旦开始运行，任何人员必须远离设备的回转范围，停留在安全区域。

（3）装卸物料时，设备的点动必须停机，以防电器失灵造成不必要的事故。

（4）设备在运转过程中，如发现异常情况，应立即停机检查，待排除事故隐患后方可开机。

（四）设备维护与保养

（1）新设备运行三个月后应更换润滑油、润滑脂，以后每半年更换一次。

（2）设备的各传动接触部位，每三个月应加润滑油、润滑脂。

（3）轴承及链条要经常加润滑油（一般间隔48小时）。

（4）经常检查各部位螺丝，紧固机体，不允许出现松动现象。

（5）日常维护主要由操作人员来完成，通常是每天上班后、下班前15~30分钟，通过对设备的检查、清扫和擦拭，使设备维持整洁、安全、良好的状态。

（6）每月对电气检修一次，每年对机械、电气大修一次。

（五）常见故障及排除方法

三维运动混合机常见故障、产生原因及排除方法见表 2 - 8。

表 2 - 8　三维运动混合机常见故障及排除方法

常见故障	原因	排除方法
突然停止	瞬间负荷过大	立即停掉电源，将物料倾倒出，调试后再开机
出料机构不能正常动作	1. 气缸问题 2. 电路问题	检查气缸、电路接触是否良好
投料口密封不严	密封垫圈损坏	更换密封垫圈
振动较大，有异响	1. 齿轮啮合不好 2. 减速机机械故障 3. 轴承损坏 4. 地脚螺丝松动	1. 调整修理齿轮 2. 检修减速机 3. 更换轴承 4. 紧固地脚螺丝
制动不灵	1. 离合器失灵 2. 控制器失灵 3. 未调好制动力	1. 检修离合器 2. 检修控制器 3. 调节时间继电器

（六）工序操作考核

混合工序操作考核项目见表 2 - 9。

表 2 - 9　混合工序操作考核标准

项　目	技能要求	分值	考核得分		
			自评	组评	师评
零部件辨认	能正确辨认三维运动混合机各零部件名称	10			
生产前检查	环境、温度、相对湿度、储存间、操作间设备状态标识	10			
安装、检查	1. 检查装卸料口盖是否密封、紧固 2. 操作人员是否在安全线外 3. 接通电源，空机试运行	15			
质量控制	收得率 95% ~ 100%	15			
记录与状态标识	1. 生产记录完整、适时填写 2. 适时填写、悬挂、更换状态标识	20			
生产结束清场	1. 清理产品：交中间站 2. 清洁生产设备：顺序正确 3. 清洁工具和容器 4. 清洁场地	20			
其他	正确回答混合过程中常见的问题	10			
合计		100			

目标检测

答案解析

一、单项选择题

1. 万能粉碎机适合粉碎下列哪种物料（　　　）

  A. 纤维状物料　　　　　B. 脆性物料　　　　　C. 黏性物料　　　　　D. 高硬度物料

2. 球磨机工作转速应为临界转速的（　　　）

  A. 25%～35%　　　　　B. 35%～50%　　　　　C. 50%～60%　　　　　D. 60%～80%

3. 流能磨的粉碎原理是（　　　）

  A. 高速气流使药物颗粒之间或颗粒与器壁之间碰撞作用

  B. 不锈钢齿的研磨与撞击作用

  C. 圆球的研磨与撞击作用

  D. 机械面的相互挤压与研磨作用

4. 以下不适用于胶体磨粉碎的是（　　）

  A. 乳剂型物料　　　　　　　　　　　　B. 混悬型物料

  C. 含水量较高的果实型物料　　　　　　D. 固体颗粒

5. 下列叙述错误的是（　　　）

  A. 粉碎时应先加入物料再开机　　　　　B. 根据物料选择适宜的粉碎设备

  C. 粉碎前应先剔除物料中的铁渣石块　　D. 粉碎设备的电机应加防护罩

6. 物料在混合容器内既可产生漩涡，又可上下运动的设备是（　　　）

  A. 三维运动混合机　　　　　　　　　　B. V型混合筒

  C. 双螺旋锥形混合机　　　　　　　　　D. 槽型混合机

7. 混合的基本原理不包括（　　　）

  A. 对流混合　　　　　B. 剪切混合　　　　　C. 扩散混合　　　　　D. 渗透混合

8. 下列对 V 型混合筒叙述错误的是（　　　　）

  A. 在旋转型混合机中应用广泛

  B. 筒体内装量可达容积的80%

  C. 以对流混合为主

  D. 最适宜转速为临界转速的30%～40%

二、实例分析

1. 某药厂粉碎车间的操作工人在使用万能粉碎机粉碎中药浸膏时，出现浸膏黏结并堵塞筛网，使粉碎无法进行。请问这是为什么？应如何预防？

2. 结合本章所学试分析使用三维混合运动机进行物料混合时，哪些因素会影响物料的混合效果？

书网融合……

知识回顾　　　　习题

（张　密）

颗粒剂是一种常用的口服型固体制剂，也可用于压片和胶囊充填。如板蓝根颗粒等中药颗粒剂是在中药汤剂的基础上发展起来的。大家想想，应该如何将中药汤剂生产成颗粒剂？非中药颗粒剂如小儿氨酚烷胺颗粒又该如何生产？液体原料药和固体原料药生产颗粒剂的方法是否相同？应该使用什么样的工艺和设备来生产？

本单元主要介绍颗粒剂的生产工艺、工序质量控制点、制粒生产设备和 GHL – 10 型高速混合制粒机的操作与维护。

学习目标

1. **掌握**　颗粒剂基本生产工艺流程及生产工序质量控制点。
2. **熟悉**　常见湿法制粒和干法制粒设备的基本原理、结构以及设备的日常维护与保养。
3. **了解**　颗粒剂生产过程的相关 SOP。

PPT　　精讲

任务 3 – 1　颗粒剂生产工艺

一、生产工艺

颗粒剂生产的主要生产工艺是制粒。制粒是将药物与辅料均匀混合后，制成具有一定形状或大小的干燥颗粒的操作技术。颗粒剂生产工艺如图 3 – 1 所示。

二、工序质量控制点

颗粒剂的生产工序包括粉碎、过筛、配料、制粒、干燥、整粒、总混、检验、包装。结合颗粒剂生产工序，对颗粒剂质量进行监控，具体如表 3 – 1 所示。

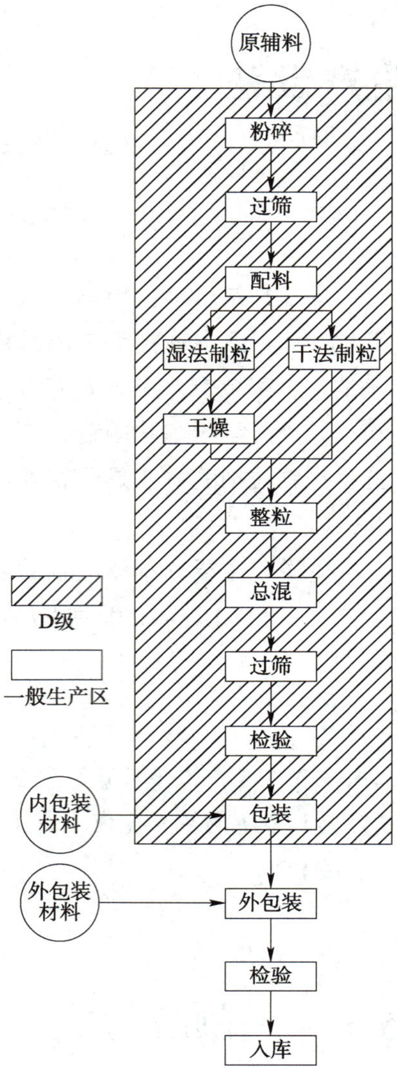

图 3-1 颗粒剂生产工艺流程图

表 3-1 颗粒剂的工序与质量控制点

工　序	质量控制点	质量控制项目	频　　次
粉碎	原辅料	异物	每批
过筛	粉碎物料	粒度、异物	每批
配料	投料	品种、数量	1 次/班
制粒	湿法制粒：润湿剂、黏合剂	浓度、温度	随时/班
	干法制粒：黏合剂	用量	随时/班
干燥	干燥条件	干燥均匀、温度、时间、无破损、无结块	随时/班
	颗粒	含水量	1 次/班
整粒	颗粒	粒度、筛网	随时/班
总混	总混条件	时间、转速、加料方式	随时/班
	颗粒	混合均匀度、流动性	1 次/班

续表

工　序	质量控制点	质量控制项目	频　　次
检验	颗粒	粒度、含水量、流动性	1 次/批或 1 次/班
包装	内包装	包装材料、封口、重量差异、平均装量、批号	每批
	外包装	包装类型、数量、说明书、批号、生产日期、有效期	每批
	标签	内容、数量、使用记录	每批
	装箱	数量、装箱单、印刷内容	每箱

三、主要设备

1. 粉碎设备　常用的粉碎设备包括万能粉碎机、球磨机、锤击式粉碎机和气流式粉碎机等。

2. 过筛设备　常用的过筛设备包括旋振筛和振荡筛等。

3. 制粒设备　常用的制粒设备包括高速混合制粒机、一步制粒机、喷雾干燥制粒机、摇摆式制粒机、滚压制粒机等。

4. 干燥设备　常用的干燥设备包括热风循环烘箱、流化干燥器、喷雾干燥器、带式干燥器、真空干燥器、红外线干燥器和微波干燥器等。

5. 整粒设备　常用的整粒设备包括摇摆制粒机、快速整粒机等。

6. 总混设备　常用的总混设备包括 V 型混合机、二维运动混合机和三维运动混合机等。

任务 3 – 2　制粒设备

PPT　　精讲

一、设备概述

制粒是把粉末、块状物、溶液、熔融液等状态的物料进行处理，制成具有一定形态和大小的颗粒的操作。制粒是固体制剂生产中常见的工序，多数的固体剂型都要经过"制粒"过程。制粒技术不仅应用于片剂、胶囊剂、颗粒剂等的制备过程，而且为了方便粉末的处理也经常需制成颗粒，再如供直接压片用的辅料也常需制成颗粒，以保证药品质量和生产的顺利进行。制粒的主要目的有：①改善物料的流动性和可压性；②防止混合物料中各成分间因粒度和密度的差异产生离析；③调整堆密度，改善溶解性能；④减少细粉飞扬，以防粉料损失，也有利于 GMP 生产管理。

常用的制粒方法有湿法制粒和干法制粒两种。湿法制粒是指将药物粉末与辅料混匀后，再与润湿剂或液态黏合剂混合，使粉末聚结成软材后制成颗粒的方法。湿法制粒的设备较多，有先制软材再制粒的高速混合制粒机、旋转式制粒机和摇摆式制粒机，也有不制软材直接制粒的一步制粒机和喷雾干燥制粒机。

干法制粒是指药物与辅料混匀后直接挤压成块、再破碎、整粒后制得颗粒，在整个制粒过程中不使用润湿剂或液态黏合剂。干法制粒现主要使用的是滚压制粒机。

二、常用设备

（一）高速混合制粒机

高速混合制粒机主要由机座、盛料缸、搅拌桨、制粒刀、气动出料阀和控制系统构成，如图 3 – 2

所示。其工作原理是盛料缸加入原料干粉后，盖上顶盖，依靠搅拌桨的旋转使物料迅速翻转达到充分混合，黏合剂或润湿剂从顶盖部加料口加入，在搅拌下将原料制成软材，再利用制粒刀高速旋转，将软材迅速搅碎、切割成均匀的湿颗粒，制得的湿颗粒由出料口放出。

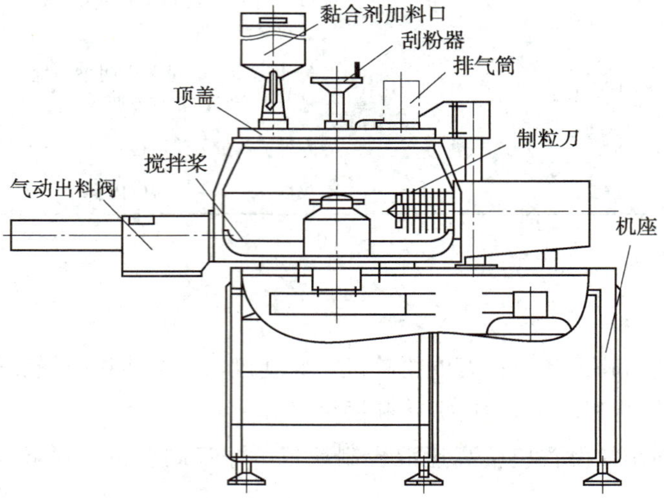

图 3-2　高速混合制粒机结构示意图

高速混合制粒机操作简单、快速，制作一批颗粒仅用 8~10 分钟；黏合剂较传统方法少用 25%；所得颗粒粒子质地结实、大小均匀、流动性和可压性好。本机适合于大多数物料的制粒，但对于乳香、没药和全浸膏类黏性大又不耐热物料，不宜用本机制粒。

（二）一步制粒机

一步制粒机由物料容器、喷雾室、物料捕集室、喷枪、加热器、引风机等系统组成，如图 3-3 所示。本机利用热风使粉末物料悬浮呈沸腾流化态状，喷枪喷入液态黏合剂或润湿剂使粉末物料凝结成粒，热风在使物料沸腾的同时还加热颗粒使其干燥，在设备内一步完成物料的混合、制湿颗粒、干燥工序。

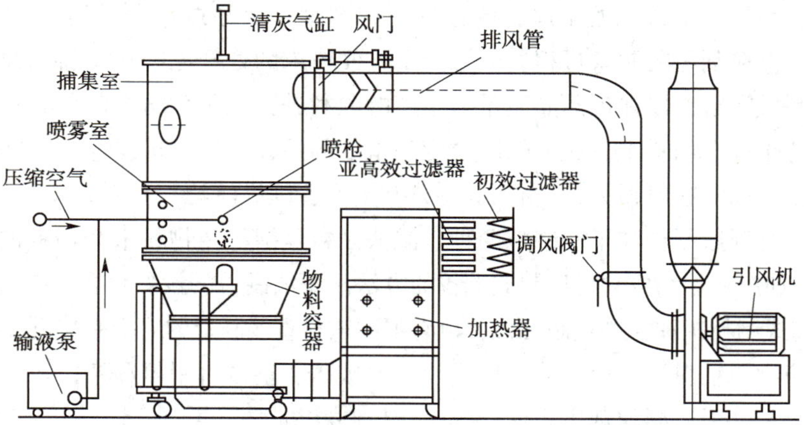

图 3-3　一步制粒机结构示意图

操作时，将粉末物料放入物料容器，开引风机后再开加热器，对气流进行加热形成热风，热风使物料呈沸腾流化态状，然后喷枪喷入液态黏合剂或润湿剂，使粉末凝结成粒，颗粒形成后停止喷雾，湿颗粒继续被热风干燥，至含水量符合标准即可。

本机能一步完成混合、制粒、干燥甚至包衣等操作，简化了工艺，自动化程度高，生产条件可控，制得的颗粒密度小、流动性和可压性好。特别适用于黏性大、普通湿法制粒不能成型的物料制粒。

（三）喷雾干燥制粒机

喷雾干燥制粒机与一步制粒机的结构相似，主要由鼓风机、加热器、喷枪、盛料器、供液装置、颗粒贮槽等系统构成，如图3-4所示。本机生产时，在盛料器中加入一定量的干粉作为母核，开热风使母核呈沸腾状态，通过喷枪把料液喷洒到母核表面被热风干燥，制得颗粒；也可直接将药物与黏合剂制成含固体50%～60%的混悬液或混合浆，通过喷枪将其雾化喷出，热风干燥后制得球形细小颗粒。本设备生产时若仅以干燥为目的，则可称其为喷雾干燥机。

图3-4　喷雾干燥制粒机结构示意图

该设备集混合、喷雾干燥、制粒、颗粒包衣多种功能于一体，制得球形颗粒密度小，强度小，粒度均匀，流动性好，可塑性好。本机适合于黏度大、传统湿法制粒不能成型、对湿热敏感的药物制备颗粒，特别适合中药颗粒剂的生产。

（四）摇摆式制粒机

摇摆式制粒机主要结构由加料斗、制粒滚筒、筛网、筛网管夹以及机械传动系统等组成，如图3-5所示。本机在工作时将提前制备好的软材加入加料斗，制粒滚筒正反交替旋转，将软材强制性挤出筛网，制得颗粒。

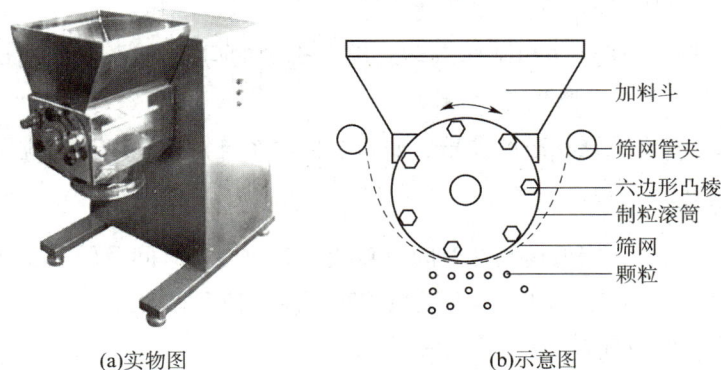

(a)实物图　　　　(b)示意图

图3-5　摇摆式制粒机结构示意图

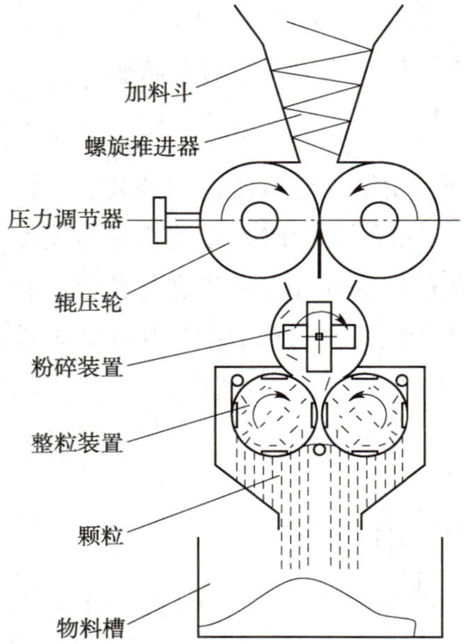

加料斗
螺旋推进器
压力调节器
辊压轮
粉碎装置
整粒装置
颗粒
物料槽

图 3 – 6　滚压制粒机结构示意图

摇摆式制粒机结构简单，操作、清理方便，产量较大，适用于多种物料的制粒以及干颗粒的整粒。不足之处在于筛网使用寿命较短，且筛网更换较为烦琐。

（五）滚压制粒机

滚压制粒机主要有加料斗、螺旋推进器、辊压轮、压力调节器、粉碎装置、整粒装置等构成，如图 3 – 6 所示。本机利用螺旋推进器将药物粉末推入两个辊压筒间的缝隙，两个辊压筒相向旋转，将粉末挤压成片状物，再利用粉碎装置将片状物粉碎，整粒后移出。本机与传统的干法制粒压片法相比，制得颗粒更均匀，细粉更少，是干法制粒的首选设备。

滚压制粒不加入任何液体，使物料避免了湿和热的影响，保证了药物的稳定性，还解决了湿法制粒的防爆和废气排放问题，常用于热敏性药物、遇水易分解的药物以及容易压缩成形的药物制粒。与湿法制粒相比，干法制粒省时省工，降低成本，制成的片剂容易崩解，但采用干法制粒获得的颗粒在流动性、可压性上均不如湿法制粒，同时还应注意由于压缩引起的晶型转变及活性降低等问题。

三、高速混合制粒机操作

以下内容以 GHL – 10 型高速混合制粒机为例。

操作视频

（一）开机前准备

（1）检查设备的卫生条件是否达到生产要求，是否有清场合格证。

（2）打开顶盖，检查搅拌桨和制粒刀有无松动，有松动应及时拧紧螺母。

（3）接通水源、气源、电源，检查设备各部件是否正常，水、气压力是否正常，气压调至 0.5MPa。

（4）检查电器部件是否安全，有无漏电现象。

（5）打开控制面板，开启出料阀，检查气动出料阀的进退是否灵活，速度是否适中，如不理想可调节气缸下面的单向节流阀，最后关闭出料阀。

（6）系上顶盖排气筒捕集袋，打开吹气开关，观察搅拌桨轴和制粒刀轴缝隙是否被阻塞；调节进气量，保证药粉不会进入搅拌桨轴和制粒刀轴缝隙处。

（7）在控制面板上打开搅拌点动和制粒点动，观察机器的运转情况。在搅拌桨无刮器壁、制粒刀无异常声音情况下，关闭顶盖并拧紧顶盖螺母。

（8）打开机器状态，查看机器状态的顶盖、底盖、伺服系统情况，以上均应显示正常。

（二）开机和关机操作

（1）进入自动操作界面，设定低速搅拌时间及转速、高速搅拌时间及转速、制粒延时时间及转速6个参数。时间参数的关系：自动运行时间 = 低速搅拌时间 + 高速搅拌时间；制粒延时时间为制粒刀开启的时间，即制粒时间 = 自动运行时间 – 制粒延时时间。

（2）打开物料顶盖，将原辅料投入缸内，然后关闭顶盖并拧紧螺母。

（3）打开机器状态查看顶盖、底盖、伺服系统正常，打开吹气开关吹气。

（4）在控制面板上点击自动运行，设备开始运转，在进入高速搅拌后及时打开顶盖加料口加入黏合剂。

（5）运行完成即自动停机，打开气动出料阀，开启搅拌点动，搅拌桨低速搅拌将物料从排出口排出，关闭吹气后停机。操作完毕后，关闭电源，按清洁操作规程对设备进行清洁。

（三）操作注意事项

（1）使用前应进行一次空运转试车，确保空转试车时无异响，无部件松动方可使用。

（2）低速搅拌时目的是混合干粉物料，速度不宜过快，太快离心力大，干粉混合不均匀，导致颗粒含量均匀度检查不合格。高速搅拌时目的是混合湿物料，速度不宜过慢，太慢无法将黏合剂分散，湿物料混合不均匀，导致颗粒粒度检查不合格。

（3）加入药物启动前应开启吹气，防止药粉进入搅拌桨轴和制粒刀轴缝隙处造成轴的磨损，以及生热对药物造成影响。

（4）投料量要适中，防止搅拌桨启动困难，且混合不均，如强制启动搅拌则可能产生大量的热量，使物料粘壁。

（5）控制好黏合剂的用量，最好一次性加入。

（6）设备运行时，严禁操作人员离开现场，如有异响或其他异常情况应及时停机检查。

即学即练 3 - 1

答案解析

GHL - 10 型高速混合制粒机的制粒时间为（　　　）

A. 低速搅拌时间 + 高速搅拌时间

B. 自动运行时间 - 低速搅拌时间

C. 自动运行时间 - 制粒延时时间

D. 自动运行时间 - 高速搅拌时间清灰

（四）设备维护与保养

1. 机器润滑

（1）查看设备运行记录、设备润滑记录。

（2）润滑周期：每半年打开轴承上的遮板，对前后轴承加润滑脂。

2. 机器保养

（1）保养周期：每月检查机件、传动轴一次；整机每半年检修一次。

（2）保养内容：机器保持清洁，设备工作完毕后，对其工作场地及设备进行彻底清场；定期检查齿轮箱、传动轴、轴承等易损部件，检查其磨损程度，发现缺损应及时更换或修复；每半年检查一次齿轮箱，必要时用二硫化钼润滑剂涂抹在齿轮四周。

（五）常见故障及排除方法

高速混合制粒机常见故障、产生原因及排除方法见表 3 - 2。

表 3 - 2　高速混合制粒机常见故障及排除方法

常 见 故 障	原　　因	排 除 方 法
有异常声音	可能投料过多造成搅拌桨停转、搅拌桨或制粒刀脱落或有金属物混入物料等	立即停机检查

续表

常见故障	原　因	排除方法
频频出现黏壁现象	可能是黏合剂种类选择不当、加热温度过高、搅拌时间太长等	停机刮下壁上黏附的物料
控制面板失控	线路连接不良等	立即断开电源检查
得不到合格颗粒	药粉与润湿剂比例不合适或黏合剂、润湿剂加入方式不好等	最好预制颗粒得到可靠参数

（六）工序操作考核

制粒工序操作考核项目见表3-3。

表3-3　制粒工序操作考核标准

项　目	技能要求	考核得分			
		分值	自评	组评	师评
零部件辨认	能正确辨认高速混合制粒机零部件名称	10			
生产前检查	环境、温度、相对湿度、洁净等级、设备状态标识、生产状态标识等	10			
安装、检查	1. 安装搅拌桨、制粒刀、排气筒捕集袋 2. 接通水源、电源、气源，空机试运行	15			
生产设定	设定低速搅拌时间及转速、高速搅拌时间及转速、制粒延时时间及转速6个参数	5			
黏合剂制备	正确配置适宜浓度的黏合剂	5			
质量控制	颗粒含水量适中，颗粒粒度均匀	15			
记录与状态标识	1. 生产记录完整、适时填写 2. 适时填写、悬挂、更换状态标识	10			
生产结束清场	1. 清理产品：交中间站 2. 清洁生产设备：顺序正确 3. 清洁工具和容器 4. 清洁场地	20			
其他	正确回答制粒中常见的问题	10			
合计		100			

▶▶ 岗位情景模拟

情景描述　某操作工在使用高速混合制粒机制粒时，为省事直接将低速搅拌速度作为高速搅拌速度使用，生产结束后，本次生产的颗粒细粉和大颗粒过多，粒度检查不合格。如果你是这位工位操作工，请思考以下问题。

讨　论　1. 什么原因导致本次生产颗粒的粒度检查不合格？

2. 高速混合制粒机为什么要使用两种速度搅拌？

3. 制药生产人员应具备什么样的职业素养？

答案解析

任务 3－3　干燥设备

PPT　　精讲

一、设备概述

干燥是利用热能使湿物料中的湿分（水分或其他溶剂）汽化，并利用气流或真空将汽化了的湿分带走，从而获得比较完全的固液分离的操作。干燥操作广泛应用于原辅料、中药材、制剂中间体以及成品的干燥。

根据热量的供应方式可分为：①对流干燥，使热空气或烟道气与湿物料直接接触，依靠对流传热向物料供热，水汽则由气流带走。对流干燥在生产中应用最广，它包括气流干燥、喷雾干燥、流化干燥、回转圆筒干燥和厢式干燥等。②传导干燥，湿物料与加热壁面直接接触，热量靠热传导由壁面传给湿物料，水汽靠抽气装置排出。它包括滚筒干燥、冷冻干燥、真空耙式干燥等。③辐射干燥，热量以辐射传热方式投射到湿物料表面，被吸收后转化为热能，水汽靠抽气装置排出，如红外线干燥。④介电加热干燥，将湿物料置于高频电场内，依靠电能加热而使水分汽化，包括高频干燥、微波干燥。在传导、辐射和介电加热这三类干燥方法中，物料受热与带走水汽的气流无关，必要时物料可不与空气接触。

另外，干燥设备按操作方式可分为间歇式和连续式两种，工业上常用自动化程度高、产量大的连续式干燥设备；按操作压力可分为常压干燥和真空干燥；按加热方式可分为直接加热和间接加热。

知识链接

认识物料中的水分

物料的干燥速度不完全取决于空气条件和干燥温度，与物料中水分与物料的结合方式也有很大的关系。

根据物料与水的结合力大小，可将物料中的水分分为结合水分和非结合水分两类。结合水分是借助物理化学力或化学力与固体结合的，如细胞壁内水分、毛细管水分、结晶水等，干燥时较难被除去；非结合水分是通过机械力与固体结合的，如物料较大空隙处水分、表面水分等，干燥时容易被除去。

根据恒定干燥条件下物料中的水分能否被除去，可将物料中的水分分为平衡水分和非平衡水分两类。在恒定干燥条件下，物料中水的蒸气压与空气中水蒸气分压相同，物料中的水分与空气中的水分达到动态平衡，物料中的水分不再随干燥时间的延长而减少，这一部分水分称为平衡水分；物料中能被除去的水分称为自由水分。

内容拓展

二、常用设备

（一）热风循环烘箱

热风循环烘箱主要由箱体、风机、加热系统、物料盘、电器控制箱等组成，如图 3－7 所示。其工作原理是利用空气作为加热介质加热物料盘内的物料，使其干燥。干燥过程中物料保持静止状态，料层厚度一般为 10～100mm。热风沿着物料表面和物料盘底部水平流过，同时与湿物料进行热交换，并带走被加热物料中汽化的湿气，传热传质后的热风在循环风机作用下，部分从排风口放出，同时由进风口补充部分湿度较低的新鲜空气，与部分循环的热风一起加热进行干燥循环。当物料含水量达到工艺要求时停机出料。

普通的热风循环烘箱的热风只能在物料表面和物料盘底部水平流过，传热和传质的效率低。穿流式热风循环烘箱（如图3-8所示）将物料盘底部设计为筛板或多孔板，供热风通过物料盘底部均匀穿透物料层，提高传热传质效率，但能耗比较大。

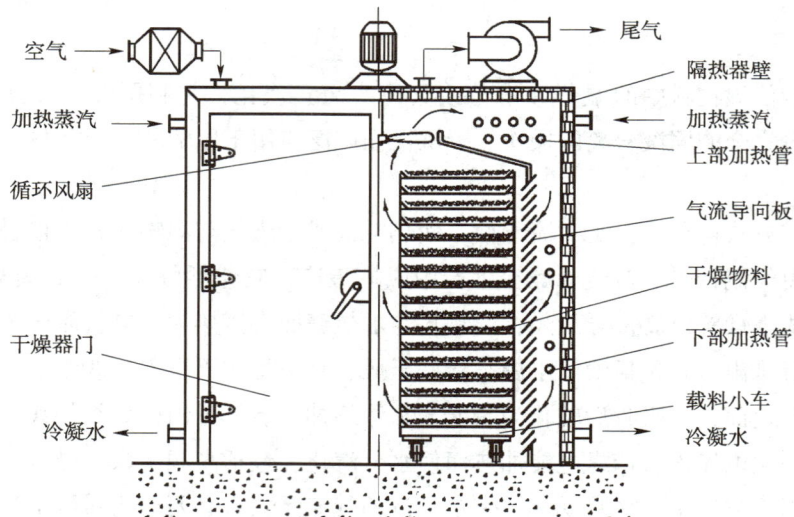

图3-7 热风循环烘箱结构示意图

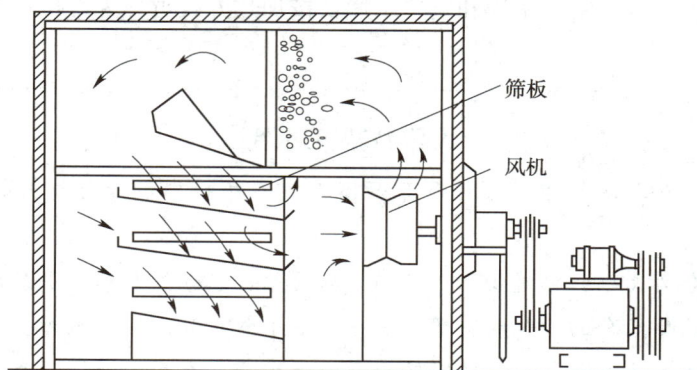

图3-8 穿流式热风循环烘箱结构示意图

热风循环烘箱一般为间歇式，也有连续式，用小车或传送带输送物料干燥，小型的称烘箱，大型的称烘房。本机结构简单，控制操作容易，物料破损少，适用于黏性、易碎、颗粒状、膏状、纤维状、坯块状等多种物料的干燥。其缺点是静态干燥，效率低，时间长，翻动、装卸费时费力，且易造成粉尘，总体热效率较低。

（二）沸腾干燥机

沸腾干燥机利用外力（风力或振动力）使物料沸腾流化，保证物料与热风的充分接触，使物料干燥更快、更均匀。常用的沸腾干燥机有单室沸腾干燥机、多室沸腾干燥机和振动沸腾干燥机三种。

1. 单室沸腾干燥机 单室沸腾干燥机结构与一步制粒机相似，由物料容器、沸腾干燥室、物料捕集室、加热器、引风机等系统组成，如图3-9所示。本机操作时，将散状湿物料加入物料容器，热风经过物料容器底部多孔分布板通入，通过控制热风速度，使湿物料能被吹起，但又不会被吹走，处于类似沸腾的悬浮流化状态，又称之为流化床。气流速度区间的下限值称为临界流化速度，上限值称为带出速度。处于沸腾状态时，热气流在湿颗粒间均匀流动，在动态下与湿物料之间进行传热传质，使干燥快速、均匀。

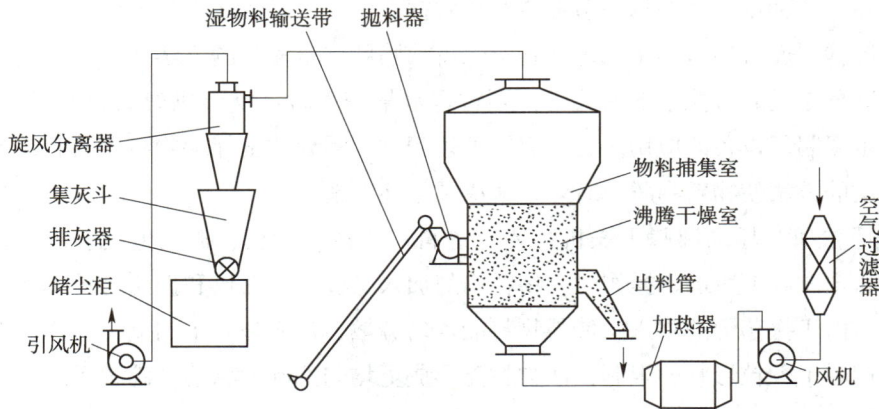

图 3 - 9　单室沸腾干燥机结构示意图

本机具有结构简单、维护方便、设备密封性好、符合 GMP 要求、自动化程度高、生产条件可控、传热系数大、干燥速度快、产品干燥均匀等特点。但干燥过程中物料容易发生摩擦和撞击，使脆性物料形成粉末，且设备对被干燥物的含水量、形状、粒径有一定的限制。易结块或含水量高的物料易发生堵塞和粘壁现象；长条、扁平等形状不易被吹起形成沸腾状态；粒径太小容易被带出，太大不易被吹起。故本机主要适用于不易粉碎、不易结块的粉粒状物料，物料含水量一般为 10% ~ 20%，颗粒度在 0.3 ~ 6mm 之间。单室沸腾干燥机可以进行间歇式和连续式两种操作，连续式操作可能引起部分物料返混和滞留，部分物料未干燥就离开干燥器，造成物料干燥时间不同，干燥不均匀。为了保证物料干燥均匀，可采用多室沸腾干燥机。

2. 多室沸腾干燥机　多室沸腾干燥机也称为卧式多室流化床干燥器，其结构为一长方形箱式沸腾干燥机，如图 3 - 10 所示。干燥机内部利用按一定间距设置的垂直隔板将其分为多室（一般 4 ~ 8 室），隔板可固定也可上下活动，调节与筛板间的距离。

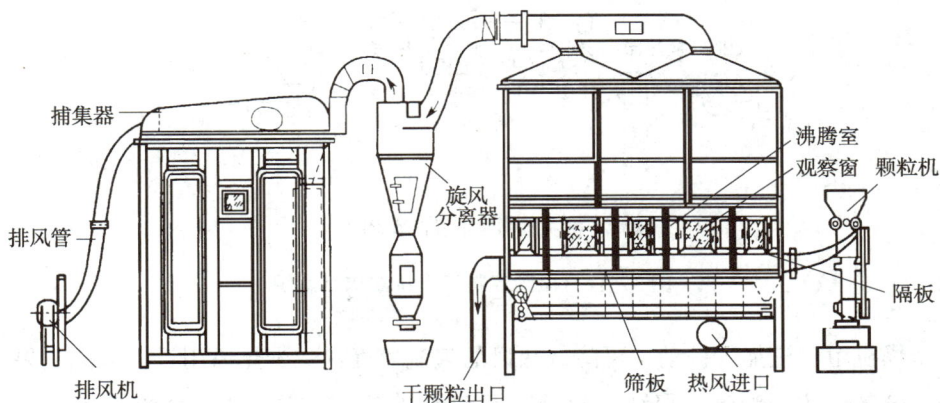

图 3 - 10　多室沸腾干燥机结构示意图

多室沸腾干燥机相当于多个单室沸腾干燥机串联，每一室可独立控制风量和温度，能防止物料未干燥就离开干燥器，保证物料干燥的均匀度。同时还可以调整进风角度，调节物料运动的方向和速度，控制物料的干燥时间，防止返混和滞留现象出现。

操作时，湿物料进入到第一室，由于第一室的物料湿度较大，可调大热空气温度和进气量，保证物料能处于沸腾状态并充分干燥；进入第二室则可以适当调小热空气的温度和进气量；至最后一室可通入低温空气冷却产品，这种设计确保每一室都能充分发挥作用，使干燥效率最大化。

单室或多室沸腾干燥机均是利用热风使物料保持沸腾状，这种沸腾方法在颗粒粒度较小时容易形成沟流或死床，粒度分布大时可能会形成夹带，颗粒含水量较大时容易形成聚结和粉团，恶化沸腾状态。同时，颗粒形状也限制了设备的应用。为了克服上述问题，需要改变保持物料沸腾状态的方法，振动沸腾干燥机通过振动的方法使物料沸腾，有效地解决了上述问题。

3. 振动沸腾干燥机　振动沸腾干燥机主要有进料器、振动筛板、振动电机、出料口、风机、换热器等结构组成，如图3–11所示。操作时，物料均匀加入筛板，在热风和振荡力的作用下，物料在振动筛板上跳跃前进，由于振荡力的加入，使得物料能均匀分散，从而防止了沟流、死床、夹带以及聚结等现象的出现，也摆脱了颗粒形状的限制，使物料能形成更均匀的沸腾状态。沸腾后的物料颗粒与热风充分接触，干燥后排出。

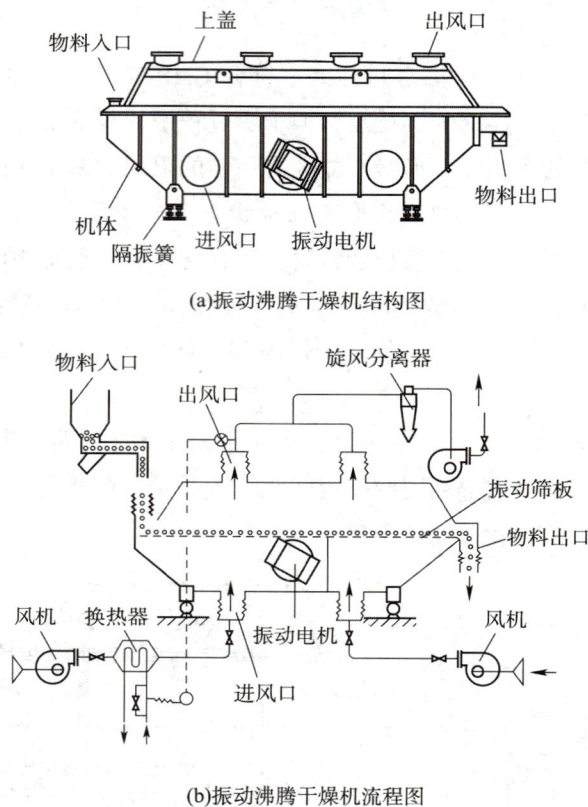

(a)振动沸腾干燥机结构图

(b)振动沸腾干燥机流程图

图3–11　振动沸腾干燥机结构示意图

振动沸腾干燥机由于施加了振动，可降低热风的气流速度，减少热风用量，节能效果显著；同时振动还有助于物料分散，防止沟流、聚结等问题；振动能获得一定方向的活塞流，减轻了返混和滞留现象；活塞流无激烈沸腾，减少物料破损程度，故适合于易破损或对形状以及颗粒表面光亮度有要求的物料。缺点是振动产生噪音，设备个别零件易损。

（三）气流式干燥器

气流式干燥器结构主要由引风机、加热器、加料器、气流干燥管、旋风分离器等系统构成，如

图3-12所示。本机生产时，热空气形成气流分散湿物料，气流速度大于最大湿颗粒的沉降速度，使物料悬浮于气流中，一边与气流并流输送，一边进行干燥，当输送到目的地时物料即干燥。气流式干燥器一般用于粉状或颗粒状物料的干燥，块状、膏状、泥状物料干燥前应粉碎，所以在气流干燥器经常配置粉碎机。

图3-12　气流式干燥器结构示意图

气流式干燥器结构简单、制造维修容易；在干燥过程中，气流速度高，物料高度分散，气固间具有很大的传热系数，干燥时间短；气固顺流操作，干燥均匀。其缺点是动力消耗大，干燥管磨损大，对于细粉类物料收集比较困难。适用于干燥不易结团、不怕磨损的物料。

（四）带式干燥器

带式干燥器是最常见的一种连续式干燥器，其类型按层数分有单层和多层两种。干燥器加热方式可以用热风加热，也可以采用红外线、微波等其他方法加热。通常在物料运动方向上将干燥室分成多个区段，每个区段可独立控温、控风。

单层带式干燥器主要结构由摆动加料装置、传送带、干燥室、风机、加热器等系统组成，如图3-13所示。生产时，物料经加料装置均匀铺在传送带上，热空气经传送带下部直接往上吹，热风经传送带穿过物料层，对物料加热干燥。部分热风排出干燥器，部分循环与新风一起再次干燥物料。

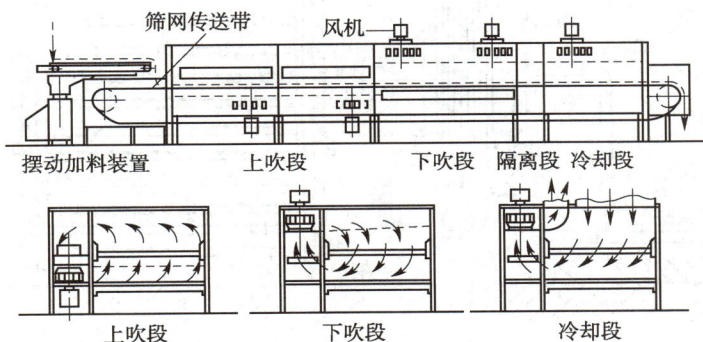

图3-13　单层带式干燥器结构示意图

多层带式干燥器结构如图3-14所示，干燥室内设多层传送带，一般4~8层。热风从底部吹起，逐层上升干燥物料，物料加入最上层，移动到末端后翻落入下一层，直至干燥完成出料。物料与热风呈逆向流动，热风与每一层物料都有一定的温度和湿度差，每一层都能够进行传热传质，使热风的利用效率最大化；同时物料在翻落过程中可使物料松动翻转，有利于物料干燥。

图 3 – 14　多层带式干燥器结构示意图

（五）真空干燥器

干燥作业时当遇到物料具有热敏性、易氧化性，或湿分是有机溶剂，其蒸汽与空气混合具有爆炸危险时，可采用真空干燥。真空干燥的过程是将被干燥物料放置在密闭的干燥室内，然后对其抽真空，抽真空的同时对被干燥物料不断加热，使湿分挥发。由于真空状态下湿分的沸点较低，所以干燥温度不高。常见的真空干燥器有箱式真空干燥器、耙式真空干燥器、带式真空干燥机等。

箱式真空干燥器主要结构有干燥箱体、加热搁板、真空泵、物料托盘、冷凝器等系统构成，如图 3 – 15 所示。工作时，在托盘中均匀地撒放被干燥物料，再将托盘置于搁板上，然后关闭箱门抽真空，加热。加热介质进入搁板内层，物料靠热传导直接从隔板接受热量，物料升温后水分汽化。干燥过程中汽化的水蒸气由真空泵抽到冷凝器中冷凝。物料干燥后，停止加热、停真空泵、打开放气阀，搁板进入冷却水作冷却器用，保证及时冷却，最后打开箱门取出干燥物料。

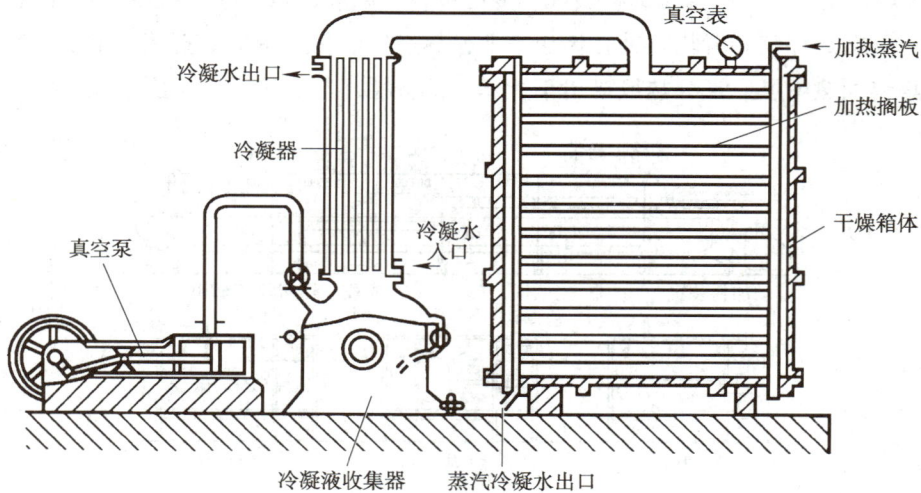

图 3 – 15　箱式真空干燥器结构示意图

真空干燥器在干燥过程中由于没有空气存在，所以一般采用接触热传导的方式对物料加热，只有物料与加热系统充分均匀接触才能获得较好的加热效果。箱式真空干燥器通过隔板加热物料，物料静止，与加热系统接触不充分、不均匀，加热效果不佳，容易造成干燥时间过长、干燥不均匀的问题。为了强化加热效果，可让物料在干燥器内翻动，使物料与加热系统充分均匀接触。利用这一原理工作的真空干燥器很多，如耙式真空干燥器、滚筒式真空干燥器、圆筒搅拌型真空干燥器、双锥回转型真空干燥器等，下面简要介绍耙式真空干燥器。

耙式真空干燥器主要有干燥筒体、加料器、耙齿、除尘系统、冷凝器等系统组成，如图 3 - 16 所示。工作时，被干燥物料加入干燥筒体内，加热介质进入干燥筒体夹套内，对物料进行加热，抽真空，耙齿旋转，翻动被干燥物料，使物料与加热筒体充分均匀接触，物料均匀受热干燥。干燥物料可能会产生粉尘，粉尘由连接在干燥筒体和冷凝器间的除尘系统捕集。

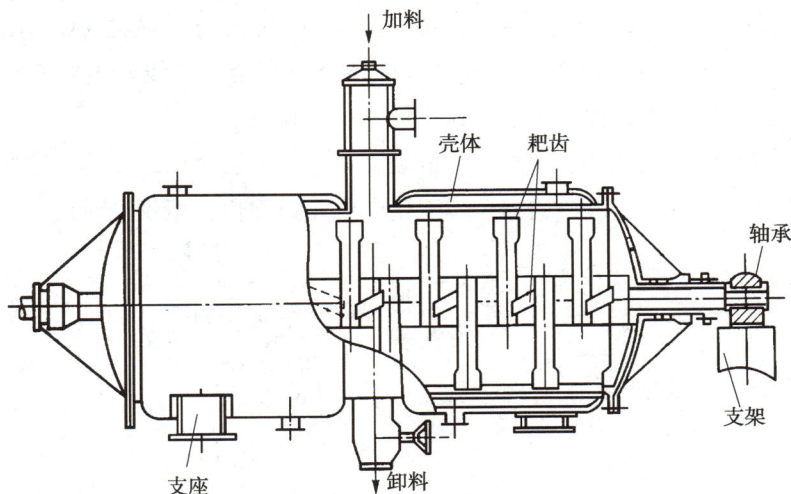

图 3 - 16　耙式真空干燥器结构示意图

耙式真空干燥器比箱式真空干燥器干燥更均匀，物料更分散，但耙齿的翻动也会破碎物料，形成粉尘，故不适合易碎或对物料表面光泽有要求的产品。

带式真空干燥机是一种连续进出料生产的接触式真空干燥设备，主要由可开启封盖、壳体、真空泵、不粘履带、横向摆动喂料装置、加热板、冷却板、铡断装置、粉碎装置、出料斗等组成，如图 3 - 17 所示。工作时，干燥机内抽真空，料液通过横向摆动喂料装置摊铺在干燥机内的若干条不粘履带上，不粘履带以设定的速度沿干燥机筒体方向运动，每条不粘履带下面都紧密贴合着三个独立的加热板和一个冷却板，通过接触传热的方式将能量传递给物料。物料随不粘履带运动时被加热干燥并冷却，不粘履带折回时，干燥后的物料饼从不粘履带上剥离，铡断装置上下运动将其打落到粉碎装置中，粉碎后的物料通过两个气闸式的出料斗出料。

图 3 - 17　带式真空干燥机结构示意图

带式真空干燥机干燥物料时将物料直接置于高真空环境，使物料迅速起泡，得到疏松多孔的干燥物料饼，高真空度下逐步干燥（30～60分钟）也使干燥物料饼有一定程度的结晶。结晶且多孔的物料饼经粉碎后得到的颗粒流动性很好、溶解性佳，满足制药生产对产品后续处理的要求。适用于中药提取物等黏性高、易结团、热塑性、热敏性的物料。带式真空干燥机连续生产，效率高、能耗低；密闭生产，满足GMP要求。

（六）红外线干燥器

红外线是一种电磁波，波长在0.72～1000μm，介于可见光与微波之间。近红外波长在0.72～5.6μm区域，远红外在5.6～1000μm区域。红外线干燥器是利用红外线发生器产生的电磁波被物料表面吸收后转变为热量，使物料中的湿分受热气化干燥的一种设备。

红外干燥设备的主要部件是红外发生器。它的表面都涂有一层金属氧化物，这些氧化物受热后产生红外线，如图3-18所示。红外线干燥器安全、卫生、干燥速度快，但仅能对设备表面加热，且耗电量大，设备投入高。

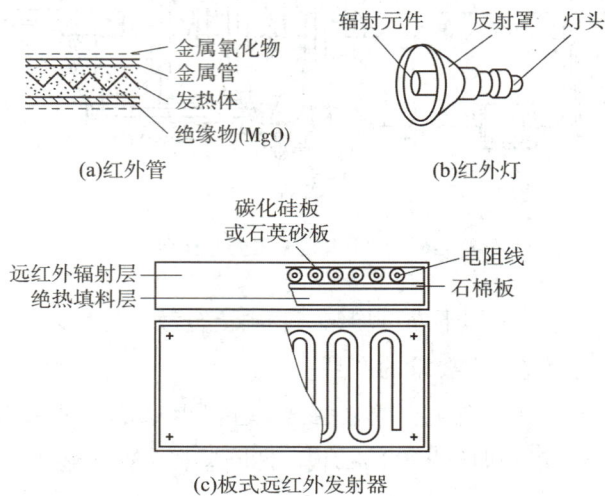

图3-18 红外线发生器结构示意图

（七）微波干燥器

微波是一种高频（300MHz～3000GHz）电磁波，波长（λ）为0.1mm～1m之间。微波能被极性分子吸收，引起极性分子剧烈振动并产生碰撞和摩擦，使温度升高，干燥物料。微波并不依靠物料本身传热，它能穿透非极性物质进入物料内部对其干燥，热利用效率更高。

微波干燥器的特点：①对物体有一定的穿透力，但对金属会反射，所以微波干燥物品中不能含有金属；②微波能使绝缘体内部的极性分子振动生热，含水量较多的部位，生热也较多，这种自动平衡性能可以避免常规干燥过程中的表面硬化和内外干燥不均现象；③微波干燥的热效率较高，并可避免操作环境的高温，劳动条件较好；④设备投资大，能耗高，若安全防护措施欠妥，泄漏的微波对人体造成伤害。

三、沸腾干燥机操作

以下内容以FL-50型沸腾干燥机为例。

操作视频

（一）开机前准备

（1）检查设备的卫生条件是否达到生产要求，是否有清场合格证。

（2）将捕集袋套在袋架上，松开定位手柄后摇动手柄使吊杆放下，然后将捕集袋架固定在吊杆上，摇动手柄升至最高点，将袋口边缘四周翻出密封槽外侧，勒紧绳索，打结。

（3）接通气源，检查气压力是否正常，调总气压至 0.5MPa 左右，调节气密封压力 0.1MP 左右。

（4）接通电源，检查电器部件是否安全，有无漏电现象。

（5）打开控制面板电源，检查左右风门和左右清灰是否正常。

（6）将物料加入物料容器内，检查密封圈内空气是否排空，排空后将物料容器推入干燥室下，此时物料容器上的定位头与干燥室上的定位块应该吻合，就位后的物料容器应与干燥室和物料捕集室基本同心。

（7）预设进风温度和出风温度（一般出风温度为进风温度的一半），将"自动/手动"设置为手动。

（二）开机和关机操作

（1）在控制面板上开启"气密封"，观察密封圈膨胀情况，待密封完成后进行下一步操作。

（2）启动"引风机"，根据观察窗内物料沸腾情况，转动出风调节手柄，控制出风量，以物料沸腾适中为宜。

（3）开动"加热"，将"自动/手动"设置为"自动"。

（4）生产过程中可在取样口取样观察干燥程度，以物料放在手上搓捏后仍可流动、不粘手为干燥。

（5）干燥结束，关闭"加热"。

（6）待出风口温度下降至室温时，将"自动/手动"设置为"手动"，关闭"引风机"。

（7）待引风机完全停止后手动清灰，使捕集袋内的物料掉入物料容器内，通过观察窗观察捕集袋无药粉掉落即可停止手动清灰。

（8）关闭"气密封"，待充气密封圈回复原状后，拉出物料容器小车，卸料。操作完毕后，关闭电源，按清洁操作规程对设备进行清洁。

（三）操作注意事项

（1）开启"气密封"后一定要检查密封情况，防止漏气；关闭"气密封"后，必须待密封圈完全回复（圈内空气放尽），方可拉出物料容器，否则易损坏充气密封圈。

（2）开启"引风机"后要调节出风量，若出风量过大，会产生过激沸腾，使得颗粒易碎，细粉多，且热量损失大，干燥效率低；若出风量过小，物料难以沸腾，使得物料不易干燥。

（3）开动"加热"后，将"自动/手动"设置为"自动"，在自动状态下可自动清灰。物料捕集室分为左右两个区域，分设左右风门和左右清灰，目的是在生产过程中关闭其中一个风门，有利于清灰，同时确保捕集袋不会在排风的情况下因振动而破损，而另一个风门能正常完成排风任务。如果两个风门同时关闭，设备无法排风，会导致物料无法保持沸腾，同时电加热器可能会过热损坏。

（4）待引风机完全停止后手动清灰，是为了防止药粉再次吹入捕集袋。

（5）设备运行时，严禁操作人员离开现场，如有异响或其他异常情况应及时停机检查。

即学即练 3-2

FL-50 型沸腾干燥机必须先开引风机后才能开启（　）

A. 气密封　　　B. 加热　　　C. 自动　　　D. 清灰

答案解析

（四）设备维护与保养

1. 机器润滑

（1）查看设备运行记录、设备润滑记录。

（2）润滑周期：每半年检查引风机轴承并加润滑脂。

2. 机器保养

（1）保养周期：每月检查引风机、气动元件一次；整机每半年检修一次。

（2）保养内容：机器保持清洁，设备工作完毕后，对其工作场地及设备进行彻底清场；引风机应清洁保养，定期润滑；气动系统的空气过滤器应定期清洁，气动阀活塞应完好可靠；空气过滤器应每隔半年清洗或更换滤材；温度感应器、压力表每半年检查一次，保证准确性。

（五）常见故障及排除方法

沸腾干燥机常见故障、产生原因及排除方法见表3-4。

表3-4　沸腾干燥机常见故障及排除方法

常见故障	原因	排除方法
气密封不严	1. 气压不足 2. 密封圈破损	1. 增大气压 2. 更换密封圈
物料沸腾不充分	1. 物料太多、太湿 2. 出风阀开启度不够 3. 捕集袋被药粉阻塞	1. 减少物料量 2. 调大出风阀 3. 清除捕集袋药粉
控制面板失控	线路连接不良等	立即断开电源检查
捕集袋清灰不彻底	1. 捕集袋未系牢 2. 清灰气缸损坏	1. 系牢捕集袋 2. 更换清灰气缸

（六）工序操作考核

干燥工序操作考核项目见表3-5。

表3-5　干燥工序操作考核标准

项目	技能要求	分值	自评	组评	师评
零部件辨认	能正确辨认沸腾干燥机零部件名称	10			
生产前检查	环境、温度、相对湿度、洁净等级、设备状态标识、生产状态标识等	10			
安装、检查	1. 安装捕集袋，将物料容器小车与干燥室和物料捕集室对齐 2. 接通电源、气源，调试设备	15			
生产设定	设定进风温度、出风温度、总气压、气密封气压参数，调节适宜风量	10			
质量控制	能正确进行开关机操作，物料干燥后的含水量达到要求	15			
记录与状态标识	1. 生产记录完整、适时填写 2. 适时填写、悬挂、更换状态标识	10			

续表

项　　目	技 能 要 求	考核得分			
		分值	自评	组评	师评
生产结束清场	1. 清理产品：交中间站 2. 清洁生产设备：顺序正确 3. 清洁工具和容器 4. 清洁场地	20			
其他	正确回答干燥中常见的问题	10			
合计		100			

目标检测

答案解析

一、单项选择题

1. 可在同一设备内完成混合、制粒、干燥操作的是（　　）
   A. 摇摆式制粒机　　　　　　　　　　B. 高速混合制粒机
   C. 一步制粒机　　　　　　　　　　　D. 滚压制粒机

2. 关于干法制粒的叙述正确的是（　　）
   A. 可加入适量液体黏合剂　　　　　　B. 可用高速混合制粒机来制粒
   C. 应特别注意防爆　　　　　　　　　D. 药物可避免湿和热的影响

3. 下列哪项不是喷雾干燥制粒机的特点（　　）
   A. 一台设备内完成混合、制粒、干燥　B. 设备操作方便，减轻劳动强度
   C. 制得颗粒粒度均匀，流动性好　　　D. 加热温度高，不适合热敏物料

4. 关于摇摆制粒机叙述正确的是（　　）
   A. 可用于药粉和黏合剂的混合　　　　B. 应先制好软材，再用摇摆制粒机制粒
   C. 开机后整个设备或左右摇摆　　　　D. 设备复杂，但生产效率高

5. 沸腾干燥器适用于处理（　　）
   A. 含水量大的物料　　　　　　　　　B. 颗粒状且不结块的物料
   C. 易结团的物料　　　　　　　　　　D. 长条形物料

6. 高速混合制粒机物料投入过多，强行启动可能会（　　）
   A. 造成搅拌桨轴承损坏　　　　　　　B. 造成制粒刀轴承损坏
   C. 产生大量热量造成物料粘壁　　　　D. 造成顶盖无法关闭

7. 关于热风循环烘箱描述正确的是（　　）
   A. 物料层厚度一般为 10～100mm　　　B. 物料处于动态干燥
   C. 干燥效率高，干燥时间短　　　　　D. 只能间歇式生产

8. 湿分具有热敏性、易氧化性的物料可以选择（　　）干燥
   A. 热风循环烘箱　　　　　　　　　　B. 气流式干燥器
   C. 真空干燥器　　　　　　　　　　　D. 红外线干燥器

9. 微波干燥器的特点描述错误的是（　　）

A. 对物体有一定的穿透力　　　　　　B. 微波干燥的热效率较高

C. 设备投资大，能耗高　　　　　　　D. 微波很安全，无需特殊防护

10. 带式真空干燥机的特点描述错误的是（　　　）

A. 干燥能耗高　　　　　　　　　　　B. 适用于中药提取物干燥

C. 干燥物制得的颗粒流动性好　　　　D. 适用于高黏度、热塑性物料干燥

二、实例分析

1. 某制药企业在使用高速混合制粒机制粒时，发现制粒刀工作时有异响，请根据本章内容分析可能的原因，并找出解决方法。

2. 某制药企业在沸腾干燥机使用过程中，发现物料沸腾状态不好，请根据本章内容分析出现上述问题可能的原因，并找出解决方法。

书网融合……

知识回顾　　　习题

（龚　伟）

胶囊剂生产设备

学习引导

胶囊剂通常是以明胶为主要原料制成囊状物，并将药物包裹其中的一种制剂。由于胶囊剂使用和携带非常方便且特别适合有不良气味或口味不好的药物，故胶囊剂的临床应用非常广泛。胶囊剂分为硬胶囊和软胶囊，在最新的技术中，有可以直接将液体充填于硬胶囊中的设备，也标志着胶囊剂的生产设备上了一个新的台阶。本项目主要介绍胶囊剂的生产工艺、工序质量控制点、常见胶囊剂生产设备及设备的正确操作与维护。

学习目标

1. **掌握** 胶囊剂生产工艺流程及工序质量控制点。
2. **熟悉** 常见胶囊剂生产设备的基本原理、主要结构；全自动胶囊充填机、滚模式软胶囊机的正确操作与使用；胶囊剂生产设备的日常维护与保养。
3. **了解** 胶囊剂生产过程的相关 SOP。

任务 4-1 胶囊剂生产工艺

PPT　　精讲

一、生产工艺

胶囊剂是指将药物或药物与适宜辅料填充在空心囊壳内（硬胶囊）或将液态药物包封于软质囊材中（软胶囊）制成的固体制剂。包括硬胶囊、软胶囊（胶丸）、缓释胶囊、控释胶囊和肠溶胶囊，主要供口服。硬胶囊剂生产过程包括空囊壳的制备、药物的配制、药物的充填、质量检查等。软胶囊剂分压制法的软胶囊和滴制法的软胶囊（胶丸）两种。压制法生产过程包括胶液、药液的配制、胶带的成型、药物的注入及滚压成囊。滴制法的软胶囊（胶丸）生产过程包括胶液、药液的配制、滴制、成型、质量检查等。

（一）硬胶囊剂生产工艺

将药物与辅料混匀后直接填充或制成颗粒、小丸后填入空心囊壳中。具体生产工艺流程如图 4-1 所示。

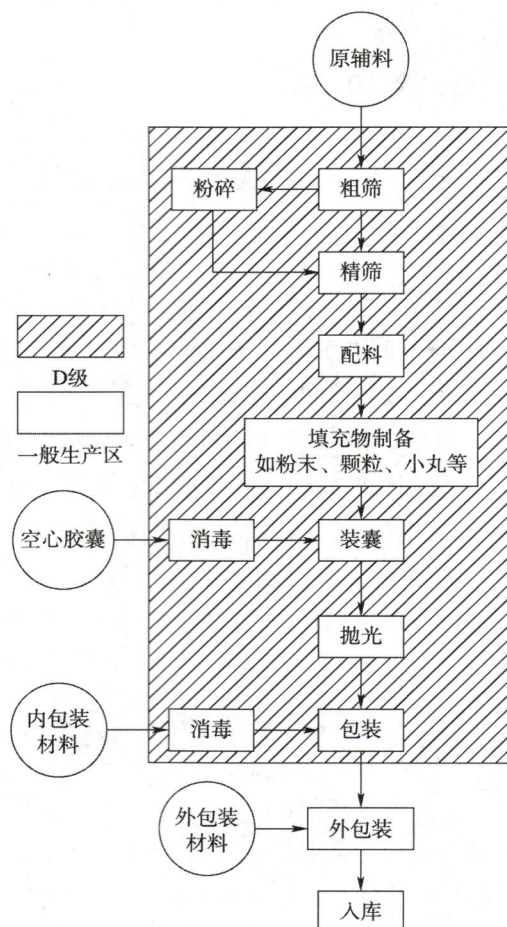

图 4 - 1 硬胶囊剂生产工艺流程图

（二）软胶囊剂生产工艺

1. 压制法 压制法是采用一定形状的滚模压制成型。其软胶囊成品有接缝，故又称有缝胶丸，生产工艺流程如图 4 - 2 所示。

2. 滴制法 滴制法是将热的药液和胶液通过同心双层滴头滴入互不相溶的冷凝液中冷凝收缩成囊的方法。其软胶囊成品无接缝，故又称无缝胶丸，生产工艺流程如图 4 - 3 所示。

📱 知识链接

软胶囊的应用

在临床用药中，液体药物多用瓶装，携带不方便，且使用时分剂量不易准确。而软胶囊的出现恰好可以解决这个问题，通过将液体药物包封于胶囊内能实现液体药物的固态转化，使用起来定量准确、携带也更加轻巧和方便。软胶囊的应用给我们的提示就是：在遇到问题的时候，我们可以从多角度、多方位来思考解决的办法，不要拘泥于常规思路。

内容拓展

二、工序质量控制点

硬胶囊剂在生产过程中需要进行质量控制的工序包括原辅料的处理（粉碎、过筛）、配料、充填内容物的制备（制粒、干燥、整粒）、总混、充填、抛光、质检、包装等，具体要求详见表 4 - 1。

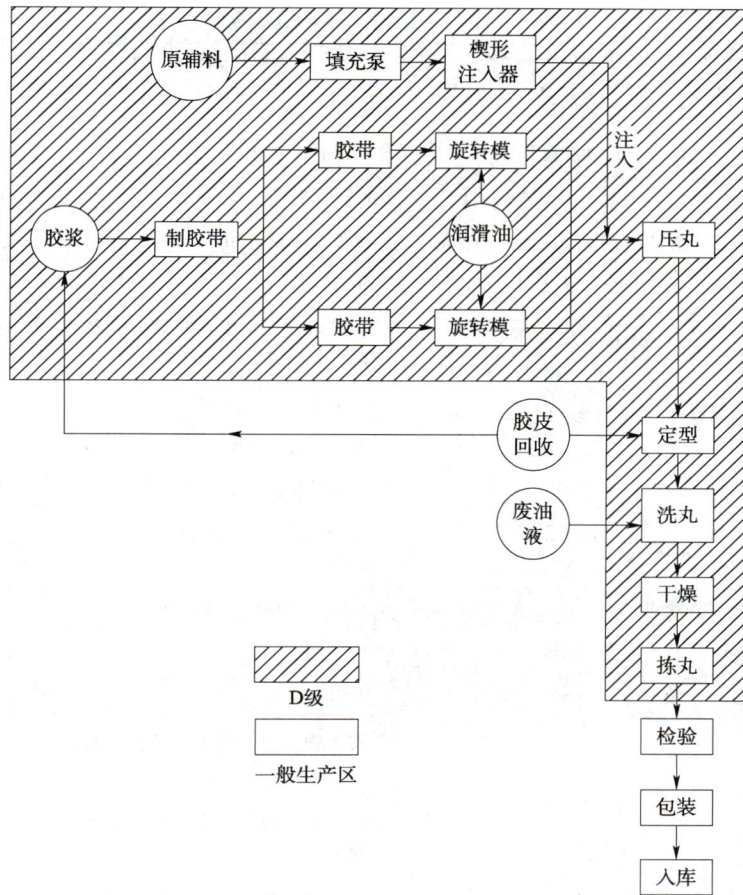

图 4 - 2　软胶囊剂压制法生产工艺流程图

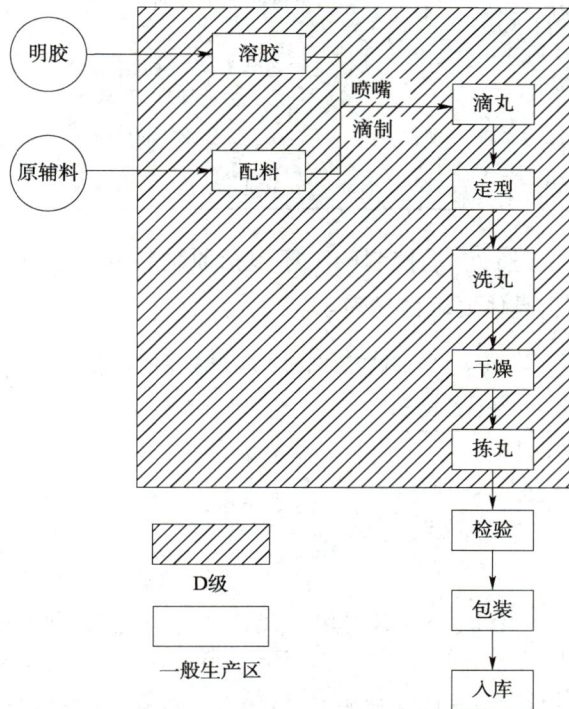

图 4 - 3　软胶囊剂滴制法生产工艺流程图

表4-1 硬胶囊剂的工序与质量控制点

工　序	质量控制点	质量控制项目	频　次
原辅料的处理	粉碎、过筛外观	杂质、黑点	1次/批
	粉碎、过筛细度	按品种工艺规程要求	1次/批
配料	投料	品种、数量	1次/班
制粒	湿法制粒：润湿剂、黏合剂	浓度、温度、用量	随时/班
	干法制粒：黏合剂	用量	随时/班
干燥	干燥条件	干燥均匀、温度、时间、无破损、无结块	随时/班
	颗粒	含水量	1次/班
整粒	颗粒	外观、粒度、筛网	随时/班
总混	总混条件	时间、转速、加料方式	随时/班
	颗粒	混合均匀度、颗粒含量、流动性	1次/班
检验	颗粒	粒度、含水量、流动性	1次/批或1次/班
充填	颗粒、空心胶囊	充填量	随时/班
抛光	胶囊	外形	随时/班
质检	外观	胶囊锁紧；无砂眼、破损、缺口、瘪头	3次/班
	装量差异	按《中国药典》要求符合品种规定	3次/班
	崩解时限	按《中国药典》要求符合品种规定	1次/班
包装	内包装	包装材料、装量、密封性、文字、批号	1次/班
	外包装	包装类型、数量、说明书、批号、生产日期、有效期	2次/班
	标签	内容、数量、使用记录	2次/班
	装箱	数量、装箱单、印刷内容	2次/班

软胶囊剂在生产过程中需要进行质量控制的工序包括原辅料的处理（粉碎、过筛）、溶胶、配料、制胶丸、干燥、质检、包装等，具体要求详见表4-2。

表4-2 软胶囊剂的工序与质量控制点

工　序	质量控制点	质量控制项目	频　次
原辅料的处理	粉碎、过筛	异物	1次/批
溶胶	胶浆	真空度、温度、时间、黏度、水分	每批
配料	投料	品种数量、含量	1次/班
制胶丸	滚压法：胶带、楔形注入器、胶丸	厚度、温度、成品率、重量差异、外观	随时/班
	滴制法：双层滴头、滴制速度、胶丸	温度、成品率、重量差异、外观	随时/班

续表

工　序	质量控制点	质量控制项目	频　次
干燥	干燥条件	均匀度、温度、湿度、外观无破损、无粘连、干燥时长	随时/班
检丸	胶丸	外观、灭菌	随时/班
包装	内包装	包装材料、装量、密封性、文字、批号	1次/班
	外包装	包装类型、数量、说明书、批号、生产日期、有效期	2次/班
	标签	内容、数量、使用记录	2次/班
	装箱	数量、装箱单、印刷内容	2次/班

▶▶ 岗位情景模拟

　　情景描述　小王在使用全自动胶囊充填机进行胶囊生产时发现空胶囊壳分离不良，可能考虑是哪些因素引起的？

　　讨　　论　1. 空胶囊型号不标准？

　　　　　　　　2. 真空分离器的表面有杂质？

答案解析

三、主要设备

硬（软）胶囊剂的主要生产设备如下。

1. **粉碎设备**　常用的有万能粉碎机、球磨机、锤击式粉碎机、流能磨等。
2. **过筛设备**　常用的有旋振筛。
3. **混合设备**　常用的有V形混合机、二维运动混合机及三维运动混合机等。
4. **制粒设备**　常用的有高速混合制粒机、沸腾制粒机、喷雾干燥制粒机、滚压制粒机等。
5. **干燥设备**　常用的有热风循环烘箱、流化干燥器、喷雾干燥器、带式干燥器、真空干燥器等。
6. **溶胶配液设备**　常用的有溶胶罐、PY系列配料罐、PL系列配料罐等。
7. **硬胶囊剂充填设备**　常用的有手动胶囊机、半自动胶囊充填机、全自动胶囊充填机等。
8. **软胶囊剂成型设备**　常用的有滚模式软胶囊机、滴制式软胶囊机等。
9. **抛光设备**　常用的有全自动胶囊抛光机、胶囊分选抛光机等。
10. **定型设备**　常用的有定型转笼干燥机、履带式干燥机等。
11. **检丸设备**　常用的有软胶囊剂灯检台。
12. **包装设备**　常用的有铝塑泡罩包装机、胶囊数片装瓶机等。

任务4-2　硬胶囊剂充填设备

PPT　　精讲

一、设备概述

硬胶囊剂的充填有手动充填、半自动充填和全自动充填三种。手动充填时主要选用胶囊板或手动胶囊机，生产效率相对较低。半自动胶囊充填机操作工序之间需人工进行连接转换，生产效率不高，主要用于小批量生产胶囊，适合医院制剂、科研单位及药厂实验使用。全自动胶囊充填机则是所有工序都在一台机器上连续完成，生产效率高、成品质量好。根据工作转台运动形式的不同又分为间歇回转式和连续回转式。

二、常用设备

（一）手动胶囊机

1. 主要结构　包括帽体加料斗、下料控制出口、囊帽排列盘、囊体排列盘、振动机构、锁紧机构、对应型号的套装胶囊板、电机以及机架等，如图 4-4 所示。

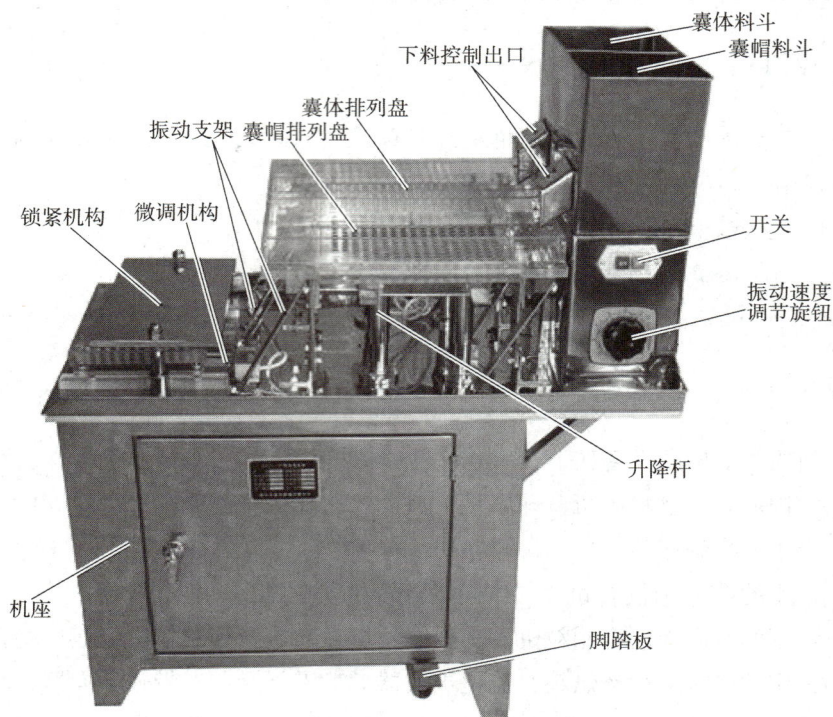

图 4-4　手动胶囊机实物图

2. 工作原理

（1）胶囊体和胶囊帽的排列：将胶囊体和胶囊帽分别放入各自的加料斗，在振动下通过下料控制出口到达囊体排列盘和囊帽排列盘。在囊体排列盘和囊帽排列盘上分布有上大下小的漏斗型圆孔，圆孔直径与胶囊号码直径相对应。在振动下，囊体和囊帽均开口朝上掉入排列盘的圆孔内。

（2）填充药粉：踩下脚踏板的同时手持对应型号的囊体转换接板，并保持水平推入排列盘下方的滑槽内，此时排列盘中的囊体会掉入转换接板的圆孔中，取出装满囊体的转换接板。用同样的方法取出囊帽备用。在囊体转换接板上，倒入待填充药粉，并用刮板采用压刮的方式刮入囊体内，刮平即可。

（3）合囊出囊：将配套的囊帽套装板叠放在囊帽转换接板上，对准对位孔。双手捏紧两板后翻转180°使囊帽开口朝下，再将两板重叠在已装好药粉的囊体转换接板上，对准对位孔。将重叠在一起的三层胶囊板放进锁紧机构的空腔内，手移开，此时压平板下压，将胶囊板内的囊帽和囊体压紧锁口。待压平板上升后即可拿出胶囊板，取出压好锁紧的胶囊。

手动胶囊机生产效率较低，部分生产工序需人工完成，产品质量不可控。但造价低，生产成本相对较低，对空胶囊壳的质量要求也相对较低。故主要适合于对产品质量要求不高的少量胶囊剂生产和小型实验室使用。

（二）半自动胶囊充填机

1. 主要结构　主机包括料斗、定向分离机构、胶囊模具、充填机构、扣合锁紧机构、气动和电器控制系统、保护装置等，辅机包括真空泵和气泵附件，如图 4 - 5 所示。

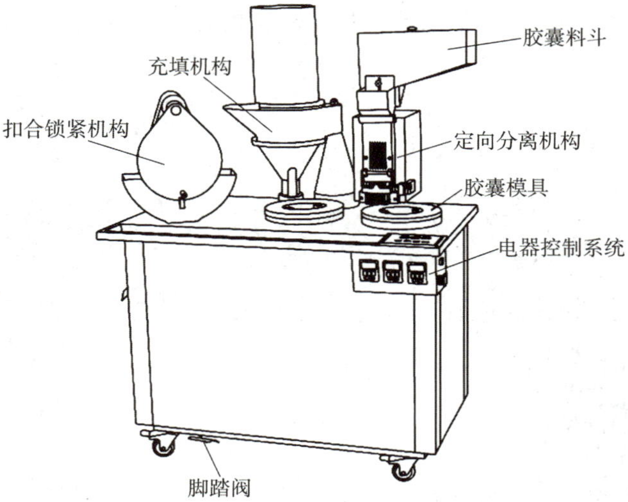

图 4 - 5　半自动胶囊充填机结构示意图

（1）料斗：包括空胶囊料斗和药物料斗，用于空胶囊和待充填药物的供给。

（2）定向分离机构：主要作用是将空心胶囊从料斗送入下方的胶囊模具内，使胶囊定向排列（模具内的每粒胶囊均是囊帽朝上、囊体朝下），并同时完成囊帽和囊体的分离。

（3）充填机构：人工将胶囊模具的下模块（已经分离好的胶囊体部分）放到药物充填装置下方，在转盘带动下囊体模块完成一周旋转，同时，料斗内的药物借助自重或在螺旋送料器作用下完成药物充填并刮平。

（4）扣合锁紧机构：将充填好的胶囊体模块和胶囊帽模块重叠在一起，放入锁紧机构并关上挡板，踩脚踏阀使锁紧气缸工作，在顶针和挡板的作用下使囊帽和囊体扣合在一起。

（5）气动和电器控制系统：主要是将气泵送来的压缩空气经三联体处理后为脚踏阀和电磁阀提供动力。

2. 工作原理　工作时先启动真空泵与气泵，确定所有旋钮都在最小值后启动主机空载运行，逐渐调速至规定数值，并确定整机运行无卡滞现象和异响。倒入空胶囊，在下料、定向分离机构和真空泵的作用下，空胶囊填充在环形胶囊模块上，并完成体和帽的分离。待填充完毕停机，取下环形胶囊模块，手动分离上模块和下模块，此时囊帽在上模块，囊体在下模块。将下模块置于中间的填充转盘上，按下"充填"，料斗平移至下模块上方，同时下模块在转盘带动下沿料斗下方旋转一周完成对胶囊体的填充。停机，取出下模块，将上模块与下模块对齐重叠在一起，放入锁紧工位。使顶针从一侧插入模孔，用锁紧盖板挡住环形模块另一侧，轻踏脚踏阀，此时顶针向前推挤囊体使胶囊锁紧。松开脚踏阀，用手向顶针方向轻推模块，胶囊受到顶针的推挤从模孔中掉出，顺出囊滑槽进入收集器。

生产工序包括定向排列分离→充填→锁囊→出囊。相应的工序之间均需要人工操作，生产效率相对较低，成品质量不均匀。

（三）全自动胶囊充填机

1. 主要结构　整机主要包括五大部分，空胶囊供给定向分离机构、药物供给和定量充填机构、主工作转盘、机身内的传动机构和电器控制系统等组成，配辅机真空泵，如图4-6所示。

（1）空胶囊供给定向分离机构：料斗内的空胶囊在下料器的上下往复运动中沿通道向下运动，每条通道下方均有卡囊簧片以确保下料器上下往复运动一次，每个通道只掉落一粒胶囊。当下料器向上时，胶囊会被簧片卡住不动，而下料器向下时卡囊簧片松开，胶囊受重力作用向下运动，如图4-7所示。

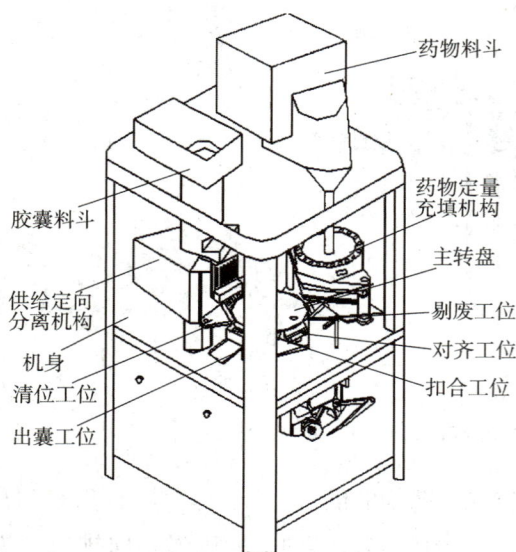

图4-6　全自动胶囊充填机结构示意图

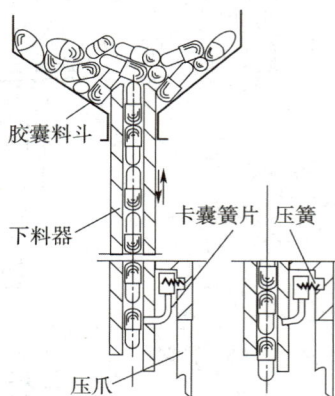

图4-7　胶囊下料示意图

此时掉下的胶囊可能是囊帽朝上，也可能是囊体朝上，需要借助定向机构使其全部转换成囊帽朝上、囊体朝下填入主工作转盘的胶囊模板中。定向机构由两部分组成，水平运动的"W"型推爪和垂直运动的压爪。工作时，推爪的推力点始终在囊体上，由于"W"型推爪的滑槽宽度小于囊帽的外径、大于囊体的外径，只能夹紧囊帽。囊帽朝下掉落的胶囊在推爪的作用下，会出现在"W"型滑槽的下部分，继续向前运动时压爪垂直下压就能转换为帽朝上，掉入胶囊模板内。而囊帽朝上的胶囊在推爪的作用下会出现在滑槽的上部分，向前运动时受压爪的下压直接掉入胶囊模板内，工作过程如图4-8所示。

图4-8　定向机构工作过程示意图

掉入胶囊模板内的空心胶囊会在分离机构的作用下完成帽体分离，工作原理如图 4-9 所示。胶囊模板分上下两层，上层为帽板，下层为体板。在帽板的下缘有限位卡槽，限位卡槽的宽度比囊帽外径小、比囊体外径大。空胶囊定向进入胶囊模板后，真空气体分配板上升，紧密贴合在体板的下表面。抽真空时，囊帽的外径比限位卡槽大被挡在帽板上，而囊体外径小则被真空吸至体板内，完成帽体分离。

图 4-9　分离机构工作原理示意图

（2）药物供给和定量填充机构：帽体分离后上下模板就会错位分开，帽板上升，体板则水平向外伸出，完成错位。随主转盘的转动到达药物充填工位下方。根据药物的流动性不同，定量充填主要有下列几种。

1）填塞式定量充填：是用充填杆逐次将药物夯实在计量盘的模孔内，然后再一次性填入囊体内。计量盘上有 6 组模孔（1~6 号工位），计量盘的厚度不同则药物装量不同，如图 4-10 所示。

工作时，计量盘做间歇式转动，每转动 60° 填充一次药物，1~5 号工位充填杆下降高度依次为 50%、30%、20%、10%、1%，转至 6 号工位时体板在正下方，充填杆将已经定量且压实的药物一次性填入囊体内，完成充填，工作过程如图 4-11 所示。

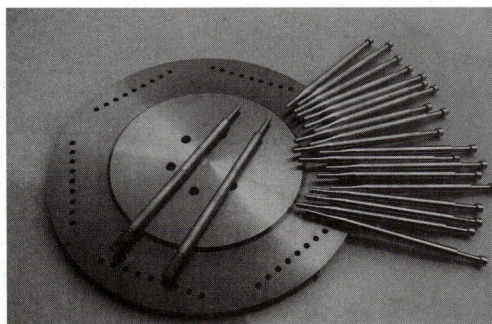

图 4-10　计量盘和充填杆

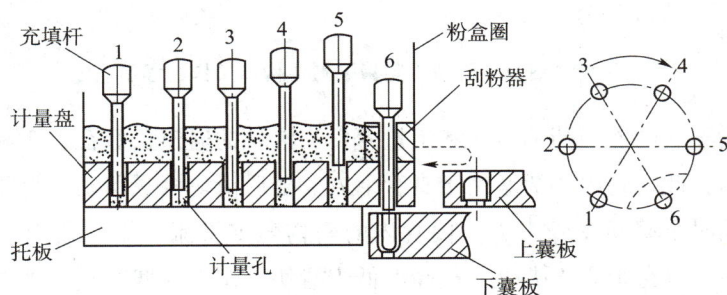

图 4-11　填塞式定量装置工作过程示意图

本法适用于流动性较好的药粉填充。通过调节充填杆的升降高度，可对剂量进行微调，装量准确，误差可在 ±2%。若是更换胶囊型号改变装量则直接更换不同厚度的计量盘。

2）间歇插管式定量充填：带有冲杆的空心定量管插入一定深度的药粉后，冲杆将药粉在定量管内压紧，接着定量管抬起并水平转动 180° 至体板上方，冲杆将管内药物压入囊体，完成充填，如

图 4 – 12 所示。

通过调节药粉的深度和冲杆的冲程可调节装量。本法适合于流动性较好、有一定可压性的药粉。

3）活塞 – 滑块式定量充填：主要由料斗、定量管、管内的活塞、支管和带通道的滑块组成，如图 4 – 13 所示。

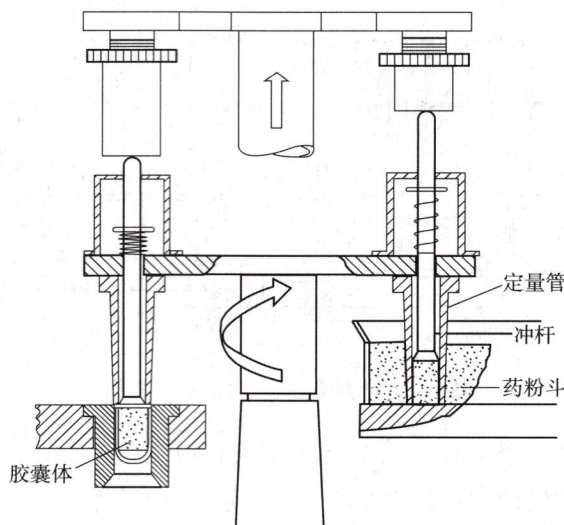

图 4 – 12　间歇插管式定量装置结构与工作原理示意图

图 4 – 13　活塞 – 滑块式定量装置结构与工作过程示意图

带通道的滑块可间歇式的连通药物料斗和定量管。当滑块的通道正好在料斗和定量管之间时，料斗内的药物流入定量管内，此时管内的活塞位于支管上方。随后滑块水平移动，料斗和定量管之间的通道关闭，管内的活塞也同时下降至支管下方，使管内的药物顺支管流入填料器内，随后填入囊体。定量时，活塞的运动范围最低点必须高于支管，最高点低于滑块。调节活塞在定量管内位置的高低，可调节药物的装量。本法适用于流动性好的物料，例如颗粒、微丸的充填。

4）真空定量充填：通过真空系统将药物吸入带有活塞的定量管，然后在压缩空气的作用下将药物吹入胶囊体。通过调节定量管内活塞的位置，可调节药物的装量。为了防止药粉进入真空系统，在活塞的下端还装有尼龙过滤器。如图 4 – 14 所示。

本法采用真空充填，定量管内无机械活动部件，故充填时不易造成药物破损，特别适合于微丸的充填。本法可以连续生产，相对于前几种间歇式的填充，生产效率较高。

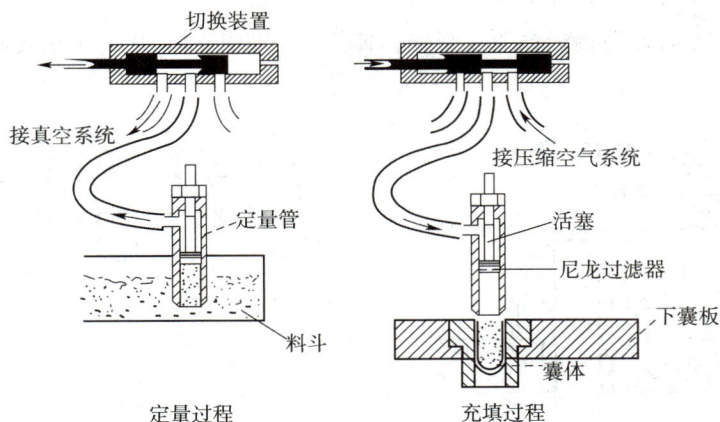

图 4 – 14　真空定量装置结构与工作过程示意图

（3）主工作转盘：间歇式全自动胶囊充填机主工作转盘的圆周上装有上下两层胶囊模板，上层是囊帽模板，下层是囊体模板，主转盘每转一周就完成一次胶囊的生产。主工作转盘每次转动 40°，共包含 9 个工位，分别是空胶囊的供给定向与分离、错位、充填、剔废、过渡、对齐、扣合、出囊和清洁，如图 4 – 15 所示。

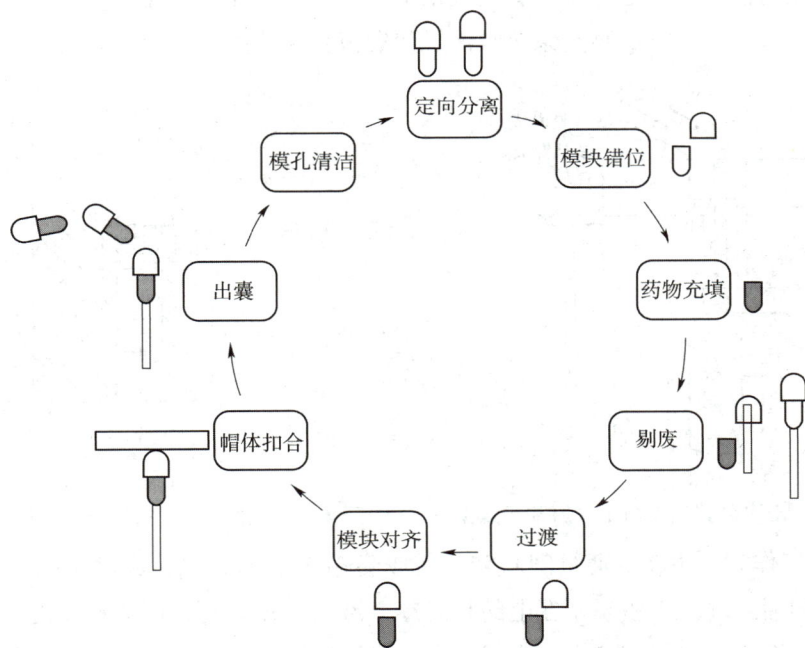

图 4 – 15　主转盘工位示意图

充填完成后，胶囊模块随主工作转盘转到剔废工位。该工位的作用是将第一步分离机构没有分开的空心胶囊及时剔除，以防混入成品。该工位由顶杆、顶杆架、真空系统等组成，如图 4 – 16 所示。

到达剔废工位时帽板和体板仍然是错位的，上下往复运动的顶杆会向上伸入帽板内，对体板没影响。正常分离后的帽板内只有囊帽，顶杆上升的高度刚好可伸入囊帽内，但不会顶出囊帽。若是第一步就未分离的空胶囊，整粒胶囊会停在帽板上，总体长度远远大于空囊帽，顶杆上升就会顶住胶囊体将其推出帽板的模孔外，此时真空系统会将其直接吸到废囊器储存，完成剔废。接着随主转盘的转动，胶囊进入过渡和对齐工位，在对齐工位帽板和体板会沿轴线垂直对齐。然后转到扣合工位，如图 4 – 17 所示，扣合工位处帽板上方的弹性挡板会压住囊帽，体板下方的顶杆上升，使胶囊帽体扣合锁紧。

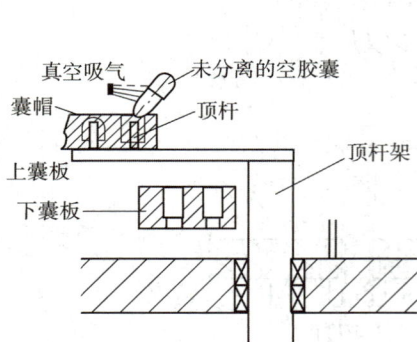

图 4 – 16　剔废工位结构示意图　　　　图 4 – 17　扣合装置的结构与工作原理示意图

下一步是转到出囊工位，此工位与扣合工位相似，都有可上下运动的顶杆，不同在于帽板上方不再有挡板，当扣合好的胶囊转至该工位并停止时，顶杆上升，将胶囊顶出胶囊模孔，沿出囊滑道进入产品收集桶，如图 4 – 18 所示。

最后一个工位是清洁，会有毛刷从胶囊模板正下方垂直向上伸入模孔内，清洁孔壁上黏附的药物粉末或碎囊皮，并被模板孔正上方的真空系统吸走，使模板孔保持清洁，如图 4 – 19 所示。

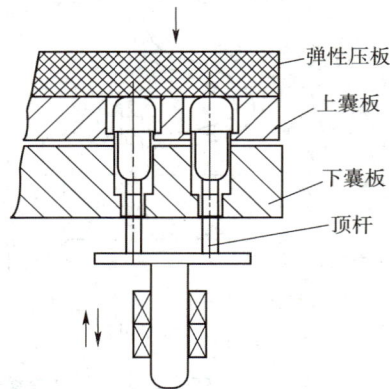

图 4 – 18　出囊装置结构与工作原理示意图　　　图 4 – 19　清洁装置结构与工作原理示意图

2. 工作原理　　工作时，主转盘通过间歇转动将胶囊输送至各工位完成对应操作。自胶囊斗落下的空胶囊经排序与定向后，均是以胶囊帽在上的状态逐个落入主转盘上的双层囊板孔中。同时真空分离机构使囊帽留在上囊板孔中，囊体则落入下囊板孔中。经体帽错位后，体板转至定量充填机构的下方，完成定量充填。转至剔废工位时，未分离的空胶囊被剔除机构从上囊板孔中顶出剔除。再经过渡、对位工位后到达扣合工位，上、下囊板孔的轴线对正，并在顶杆和挡板的共同作用下使囊帽与囊体扣合。继续转至出囊工位，顶杆上升将胶囊顶出囊板孔，并经出囊滑道进入收集桶。转盘继续转至清洁工位时，清洁机构将上、下囊板孔中的胶囊皮屑、药粉等清除，以便进入下一个操作循环。

三、全自动胶囊充填机操作

以下内容以 NJP – 2000B 型全自动胶囊充填机操作为例。

（一）开机前准备

（1）操作前检查并确认水、电、气、真空、润滑和紧固件均正常。

（2）根据产品要求确认设备与物料直接接触部分符合相应洁净要求。

（3）确认真空管路、吸尘管路与主机连通。

（4）转动手轮 3 ~ 4 圈，观察机器各部位运动正常，无卡滞现象。

（二）开机和关机操作

（1）接通电源，开真空泵、冷却水、吸尘机。

（2）胶囊料斗和药物料斗内分别装上足量的空胶囊和药粉。

（3）按"点动"键，试填充，可让机器运转 3 ~ 4 圈后，检查成品外观，称重并调整装量。

（4）待产品合格后将"加料选择"键切换至自动，点"运行"键机器开始连续生产。

（5）生产结束后应先停止药粉供料，再按主机停止键。

（6）关闭真空泵，停水、停气、关闭总电源。

（7）按清洁操作规程对设备及场地进行清洁、清场。

即学即练 4 – 1

全自动胶囊充填机正确的开机顺序（　　　）

A. 电源→吸尘机→冷却水→真空泵

B. 电源→冷却水→吸尘机→真空泵

C. 电源→吸尘机→真空泵→冷却水

D. 电源→真空泵→冷却水→吸尘机

答案解析

（三）操作注意事项

（1）第一次启动真空泵时要检查电机转动方向，方向错误时调换电源相序。

（2）运转过程中及时添加物料和空心胶囊，检查平均装量，并根据监测情况调节装量。

（3）"加料选择"必须在主机和真空泵处于停止状态下才能进行"手动"和"自动"的切换。

（4）自动运行时需先开启真空泵，主机才会运行。

（5）需要调整充填杆及刮粉器时必须停机操作。

（四）设备维护与保养

（1）每月检查一次传动链条的松紧度，酌情调整并涂锂基润滑脂。

（2）凸轮滚轮工作面及所有传动件、导向件每周涂锂基润滑脂。

（3）每月检查主传动减速器和供料减速器的油量，必要时加 N46 机油，每半年更换一次。

（4）经常清理机器下部传动部件上的油污。

（5）每两个月清洗一次真空系统过滤器内的污物，防止堵塞。

（6）滚轮轴承、滚针轴承和直线轴承根据需要清洗并注入润滑脂。

（7）机器运行 1000 小时或一年，将回转台部件进行一次全面清洗。

（8）滑动架弹簧每周检查一次，确保上下模块合上后位置正确。

（9）每三天检查一次各传动连接件（凸轮机构、连杆机构）的紧固螺栓情况，并拧紧一次。

（五）常见故障及排除方法

全自动胶囊充填机常见故障、产生原因及排除方法见表4-3。

表4-3　全自动胶囊充填机常见故障及排除方法

常 见 故 障	原　　因	排 除 方 法
空胶囊下料不畅	1. 空胶囊尺寸不统一，质量不合格 2. 有异物阻塞 3. 胶囊壳吸潮	1. 更换合格胶囊 2. 用工具取出异物 3. 胶囊壳贮存时注意防潮
空胶囊不能装入模板孔内	1. 卡囊簧片开合时间不当 2. 推囊爪及压囊爪位置不当	1. 调整卡囊簧片 2. 调整位置
胶囊帽、体分离不良	1. 真空气体分布板表面有异物 2. 真空气体分布板位置不对 3. 上下囊板错位 4. 真空度不够	1. 排除异物 2. 调整真空气体分布板高度，使其紧贴下模板 3. 更换模板后重新将上下囊板对中 4. 清理过滤器，检查真空系统，调节表压
突然停机	1. 料斗粉用完 2. 料斗出料口受阻 3. 电控元件故障	1. 添加药粉 2. 排出异物 3. 检查并维修
料粉用完仍不停机	电控系统故障	相应检修

（六）工序操作考核

硬胶囊生产工序操作考核项目见表4-4。

表4-4　硬胶囊生产工序操作考核标准

项　　目	技 能 要 求	考核得分			
		分值	自评	组评	师评
零部件辨认	能正确辨认设备零部件名称	5			
生产前检查	环境、温度、相对湿度、储存间、操作间设备状态标识	20			
操作	1. 打开电源开关、打开进水阀门，对水箱注水、启动真空泵 2. 开机空转，将空心胶囊和药物分别加入相应料斗中，点手动供料，至计量盘有2/3药品后停止 3. 调节好装量后，按下自动供料按钮，使机器连续运转 4. 能根据药物的性质选择硬胶囊的包装形式、材料	30			
记录与状态标识	1. 生产过程能记录完整、适时填写 2. 能适时填写、悬挂、更换状态标识	10			
生产结束清场	1. 作业场地清洁 2. 生产设备清洁 3. 工具和容器清洁 4. 如实填写各种生产记录，适时填写、悬挂、更换状态标识	20			

续表

项　目	技　能　要　求	考核得分			
		分值	自评	组评	师评
熟练	按时完成生产操作	5			
其他	正确回答硬胶囊生产中常见的问题	10			
合计		100			

任务 4 – 3　软胶囊剂成型设备

PPT　精讲

一、设备概述

根据软胶囊成型原理的不同，软胶囊剂成型设备主要有滚模式软胶囊机和滴制式软胶囊机。

滚模式软胶囊机是运用滚模压制的原理生产软胶囊。在大批量生产中应用广泛，自动化程度高，生产效率高，且装量准确，成品质量好。

滴制式软胶囊机是运用滴制冷凝的原理生产软胶囊。设备结构简单，成本低，适合于中小规模生产。由于生产工艺是滴制冷凝成胶丸，故不适合于单剂量大的药物。

二、常用设备

（一）滚模式软胶囊机

1. 主要结构　整台机组包括主机、电器控制系统、供料系统（溶胶罐和配液罐）、输送系统、干燥转笼和网胶回收系统，如图 4 – 20 所示。其中主机是生产软胶囊的主要部分，包括制胶带机构和滚压制囊机构，如图 4 – 21 所示。

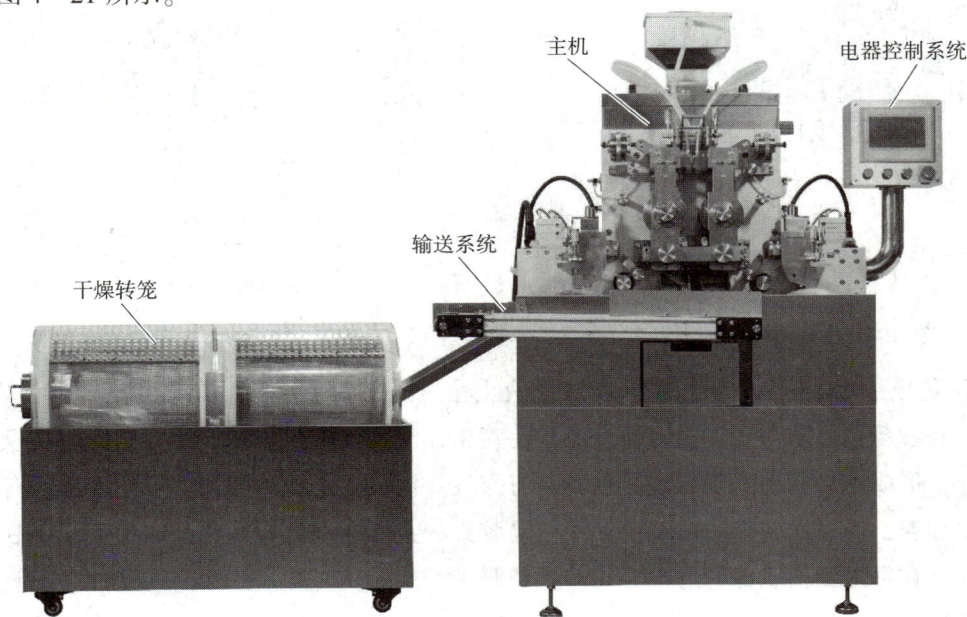

图 4 – 20　滚模式软胶囊机实物图

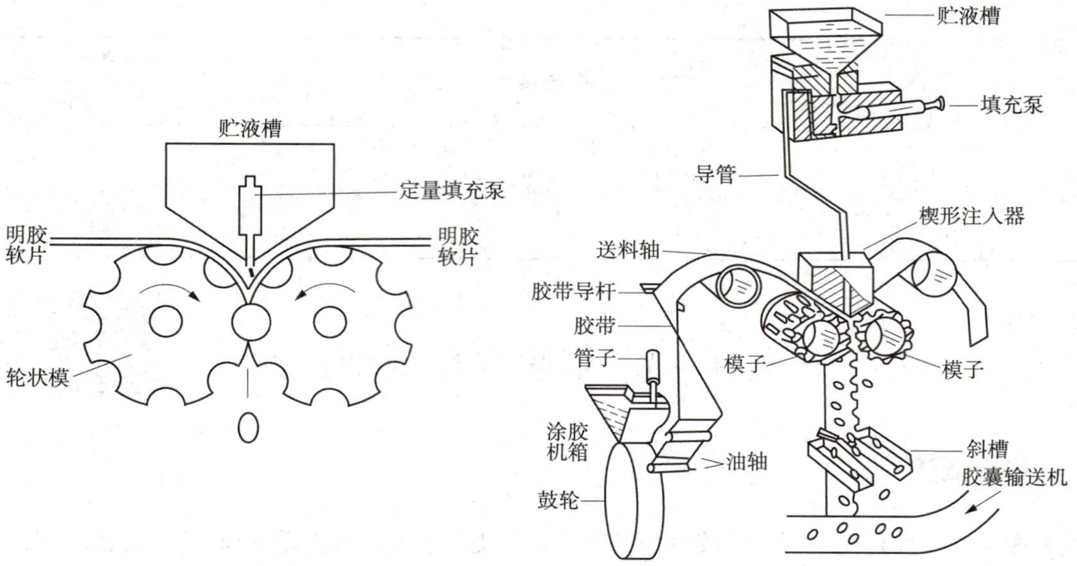

图 4 - 21　主机结构示意图

（1）制胶带机构：包括左右明胶盒、插接式电加热棒、胶皮轮、胶带传送滚轴及油辊装置。明胶盒主要用于胶液的储存及控制胶液流量。在明胶盒胶液出口附近有插接式电加热棒的插口，通过插入电加热棒可对明胶盒加热使胶液保温。胶皮轮的主要作用则是通过缓慢平稳的转动，让热的胶液铺展在其表面，并均匀冷却形成胶带。胶带传送滚轴负责将左右两侧制成的胶带传送到滚压模内。油辊装置起润滑作用，防止胶带粘连。如图 4 - 22 所示。

（2）滚压制囊机构：包括药液储槽、填充泵、楔形注入器（喷体）、插接式电加热棒、滚模及下丸器，如图 4 - 23 所示。

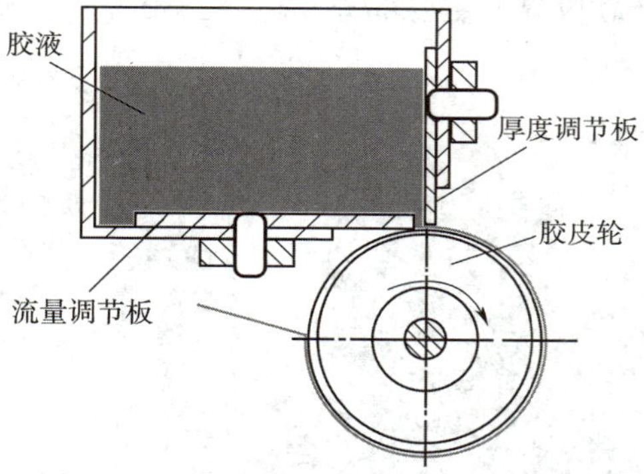

图 4 - 22　制胶带机构示意图

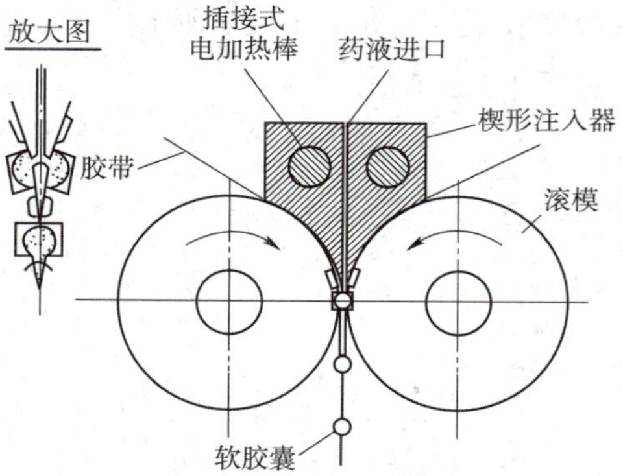

图 4 - 23　滚压制囊机构示意图

药液储槽位于主机的正上方，用于储存从配液罐输送过来的药液。填充泵为药液的注入提供压力。楔形注入器上有喷药孔，药液通过注入器上的小孔喷出，注入胶带内。楔形注入器的曲面设计使其与胶带能良好贴合，形成密封状态，确保成品内不会有空气。插接式电加热棒在楔形注入器上有插接口，可对楔形注入器加温，确保注入药液的温度。滚模是胶囊的主要成型机构，凹槽形状不同压制出来的软胶囊形状就不同。在每个凹槽底部有通气小孔，可使胶带受热形变时能紧贴凹槽内壁。当两侧滚模相对转动时，两侧凹槽部分的胶带被注入药液后分别形成半个软胶囊，随着滚模继续转动至两侧凸起对合处时，在胶囊边上会形成机械压紧力，胶带被挤压黏合形成软胶囊，并从胶带上脱落。如果有部分胶囊没有自动掉落则会在下丸器的帮助下从胶网上剥离。

（3）供料系统：包括溶胶罐和配液罐。溶胶罐主要用于胶液的配制，罐内有搅拌轴及保温装置。配液罐则主要用于药液的配制。

（4）干燥转笼：包括用不锈钢制成的转笼、鼓风机和电机。主要用于软胶囊第一阶段的干燥和定型。正转时胶囊在笼内完成动态干燥，反转时胶囊从一个转笼进入到下一个转笼或出料。

（5）网胶回收系统：包括网胶回收机和离心机。网胶回收机可将网胶粉碎成2cm左右的胶块。用酒精清洗后，离心机甩干，再重新化胶后即可回收。

2. 工作原理　工作时，溶胶罐内配好的胶液在洁净压缩空气的作用下，分别经左右保温输胶管达到两侧的明胶盒。经加热棒加热的明胶盒将温度为50~60℃的胶液涂布在温度为6~12℃的胶皮轮上。随胶皮轮的缓慢转动，胶液冷却定型成一定厚度的胶带。随后胶带在导杆和传送滚轴的作用下送入两滚模之间。同时，药液由填充泵经导管进入温度为35~40℃的楔形注入器内，借助填充泵提供的压力将药液喷入滚模上的两胶带之间。热的药液使胶带发生形变填满滚模凹槽，此时两条胶带呈两个充满药液的半囊形。随着滚模的连续转动，从凹槽转至对应凸起对合处时，在机械压力下两侧胶带被挤压黏结，两个半囊形合成一个胶囊将药液包封其内，剩余的胶带被切断分离成胶网。形成的胶囊在下丸器作用下依次落入导向斜槽内，并由输送机送至干燥转笼处进行干燥定型。

（二）滴制式软胶囊机

1. 设备结构　包括滴制机构、冷却机构、电气自控系统和干燥机构。滴制机构由储槽、定量控制器、双层同心滴头等组成。冷却机构由液体循环系统和制冷系统组成。其结构和工作原理如图4-24所示。

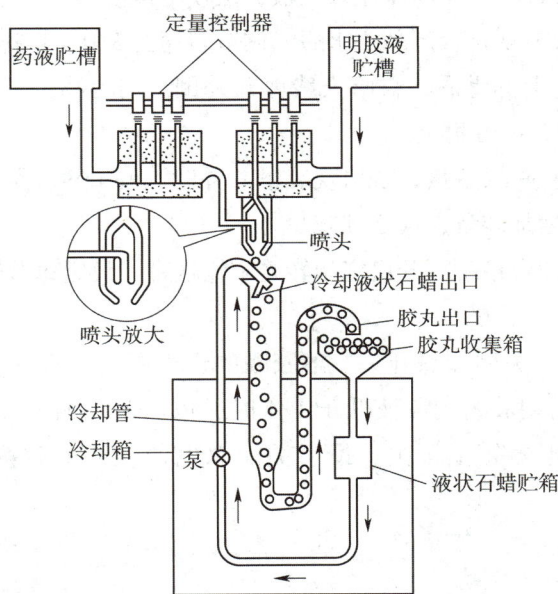

图4-24　滴制式软胶囊机的结构及工作原理图

2. 工作原理　明胶液和油性药液先后以不同速度通过滴头滴出，滴头采用的是双层滴头的同心管，使明胶液包裹药液后滴入不相混溶的冷却液中，收缩冷凝成胶丸。

三、滚模式软胶囊机操作

以下内容以RJNJ-2型滚模式软胶囊机为例。

（一）开机前准备

（1）检查设备的状态标识，确认模具型号。

（2）安装模具，连接设备辅机和主机。

（3）开启主机电源，在控制面板上设定左、右明胶盒温度为60℃，喷体温度为37℃。

（4）开启冷风机，设定温度为12℃。打开溶胶罐压缩空气阀门，使胶液通过保温管送到左右明胶盒内。向药液储槽中加入适量药液。

（5）等待左右明胶盒、喷体温度和胶皮轮温度等达到设定条件。

（二）开机和关机操作

（1）打开油箱放油阀门，当油辊表面渗出油后调节阀门大小。

（2）当温度达到设定值，明胶盒内胶液达到2/3处时，在控制面板上设定转速2.0r/min左右，并启动主机。

（3）顺时针等量旋转左、右明胶盒上手轮，调节胶带厚度（0.4~0.9mm之间），并且厚度误差不得大于0.05mm。

（4）配合胶皮轮的转速轻柔地将胶带正确穿过导杆和传送滚轴，送至滚压模中（强扯胶带会断裂）。转动左侧的压紧模具手轮，直至胶带被滚模压出均匀模腔印时停止。

（5）降低喷体至两胶带之间，当滚模下的胶带有热软感后，转动滚模手轮调节滚模间隙直至胶带被切落，同时适当调整喷体温度至哈夫线完全熔融做出合格空胶囊。

（6）快速合上喷体的开关杆，打开喷体注入药液，滚模下面便形成一排装有内容物的胶丸。

（7）调整软胶囊的装量及外观符合产品要求后，调节转速至3.0~4.5r/min之间。

（8）任取一粒胶丸在天平上称重后，自哈夫线剪开并倒出内容物，酒精清洗胶皮并擦干。在天平上称胶皮重量，两次重量差即为内容物重量。

（9）生产中每60分钟检查一次装量，若出现装量差异时，调节填充泵后的装量调节装置，顺时针（面对调节装置）旋转手轮为增加装量，反之则减少。

（10）当产品外观、装量均合格时，开启定型转笼和输送带，设定每节转笼定型时间为45分钟。定型完毕后的胶囊立即送至洗丸和干燥。

（11）停机时，先停喷体，关闭加热开关、溶胶罐的进气阀门，打开胶桶上的排气阀门，放尽输胶管中的残余胶液；待左、右明胶盒内胶液低于1/4时，依次关闭输胶保温设备、转笼风机、空调、油箱上的放油阀门以及主机电器箱上开关，最后关闭总电源。结束后按清洁操作规程对设备进行清洁。

即学即练 4-2

滚模式软胶囊机的关机顺序正确的是（　　　　）

A. 关加热→关进气阀门→开排气阀门→关喷体

B. 关进气阀门→关加热→开排气阀门→关喷体

C. 开排气阀门→关喷体→关进气阀门→关加热

D. 关喷体→关加热→关进气阀门→开排气阀门

答案解析

（三）操作注意事项

（1）新机器各部件未完全磨合前滚模转速不宜超过 2.5r/min。

（2）滚模是硬铝合金或铜合金制成的精密零件，调整时应避免磕碰，防止硬物掉入两滚模间；滚模上无胶带时，严禁将喷体放置滚模上；滚模对线齿盘或喷体交换齿轮啮合时，必须锁紧，不得错位。

（3）严禁用锐器清洁胶皮轮；为避免损坏油辊系统的传动部件，严禁强行送入堆积胶带；一旦发现下丸器、拉网轴有硬物时，立即停机。

（4）喷体在未与胶带接触的情况下严禁通电加热超过 50℃；调节装量时必须在填充泵运转中进行。

（5）定型转笼转动换向时须先停机再进行换向操作，严禁突然换向。

（6）加热棒及传感器须放在左、右明胶盒或楔形注射器内时，才可通电加热。

（7）一旦出现紧急情况，应立即按下设备左侧靠后的急停开关，设备将停止运转和加热，触摸屏显示紧急停止状态画面。

（四）设备维护与保养

（1）每批生产结束后应及时清洁明胶盒、胶皮轮、楔形注入器、下丸器、输料管和滚模。

（2）每班检查供料泵、传动系统箱和油辊系统内的润滑油容量，并保持液位线高度；检查主机传动带的松紧程度，发现过松及时调整；清洁干燥机进风口，保持清洁与通畅；每批生产结束后及时清理干燥机内置接油盘和通风管。

（3）开始生产时应注意控制喷体温度，避免胶膜过热缠绕下丸器，一旦发现胶膜缠绕下丸器，应立即清理。使用过程中对设备各润滑油孔应及时注油，保持相应的润滑性。

（4）滚模不得与任何坚硬物体和利器接触，除安装外，须保存于专用模具盒内。操作时若两滚模间无胶带，左右滚模不得加压紧贴，一旦发现滚模有磨损，胶丸合缝不严，应及时送检、修复，甚至报废。

（5）擦拭设备时注意保持各接线点、插头和插座干燥，维护设备时所有插头严禁带电插拔。

（6）每季度清洗油辊系统一次，输油轴内部保持清洁，涂医用凡士林使齿轮保持一定的润滑性。每半年更换一次油辊系统上的涂油套。

（7）每年对整机分解检查和清洗一次（2 根进料管除外），分解和装配时要避免传动部件相互磕碰。

（8）定期检查控制系统中各电机、供电回路的绝缘电阻（应不小于 5MΩ）及设备接地的可靠性，确保用电安全。

（五）常见故障及排除方法

滚模式软胶囊机常见故障、产生原因及排除方法见表 4-5。

表 4-5　滚模式软胶囊机常见故障及排除方法

常见故障	原　因	排 除 方 法
胶丸形状不对称	胶带厚薄不均匀	校准两侧胶带厚度，使一致
胶丸表面有麻点	1. 胶液不合格 2. 胶带轮划伤或磕碰	1. 更换胶液 2. 停机修复或更换胶带轮
胶丸畸形	1. 胶带太薄 2. 环境温度低，喷体温度不适宜 3. 内容物温度高 4. 内容物流动性差 5. 滚模模腔未对齐	1. 调节胶带厚度 2. 调节环境温度，调节喷体温度 3. 调节内容物温度 4. 调节内容物流动性 5. 停机，重新校对滚模同步

续表

常 见 故 障	原 因	排 除 方 法
胶丸接缝质量差 （接缝太宽、不平、张口或重叠）	1. 滚模损坏 2. 喷体损坏 3. 胶带润滑不足 4. 填充泵喷注定时不准 5. 滚模模腔未对齐 6. 滚模压力小	1. 更换滚模 2. 更换喷体 3. 改善润滑 4. 停机，重新校对喷注同步 5. 停机，重新校对滚模同步 6. 调节压紧模具手轮
胶丸封口破裂	1. 胶带太厚 2. 胶液不合格 3. 喷体温度太低 4. 滚模模腔未对齐 5. 内容物与胶液不适宜 6. 环境温度太高或湿度太大	1. 减小厚度 2. 重新配制胶液 3. 升温 4. 停机，重新校对滚模同步 5. 调整内容物和胶液 6. 降低环境温度和湿度
胶丸中有气泡	1. 料液过稠夹有气泡 2. 供液管路密封破坏 3. 胶带润滑性不良 4. 喷体变形 5. 喷体位置不正	1. 排出料液中气泡 2. 更换密封配件 3. 改善润滑性 4. 更换喷体 5. 调整位置
胶丸装量不准	1. 内容物有气体 2. 供液管路密封破坏 3. 填充泵柱塞磨损 4. 料管及喷体内有杂物 5. 供料泵喷注定时不准	1. 消除内容物中气体 2. 更换密封配件 3. 更换柱塞 4. 清洗料管、喷体等供料系统 5. 停机，重新校对喷注同步
胶带有线条状凹沟或割裂	1. 胶带出口处有异物、硬胶 2. 明胶盒前板损坏	1. 清除异物或硬胶 2. 停机，修复或更换
单侧胶膜厚度不一致	1. 明胶盒安装不当 2. 明胶盒出口与胶皮轮母线不平行	1. 调整明胶盒 2. 使明胶盒在胶皮轮上摆正
胶带在油辊器与滚模之间弯曲、堆积	1. 胶带过厚 2. 喷体位置不当 3. 胶带润滑性不好	1. 调节胶带厚度 2. 校正喷体位置 3. 改善润滑性
胶带粘在胶带轮上	1. 冷风量偏小 2. 明胶温度过高	1. 增大冷空气量 2. 降低明胶温度
胶带过窄引起破囊	1. 明胶盒出口有阻碍物 2. 胶皮轮温度过低	1. 除去阻碍物 2. 适当调高温度
明胶盒出口有胶块拖曳	1. 开机后短暂停机胶液结块 2. 明胶盒清洗不彻底	1. 清除胶块 2. 重新清洗
网胶拉断	1. 拉网压力过大 2. 胶液不合格	1. 调松拉网轴固定螺丝 2. 更换胶液
滚模对线错位	机头后面对线机构未锁紧	停机，重新校对滚模同步，并将螺钉锁紧

（六）工序操作考核

软胶囊剂生产工序操作考核项目见表 4-6。

表 4-6　软胶囊剂生产工序操作考核标准

项　目	技 能 要 求	考核得分			
		分值	自评	组评	师评
零部件辨认	能正确辨认软胶囊剂生产设备零部件名称	10			
生产前检查	1. 能参照 D 级洁净区要求进行正确更衣 2. 能辨别操作间的状态标识并填写相关文件 3. 会检查操作间的环境温度、压力、相对湿度以及水、电、气等状态是否正常	15			
生产	1. 能正确安装设备各部件，在通电后设备能正常运行 2. 能正确设定明胶、甘油、水的比例，并制备胶浆 3. 能正确配制药液 4. 能生产出合格的胶丸 5. 能按照操作规程进行胶丸的定型和干燥 6. 能挑出外形、合缝等不合格的胶丸，并进行正确的检丸 7. 能根据药物的性质选择胶丸的包装形式、材料和容器	45			
记录与状态标识	1. 生产过程能记录完整，适时填写 2. 能适时填写、悬挂、更换状态标识	10			
生产结束清场	1. 能正确转移产品（要求：交中间站） 2. 能清洁生产设备（要求：顺序正确） 3. 能清洁工具和容器 4. 能清洁场地	10			
其他	能正确回答胶丸生产过程中常见的问题	10			
合计		100			

目标检测

答案解析

一、单项选择题

1. 全自动胶囊填充机可分为间歇回转式和（　　　）

　　A. 交叉式　　　　　　　B. 连续回转式　　　　　C. 直线式　　　　　　D. 双回旋式

2. 胶囊的填充需在（　　　）洁净环境中进行

　　A. A 级　　　　　　　　B. B 级　　　　　　　　C. C 级　　　　　　　D. D 级

3. 不属于胶囊体、帽分离不良的原因是（　　　）

　　A. 真空分离器表面有异物　　　　　　　　B. 底部顶杆位不当，上下囊板错位

　　C. 囊板孔中有异物达不到要求　　　　　　D. 料斗出料口受阻

4. 半自动胶囊充填机生产硬胶囊剂的工序是 （   ）

    A. 定向→分离→充填→锁囊→出囊

    B. 充填→锁囊→定向→分离→出囊

    C. 分离→定向→充填→锁囊→出囊

    D. 定向→分离→锁囊→充填→出囊

5. 全自动胶囊填充机的工作流程正确的是 （   ）

    A. 胶囊和药粉的供给→定向排列→分离→填充→扣合→剔废→成品排出

    B. 胶囊和药粉的供给→定向排列→分离→填充→剔废→扣合→成品排出

    C. 胶囊和药粉的供给→分离→定向排列→剔废→填充→扣合→成品排出

    D. 胶囊和药粉的供给→分离→定向排列→填充→剔废→扣合→成品排出

6. 利用真空将药物吸入定量管，然后再利用压缩空气将药物吹入胶囊体的定量方式是 （   ）

    A. 填塞式定量   B. 间歇插管式定量   C. 活塞－滑块定量   D. 真空定量

7. 需要定量管水平旋转 180°完成物料填充的定量方式是 （   ）

    A. 填塞式定量   B. 间歇插管式定量   C. 活塞－滑块定量   D. 真空定量

8. 下列装置在滚模式软胶囊机中需要用到插接式电热棒的是 （   ）

    A. 明胶盒   B. 胶皮轮   C. 药液储槽   D. 下丸器

9. 滚压法生产软胶囊剂的工序不包括 （   ）

    A. 溶胶   B. 制胶带   C. 压片   D. 干燥

10. 下列说法正确的是 （   ）

    A. 空胶囊排序定向机构可使空胶囊帽朝下逐个落入囊板孔中

    B. 真空分离机构使囊体落入下囊板孔中，而囊帽则留在上囊板孔中

    C. 使用填塞式定量机构时，若更换不同型号的胶囊可通过调节充填杆高度调节充填剂量

    D. 剔废工位在主转盘上的过渡、对齐工位之后

11. 滚压法制备软胶囊时若两侧胶带厚度不一致可导致 （   ）

    A. 胶丸形状不对称   B. 胶丸表面有麻点   C. 胶丸畸形   D. 胶丸封口破裂

12. 下列不属于滴制式软胶囊机的主要组成的是 （   ）

    A. 滴制部分   B. 冷却部分   C. 输送部分   D. 干燥部分

二、实例分析

1. 生产硬胶囊时发现空心胶囊帽体分离困难应如何解决？

2. 滚模式软胶囊机生产时出现胶带堆积现象应如何处理？

书网融合……

知识回顾   习题

（韦丽佳）

片剂生产设备

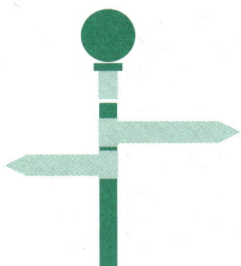

片剂是在散剂和丸剂的基础上发展起来的，将药物压成片形由英国人卜罗克登于 1843 年发明，至今已有一百多年的历史。片剂在各国药典所收载的制剂中，均占 1/3 以上。片剂品种众多，可用于内服或外用。内服的有解热镇痛的阿司匹林肠溶片、抗心绞痛的硝酸甘油含片、增强人体免疫力的维 C 咀嚼片等；外用的有治疗阴道炎的克霉唑阴道片、甲硝唑阴道泡腾片等。为了安全生产片剂，大家想想应该如何生产片剂？常见的生产设备有哪些？

本单元主要介绍片剂的生产工艺、工序质量控制点、压片设备及包衣设备的结构和工作原理、操作与维护。

学习目标

1. **掌握** 片剂基本生产工艺流程及生产工序质量控制点。

2. **熟悉** 常见压片设备及包衣设备的主要结构、基本原理；旋转式多冲压片机和高效包衣机的操作与维护。

3. **了解** 片剂生产过程的相关 SOP。

任务 5－1 片剂生产工艺

PPT 精讲

一、生产工艺

片剂是由一种或多种药物与适宜的辅料均匀混合后，经制粒或直接压制而成的圆片状或异形片状的固体制剂，可供内服和外用。片剂以口服普通片为主，也有含片、舌下片、口腔贴片、咀嚼片、分散片、泡腾片、阴道片、速释、缓释或控释片与肠溶片等，以满足不同临床医疗的需要。片剂按形状不同可划分为圆形、环形、刻字、刻线、异形等。片剂具有剂量准确，质量稳定，某些易氧化变质或潮解的药物可包衣加以保护，携带、运输、服用均较方便，生产的机械化、自动化程度较高，产量大、成本及售价较低等特点。

片剂的生产过程包括：物料的粉碎、过筛、配料、制粒、干燥、整粒、总混、压片、包衣和质量检查等。其制备方法主要有湿法制粒压片法、干法制粒压片法、（粉末或结晶）直接压片法三种。湿法制粒压片法是指将湿法制粒的颗粒经干燥后压片的方法。干法制粒压片法是指将干法制粒的颗粒进行压片的方法。粉末直接压片法是指不经过制粒过程直接把药物和辅料的混合物进行压片的方法。目前片剂生产以湿法制粒压片法为主。

片剂生产工艺流程如图 5 – 1 所示。

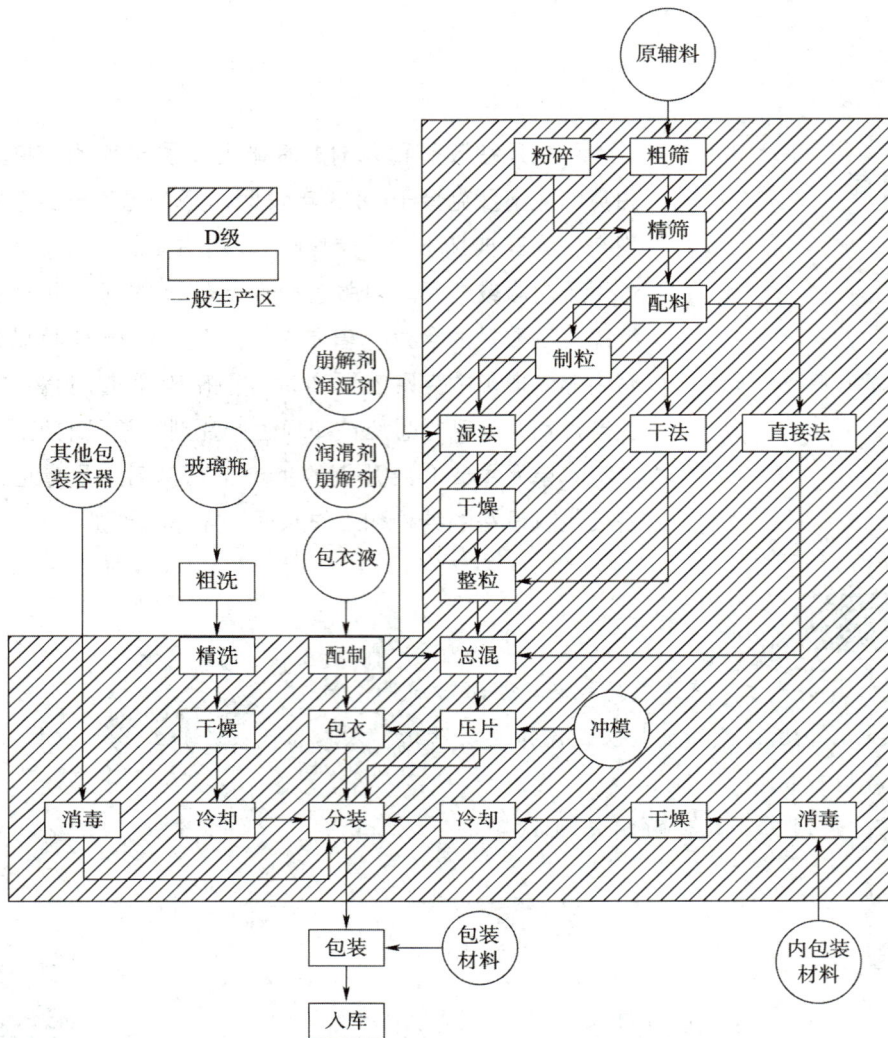

图 5 – 1　片剂生产工艺流程图

📱 **知识链接** ┈┈

片剂常用的辅料

片剂组成中，除药物以外的其他物料统称辅料。加入辅料的目的主要是利于制备和产品质量的特殊要求。根据辅料在片剂中主要功能的不同，可分为填充剂（或稀释剂）、润湿剂（或黏合剂）、崩解剂、润滑剂等四种。有些片剂会加入着色剂、芳香矫味剂等附加剂。理想的片剂辅料应具有以下特点：有一定的流动性，便于流入模孔；有一定的黏着性，以便加压成型；不粘冲模和冲头；能迅速崩解、溶解、吸收以产生应有的疗效。

内容拓展

二、工序质量控制点

在生产过程中需要进行质量控制的工序包括粉碎、过筛、配料、制粒、干燥、整粒、总混、压片、包衣、包装等，具体要求详见表 5－1。

表 5－1 片剂的工序与质量控制点

工 序	质量控制点	质量控制项目	频 次
粉碎	原辅料	异物	每批
	粉碎过筛	细度、异物	每批
配料	称量	品种、数量、状态	1 次/班
制粒	混合	均匀度	每批
	湿粒	性状	每批
	干粒	可压性、疏散度	每批
烘干	烘箱	温度、时间、清洁度	随时/班
	沸腾床	温度、滤袋完好、清洁度	随时/班
压片	片子	平均片重	随时/班
		片重差异	1～2 次/班
		硬度、崩解度、脆碎度	1 次以上/班
		含量、均匀度、溶出度（规定品种）	每批
		外观	随时/班
包衣	包衣片	外观	随时/班
		含量	随时/班
		片重差异	随时/班
		崩解时限	定时/班
洗瓶	纯化水	《中国药典》全项	1 次/半月
	瓶子	清洁度	随时/班
		干燥	随时/班
内包材	塑料瓶、填充物	清洁度、密封性	1 次/班
	铝箔、PVC	清洁度、密封性、批号	1 次/班
包装	包装品	装量、封口、瓶签、填充物	随时/班
	装盒	批号、数量、说明书、封口签	随时/班
	标签、说明书	批号、内容、数量、使用记录	随时/班
	装箱	批号、数量、装箱单、印刷内容	随时/班
	捆箱	胶带封口质量、捆箱质量	每箱

▶▶ 岗位情景模拟

情景描述 在生产过程中需要进行质量控制的工序包括粉碎、过筛、配料、制粒、干燥、整粒、总混、压片、包衣、包装等。如果你是压片工位操作工，请思考以下问题。

讨 论 1. 如何按要求进行压片生产？

2. 如何检查压片设备以保证片剂生产质量？

答案解析

三、主要设备

1. 粉碎设备 常用的粉碎设备包括万能粉碎机、锤式粉碎机、球磨机、振动磨、气流式粉碎机、胶体磨等设备。

2. 过筛设备 常见的过筛设备主要包括振动筛、旋转筛和摇动筛等设备。

3. 混合设备 常用的混合设备包括槽型混合机、双螺旋锥型混合机、V型混合机、二维运动混合机以及三维运动混合机等设备。

4. 制粒设备 常见的制粒设备主要包括湿法制粒设备和干法制粒设备。湿法制粒设备主要有高速混合制粒机、一步制粒机、喷雾干燥制粒机、摇摆制粒机等。干法制粒设备主要有滚压制粒机。

5. 干燥设备 常见的干燥设备有热风循环烘箱、沸腾干燥机、气流式干燥器、带式干燥器、真空干燥器、红外线干燥器及微波干燥器等设备。

6. 压片设备 常用的压片设备有单冲压片机、旋转式多冲压片机和高速旋转式压片机等设备。

7. 包衣设备 常见的包衣设备有普通包衣机、高效包衣机、流化床包衣机和压制包衣设备等设备。

8. 包装设备 常用的包装设备有制袋装填包装机、泡罩包装机和瓶装机等设备。

任务 5 – 2 压片设备

PPT　　精讲

一、设备概述

（一）压片设备定义

压片设备（压片机）是将各种颗粒状或粉状物料通过特定的模具压制成片剂的机器。压片机的基本结构是由冲模、加料机构、填充机构、压制机构和出片机构等组成。

（二）压片设备分类

常用压片设备按所压片剂形状不同，分为普通片压片机和异形片压片机；按片层，分为多层片压片机、包芯片压片机等；按压缩的次数，分为一次压制压片机和二次压制压片机；按照工作原理的不同，可分为单冲压片机、旋转式多冲压片机和高速旋转式压片机等。

（三）压片机的冲和模

压片机的冲和模用优质钢材制成，应耐磨且有足够的强度。冲模包括上冲、中模和下冲三个零件（如图 5 – 2 所示），规格以冲头直径或中模孔径表示，一般为 φ3～20mm（JB 20022—2004 压片机药片冲模）。上、下冲的结构相似，其端面形成片剂的上下表面形状，模孔的形状决定片剂的外形，如图 5 – 3 所示。上、下冲头直径相等，与中模的模孔应配合良好，保证其可以在中模孔中上下自由滑动，且不泄漏药粉。压制不同剂量、不同形状的片剂，应选择大小、形状适宜的冲模。

二、常用设备

（一）单冲压片机

单冲压片机是由一副冲模组成，冲头做垂直往复运动，将颗粒状的物料压制成片状的机器，如图 5 – 4 所示。

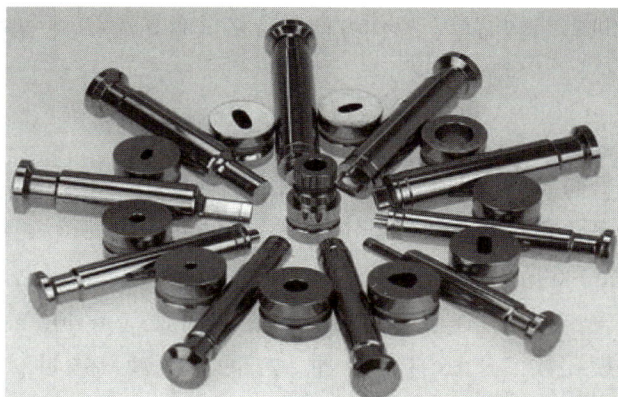

图 5-2 压片机冲模

图 5-3 压片机冲模结构图

上冲头
中模
药物
下冲头

1. 主要结构 单冲压片机由冲模、加料机构、填充调节机构、压力调节机构和出片控制机构等组成。电动机通过皮带轮、齿轮将动力传递给主轴上的三个偏心轮，带动冲模及加料器等部件工作。其中左偏心轮连接下冲连杆，带动下冲头上升、下降，起填料和出片的作用；中偏心轮连接上冲连杆，带动上冲头上升、下降，起压片的作用；右偏心轮带动施料器在中模平台上做往复摆动，起填料、刮粉和出片的作用。片重调节器装在下冲的下部，用来调整下冲下降的位置，目的是控制中模孔的容积即片重；出片调节器装在下冲的上部，用来调整下冲上升的位置，一般调整至与中模上缘相平；压力调节器安装在中偏心轮或上冲连杆上，它的作用是调整上冲下降的距离，在充填一定的情况下，上冲下降多，上下冲之间的距离愈近，压力就大，反之就愈小。

图 5-4 单冲压片机实物图

2. 工作原理 图 5-5 所示为单冲压片机的结构和压片过程。单冲压片机的压片过程是由加料、加压到出片自动连续进行的。工作时，首先上冲上升，下冲下降封住中模，饲料靴转移到模圈上，将靴内药料填满模孔；然后饲料靴移开，同时上冲下降将颗粒压成片剂；上、下冲相继上升，下冲上升到与模圈平齐将片剂从模孔中顶出；饲料靴转移到模圈上把片剂从模圈上推入接收器，同时下冲下降，模内加料；如此反复完成压片出片动作。

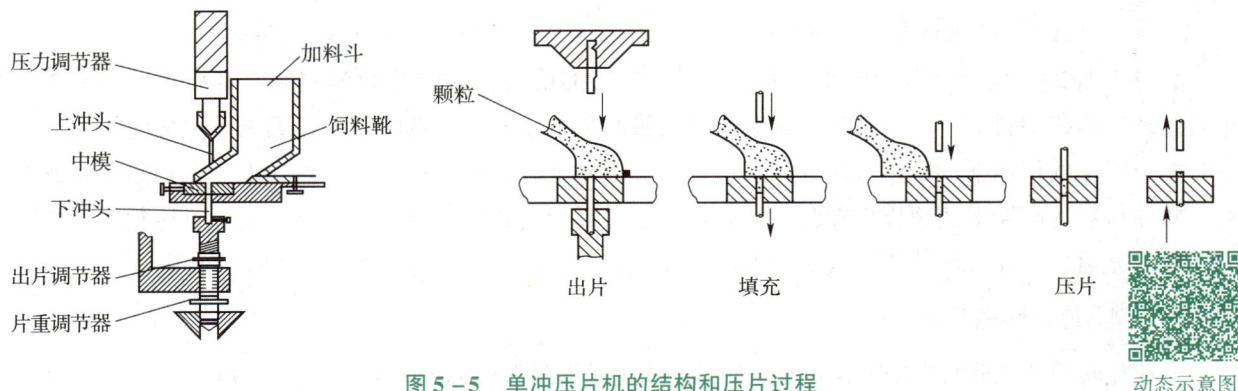

压力调节器
加料斗
上冲头
饲料靴
中模
下冲头
出片调节器
片重调节器

颗粒

出片　填充　压片

图 5-5 单冲压片机的结构和压片过程

动态示意图

单冲压片机为小型台式电动连续压片的机器，也可以手摇。由于单冲压片机压片时下冲固定不动，仅上冲运动加压。片剂单侧受压，从而受力不均匀，使得药片内部密度和硬度不均匀，并且其对药片施加的是瞬时压力，物料中的空气难以排尽，生产时噪音大，生产效率较低，容易产生松片、裂片等质量问题，不适合大规模生产。但单冲式压片机有结构简单、操作方便、价格低廉等优点，一般用于实验室试制和小批量生产等场合。

（二）旋转式多冲压片机

旋转式多冲压片机是由均匀分布于旋转转台的多副模具按一定轨迹做垂直往复运动的压片机器。旋转式压片机是一种连续操作的压片设备，基于单冲压片机的基本原理，变瞬时压力为持续且逐渐增减压力，从而提高了片剂的质量和产量，如图 5-6 所示。

旋转式多冲压片机按转台转速分，一般有中速（≤30r/min）、亚高速（≈40r/min）和高速（>50r/min）压片机三档；按转盘上的中模孔数，分 16 冲、19 冲、27 冲、33 冲、55 冲、75 冲等；按转盘旋转一周充填、压缩、出片等操作的次数，分单压、双压、三压等。旋转式多冲压片机主要优点有：饲粉方式合理，片重差异小；上、下冲同时加压，压力分布均匀；生产效率高等。

1. 主要结构　旋转式多冲压片机主要由动力部分、减速传动部分、工作部分（转盘、压轮、片重调节器、压力调节器、加料斗、月形栅式加料器（如图 5-7 所示）、吸尘器、保护装置）等组成。图 5-8 所示为旋转式多冲压片机的主要结构。转盘是核心部件，是一个可绕轴旋转的圆盘。转盘有上、中、下三层，中模以等距固定在中层环形模盘上，上冲及下冲分别安装在上、下冲转盘与中模相同的圆周等距布置的孔中，且可以靠固定在转盘上方及下方的导轨及压轮等作用上升或下降运动。此外，还有可绕自身轴线旋转的上、下压轮，以及片重调节器、出片调节器、加料器、刮料器等装置。

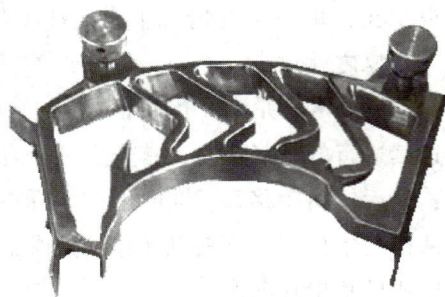

图 5-6　旋转式多冲压片机实物图　　　　图 5-7　月形栅式加料器

2. 工作原理　旋转式多冲压片机工作时，由转台的旋转带动多组冲模做顺时针旋转。物料由加料斗通过月形栅式加料器流入位于其下方旋转平台模圈的中模孔中。在转盘回转到压片部分时，上冲与下冲在两个压轮的作用下将物料压制成片。压片后，下冲上升将药片从中模孔内顶出，在转盘运转到加料器处靠加料器的圆弧形侧边推出转盘。每副冲模通过月形栅式加料器、上下导轨及上下压轮等机构而形成加料、充填、压片及出片等连续制片的工艺过程，如图 5-9 所示。

（三）高速旋转压片机

高速旋转压片机是转台中模孔中心点的最高线速度不低于 60m/min 的旋转式压片机。通常每台压片机有两套压轮和两套给料器，压力过载时能自动卸压。本机具有全封闭、压力大、噪声低、产量高、片剂质量好、生产效率高、润滑系统完善、操作自动化等特点，是片剂生产的主要机械设备，如图 5-10 所示。

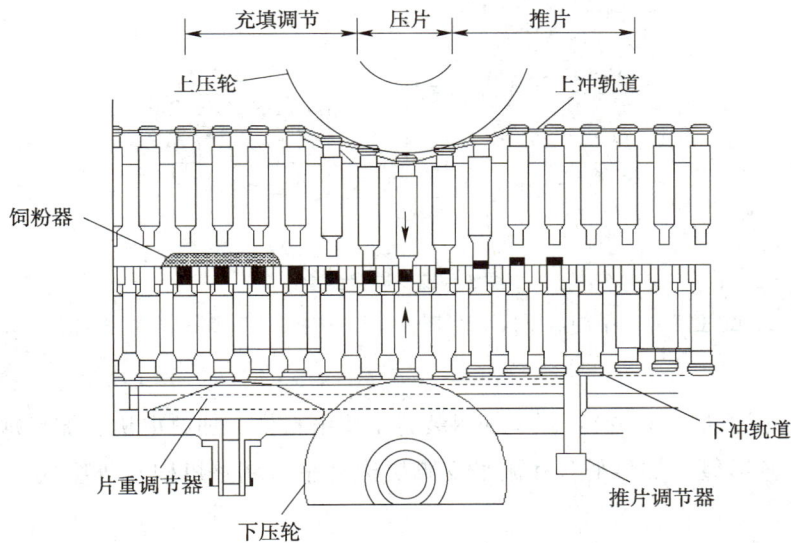

图5-8 旋转式多冲压片机结构示意图

图5-9 旋转式多冲压片机工作过程

动态示意图

1. 主要结构 高速旋转压片机系统由压片机主机、上料器、筛片机、吸尘器等组成，如图5-11所示。

压片机主机的上部分是完全密封的压片室，是完成整个压片工序的主要部分，包括冲压组合、给料系统、出片装置、吸尘系统等。压片室由顶板、盖板及有机玻璃门通过密封条完全密封，以防止外界的污染。压片机的下部装有主传动系统、润滑系统、液压系统、手轮调节机构等。其中冲压组合、给料系统和液压系统是高速压片机的重要组成部分。

（1）冲压组合：冲压组合包括冲盘（或转盘）组合、上下冲、冲模、上下预压轮、上下主压轮、填充装置、上导轨盘和下导轨凸轮等。上下冲和中模均布于冲盘组合的节圆上。冲盘组合分上、中、下三部分。如图 5－12 所示，上下冲头及中模分别安装在冲盘节圆的冲孔中，上冲由一个连续凸轮上导轨引导，下冲头由下凸轮导轨、填充导轨、计量导轨、出片导轨引导。上下冲导轨的尾部嵌在固定的曲线导轨上，当转盘旋转时，上下冲杆即随着曲线轨道做升降运动（上冲头端只有在预压和主压时才进入中模孔内，而下冲头端始终在中模孔内），通过上下压轮的挤压作用达到压片的目的。

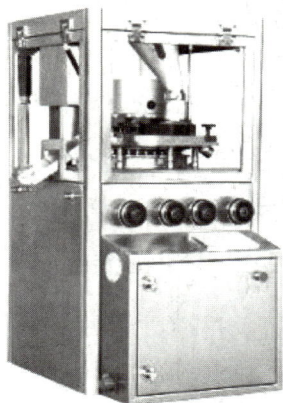

图 5－10　高速旋转压片机实物图

图 5－11　高速旋转压片机系统结构示意图

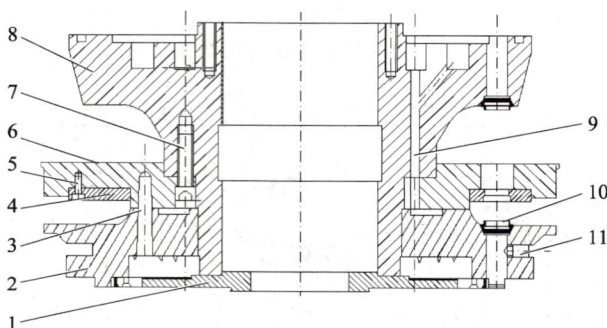

图 5－12　冲盘组合

1. 检测盘　2. 下冲盘　3. 圆柱销　4. 中冲盘压板　5. 螺钉　6. 中冲盘　7. 螺钉　8. 上冲盘　9. 润滑油线　10. 防油圈　11. 阻尼销

（2）给料系统（强迫加料装置）：强迫加料装置主要由料桶、加料电机、加料蜗轮减速器、万向联轴器、强迫加料器、连接管、加料平台和调平支脚机构（平台调整机构）等组成。其结构如图 5－13、图 5－14 所示。

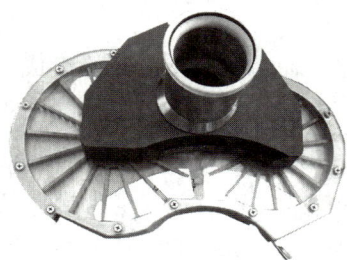

图 5－13　强迫加料器实物图

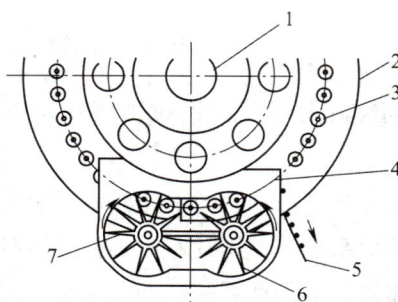

图 5－14　强迫加料结构示意图

1. 中心轴　2. 中冲盘　3. 中模　4. 强迫加料器
5. 出片板　6. 加料叶轮　7. 配料叶轮

如图 5 – 15 所示，加料电机和蜗轮减速器被安装在机器的上部，减速器的输出轴通过万向节驱动联轴器。联轴器与强迫加料器齿轮箱的输入轴连接，并带动齿轮转动。齿轮箱的下部有两个输出轴，分别装有两个叶轮，齿轮带动两个叶轮转动。加料器壳体底部有一个落料槽，该落料槽下部装有一个密封垫，并与中层转盘表面吻合，用于将加料器中的物料填入冲模。加料器落料槽前端装有两个收料刮板，用于回收中层转盘表面上的物料。密闭的两层双叶轮强迫加料，接近冲盘 1/4 的工作弧长，加大了药粉的填充能力，有效防止了颗粒的粗、细分离，从而解决了普通压片机靠重力下料不足、粉尘过多及交叉污染问题。加料电机采用变频调速且可随主电机转速的提高而自动提高。

（3）液压系统：液压系统的功能是提供预压力、主压力以及进行安全保护。其由液压泵站、蓄能器、液压油缸、压力传感器、单向节流阀、限压阀、电磁换向阀、单向阀、预压油缸、主压油缸和液压管路及接头等组成，如图 5 – 16 所示。

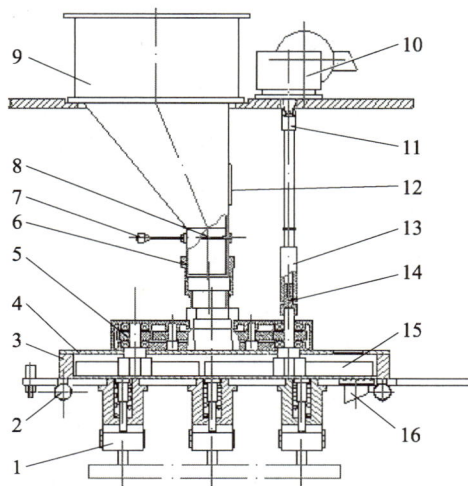

图 5 – 15　强迫加料装置结构图

1. 调平支脚　2. 压紧手柄　3. 加料器壳体　4. 加料器面板　5. 齿轮箱　6. 连接管　7. 阀门手柄　8. 碟形阀门　9. 料斗　10. 加料蜗轮减速电机　11. 万向联轴器　12. 视窗　13. 联轴器　14. 保护锁　15. 叶轮　16. 漏管

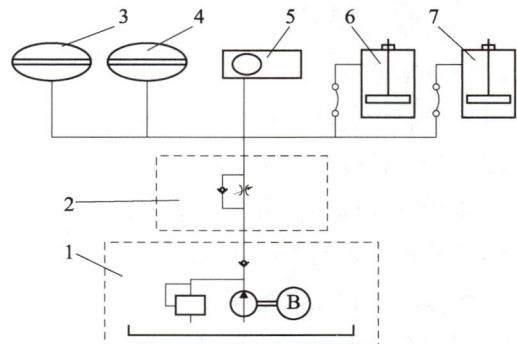

图 5 – 16　液压系统结构示意图

1. 液压泵站　2. 单向节流阀　3. 2#蓄能池　4. 1#蓄能池　5. 压力传感器　6. 主压油缸　7. 预压油缸

当系统压力超过安全阀的设定压力时，安全阀打开，系统中的液压油通过安全阀流回液压泵站，系统压力不再升高。当过载情况解除后，蓄能器重新将油注入油缸中，从而使系统回到原来状态。

2. 工作原理　高速旋转压片机工作时，主电机通过无级调速，并经蜗轮减速后带动冲盘逆时针旋转。冲盘的转动带动冲模一起旋转，并使上、下冲头沿固定的上下导轨做上、下相对运动，完成压片工作。颗粒经过加料装置、填充装置、预压装置、压片装置等机构完成加料、定量、预压、主压成型、出片等连续的工艺过程。图 5 – 17 所示为高速旋转压片机的一个工作循环周期。整个压片过程中，控制系统通过对压力信号的检测、传输、计算、处理等实现对片重的自动控制，废片自动剔除，以及自动采样、故障显示和打印各种统计数据。

三、旋转式多冲压片机操作

以 ZP – 35B 型旋转式多冲压片机为例。

图 5 - 17　高速旋转压片机工作流程

1. 下主压轮　2. 预压油缸　3. 下预压轮　4. 下冲保护导轨　5. 计量导轨　6. 充填导轨　7. 片剂　8. 出片导轨
9. 出片杆　10. 强迫加料器　11. 盖板　12. 上预压轮　13. 上主压轮

（一）开机前准备

1. 开机前检查

（1）检查设备状态标志是否符合要求。

（2）检查机器概况是否符合要求。

（3）检查冲模的质量是否符合要求。

（4）检查原料是否符合要求。

2. 机器的安装和调整

（1）冲模的安装：首先安装中模，再安装上冲和下冲。全套冲模安装完毕，转动手轮，使转台旋转 2 周，检查上下冲杆进入中模孔及在轨道上运行有无碰撞和是否卡阻。

（2）加料器的安装和调整：安装加料器组件，使加料器底面与转台工作面之间间隙为 0.05mm。调整刮粉板的高低，使底平面与转台工作面贴平，拧紧刮粉板上的螺钉。

（3）安装完毕，用手转动手轮，使转台旋转 1~2 圈，上下冲进出模圈孔及在导轨上的运行应灵活、无碰撞干涉。

（4）压片前调节药片重量或者药片厚度。

（二）开机和关机操作

（1）接通操作台左侧电源，面板上电源指示灯点亮，"压力/转速显示仪"显示压力支承力，转速显示 "0"，其余元件应无指示。

（2）连接好吸尘器接口，开启吸尘器。

（3）将颗粒加入斗内，用手转动转盘使颗粒填入模孔内。

（4）按下启动按钮，然后旋转变频调速电位器至低速。

（5）按增压（减压）按钮，反复升降压力，将管道中残余空气排出，根据生产工艺设定压片压力。

（6）根据出片的重量、厚度进行调节，使压出的片子符合工艺要求。

（7）旋动变频调速电位器把电机开到高速，进入正常生产。

（8）操作结束，料斗内所剩颗粒较少时，应降低车速，及时调整充填装置。料斗内接近无颗粒时，把变频电位器调至零位，然后关闭主电机。待机器完全停下后，把料斗内所余物料放出，盛入规定容器。

（9）卸掉液压压力、轮压力，关闭吸尘器。

（10）压片完成后，按《ZP-35B型旋转式压片机清洁规程》清洁、消毒设备。

（11）填写"设备运行记录"。

即学即练 5-1

安装加料器组件，调整加料器底面与转台工作面之间的间隙为（　　）。

A．0.02mm　　　　　B．0.03mm　　　　　C．0.04mm　　　　　D．0.05mm

（三）设备维护与保养

（1）拆卸压片机后，清洁加料器（刮粉板、刮片板拆除并清洁）、加料斗、落片装置、筛片机等。

（2）清洁上冲杆及防尘圈，清洁下冲杆，涂抹防锈油。

（3）整机清洁消毒，并检查各部件有无泄漏、松动或损坏。

（4）按照设定的工作时间和休止时间周期润滑。

（5）定期检查机件，每月1~2次，检查项目为蜗轮蜗杆、轴承、压轮曲轴、上下轨道等各活动部件是否转动灵活和其磨损情况，发现缺陷应及时修复。

（6）设备如停用时间较长，必须将冲模全部拆下，并清洁机器，机件的光面涂上防锈油，用布蓬罩好。

（7）保养后认真填写"设备检修记录"。

（四）常见故障及排除方法

旋转式多冲压片机常见故障、产生原因及排除方法见表5-2。

表 5-2　旋转式多冲压片机常见故障及排除方法

常见故障	原因	排除方法
机器不启动	故障灯亮表示有故障待处理	根据各灯显示故障分别给予维修
压力轮不转	1．润滑不足 2．轴承损坏	1．加润滑油 2．更换轴承
机器震动过大或有异常声音	1．车速过快 2．冲头没装好 3．塞冲 4．压力过大，压力轮不转	1．降低车速 2．重新装冲头 3．清理冲头，加润滑油 4．调低压力
上下压轮轴向窜动	1．压轮轴上圆螺母松脱 2．压轮内轴承磨损 3．压轮轴内侧轴端挡圈磨损	1．收紧圆螺母 2．停机调换轴承 3．调换轴端挡圈
片重差异	1．升降杆轴向窜动，引起计量不准，产生片重差异 2．加料器磨损或安装不对 3．冲模长短不一，冲头断裂 4．颗粒细粉太多或粗细差异大	1．检查蜗轮是否磨损，如有则应调换磨损零件 2．调整加料器或更换 3．检查上下冲杆总长，如超出公差范围，则更换冲模 4．改进制粒工艺，保证颗粒质量

续表

常见故障	原因	排除方法
黏冲或叠片	1. 冲头卷边或表面粗糙 2. 颗粒太湿	1. 停车逐个检查冲头，找出卷边冲头，抛光或更换 2. 更换干燥颗粒
松片	1. 压力偏小 2. 颗粒太干燥或黏合剂不当	1. 旋转压力调节手轮，增加压片力 2. 更换质量合格的颗粒
裂片	1. 压力过高 2. 冲模损坏 3. 颗粒质量不好	1. 降低主压力，加大或降低预压力，调至合适 2. 检查冲头及中模，是否有卷边、裂痕，若有则更换 3. 更换质量合格的颗粒
花斑	1. 油垢落进物料 2. 颗粒颜色不匀	1. 及时清理油垢 2. 更换质量合格的颗粒

（五）工序操作考核

压片生产工序操作考核项目见表5-3。

表5-3　压片生产工序操作考核标准

项目	技能要求	分值	自评	组评	师评
			考核得分		
零部件辨认	能正确辨认片剂生产设备零部件名称	10			
生产前检查	1. 按要求更衣 2. 检查环境、温度、相对湿度、储存间、操作间设备状态标识 3. 核对本次生产品种的品名、批号、规格、数量、质量，检查物料是否合格 4. 按规定程序对压片设备进行润滑、消毒	10			
压片过程	1. 按流程开机试机 2. 试压：点主机启动，试压一定数量片剂 3. 按流程关机	15			
质量控制	片重差异达到要求	15			
记录与状态标识	1. 生产记录完整、适时填写 2. 适时填写、悬挂、更换状态标识	20			
生产结束清场	1. 清理产品：交中间站 2. 清洁生产设备：顺序正确 3. 清洁工具和容器 4. 清洁场地	20			
其他	正确回答压片生产工序中常见的问题	10			
合计		100			

任务 5 – 3　包衣设备

PPT　精讲

一、设备概述

（一）包衣目的

包衣是压片工序之后常用的制剂工艺，是指在片芯的外表面包上一定厚度适宜材料的衣膜，使药物与外界隔离的操作。片剂包衣的主要目的如下。

（1）改善片剂的外观质量（尤其是中草药片剂）。

（2）保护药物不受光照、氧化、吸潮等影响，增强药物稳定性。

（3）掩盖药物苦味或不良气味，增加患者的顺应性。

（4）隔离药物的配伍禁忌。

（5）控制药物的释放部位及速度，如胃溶型、肠溶型、缓控释等。

包衣的种类主要有两大类，即糖衣和薄膜衣，其中薄膜衣又分为胃溶型、肠溶型和水不溶性三种。

（二）包衣方法

常用的包衣方法有滚转包衣法、流化床包衣法和压制包衣法等。

（三）常用包衣设备

包衣设备是指将素片包制成糖衣片或薄膜衣的设备。包衣设备分滚转包衣设备、流化床包衣设备和压制包衣设备三类。滚转包衣设备常见有普通包衣机和高效包衣机两种。

二、常用设备

（一）普通包衣机

普通包衣机又称为荸荠式包衣机、糖衣锅，可用于包糖衣、薄膜衣和肠溶衣，是最基本的滚转式包衣设备，如图 5 – 18 所示。

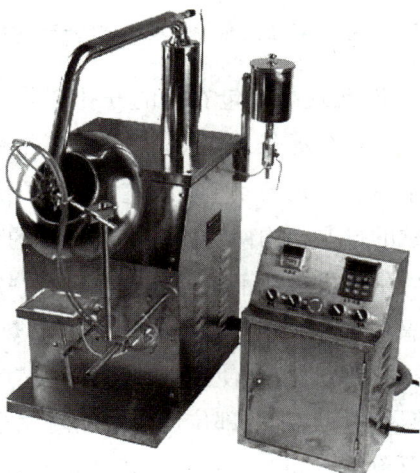

操作视频

图 5 – 18　普通包衣机实物图

普通包衣机主要由包衣锅、动力系统、加热系统、排风或吸尘系统组成。包衣锅一般用不锈钢或紫铜衬锡等性质稳定并有良好导热性的材料制成。常见形状有荸荠形和莲蓬形。片剂包衣采用荸荠形为宜，微丸包衣则用莲蓬形较佳。

包衣时，将片芯放入不断翻滚的包衣锅内，多次喷洒包衣液，经预热的热空气连续吹入包衣锅，这样边包层边加热使之干燥。必要时，可打开辅助加热器，以保持锅内温度，提高干燥速度，这样就使衣料在片剂表面不断沉积成膜层，当包衣达到规定的质量要求，即可停机后出料。

普通包衣机的缺点是间歇操作、劳动强度大、生产周期长，且包衣厚薄不均，片剂质量也难均一。

（二）高效包衣机

高效包衣机是对中西药片芯外表面包制薄膜衣和糖衣等的包衣设备。根据锅体结构的不同，高效包衣机可分为网孔式、间隔网孔式和无孔式三类。其中网孔式和间隔网孔式高效包衣机统称为有孔高效包衣机。

1. 网孔式高效包衣机 网孔式高效包衣机如图 5-19 所示。包衣锅整个圆周都带有圆孔，经过滤并加热的空气从包衣锅的右上部通过网孔进入锅内，热空气穿过运动状态的片芯间隙，穿过锅底下部的网孔后经排风管排出。图中热空气的流向为右上角进入、左下角排出，这种称为直流式。热空气的流向也可以是逆向的，即从左下角进入、右上角排出，称为反流式。这两种方式使片芯分别处于"紧密"和"疏松"的状态，可根据品种不同进行选择。

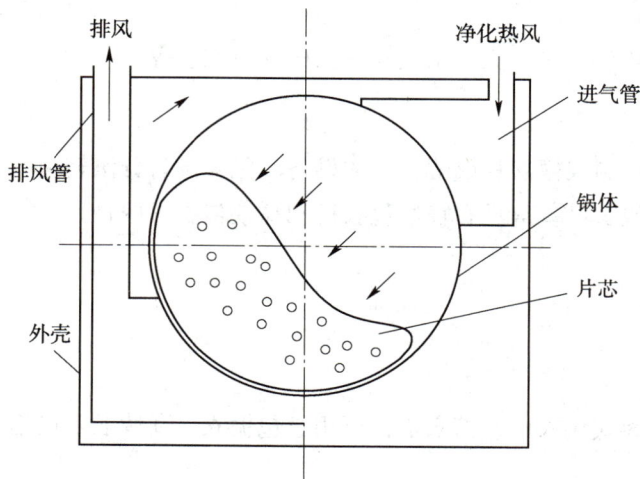

图 5-19 网孔式高效包衣机结构示意图

2. 间隔网孔式高效包衣机 间隔网孔式高效包衣机的开孔部分不是整个圆周，而是沿圆周的几个等分的区域，如图 5-20 所示。图中是 4 个等分，即每隔 90° 开一个网孔区域，并与四个风管连接。工作时风管与锅体一起转动，由于 4 个风管分别与 4 个风门连通，风门旋转时分别间隔地被出风口接通每一管道而达到排湿的效果。这种间歇的排湿结构使锅体减少了打孔的范围，减轻了工作量。同时热量也得到充分利用，节约能量。不足之处是风机负载不均匀，对风机有一定的影响。

3. 无孔式高效包衣机 无孔式高效包衣机的锅体没有圆孔，其热交换主要通过以下两种形式实现：①将布满小孔的 2~3 个吸气桨叶浸没在片芯内，使热空气穿过片芯间隙后再穿过桨叶小孔进入吸气管道内被排出（图 5-21 所示）；②热风由旋转轴的部位进入锅体内，然后穿过运动的片芯层，通过锅体下部两侧而被排出（图 5-22 所示）。无孔包衣机与有孔包衣机的包衣效果相同，并且无孔包衣机的锅体表面平整、光洁，对物料无损伤，锅体无孔加工更容易。其不仅适用于片剂包衣，还可用于微丸包衣。

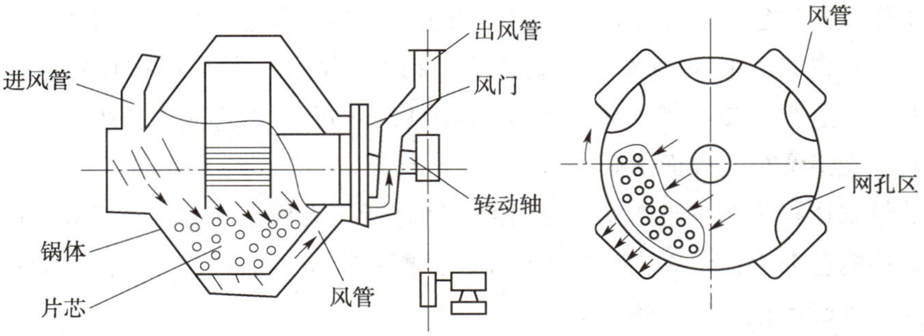

图 5 - 20　间隔网孔式高效包衣机结构示意图

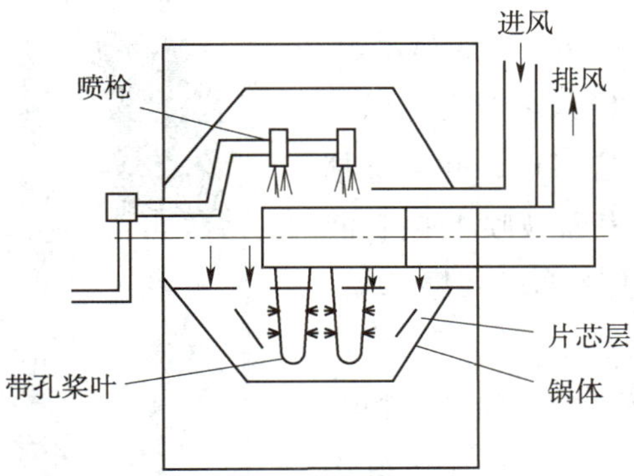

图 5 - 21　无孔式高效包衣机结构示意图

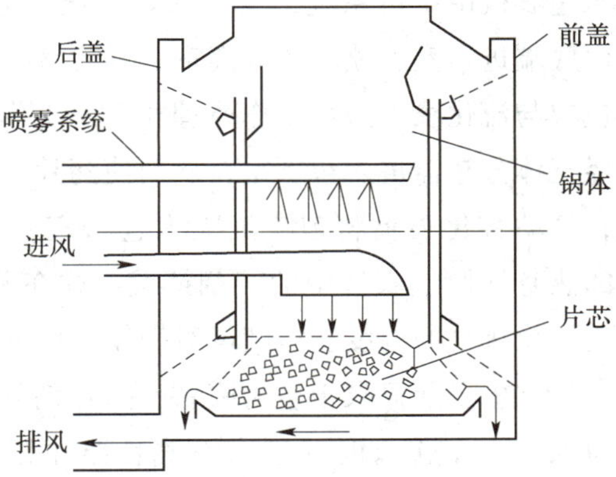

图 5 - 22　新颖无孔式高效包衣机结构示意图

4. 高效包衣机成套设备　高效包衣机成套设备主要由主机（包衣锅）、送风系统、排风系统、喷雾输液系统及程序控制系统等部件组成。主机由外壳、转锅和传动装置组成。如图 5 - 23、图 5 - 24 所示。

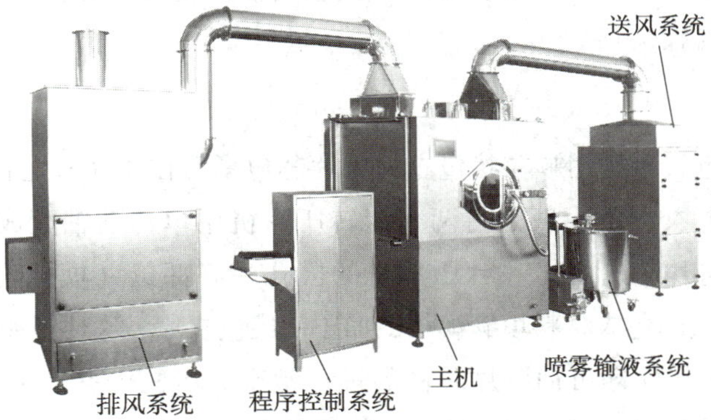

图 5 - 23　高效包衣机成套设备实物图

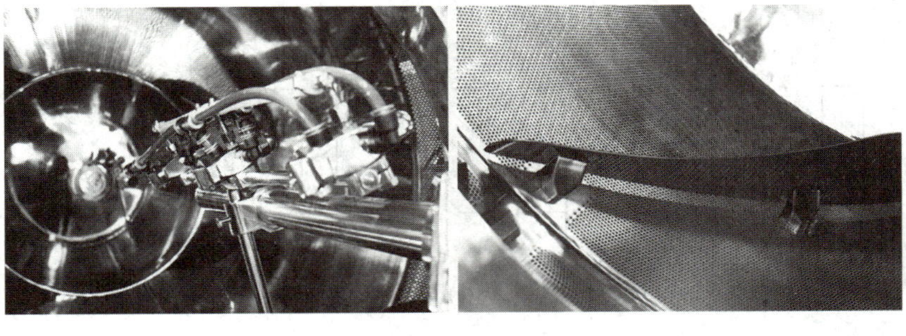

动态示意图

图 5 - 24　高效包衣机转锅实物图

高效包衣机工作时，被包衣的片芯在包衣主机的包衣滚筒内做连续复杂的轨迹运动。包衣介质经过蠕动泵和有气喷枪（或滴管）自动地喷洒（或滴流）在片芯表面，热风柜按设定的程序和温度向片床供给洁净的热风对药片进行干燥，热风穿过片芯间隙及底部筛孔，由排风柜把废气排出，使片芯表面快速形成坚固、细密、光滑圆整的表面薄膜。

高效包衣机的包衣过程是在主机内完全密闭的空间进行，无粉尘飞散，生产效率高，耗能低；不仅能完成薄膜包衣，还能包糖衣；包衣生产自动控制，并配备在位清洗系统，操作方便；包衣锅还设有系统故障自诊断功能，可确保包衣生产的安全。

（三）流化床包衣机

流化床包衣机由主机系统、空气加热系统、空气过滤系统、排送风系统、雾化系统、控制系统组成。主机由底端进风室、喷嘴、分离室、过滤室组成。如图5-25所示。

流化包衣与流化喷雾造粒工作原理相近。工作时，经预热的空气以一定的速度经气体分布器进入包衣室，从而使药片悬浮于空气中，并上下翻动。随后，气动雾化喷嘴将包衣液喷入包衣室。药片表面被喷上包衣液后，周围的热空气使包衣液中的溶剂挥发，并在药片表面形成一层薄膜。控制预热空气及排气的温度和湿度可对操作过程进行控制。

流化床包衣机目前只限于包薄膜衣，除片剂外，微丸剂、粉末、颗粒剂等也可包衣。由于包衣时片剂由空气悬浮并翻动，衣料在片面包覆均匀，对包衣片剂的硬度要求也低于普通包衣锅包衣。流化包衣的优点：①包衣速度快，不受药片形状限制；②喷雾区域粒子浓度低，速度大，不易粘连，适合于小粒子包衣；③可制成均匀、圆滑的包衣膜。但包衣层较薄，且药物做悬浮运动时碰撞较强烈，外衣易碎，颜色欠佳，设备的容积效率低，大型机的放大有困难。

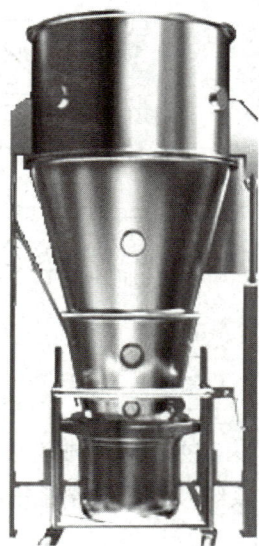

图5-25　流化床包衣机实物图

（四）压制包衣设备

压制法包衣又称干法包衣，是用颗粒状包衣材将片芯包裹后在压片机上直接压制成型。压制包衣过程如图5-26所示。压制包衣设备一般是将两台旋转压片机用单传动轴配成套，第一台专用于压制片芯，然后由特制的传动器将片芯送至另一台压片机的模孔中心部位（模孔已填入适量包衣材料作为底层），然后在片芯上覆盖适量的包衣材料填满模孔，加压制成包衣片。这种压片机的速度通常为8~9片/s，在机器运转中，不需要中断操作即可抽取片芯样品进行检查。本机优点是生产流程短、自动化程度高，可适用于对湿热敏感药物的包衣，可压制肠溶片。缺点是包衣层机械强度低，透气性、透湿性较高，且对设备的精度要求较高。

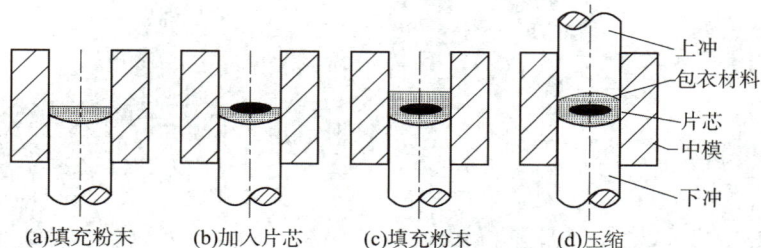

(a)填充粉末　　(b)加入片芯　　(c)填充粉末　　(d)压缩

图5-26　压制包衣过程示意图

三、高效包衣机操作

以下内容以 BG150F 型高效包衣机为例。

（一）开机前准备

（1）检查机器各部件是否符合要求，按《高效包衣机消毒规程》进行消毒。

（2）开启总电源，检查主机及各系统能否正常运转。

（3）安装蠕动泵管道。

（4）装喷雾管道部件，连接主管道。

（5）调整喷雾模式。

（二）开机和关机操作

（1）进料：待进风温度显示为 45~60℃ 时，打开锅门，将需要包衣的基片倒入锅内。

（2）将旋转臂连同喷雾管道及喷枪转入包衣滚筒内。

（3）开启包衣锅"转动"按钮，将包衣锅调节至规定转速，把调试好的喷枪推入包衣锅内，将其固定在包衣锅壁上，关严锅门，开启蠕动泵，进行包衣。

（4）包衣需 45~60 分钟，待基片表面有薄薄一层包衣料时，将包衣锅转速调节至 3.8~4.2r/min。当包衣料包完一半时，将包衣锅转速调节至 4.8~5.2r/min。

（5）待包衣料喷完后，先将蠕动泵关掉，把喷枪从锅内拿出，将锅速调至 2.5~3.2r/min，保持进风温度对片床进行干燥。

（6）操作完毕后，关闭电源，按清洁操作规程对设备进行清洁。

即学即练 5-2

包衣生产中，当包衣料包完一半时，将包衣锅转速调节至（　　　）。

A. 2.5~3.2r/min　　　B. 3.8~4.2r/min　　　C. 4.8~5.2r/min　　　D. 5.8~6.2r/min

答案解析

（三）设备维护与保养

（1）包衣机滚筒转速是无级调节的，主电机不转动时，绝对不准转动调速手轮，否则会损坏变速机构。

（2）主机减速应每月检查一次，润滑情况，缺油、漏油时应及时补足。

（3）检查蠕动泵轴承是否运转灵活，是否缺油，硅胶管与泵壳之间应加硅油润滑。

（4）喷枪组件在安装或清洗时应轻拿轻放，以防损坏。

（5）初、中、高效过滤器参照《空调系统初效、中效、亚高效、高效过滤器清洁更换 SOP》执行。

（四）常见故障及排除方法

高效包衣机常见故障、产生原因及排除方法见表 5-4 所示。

表 5-4 高效包衣机常见故障及排除方法

常 见 故 障	原 因	排 除 方 法
机座产生较大震动	1. 电机紧固螺栓松动 2. 减速机紧固螺栓松动 3. 电机与减速机之间的联轴节位置调整不正确	1. 拧紧电机螺栓 2. 拧紧减速机螺栓 3. 调整对正联轴节
负压过低或没有负压	1. 风门位置变动 2. 排风管路堵塞 3. 除尘过滤器堵塞 4. 软连接风管漏风	1. 重新调整风门位置 2. 清理排风管路 3. 清理或更换除尘过滤器 4. 修理或更换软连接风管
压缩空气压力报警	1. 供气压力不足 2. 调整压力过低 3. 设定压力过高	1. 提高供气压力 2. 重新调整各气路压力 3. 调整压力继电器设定压力
蠕动泵开启后打不出液	1. 硅胶管安装位置不正确或破裂 2. 泵座位置不正确 3. 泵车上管接头密封不严	1. 更换硅胶管，调整位置 2. 调整泵座位置，拧紧螺帽 3. 接头加密封胶带
喷枪不喷雾	1. 信号空气开关没打开或信号气太小 2. 喷枪针阀没有打开 3. 喷枪内枪针密封圈损坏	1. 打开信号空气开关或加大信号气 2. 检查或更换弹簧 3. 更换密封圈

（五）工序操作考核

包衣工序操作考核项目见表 5-5。

表 5-5 包衣生产工序操作考核标准

项 目	技 能 要 求	考核得分			
		分值	自评	组评	师评
零部件辨认	能正确辨认包衣生产设备零部件名称	10			
生产前检查	环境、温度、相对湿度、储存间、操作间设备状态标识	10			
生产	1. 正确安装设备各部件，在通电后设备能正常运行 2. 按照操作规程进行生产	15			
质量控制	片重差异达到要求	15			
记录与状态标识	1. 生产记录完整、适时填写 2. 适时填写、悬挂、更换状态标识	20			
生产结束清场	1. 清理产品：交中间站 2. 清洁生产设备：顺序正确 3. 清洁工具和容器 4. 清洁场地	20			
其他	正确回答包衣生产工序中常见的问题	10			
合计		100			

答案解析

目标检测

一、单项选择题

1. 下列关于片剂的叙述错误的是（　　）

 A. 片剂为药物粉末（或颗粒）加压而制得的固体制剂

 B. 片剂的生产机械化、自动化程度较高

 C. 片剂的生产成本及售价较高

 D. 片剂运输、贮存、携带及应用方便

2. 片剂的生产过程不包括（　　）

 A. 制粒   B. 压片   C. 灌装   D. 包衣

3. 关于压片机的冲模结构说法不正确的是（　　）

 A. 上冲   B. 中冲   C. 中模   D. 下冲

4. 片剂的制备方法不包括（　　）

 A. 湿法制粒压片法   B. 干法制粒压片法

 C. 粉末直接压片法   D. 混合压片法

5. 以下哪个不是压片质量控制项目（　　）

 A. 硬度   B. 脆碎度   C. 溶解度   D. 片重差异

6. 单冲压片机的结构不包括（　　）

 A. 冲模   B. 加料机构   C. 压力调节机构   D. 排风机构

7. 下列不属于旋转式压片机压片过程的是（　　）

 A. 填充   B. 压片   C. 干燥   D. 出片

8. 以下不属于旋转式压片机组成部件的是（　　）

 A. 上转盘   B. 下压轮   C. 加料斗   D. 喷嘴

9. 高速压片机是通过以下哪种方式来实现高速压片工艺（　　）

 A. 二次加压   B. 压力安全保护装置

 C. 自动润滑   D. 单片剔废装置

10. 高速压片机的工艺流程不包括（　　）

 A. 加料   B. 加热   C. 预压   D. 主压成型

11. 高速旋转压片机通常采用的加料器是（　　）

 A. 月形栅式加料器   B. 强迫式加料器

 C. 主动式加料器   D. 全自动加料器

12. 高速压片机压片时，片剂的硬度越大是由于（　　）

 A. 上、下压轮的距离越大   B. 填充轨位置越高

 C. 上、下压轮的距离越小   D. 填充轨位置越低

13. 不会造成片重差异超限的原因是（　　）

 A. 颗粒过硬   B. 颗粒细粉太多或粗细差异大

C. 冲模长短不一   D. 加料器磨损或安装不对

14. 冲头表面粗糙将主要造成片剂的 （　　　）

     A. 黏冲   B. 硬度不够   C. 崩解迟缓   D. 裂片

15. 包衣的方法不包括 （　　　）

     A. 滚转包衣法   B. 流化包衣法   C. 压制包衣法   D. 高效包衣法

16. 高效包衣机中由中效和高效过滤器、预热器组成的系统是 （　　　）

     A. 喷雾输液系统   B. 送风系统   C. 排风系统   D. 程序控制

17. 根据锅型的不同，高效包衣机的类型不包括 （　　　）

     A. 荸荠式   B. 无孔式   C. 网孔式   D. 间隔网孔式

18. 高效包衣机成套设备不包括 （　　　）

     A. 包衣锅   B. 送风系统   C. 排风系统   D. 冷却水循环系统

19. 关于高效包衣机的特点，不正确的是 （　　　）

     A. 密闭生产，无粉尘飞散   B. 只能包薄膜衣

     C. 在位清洗系统   D. 系统故障自诊断功能

20. 流化床包衣机主要结构不包括 （　　　）

     A. 主机系统   B. 空气过滤系统   C. 雾化系统   D. 滑动阀

二、实例分析

1. 某员工在使用高速旋转式压片机压片的过程中出现黏冲现象，请分析出现问题的原因，并提出具体解决方案。

2. 某厂在使用高效包衣机生产过程中，蠕动泵开启后打不出液，请分析出现问题的原因，并提出具体解决方案。

书网融合……

知识回顾   习题

（庞心宇）

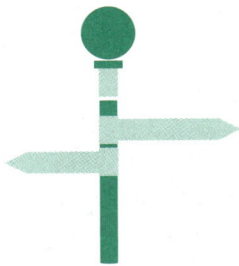

"丸散膏丹"作为我国传统中药固体剂型，排在前列的就是丸剂，在治疗慢性病及养生方面，丸剂应用非常广泛。传统的手工制丸法存在耗时长、产量低、微生物超标等问题，那么随着科技的进步，现代大生产中会用到哪些设备呢？药材该如何进行前处理呢？常用的生产设备特点有哪些？又该如何应用呢？

本单元主要介绍中药前处理和丸剂的生产工艺、工序质量控制点、制丸设备的基本原理及日常维护保养，以及 CY - 900 型炒药机、TQ - 500 型中药多功能提取罐、YUJ - 17BL 型炼药制丸机等设备的操作与维护。

学习目标

1. **掌握**　丸剂基本生产工艺流程及生产工序质量控制点。
2. **熟悉**　常见中药前处理和丸剂生产设备的基本原理、主要结构；中药前处理和丸剂生产设备的正确操作与使用；中药前处理和丸剂设备的日常维护与保养。
3. **了解**　中药前处理和丸剂生产过程的相关 SOP。

任务 6 - 1　丸剂生产工艺

PPT　　精讲

一、生产工艺

丸剂系指原料药物与适宜的辅料制成的球形或类球形固体制剂。中药丸剂包括蜜丸、水蜜丸、水丸、糊丸、蜡丸、浓缩丸和滴丸等，化学药丸包括滴丸、糖丸等。现代制药企业生产丸剂的主要方法有塑制法、泛制法和滴制法等。

(一) 塑制法丸剂生产工艺

塑制法系指药材细粉加适宜的黏合剂，混合均匀，制成软硬适宜、可塑性较好的丸块，再依次制丸条、分粒、搓圆而成丸粒的一种制丸方法。该法主要生产设备为多功能制丸机组，可用于蜜丸、水蜜丸、浓缩丸、糊丸、蜡丸等生产。塑制法生产工艺流程如图 6 - 1 所示。

(二) 泛制法丸剂生产工艺

泛制法系指在转动的适宜的容器或机械中，将药材细粉与赋形剂交替润湿、撒布，不断翻滚，逐渐增大的一种制丸方法。该法常选用包衣机和滚圆机等设备操作，可用于水丸、水蜜丸、糊丸、浓缩丸等生产。泛制法生产工艺流程如图 6-2 所示。

图 6-1　丸剂（塑制法）生产工艺流程图

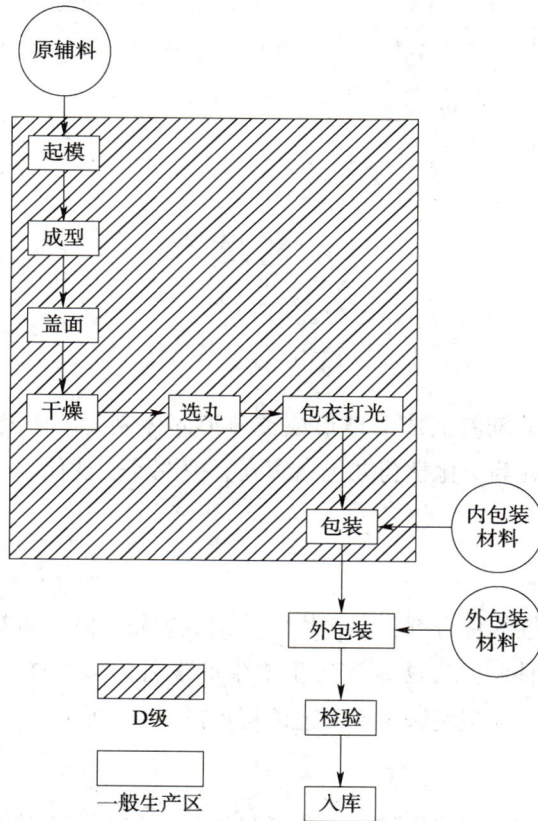

图 6-2　丸剂（泛制法）生产工艺流程图

（三）滴制法丸剂生产工艺

滴制法系指药材或药材中提取的有效成分或化学物质与水溶性基质、非水溶性基质制成溶液或混悬液，滴入一种与之不相混溶的液体冷凝剂中冷凝而成丸粒的一种制丸方法，该法常用于滴丸的制备。滴制法生产工艺流程如图6-3所示。

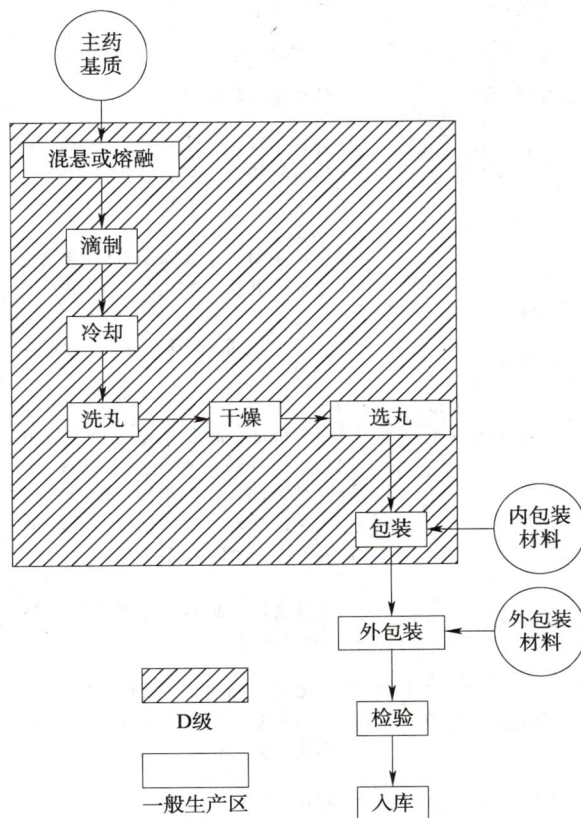

图6-3 丸剂（滴制法）生产工艺流程图

二、工序质量控制点

丸剂的生产工序包括配料、粉碎、制丸、干燥、选丸、包衣、检验、包装。结合丸剂生产工序，对丸剂质量进行监控，具体如表6-1所示。

表6-1 丸剂的工序与质量控制点

工　序	质量控制点	质量控制项目	频　次
称量配料	净料	品名、数量、规格等与配方完全相符，有合格证	每批次
粉碎	细度	100目以上	每批次
	均匀度	色泽均一、无花斑、色斑	每批次
	菌检	符合药品内控标准	每批次
泛制法制丸	起模	粉细度、丸模规格	随时
	成型	卫生、药丸直径、圆整度	定时

续表

工　序	质量控制点	质量控制项目	频　次
塑制法制丸	湿丸	均匀细腻、软硬适中；质量鉴别符合标准要求；外观圆球形、完整、均匀；重量差异符合要求	3～4次/班
滴制法制丸	滴丸外形	是否圆整，有无粘连、拖尾	随时
	滴丸丸重	丸重符合标准要求	随时
	溶散时限	符合规范要求	定时
干燥	干丸	外观圆球形，水分符合要求，干燥时间符合要求，溶散时限符合要求	每班次
选丸	干丸	外观圆球形，表面光滑、完整、均匀；重量符合产品工艺要求	每班次
包衣	成品丸	性状，丸重差异，水分，崩解时限	批次
分装	药瓶	有合格证；品名数量与领料单相符；外观贴签端正，位置规范，粘贴牢固，封口牢固；打码字迹工整，准确，清晰，规范；装量差异不少于标示量的95%	每件
外包装	外包材	有合格证，品名数量规格与领料单相符	每件
	彩印盒	装量符合要求；外观盒体方正，封口平整，贴签正中牢固；打码字迹工整、清晰、正确、规范	随时
	纸箱	装量、外观、打字	随时
	箱体	规范性：指定位置两道包装带；牢固性：手提无脱胶现象	随时

三、主要设备

1. 制丸设备　常用的制丸设备有制丸机、滴丸机等，配套设施有滚筒式丸粒筛选机、选丸机、丸粒干燥机，其中泛制法常选用包衣机和离心滚圆机等设备。

2. 干燥设备　常用的丸剂干燥设备有微波干燥机、真空干燥箱等。

3. 包衣设备　常用的包衣设备有包衣机。

任务6-2　中药炮制设备

PPT　　精讲

一、设备概述

中药炮制是根据中医药理论，依照辨证施治用药的需要和药物自身的性质，以及调剂、制剂的不同要求，所采取的一项制药技术。中药炮制是我国特有的，是在历代中医药长期医疗实践中产生，并不断积累和发展起来的。中药炮制的目的是使药物洁净、便于服用；消除或减少药物的毒性、烈性和副作用；改变药物的性能；便于制剂和贮藏。用于炮制的中药饮片有生品和各种制品，净选后的中药材进行软化，再切成片、丝、段、块等切制品，一般称为生品；将净药材或生品经炒制、烫制、煨制、煅制等工序或加入液态辅料（如黄酒、米醋、盐水、姜汁、蜂蜜、羊脂油等）使渗入组织内部，再经炒制、蒸制、煮制等所得饮片称为制品，如麸炒山药、酒制大黄、醋制延胡索等。对天然药用动植物进行净选、洗涤、软化、切制、炮炙等方法制取饮片的机械统称为中药饮片炮制设备。生产中常将其分为中药净制设备、软化设备、切药设备、炮制设备。

1. 净选设备 常见有变频立式风选机、滚筒式洗药机、转鼓式洗药机等设备。

2. 软化设备 常见有真空润药机、减压冷浸润药机、加压冷浸软化机、真空加温润药机等设备。

3. 切制设备 常见有旋转式切药机、往复式切药机、转盘式切药机等设备。

4. 炮制设备 常见有电热炒药机、滚筒式炒药机、红外线中药炒药机、电子数控炒药机、中药电脑炒药机、中药微机程控炒药机和中药微机程控煅炉等设备。

二、常用设备

（一）变频立式风选机

变频立式风选机由送风管、输送机、震动送料器、收料斗等部分组成，结构如图6-4所示。其原理是风机产生的气流匀速进入倾斜的立式风管，物料经输送机、震动送料器在风管中部落下，重物在风管底部排出，轻物被气流带至风选箱，经分级后排出。风选机械主要用于质量和体形相差较大的物料的分离，尤其适用于同体形且质量差异大的物料，不但可以去除杂质，还可以按体形大小进行分级。主要用于种子、果实类药材中杂质的去除，例如王不留行、莱菔子、决明子、浮小麦等。

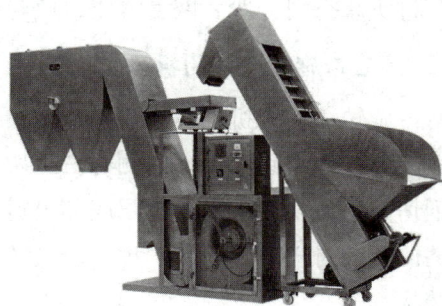

图6-4 变频立式风选机实物图

（二）滚筒式洗药机

滚筒式洗药机由回转滚筒、电动机、导轮、冲洗管、防护罩、水泵等组成，如图6-5、图6-6所示。其工作时将原药材从加料槽加入，使其运转至内部带有筛孔的回转滚筒内，在滚筒正向回转时与高压水泵喷淋水产生相对运动，吸附在药材上的杂质随水经筛孔排出，可根据排水口处水的澄明度判断清洗程度。达到清洗程度后，使滚筒反向转动，此时滚筒内的内螺旋导板推动洗净后的药材从另一端排出。本机结构简单，操作方便，使用较广泛，可实行连续生产、自动出料，对特殊品种可反复倒顺洗至洁净。适用于2mm以上的根茎类、皮类、种子类、果实类、贝壳类、矿物类、菌藻类的清洗。

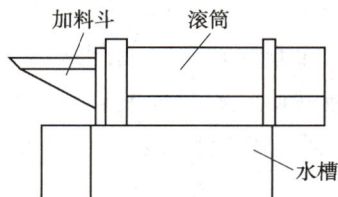

图6-5 滚筒式洗药机结构图　　图6-6 滚筒式洗药机实物图

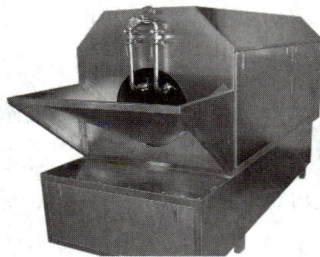

（三）履带式洗药机

履带式洗药机是利用运动的履带将置于其上的药材用高压水喷射，而将药材洗净。此设备适用于较长长度的药材清洗。

（四）刮板式洗药机

刮板式洗药机是利用三套旋转的刮板，将置于浸入水槽内的弧形滤板上的药材搅拌，并推向前进。杂质通过弧形滤板的筛孔落于槽底。由于刮板与弧形滤板之间有一定的间隙，故本机不能洗涤小于20mm 的颗粒药材。

（五）真空加温润药机

真空加温润药机是利用真空泵抽真空至规定程度，使药材组织内的空气被抽出，负压状态下放入蒸汽，使温度逐步上升至规定范围，关闭蒸汽，根据药材性质保温一定时间，即可达到润制程度。

（六）减压冷浸润药机

将洗净的药材置于设备内，密闭抽真空至规定真空度，使容器与药材组织间隙内气体被抽出，注水浸没药材一定时间，根据药材与设备内存在的压差，使水迅速进入处于高真空下的药材，水分即刻充满药材所有空间，然后恢复常压，使药材在低含水量的情况下，快速均匀软化。

（七）旋转式切药机

旋转式切药机由载物盘、皮带轮、变速箱、履带、刀盘等结构组成，其工作时药材由履带压紧并传送至刀盘处，圆形刀盘内侧有三片切刀。切刀前侧有一固定的方形开口的刀门。当药材经过刀门时，受到切刀的截切，成品由护罩底部出料。切片厚度由履带传送速度及刀盘旋转速度配合调节。本机适用范围广泛，对根、茎、叶、皮、块状及果实类药物有良好的适应性，但不宜切制坚硬、球状及黏性较大的药物。

（八）往复式切药机

往复式切药机由加料盘、传送带、压辊、刀片、曲轴、皮带轮、变速箱、机座等组成，刀架通过连杆与曲轴相连，如图6-7所示。其工作时采用特制的输送带和压料机构将物料按设定的距离做步进移动，直线运动的切刀机构在输送带上切断物料。可切制0.7~20mm 范围内多角形颗粒饮片和0.7~60mm 范围内片、段、条等一般饮片。常用于切制加工叶、皮、藤、根、草、花类和大部分果实、种子类药材。

（九）炒药机

大部分中药材在净选、切制等处理后都要进行清炒法、加辅料炒法或炙法等操作，此操作多借助于炒药机完成。炒药机有卧式滚筒炒药机和立式平底搅拌炒药机，目前生产中多用卧式滚筒炒药机，其由炒药滚筒、动力装置及热源装置等部分组成，如图6-8所示。操作时，将药材通过上料口加入，盖好筒盖板。启动滚筒，借动力装置滚筒做顺时针方向转动，使筒壁均匀受热，滚筒内壁的炒板会把药材翻动。当药材炒到规定程度时，打开盖板，使滚筒反向旋转，即可使药材沿着炒板倾斜方向由出料口倾出。本机机械性能稳定，炒药筒转速采用电磁调速控制，维修操作方便，备有送风、除尘、除烟等装置，能较好控制火力，可用于饮片的炒黄、炒焦、炒炭、砂炒、麸炒、酒炙、醋炙、蜜炙等操作。

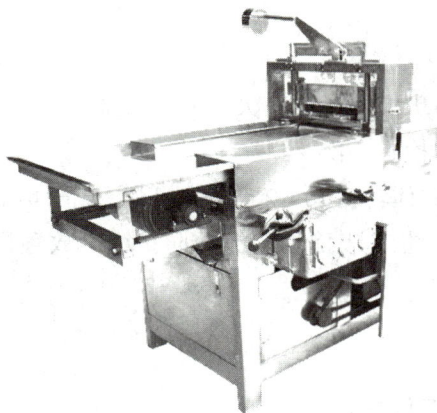

图 6-7　直线往复式切药机实物图　　　图 6-8　滚筒式炒药机实物图

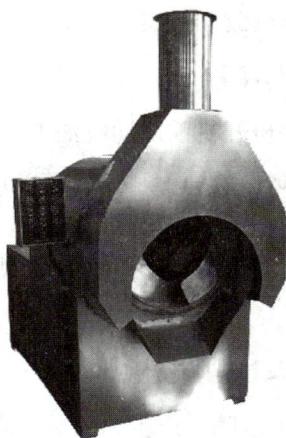

三、炒药机操作

以下内容以 CY-900 型炒药机为例。

（一）开机前准备

（1）检查设备是否有合格待用的状态标志。

（2）检查电器设备是否有漏电现象，电动机是否有受潮现象。

（3）检查润滑凸轮、导柱是否需上润滑油。

（4）仔细检查所有紧固件是否完全紧固。

（5）试开机运行，确定炒药机运行无松动、无障碍现象。

（二）开机和关机操作

（1）打开电源，启动锅体正转按钮。

（2）接通电源，红灯亮。然后把温控旋钮放于 AB 手动位置，先起动 A 或 B，或者同时起动，同时预热。然后按下主机正转按钮。如用温度自动控制，可把其中一组电加热（如 A 或 B）的温控按钮放于自控位置，设定温度，加热自动完成。

（3）当锅体达到预定温度后，将上部进料口打开，把药物或辅料根据其性能和炮炙要求，按先后次序倒入锅体（不超过锅体容积 1/3），同时调节风量大小并控制炉膛温度。

（4）药物炒好后，关闭加热电源，同时将锅体反转，倒出药物并将炒好的药物筛去灰屑，放凉，确认无暗火后，将其装入洁净容器。

（5）药物倒出后，立即将锅体正转，同时将炉渣清出炉膛外，再将锅体旋转 10~20 分钟后方可停车。

（6）待锅体冷却后，开始清扫锅体，打扫卫生，清场。按炒药机清洁规程对炒药机进行清洁。

（三）操作注意事项

（1）使用前应进行一次空运转试车，确保空转试车时无异响、无部件松动方可使用。

（2）严防金属物或石块等杂物混入物料。

（3）炒药过程中如有异常情况，应停机检查，排除故障，绝不可勉强使用。

（4）禁止一切异物放在机器上。

（四）设备维护与保养

（1）一般机件每班开机前加润滑油1次，滚轮每班加润滑油一次，齿轮箱每6个月换润滑油1次。

（2）每月检查机件一次；每班使用后对机器整体检查一次。

（3）完成生产后，应及时关闭加热电源，并保持锅体转动10～20分钟，以防止锅体局部受热而变形。

（4）如机器长时间停用，需将机身擦拭干净，并在其表面均匀涂抹防护油。放置机器的操作室内应保持洁净。

（五）常见故障及排除方法

CY型炒药机常见故障、产生原因及排除方法见表6-2。

表6-2　CY型炒药机常见故障及排除方法

常见故障	原因	排除方法
温度过高或过低	温度仪或热电偶损坏	更换温度仪或热电偶
锅体不转动	主轴损坏或电机损坏	更换主轴或电机
锅体转动时有摩擦杂音	主轴磨损或缺少润滑油	更换主轴或加润滑油

（六）工序操作考核

中药炮制工序操作考核项目见表6-3。

表6-3　中药炮制工序操作考核标准

项目	技能要求	考核得分			
		分值	自评	组评	师评
零部件辨认	能正确辨认炒药机零部件名称	10			
生产前检查	1. 能辨别操作间的状态标识并填写相关文件 2. 会检查操作间的环境温度、压力、相对湿度以及水、电、气等状态是否正常	10			
安装、检查	1. 接好炒药机除烟装置 2. 接通电源，空机试运行	10			
生产	1. 能正确安装设备各部件，在通电后设备能正常运行 2. 能准确称量药材 3. 能正确确定辅料用量	15			
质量控制	炒药炮制品收得率95%～100%	5			
记录与状态标识	1. 生产记录完整、适时填写 2. 适时填写、悬挂、更换状态标识	20			
生产结束清场	1. 清理产品：交中间站 2. 清洁生产设备：顺序正确 3. 清洁工具和容器 4. 清洁场地	20			
其他	正确回答炒药中常见的问题	10			
合计		100			

任务 6 – 3 中药提取生产设备

PPT　精讲

一、设备概述

中药提取是采用适宜的溶剂和方法提取中药材中有效成分的操作过程。中药提取是中药制剂的基本单元操作。提取的目的是尽可能提取出药材当中的有效成分，最大限度地避免药材中无效成分或有害成分浸出，从而简化分离精制工艺，降低药物服用剂量，增强制剂的稳定性。提取过程不是简单的溶解过程，而是通过使中药饮片润湿，溶媒向中药饮片组织细胞中渗透，有效成分解吸、溶解、扩散、置换等一系列过程来完成的。有效成分提取质量及效率与溶媒（种类、性质、用量）、中药饮片粒度、中药饮片成分、浸提温度、浸提时间、浸提压力、浓度梯度、浸提方法等因素有关。所以为保证浸出药剂的质量，提高浸出效率及经济效益，必须选择适宜的浸出方法与相应的浸出设备。

（一）影响浸提的因素

1. 溶媒因素　在中药成分的提取过程中，提取溶媒起着非常重要的作用，不同的溶媒提取的成分不同，溶媒用量不同也会影响提取效率。正确合理地选用提取溶媒，既能提高有效成分的提取效率，还能减少杂质，保证制剂的疗效和质量。常用提取溶媒有水、乙醇、酒等。

2. 中药饮片粒度　中药饮片粒度愈细，对浸出愈有利。但实际生产中中药饮片粒度不宜太细。这是因为过细的粉末对药液和成分的吸附量增加，造成有效成分的损失；大量的组织细胞破裂，浸出的高分子杂质增加。中药饮片粒度过细也使提取液分离操作困难。

3. 中药饮片成分　植物药有效成分多为小分子化合物，扩散较快，在最初的浸出液中占比高，随着扩散的进行，高分子杂质逐渐增多。因此，浸提次数不宜过多，一般 2 ~ 3 次即可。

4. 浸提温度　提高温度可加速成分的解吸、溶解和扩散，有利于浸出。但温度过高，热敏性成分易降解、高分子杂质浸出增加。

5. 浸提时间　浸提过程的完成需要一定的时间。当有效成分扩散达到平衡时，该浸提过程即已经完成。长时间浸提，高分子杂质浸出增加，并易导致已经浸出有效成分的降解。因此，有效成分扩散达到平衡时即应停止浸提。

6. 浸提压力　加压浸提可加速质地坚实中药饮片的润湿和渗透，缩短浸提时间。加压还可使部分细胞壁破裂，亦有利于浸出成分的扩散。但浸润渗透过程完成后或对于质地疏松的中药饮片，加压的影响不大。

7. 浓度梯度　浓度梯度即浓度差，是浸提扩散的动力。不断搅拌、更换新溶剂利于扩大浓度梯度。

8. 浸提方法　煎煮法、浸渍法、渗漉法、回流法、超临界流体萃取、超声波提取、微波提取等提取方法均有各自的特点，适用范围也有所差别。

（二）中药提取常用设备

1. 煎煮设备　传统的煎煮设备有陶罐、砂锅等，制备时采用以水为溶媒，直火加热方式。现代化生产中的煎煮设备多采用不锈钢材质的敞口可倾式夹层锅和多功能提取罐，制备时采用蒸汽或电加热方式，相比于传统的砂锅既解决了不易清洁、易污染的问题，又缩短了生产时间，提高了生产效率。

2. 浸渍设备　浸渍设备一般由浸渍器和压榨器组成。传统的浸渍器采用缸、坛等，并加盖密封，如冷浸法制备药酒。浸渍器应有冷浸及热浸两种，用于热浸的浸渍器应有回流装置，以防止低沸点溶剂的挥发。目前浸渍器多选用不锈钢罐、搪瓷罐、多功能提取罐等。

3. 渗漉设备 渗漉器多为圆柱形或圆锥形，其长度为直径的 3~4 倍，以水为溶剂及膨胀性大的药材用圆锥形渗漉器；圆柱形渗漉器适用于以乙醇为溶剂或膨胀性小的药材。少量生产时用不锈钢的渗漉器，大量生产时常用的渗漉设备有连续热渗漉器和多级逆流渗漉器等。

4. 回流设备 采用回流方法生产药剂的设备称为回流设备。回流设备是主要用有机溶剂来提取药材有效成分的设备。通过加热回流能提高浸出效率，如索式提取器、煎药浓缩机及多功能提取罐等。

5. 新技术设备 如超临界萃取设备、超声提取设备、微波提取设备等。上述设备均具有效率高、易清洁等特点。

二、常用设备

（一）中药多功能提取罐

中药多功能提取罐是目前生产中普遍采用的一种可调压力、温度的密闭间歇式多功能提取设备。由于其可用于水煎煮提取、热回流提取、溶剂回收、强制循环提取等多种操作，故称之为多功能提取罐。按照罐体形状不同可分为底部正锥式、底部斜锥式、直筒式、倒锥式等多种样式；按照提取方法可分为静态提取和动态提取两种。

1. 静态多功能提取罐 静态多功能提取罐多呈底部正锥式、底部斜锥式、直筒式等形态，如图 6-9、图 6-10 所示，小容积罐的下部一般为正锥式，大容积罐的下部常采用斜锥式以方便出渣。直筒型多功能提取罐占地较小但空间要求较高，更多地应用于渗漉、罐组逆流提取和醇提等，也可用于水提取。

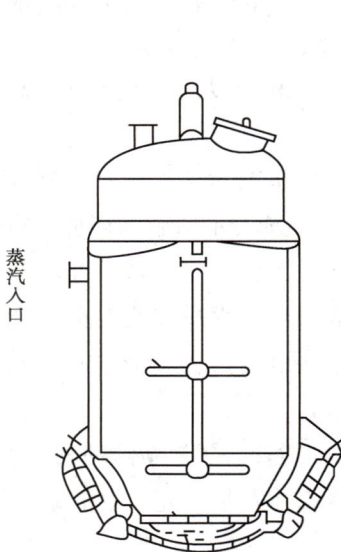

图 6-9 直锥式静态提取罐示意图　　图 6-10 斜锥式静态中药多功能提取罐示意图

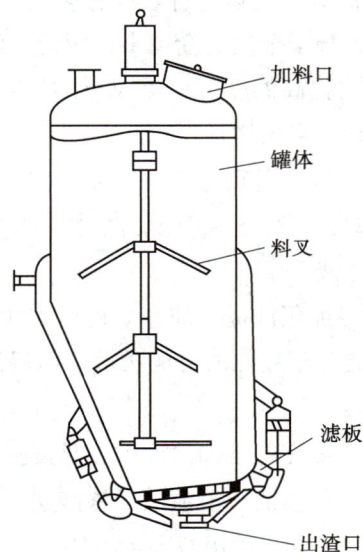

2. 动态多功能提取罐 动态多功能提取罐基本结构和工作原理与静态多功能提取罐十分相似，如图 6-11 所示。其在罐体内装有搅拌桨，在搅拌下降低了药物周围溶质的浓度，增加了扩散推动力，并且在加热状态下，有效成分溶解度增加，扩散推动力增加，溶液黏度降低，扩散系数增加，促使提取效率加快。因此，动态多功能提取罐可缩短提取时间，提升提取效率。

多功能提取罐由罐体、出渣门、提升气缸、出料口、夹套等部件组成。除渣门上方设有不锈钢丝网，以便使药渣与提取液达到较为理想的分离。罐体底部的出渣门和上部投料门的启闭均为气动控制。罐体内操作压力为 0.15MPa，夹层为 0.3MPa，属于压力容器。另有些提取罐呈微倒锥形，使一些难以自动出渣的药材在出渣门开启后顺利排出，缩短了出渣时间。

利用多功能提取罐工作时，将药材加入罐体内，加水浸没药材，浸泡适宜时间，加热至微沸状态保持至规定时间。提取结束后，提取液从罐体下部经过滤板滤过后收集，药渣依上法再煎煮 1~2 次，合并滤液即得。为提高提取效率，在提取过程中，可进行强制循环提取，即将下部的滤液通过泵再次强制循环回罐体，直至提取结束。但此法不适用于黏性较大或含淀粉较多的药材提取。

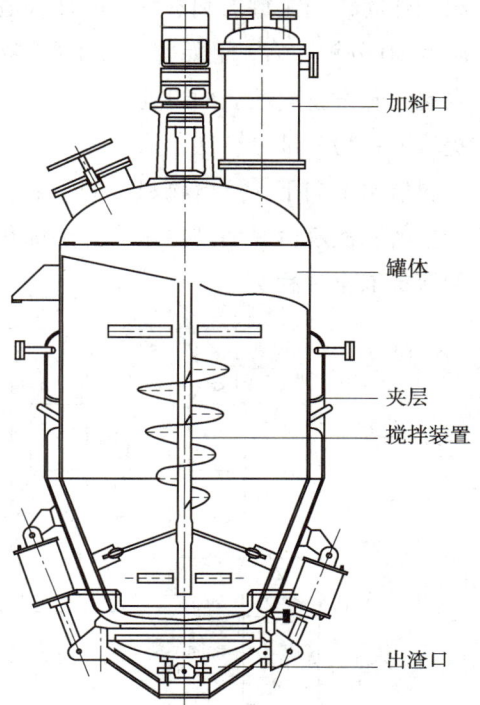

加料口

罐体

夹层

搅拌装置

出渣口

图 6-11　动态多功能提取罐示意图

（二）渗漉器

渗漉器又名渗漉提取罐，多呈圆柱形或圆锥形，由罐体、加料口、气动出渣门等部件组成。罐体上部有加料口，下部有出渣口，罐体内底部安装筛板以支持药物底层。大型渗漉提取罐设有夹层，可加冷盐水冷却或通蒸汽加热，以达到提取所需温度，并能进行常压、加压及强制循环操作。

利用渗漉罐渗漉时，溶剂由顶端加入，逐渐渗入药材细胞中溶解大量有效成分后浓度增加，密度变大而向下移动，新溶剂或稀提取液补充至此处，从而形成了良好的浓度梯度，有利于有效成分的扩散，因此，渗漉提取有效成分比较完全，且能省去分离药渣与提取液的操作过程。

该设备适用于中药、食品、化工等行业的渗漉操作，但乳香、没药、芦荟等非组织药材因遇溶剂软化成团，会堵塞孔隙，使溶剂无法均匀地通过药材，因而不宜使用渗漉罐浸取。

（三）多级逆流提取设备

多级逆流提取设备如图 6-12 所示，由 5 个渗漉罐、贮液罐、溶剂罐、加热器等部件组成。工作时，将药材按顺序依次装入 1~5 号罐内，用泵将溶剂送入 1 号罐中，1 号罐的渗漉液经加热器后流入 2 号罐，再依次送到 5 号罐，药液达到最大浓度，导入贮液罐内。当 1 号罐中的药材有效成分渗漉完全后，用压缩空气将 1 号罐内的液体全部压出，1 号罐即可卸去药渣，装入新药，成为最末一罐，原来的 5 号罐变为第 4 罐，此时，来自溶剂罐的新溶剂进入 2 号罐，最后从 5 号罐（原 1 号罐）出液至贮液罐中，以此类推，直至提取完成。

在整个提取过程中，始终有一个渗漉罐进行卸料和加料，溶剂从第 1 罐流入最末罐多次使用，使从末罐流出的渗漉液浓度达到最大，罐中的药物经多次浸出，最大限度地提取出了药物中的有效成分，溶剂用量减少，大幅度提升了提取效率。

（四）热回流提取浓缩机组

热回流提取浓缩机组如图 6-13 所示，由提取罐、外循环浓缩器、双联过滤器、冷凝器、冷却器、提油器、正压负压转换排水罐等组成。提取与浓缩可单独使用，也可同时串联运行。热回流提取浓缩机组工作时，向主罐内和蒸发室内加入适量溶剂，浸泡后，夹层及加热器同时通入蒸汽加热，罐内料液沸腾后30分钟左右，开始将主罐下部料液通过过滤器送到外循环浓缩器，料液沿加热器蒸发高速旋入蒸发室，蒸发室料液表面迅速蒸发产生二次蒸汽。其中一部分二次蒸汽回到提取罐内，作为热源直接加热提取液；另一部分二次蒸汽通过冷凝器，冷凝成适当温度的新溶剂，回到提取罐。这种新溶剂迅速通过物料层由上向下，溶解物料中的可溶物，渗透到底层，再一次通过过滤器送到浓缩器进行浓缩，蒸发室产生的二次蒸汽又回到主罐作为热源和新溶剂被主罐提取利用。周而复始，这种大循环多次后完成了热回流提取全过程。

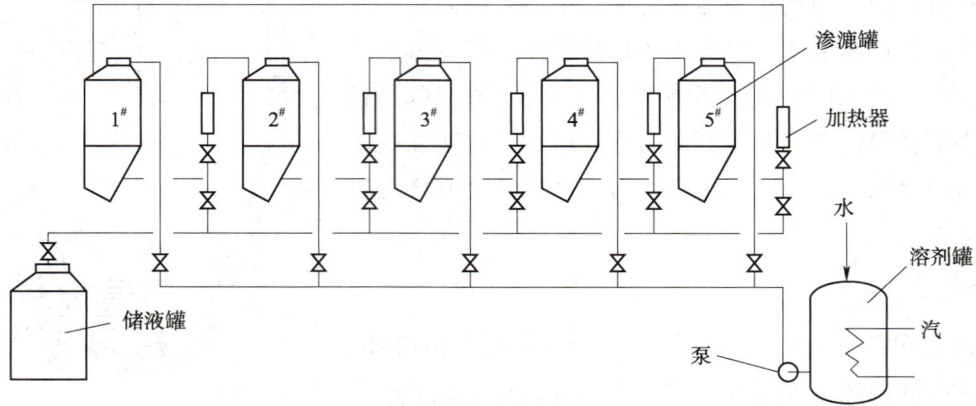

图 6 – 12　多级逆流提取设备原理图

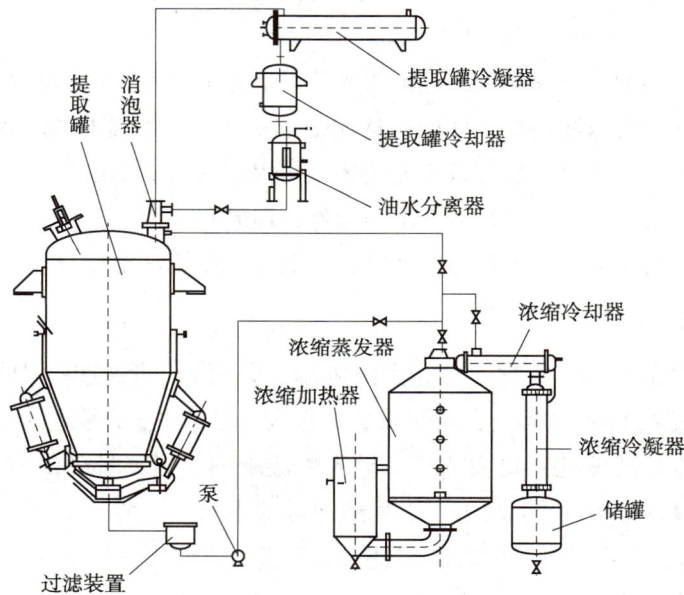

图 6 – 13　热回流提取浓缩机组原理图

热回流提取浓缩机组是集提取、浓缩为一体，全封闭连续动态循环提取、浓缩机组。本设备适用于物料的水提，有机溶剂（乙醇、丙酮等）及无机溶剂提取，集提取、浓缩工艺为一体，两道工序一次性完成，并实现溶媒的回收和提取挥发油。

（五）超临界流体萃取设备

超临界流体萃取是一项新型提取技术，它是利用超临界条件下的流体作萃取剂，从液体或固体中萃取出某些成分并进行分离的技术。与浸取操作相比较，它们同是加入溶剂，在不同的相之间完成传质分离。不同的是，超临界萃取中所用的溶剂是超临界状态下的流体，该流体具有气体和液体之间的性质，且对许多物质均有很强的溶解能力，分离速率远比液体溶剂萃取快，可以实现高效的分离过程。自然界物质有气、液、固三种状态存在，对于一种物质，当其温度和压力发生变化时其状态也会相互转换。超临界流体的性质介于气液两相之间，有近似于气体的流动行为，黏度小、传质系数大，但其密度大，溶解度也比气相大得多，又表现出一定的液体行为。此外，介电常数、极化率和分子行为与气液两相均有着明显的差别。

在常用的超临界流体萃取剂中，非极性的二氧化碳应用最为广泛。这主要是由于二氧化碳的临界点较低，特别是临界温度接近常温，并且无毒无味、稳定性好、价格低廉、无残留。

超临界流体萃取设备如图 6 - 14 所示。包括萃取釜、分离釜、压力调节装置、换热器、CO_2 贮罐等。超临界萃取的基本流程包括萃取段和分离段两个部分。萃取段指原料装入萃取釜，超临界 CO_2 从萃取釜底部进入，与被萃取物料充分接触，选择性溶解出被萃取物。分离段指含被萃取物的 CO_2 经压力调节阀降到临界压力以下进入分离釜，被萃取物在 CO_2 中的溶解度随着压力的下降而急剧下降，因而在分离釜中析出，定期从底部放出，CO_2 加压后循环使用。所以，超临界流体萃取操作参数易于控制；溶剂可循环使用；特别适合于分离热敏性物质，且能实现无溶剂残留；萃取、分离一次完成；提取速度快、效率高。

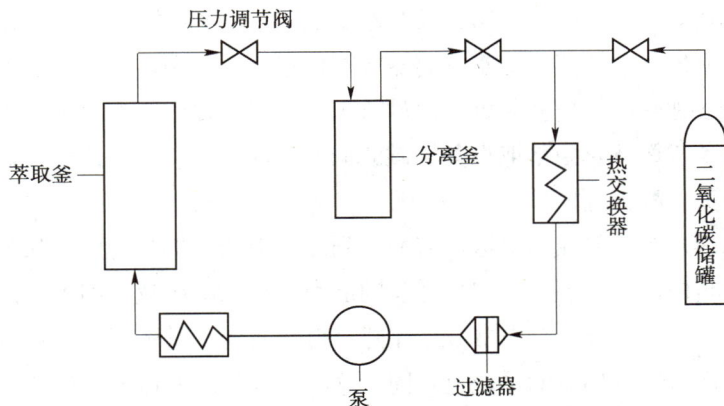

图 6 - 14　超临界流体萃取设备原理图

（六）超声提取设备

超声波是指频率高于 20kHz 的声波。超声波提取是利用超声波具有的空化效应、机械效应、热效应及乳化等作用，增大介质的穿透力，加快提取成分的扩散释放以提取药材中有效成分的方法。超声提取设备由超声波振荡器、超声波发生器、冷凝器、冷却器、油水分离器等部件组成。在超声提取时向提取器中加入提取溶媒（水、乙醇或其他有机溶剂等），将中药材根据需要粉碎或切成颗粒状，放入提取溶媒中。开启超声波发生器，振子向提取溶媒中发出超声波，超声波在提取溶媒中产生空化效应、机械效应和热效应，一方面可有效地破碎药材的细胞壁，使有效成分呈游离状态并溶入提取溶媒中，另一方面可加速提取溶媒的分子运动，使得提取溶媒和药材中的有效成分快速接触，相互溶合、混合。

与煎煮、醇沉等工艺相比，超声波萃取无需高温，节约能源且不破坏中药材中热敏性物质、易水解或氧化特性的药效成分；超声波能促使植物细胞破壁，提高中药的疗效；常压萃取，安全性好，操作简单易行，维护保养方便；提取效率高，有效成分易于分离、净化；适用性广。因此，可供选择的萃取溶剂种类多、目标萃取物范围广泛。

知识链接

认识空化效应、机械效应、热效应

空化效应 超声波通入提取容器中后，由于液体振动而产生数以万计的微小气泡，即空化泡。这些气泡在超声波纵向传播形成的负压区生长，而在正压区迅速闭合，从而在交替正负压强下受到压缩和拉伸。在气泡被压缩直至崩溃的一瞬间，会产生巨大的瞬时压力，一般可高达几十兆帕至上百兆帕。这种巨大的瞬时压力，可以使药材细胞壁破裂，促进有效成分向外溶出。

机械效应 超声波在介质中传播时，加速介质质点运动，使介质质点运动获得巨大的加速度和动能。可对药物细胞产生很强的破坏作用，同时给予介质与药物不同的加速度，在两者之间产生摩擦，即可使药物中的有效成分更快地溶解在溶剂之中。

热效应 超声波在介质中传播时，超声波所释放的能量不断被介质吸收而转化成热能，从而使得介质与药物组织温度瞬间升高，增大了有效成分的溶解度和溶出速度。此过程是在保持有效成分的结构和生物活性的基础上进行的。

（七）微波提取设备

微波是指频率为 $3.0 \times 10^6 \sim 3.0 \times 10^9$ Hz，波长在 1mm ~ 1m 之间的电磁波。微波提取设备由微波提取罐、泡沫捕集器、冷凝器、冷却器、油水分离器等部件组成。其中核心结构是微波提取罐，它包括萃取腔、微波产生器、微波加热腔、搅拌装置等部件所组成。微波提取频率通常为 2450MHz。常见的微波提取设备有微波萃取设备、微波真空萃取设备、微波低温萃取设备、连续式微波提取设备、微波逆流提取设备等，均可实现水提、醇提等操作。

微波提取设备的原理是微波射线自由透过溶剂，到达物料的内部维管束和腺细胞内，细胞内温度突然升高，连续的高温使其内部压力超过细胞壁膨胀的能力，致细胞破裂，细胞内的物质自由流出，传递至周围的溶剂中被溶解。不同物质的介电常数、比热、形状及含水量不同，各物质吸收微波能的能力不同，其产生的热能及传递给周围环境的热能也不同，这种差异使萃取体系中的某些组分或机体物质的某些区域被选择性加热，从而使被萃取物质从机体或体系中分离出来，进入介电常数小、微波吸收能力差的萃取剂中。影响微波提取的因素有微波功率、萃取剂种类、微波作用时间、操作压力等。

即学即练

微波提取设备常用频率通常为（ ）

答案解析

A. 50MHz　　　　B. 254MHz　　　　C. 2450MHz　　　　D. 3000 MHz

（八）中药多能提取生产线

中药多能提取生产线是由提取罐、泡沫捕集器、气液分离器、冷却器、冷凝器、油水分离器、水泵、管道过滤器等部件组成。可进行浸渍提取、热回流提取、挥发油提取等操作。

中药多能提取生产线如图 6-15 所示，提取时直接向罐内通入蒸汽进行加热，当温度到达工艺要求温度时，停止向罐内通蒸汽，改为向夹层中通入蒸汽，保持温度在工艺要求。若以乙醇为溶剂时，则直接向夹层中通入蒸汽进行间接加热。回流提取时，在加热提取过程中产生的蒸汽经冷却器冷却，再进入

气液分离器，使气体逸出，而液体回流至提取罐中，如此循环直至提取完成。挥发油提取时，加热方式和水提相同，但要关闭冷却器与气液分离器之间阀门，而打开通向油水分离器的阀门使药液经冷却后流入油水分离器进行分离，挥发油收集，而芳香水通入气液分离器，气体排出，液体流回到提取罐中。

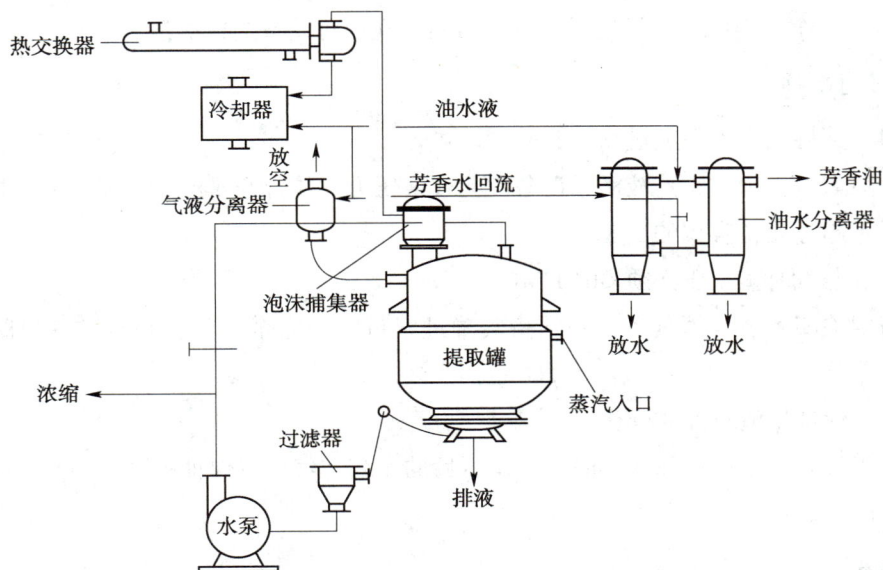

图 6-15　中药多能提取生产线原理图

三、中药多功能提取罐操作

以下内容以 TQ-500 型中药多功能提取罐为例。

（一）开机前准备

（1）检查上次设备使用和清洁记录是否符合要求。

（2）检查设备是否挂有合格待用状态标志。

（3）检查设备是否有清洁合格证。

（4）检查多能罐出渣门滤网是否完好，管路是否畅通、清洁。

（5）检查投料门、排渣门工作是否正常，是否顺利到位。

（6）检查安全阀、压力表是否完好，疏水器是否畅通。

（7）检查罐体夹层内残留水是否排尽，指示灯是否正常。

（二）开机和关机操作

1. 煎煮操作　①打开投料门投料，结束后关闭投料门；②打开加水阀门，按工艺标准要求量加水；③打开夹层蒸汽阀门，保持气压不大于 0.3MPa 至沸腾，然后使气压保持在 0.02～0.05MPa，维持沸腾状态；④生产结束关闭气阀门，煎液排尽后，打开气压总阀门，气压达 0.6MPa，打开排渣气阀门，打开排渣门，除掉药渣，关闭气压总阀门，并将排气口阀打开，放尽贮气罐内余气。

2. 提油操作　①关闭排空阀门、回流管道阀门，打开回收放料阀和进料阀，打开冷凝器进水阀门和回水阀门；②按工艺要求打开夹层气阀门或直通气阀门，升温进行提油操作；③提油操作结束后，关闭夹层气阀门、直通气阀门，打开排空阀门，关闭冷凝水进水阀门和回水阀门，按产品工艺规程要求进行操作。

3. 回流操作　①打开带有冷凝装置的多能提取罐冷凝阀门和回流阀门，关闭排空阀；②按工艺要求配制成一定浓度的乙醇液，打入提取罐中；③待罐内乙醇沸腾后，降低气压保持在 0.02～0.05MPa，维持罐内乙醇沸腾至规定时间，然后关闭夹层气阀门，缓缓打开排空阀，打开出液口阀门，将回流液打入洁净的储罐中；④根据工艺要求进入下道工序。

4. 关机操作 操作完毕后，关闭电源，按清洁操作规程对设备进行清洁。

（三）操作注意事项

（1）提取时，夹层气压不得超过 0.3MPa。

（2）运行结束后，必须放完药液后，设备内无残余压力才能打开排渣门，需有人监控。

（3）投料量不超过设备容积的 2/3。

（4）使用反冲蒸汽时蒸气压必须≤0.07MPa。

（5）当出渣门关闭到位并锁紧后，必须将气罐进气口阀门完全关闭，并将排气口阀门打开，放尽贮气罐内余气。

（6）出渣时，保证出渣车停靠到位。

（7）气缸的工作介质采用经除水、除尘、调压后的压缩空气，以保证控制阀门和气缸的正常工作。

（四）设备维护与保养

（1）提取罐各润滑点三天添加一次润滑油。

（2）每月检查机件一次；每班使用后对机器整体检查一次。

（3）定期检查电器系统中各元件和控制回路的绝缘电阻及接零的可靠性，确保用电安全。

（4）定期检查（每周进行一次）多能罐底盖过滤网及过滤器是否堵塞；每次在操作前都要检查各计量表是否回零，设备运行过程中夹层气压不得高于 0.3MPa。

（5）平时保持设备表面洁净无杂物。每年定期检查压力表、安全阀是否完好正常。

（6）提取罐操作前，运行时对气阀门、疏水器、排水阀及时检查，禁止跑、冒、滴、漏现象发生，设备运行结束要及时清洁。

（五）常见故障及排除方法

中药多功能提取罐常见故障、产生原因及排除方法见表 6-4。

表 6-4　中药多功能提取罐常见故障及排除方法

常见故障	原因	排除方法
出渣门密封泄漏	1. 密封胶条老化 2. 锁扣调节滑块脱落 3. 出渣门使用变形	1. 更换胶条 2. 调节滑块紧至滑块能锁钩头 3. 调节万向轴松开螺栓，适当加垫片调整
出渣门关不上	1. 连动轴承缺油不灵活 2. 门不正 3. 使用变形整体下垂	1. 定期加油 2. 调整万向轴及外管道连接 3. 调整或更换连动杆
关闭蒸汽阀门后温度依然上升	阀门不严	修理或更换阀门
出液不畅	出渣门滤网堵塞	改变工艺或采取过滤气体反吹
系统正常提取温度上不去	1. 蒸汽压力表不准 2. 温度表不准	1. 更换压力表 2. 更换温度表

（六）工序操作考核

提取工序操作考核项目见表6-5。

表6-5　提取工序操作考核标准

项　　目	技　能　要　求	考核得分			
		分值	自评	组评	师评
零部件辨认	能正确辨认中药多功能提取罐零部件名称	10			
生产前检查	环境、温度、相对湿度、储存间、操作间设备状态标识	10			
安装、检查	1. 开启相应阀门 2. 接通电源	15			
质量控制	提取收得率符合工艺要求	15			
记录与状态标识	1. 生产记录完整、适时填写 2. 适时填写、悬挂、更换状态标识	20			
生产结束清场	1. 清理产品：交中间站 2. 清洁生产设备：顺序正确 3. 清洁工具和容器 4. 清洁场地	20			
其他	正确回答提取中常见的问题	10			
合计		100			

▶▶ 岗位情景模拟

　　情景描述　如果你是提取工位操作工，在利用中药多功能提取罐提取有效成分时，发现有提取液渗漏的现象。请思考以下问题。

　　讨　　论　1. 提取液渗漏的原因是什么？
　　　　　　　　2. 该如何解决提取液渗漏的问题？

答案解析

任务6-4　中药浓缩生产设备

PPT　　　精讲

一、设备概述

　　浓缩是从溶液中除去部分溶剂而提高溶液浓度的单元操作，除去溶剂常用蒸发来完成。蒸发就是通过不断地加热使溶液中的溶剂部分或全部汽化，并不断地排出所产生的蒸汽的操作。液体物料经过蒸发除去部分溶剂可达到浓缩目的。在中药制剂中，凡有浸出操作的制剂，浸出液浓缩大部分都离不开蒸发设备。

（一）蒸发方法

1. 常压蒸发　常压蒸发是指药液在常压下的蒸发浓缩。适用于被浓缩液体中的有效成分应是耐热的，被蒸发的溶剂应无毒、无害、不易燃且价格低廉。常压浓缩多采用倾倒式夹层锅，使用时，应加强搅拌以避免表面结膜，并应室内排风以抽走生成的大量水蒸气。该法耗时较长，易使成分水解破坏。

2. 减压蒸发 减压蒸发是指在密闭的容器内，抽真空使液体在低于一个大气压下的蒸发浓缩。本法适用于有效成分不耐热的浸提液的蒸发。其优点是压力降低，溶液的沸点降低，能防止或减少热敏性物质的分解；增大了传热温度差，蒸发效率提高；能不断地排除溶剂蒸汽，有利于蒸发顺利进行；沸点降低，可利用低压蒸汽或废气作加热源；密闭容器可回收乙醇等溶剂。

3. 薄膜蒸发 薄膜蒸发是指使药液形成薄膜而进行的蒸发浓缩。增加药液的汽化表面积是加速蒸发的重要措施，薄膜蒸发就是使药液沿加热管表面流动时形成薄膜，药液薄膜再被加热至剧烈沸腾又产生大量泡沫，以泡沫表面为更巨大的蒸发面进行蒸发浓缩的方法。常用设备如升膜蒸发器等。其特点是浸提液的浓缩速度快、受热时间短；不受液体静压和过热影响，成分不易被破坏；能连续操作，可在常压或减压下进行；能将溶剂回收重复使用。

（二）蒸发设备

1. 循环型蒸发器 料液在蒸发器中被循环加热蒸发，以提高传热效果，减少溶液结垢。常用的蒸发设备有中央循环蒸发器、盘管式蒸发器、外循环蒸发器、强制循环蒸发器等。

2. 单效蒸发器 蒸发器产生的二次蒸汽不再利用，经冷凝后移除。

3. 多效蒸发器 多效蒸发是利用前效所产生的二次蒸汽引入后一效作为加热蒸汽，组成双效蒸发器。将二效的二次蒸汽引入三效供加热用，组成三效蒸发器，同理，组成多效蒸发器。最后一效引出的二次蒸汽入冷凝器。为了维持一定的温度差，多效蒸发一般在真空下操作。由于二次蒸汽的反复利用，多效蒸发器属节能型蒸发器。

按照蒸发器数量的多少，常用的多效蒸发器有双效、三效或四效蒸发器。按照原料液加入的方式，常见的多效蒸发装置流程主要有以下几种（以三效蒸发器为例）。

（1）顺流加料法：顺流加料法也称并流法，是目前制药企业常见的加料法，如图6-16所示。溶液流向与蒸汽相同，由第一效按顺序流至末效。加热蒸汽通入第一效加热室，蒸发溶液产生的二次蒸汽进入第二效的加热室，第二效蒸发室产生的二次蒸汽进入第三效的加热室作为加热蒸汽，第三效的二次蒸汽经冷凝器冷凝后排出。原料液进入第一效，蒸发浓缩至一定程度后由于真空度的不同，自动流入第二效和第三效进行浓缩，全部完成后由末效的底部排出。

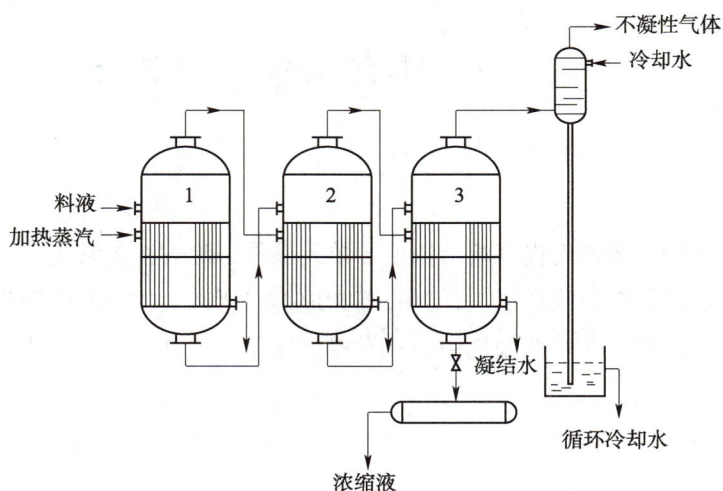

图6-16 顺流加料法原理图

顺流加料法由于后一效的压力较前一效低,溶液在效间的输送不用输送泵,可以自动从前效进入后效;前一效的沸点高于后效,溶液进入后效时会因过热而自行蒸发,可产生较多的二次蒸汽;末效引出的完成液沸点低,带走的热量最少,减少热量的损失。但是对黏度随浓度的增加而迅速增大的溶液不宜采用此方法操作。

(2)逆流加料法:如图6-17所示,原料液由末效加入,用输液泵打入前一效,完成液从第一效底部排出,加热蒸汽流向与顺流法相同。优点在于随溶液浓度的增加,加热温度也越高,各效间的黏度较为接近。缺点是各效间溶液需要用泵输送,适宜用于处理黏度随温度和浓度的变化较大的溶液,不适宜处理热敏性物料。

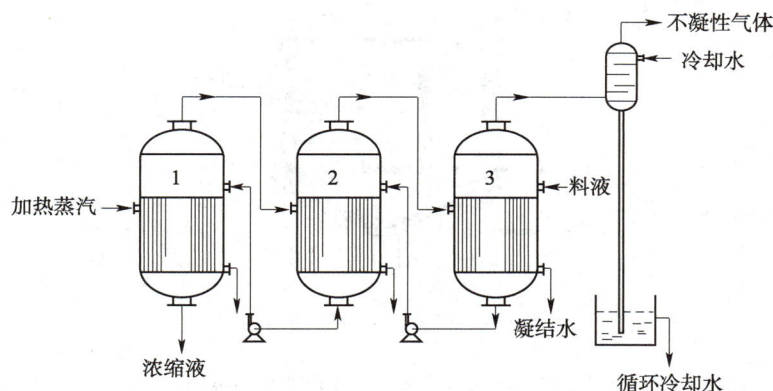

图6-17 逆流加料法原理图

(3)平流加料法:平流加料法是按各效分别加料并分别出料的方式进行操作,加热蒸汽方式和流向不变,如图6-18所示。此法适用于在蒸发过程中同时有结晶析出的场合,可避免结晶体在效间传输时堵塞管道。缺点是每效在高浓度情况下进行蒸发,溶液黏度大会导致传热系数小,同时各效的温度差损失较大,降低蒸发设备的生产能力。

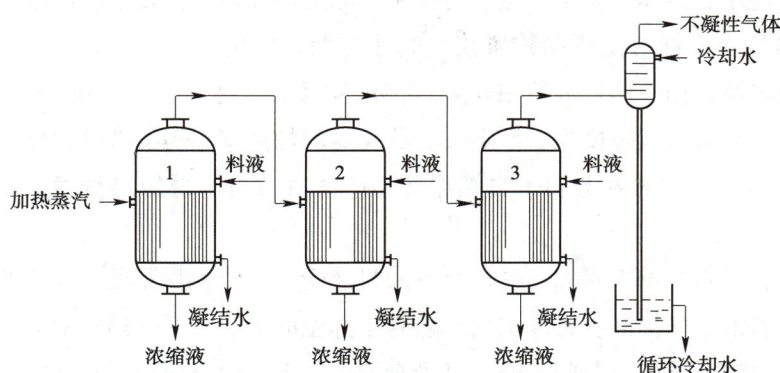

图6-18 平流加料法原理图

二、常用设备

(一)循环型蒸发器

1. 中央循环蒸发器 中央循环蒸发器属于循环型的蒸发设备。其主要由加热室、蒸发室、中央降液管等部分组成,如图6-19所示。

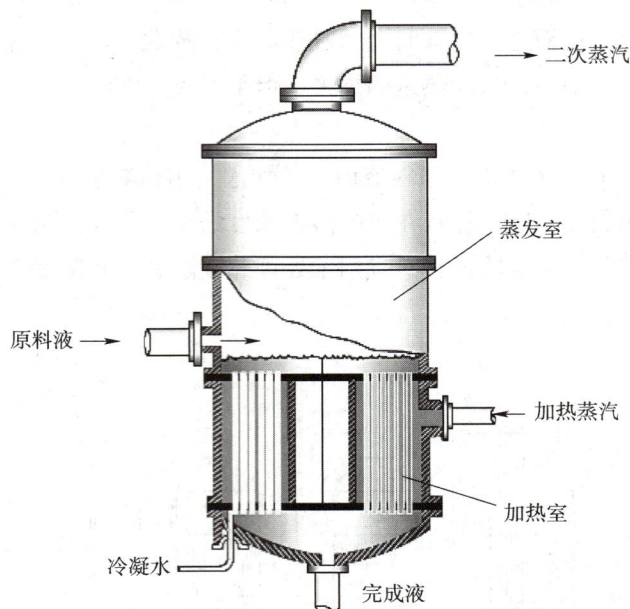

二次蒸汽

蒸发室

原料液 →

加热蒸汽

加热室

冷凝水

完成液

图 6-19 中央循环蒸发器原理图

该设备的加热室由管径 25 ~ 75mm、长度 1 ~ 2m（长径之比为 20 ~ 40）的直立管束组成，在管束中央安装一根较粗的管子。操作时，管束内单位体积溶液的受热面积大于粗管内的，即前者受热好，溶液汽化的多，因此细管内的溶液含汽量多，致使密度比粗管内溶液要小，这种密度差促使溶液作沿粗管下降而沿细管上升的循环运动，故粗管除称为中央循环管外还称为降液管，细管称为加热管或沸腾管。为了促使溶液有良好的循环，设计时取中央循环管截面积为加热管束总截面积的 40%以上。

中央循环蒸发器适用于蒸发结垢不严重、有少量结晶析出和腐蚀性较小的溶液。该设备具有溶液循环好、传热速率快等优点，同时由于结构紧凑、制造方便，应用十分广泛，有"标准蒸发器"之称。但实际上由于结构的限制，循环速度一般在 0.4 ~ 0.5m/s 以下；由于溶液不断循环，使加热管内溶液始终接近完成液的浓度，故有溶液黏度大、沸点高、蒸发器的加热室不易清洗等缺点。

2. 盘管式蒸发器 盘管式蒸发器属于自然循环型的蒸发设备。由加热盘管、蒸发室、仪表箱等部分组成。

工作时，料液通过进料管进入锅内，外层盘管间料液受热后体积膨胀而上浮，当到达液面后，料液中的二次蒸汽逸出，料液浓度提高，密度增大。盘管中部位的料液，因受热相对较少，密度大，自然下降回流。从而形成了料液沿外层盘管间上升，又沿盘管中心下降回流而形成自然循环。直至料液达到规定浓度后排出收集。

盘管式蒸发器的结构简单、制造方便、操作稳定、易于控制。若在长期使用过程中，积累了少量水（油）垢，通过管子的膨胀，将能实现自动脱垢，因而长期使用换热能力下降不会太明显，换热效果良好。盘管为扁圆形截面，液料流动阻力小，通道大，适于黏度较高的液料。

3. 外循环蒸发器 外循环蒸发器由加热器、蒸发器、分离器等组成，凡与物料接触部件均采用不锈钢制作，如图 6-20 所示。由于加热部分在蒸发部分外部，而且药液在两部分之间形成循环流动，所以称之为外循环蒸发器。

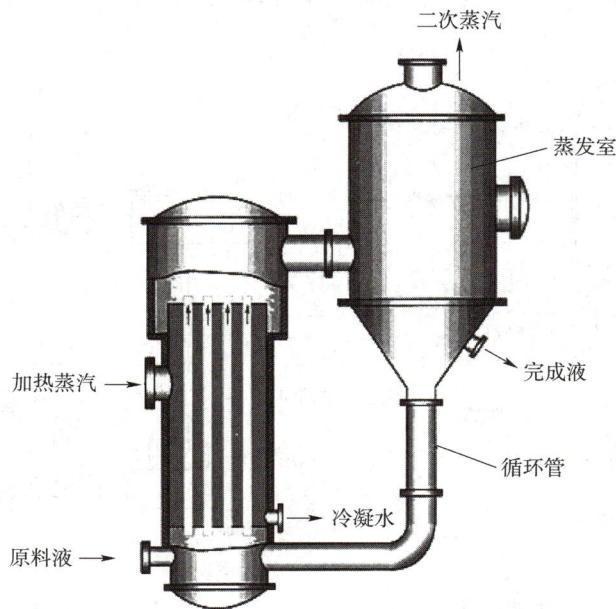

图 6 - 20 外循环蒸发器原理图

由于加热室物料温度高于蒸发室下降物料的温度，液态物料受热后变成高压气液混合体，从加热管上部的管道喷入蒸发室。在喷出管道瞬间，压力降低为负压，体积迅速扩大，物料由气液混合体变成雾状，在蒸发室的空间中气液分离。气态的溶剂被真空带出，被冷凝器冷凝成液态后收集到受液罐，定时排出。蒸发室的液态物料温度降低，回落到加热室，进入下一轮的蒸发。随蒸发时间延长，物料的浓度增大，直至符合产品工艺要求。外循环蒸发器浓缩时间短，蒸发速度快，能较好地保持热敏性物料不被破坏。

4. 强制循环蒸发器 强制循环蒸发器由加热室、蒸发室、循环泵、循环管等部分构成，如图 6 - 21 所示。其工作时是依靠循环泵提供外加力而使液体进行强制循环，因而得名。它的加热室有卧式和立式两种结构，液体循环速度大小由泵调节。根据分离室循环料液进出口的位置不同，它又可以分为正循环强制蒸发器及逆循环强制蒸发器，循环料液进口位置在出口位置上部的称为正循环，反之为逆循环。

该设备工作时原料液由循环泵自下而上打入，沿加热室的管内向上流动。蒸汽和液沫混合物进入蒸发室后分开，蒸汽由上部排出，流体受阻落下，经圆锥形底部被循环泵吸入，再进入加热管，继续循环。

强制循环蒸发器适用于有结垢性、结晶性、热敏性、高浓度、高黏度并且含不溶性固体药液的蒸发浓缩。该设备传热系数大、抗盐析、抗结垢、适应性强、易于清洗。但消耗动能较大，溶液停留时间长；造价及维修费用稍高。

（二）膜式蒸发器

1. 升膜式蒸发器 升膜式蒸发器主要由蒸发室、加热室、冷凝器、气液分离器等部分组成，其结构如图 6 - 22 所示。

该设备工作时原料液是从加热室的底部进入，料液进入加热管后，受热沸腾迅速汽化，蒸汽在管内迅速上升，料液受到高速上升蒸汽的带动，沿管壁形成薄膜状上升，迅速蒸发。气液两相在分离器中分离，浓缩液由分离器底部排出收集，二次蒸汽则由分离器顶部排出作为热源对料液预热。

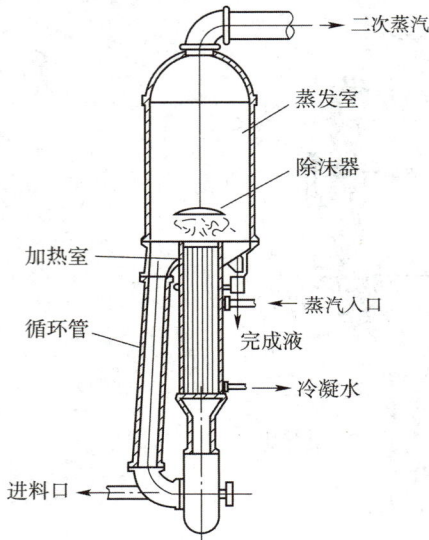

图 6 – 21　强制循环蒸发器原理图　　　　图 6 – 22　升膜式蒸发器原理图

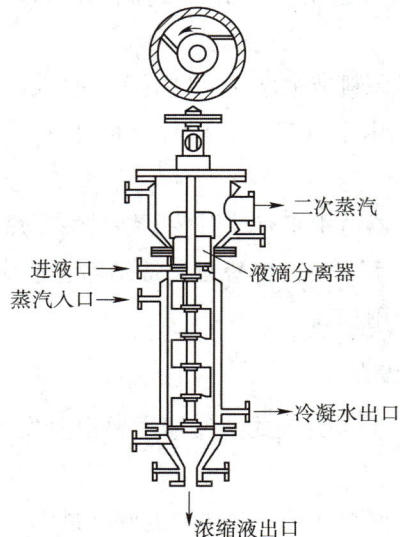

升膜式蒸发器适用于蒸发量较大的稀溶液及热敏性、发黏、易发泡的溶液，不适合于高黏度、易结晶、易结垢料液的浓缩。

2. 降膜式蒸发器　降膜式蒸发器主要由蒸发室、分离器、冷凝管等部分构成，如图 6 – 23 所示。

该设备工作时料液加入方向与升膜式蒸发器相反，是自降膜蒸发器加热室上管加入，经液体分布及成膜装置，均匀分配到各换热管内，在重力作用下沿换热管内壁呈均匀膜状流下。在流下过程中，被加热汽化，产生的蒸汽与液相共同进入蒸发器的分离室，气液经充分分离，蒸汽进入冷凝器冷凝（单效操作）或进入下一效蒸发器作为加热介质，从而实现多效操作，浓缩后的液相则由分离室排出。

降膜式蒸发器由于料液加热时间短，受热影响小，所以适用于热敏性药液及高黏度、高浓度的药液。不适合于易结晶、易结垢料液的浓缩。

3. 刮板式薄膜蒸发器　刮板式薄膜蒸发器主要由刮板、料液分配盘、蒸发室和夹套加热室等组成，如图 6 – 24 所示。加热室是一夹套圆筒体，分成几段加热区，采用不同压力加热蒸汽来加热。

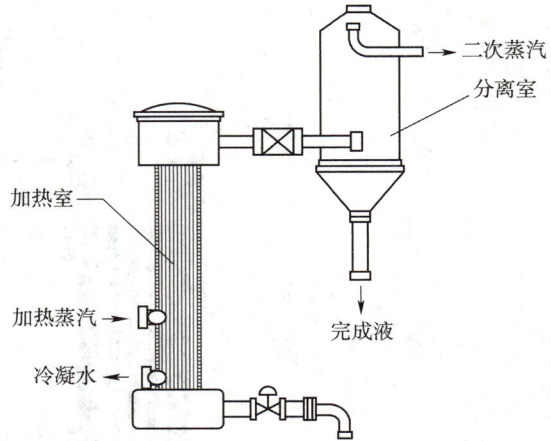

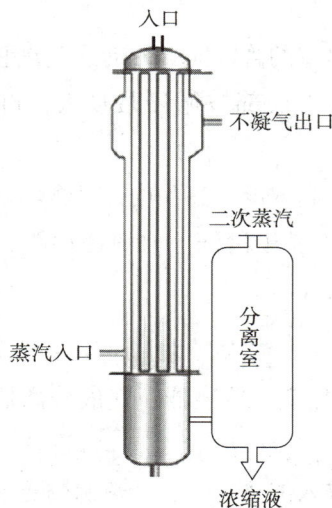

图 6 – 23　降膜式蒸发器原理图　　　　图 6 – 24　刮板式薄膜蒸发器原理图

该设备工作时料液由进料口沿切线方向进入蒸发器内，或经料液分配盘将料液均布在内壁四周，由于重力和刮板离心力作用，料液在内壁形成螺旋下降或上升的薄膜（立式），或螺旋向前推进的薄膜（卧式），二次蒸汽经顶部或浓缩液口端的气液分离器后经冷凝排出。

刮板式薄膜蒸发器由于料液加热时间短，所以适用于易结晶、结垢和高黏度的热敏性物料的浓缩。其传热系数值高，蒸发能力大，热效率高。但其安装和维修工作量较大，且动力消耗较大。

4. 离心式薄膜蒸发器 离心式薄膜蒸发器主要有加热室、分离器、冷凝器等部分构成。该设备综合了薄膜蒸发和离心分离两种工作原理。工作时物料由蒸发器顶部进入，经分配管均匀送至锥形盘的内侧面，锥形盘高速旋转，将料液甩开，迅速铺撒在锥形盘加热表面，在极短时间内形成薄膜进行蒸发浓缩。浓缩液在离心力的作用下流至蒸发器外侧边缘，然后汇聚于蒸发器的出料管流出。加热蒸汽由底部进入蒸发器，从边缘小孔进入锥形盘的空间，冷凝水由于离心力的作用在边缘的小孔流出。二次蒸汽与溶液分离后，通过外转鼓与外壳之间的缝隙，从二次蒸汽出口排出，经冷凝后移除。

该设备适用于热敏性料液的浓缩，但不适用于黏度大、有结晶、易结垢的料液。具有体积小、效率高、易清洁等优点。

（三）多效蒸发器

多效蒸发器也叫多效浓缩器，由储液罐、加热器、蒸发器、冷凝器、气液分离器等部分组成，如图6-25所示。

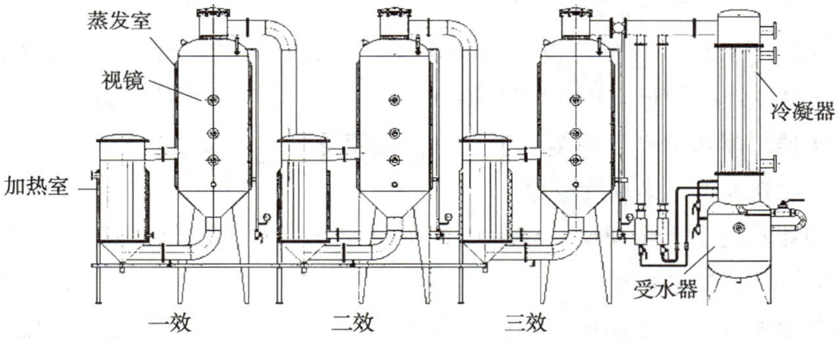

图6-25 多效蒸发器原理图

在中药制剂生产中，往往需蒸发大量水分，这就需要消耗大量能源加热水产生蒸汽。为了减少加热蒸汽的消耗，可利用多效蒸发器。将加热蒸汽通入第一蒸发器，则溶液受热而沸腾，而产生的二次蒸汽其压力与温度较原加热蒸汽为低，但此二次蒸汽仍可设法加以利用。在多效蒸发器中，则可将二次蒸汽当作加热蒸汽，引入另一个蒸发器，只要后者蒸发室压力和溶液沸点均较原来蒸发器中的为低，则引入的二次蒸汽即能起加热热源的作用。同理，第二个蒸发器新产生的二次蒸汽又可作为第三蒸发器的加热蒸汽。这样，每一个蒸发器即称为一效，将多个蒸发器连接起来一同操作，即组成一个多效蒸发系统。加入生蒸汽的蒸发器称为第一效，利用第一效二次蒸汽加热的称为第二效，依此类推。产生循环利用，多次重复利用了热能，显著地降低了热能耗用量，这样大大降低了成本，也增加了效率。按照蒸发器数量的多少，常见的有二效、三效或四效蒸发器。

多效蒸发器由于多次重复利用了热能，显著地降低了热能耗用量，所以多效蒸发器适用于大量连续生产流浸膏或浸膏等剂型以及浓缩中间产品等工作。

三、三效节能浓缩器操作

以下内容以 SJN1000 型三效节能浓缩器为例。

（一）开机前准备

（1）检查设备的卫生条件是否达到生产要求，是否有清场合格证。

（2）检测欲浓缩的物料浓度。

（3）检查供气压力，并打开冷凝水排水阀，排除系统内的冷凝水。

（4）检查可拆型连接（法兰、螺栓、活节）密封是否完好。

（5）检查各阀门开关的正确位置。

（6）检查各效物料泵机械密封的冷却水供给是否正常。

（二）开机和关机操作

（1）接通电源，电源指示灯亮。开启真空设备抽真空，当一效、二效、三效的真空表压分别达到 0.02MPa、0.06MPa、0.08MPa 时，开启进料阀门，料液先进一效，当料液上升至蒸发室下中视镜一半时，关闭进料阀。

（2）开启蒸汽阀门升温加热，同时打开二效进料阀，物料进入二效蒸发室下中视镜一半处，关闭二效进料阀。

（3）开启三效进料阀，物料进入三效蒸发室下中视镜一半处，关闭三效进料阀，开启冷却水进水口，对蒸发气体进行冷却，开始正常浓缩工作。

（4）当二效受水器冷凝水上升至视镜的一半处时，关闭受水放水阀、一号分离阀，打开放汽阀阀门，破坏真空后，开启二效放水阀，排水后复原。

（5）当三效受水器冷凝水上升至视镜一半处时，关闭受水放水阀、二号分离阀，打开放汽阀阀门，破坏真空后，开启三效放水阀，排水后复原。

（6）当受水冷却器水位上升至视镜一半处时，关闭受水放水阀、分汽阀，打开放汽阀阀门，破坏真空后，开启放水阀阀门，排水后复原。

（7）由于一效蒸发温度高，浓缩速度快，比重大，出膏方便。所以将二效浓缩液注入一效浓缩器中，关闭二效真空阀和三效真空阀阀门。开启三效真空器四通阀，打开二效放空阀，破坏二效真空，表压降至零。开启三效进料阀、一效进料阀，将药液注入一效完毕复原，进行工作。一效料液浓度达到所需比重时，破坏一效真空，开启出膏阀收膏。

（8）操作完毕后，关闭电源，按清洁操作规程对设备进行清洁。

（三）操作注意事项

（1）当正开车突遇停电时，操作工应快速关闭蒸汽阀门，并且打开真空排空阀。

（2）操作过程中应当通过视镜定期检查各效分离器里面液位是否过高，以免造成跑料。

（3）应当定期检查各效循环泵冷却水是否充足，以免造成机械密封损坏。

（4）定期检查物料浓度和蒸汽压力。

（5）在蒸发过程中，各效压力绝对不允许出现正压。

（四）设备维护与保养

（1）每半年对转动部位加润滑油。

（2）每月检查机件一次；每班使用后对机器整体检查一次。每半年效验一次压力表、真空表、温度表。大修周期为一年，大修时对保温层应检查，损坏和失效者应更换或修补。

（3）经常检查可视窗连接处的密封，必要时更换密封圈套，检查各阀门是否有漏气、漏水现象。

（4）如中途遇机件损坏或断水等故障，应立即停止使用，先关蒸汽阀门，破坏其真空度，再关冷却水阀。

（5）三效内药垢，先用冷水冲洗，后用洗涤剂（NaOH 溶液）在真空和加热情况下煮沸，用刷子清除加热室和蒸发室内污垢，用饮用水冲洗干净。

（五）常见故障及排除方法

三效节能浓缩器常见故障、产生原因及排除方法见表 6-6。

表 6-6　三效节能浓缩器常见故障及排除方法

常见故障	原因	排除方法
真空度低	1. 真空泵损坏 2. 可拆连接处有漏真空现象	1. 检查真空泵是否完好 2. 检查各可拆连接处是否有漏真空现象
系统正常的情况下蒸发量下降	蒸发器内结垢阻碍热量传递	用 1% NaOH 溶液清洗
短时间出料浓度过高	进料阀没有完全开启导致进料速度慢	完全开启进料阀
出料浓度过低	进料速度过快	降低进料速度

（六）工序操作考核

浓缩工序操作考核项目见表 6-7。

表 6-7　浓缩工序操作考核标准

项　目	技能要求	考核得分			
		分值	自评	组评	师评
零部件辨认	能正确辨认三效节能浓缩器零部件名称	10			
生产前检查	1. 能辨别操作间的状态标识并填写相关文件 2. 会检查操作间的环境温度、压力、相对湿度以及水、电、气等状态是否正常	15			
安装、检查	1. 开启相关阀门 2. 接通电源	15			
质量控制	浓缩收得率符合要求	10			
记录与状态标识	1. 生产记录完整、适时填写 2. 适时填写、悬挂、更换状态标识	20			
生产结束清场	1. 清理产品：交中间站 2. 清洁生产设备：顺序正确 3. 清洁工具和容器 4. 清洁场地	20			
其他	正确回答浓缩中常见的问题	10			
合计		100			

任务 6 – 5　中药分离纯化生产设备

一、设备概述

中药提取物一般都是混合物，为了保证药物的疗效、稳定性，分离纯化占有至关重要的地位。分离纯化的实质和最终目的是在除去各种杂质的同时，将目标药物成分进行富集和浓缩。中药提取液需借助于分离纯化设备进一步分离和精制，去除无效物质和杂质。中药的精制方法常见有水提醇沉法、醇提水沉法、絮凝沉淀法、反渗透法、透析法、大孔树脂吸附法、沉淀法、盐析法、结晶法、色谱法、升华法和改变杂质条件法等。根据分离纯化的混合物的状态可分为气－固分离、液－固分离和液－液分离。

1. 气－固分离　气－固分离是根据固体粒子的重量、粒径较气体分子大得多，因此可用重力、惯性、离心、滤过等方法将气－固分离。常见有旋风分离器和除尘装置。

2. 液－固分离　液－固分离是采用机械分离等方式将液体与固体分开。液－固分离方法一般采用机械分离法，分离方法一般有沉降分离法、过滤分离法和离心分离法三类。

（1）沉降分离法：沉降分离法是指在静止状态下，液体中的固体微粒依自身重力自然沉降与液体分离的方法。适于固体物杂质含量高的药液，简单易行。但该法耗时较长、沉淀物吸附有效成分较多。对料液中固体物含量少、粒子细而轻者不宜使用此法。

（2）过滤分离法：过滤分离法是将固－液混悬液通过一种多孔性介质，固体粒子被截留在介质上，而液体则经介质孔道流出，达到固－液分离目的的操作方法。生产中根据工艺及设备的不同可分为常压过滤、减压过滤、加压过滤、薄膜过滤等方法。常见有板框压滤机、超滤机等设备。

（3）离心分离法：离心分离法是指将待分离的药液置于离心机中，借助离心机的高速旋转所产生大小不同的离心力，使药液中的固体和液体相分离的操作方法。由于离心力比重力大 2000 ~ 3000 倍，故分离效率高，净化度高，故离心分离法适用于分离细小微粒、黏度大的待滤液及用一般的过滤或沉淀方法不易奏效或难以进行分离的物料。常见有三足式离心机、管式超速离心机、上悬式离心机、碟片式高速离心机、卧式自动离心机等设备。

3. 液－液分离　液－液分离在中药制剂中的应用主要是分离几种液体的混合物、乳浊液等。常见的分离方法有萃取分离法、蒸馏分离法等。

二、常用设备

（一）板框式压滤机

板框式压滤机的结构如图 6 – 26 所示，由多个滤板及滤框组成。它是一种在加压条件下（106Pa 以下）的间歇操作过滤设备。此设备适用于黏性大、颗粒较小以及滤饼可压缩的各种难过滤物料的过滤，特别适用于含少量固体的混悬液，也可用于温度较高混悬液的过滤。板框式压滤机具有过滤面积大、压力可调节、过滤速度快、操作易控制等优点，但它不能连续操作。该设备目前主要用于中药口服液、糖浆剂以及中药醇沉液的过滤。

滤板和滤框的构造如图 6 – 27 所示。外形多为正方形，在板和框的两个上角开有小孔，在叠合后构成供滤浆或洗水的通道。滤框的两侧覆以滤布，框架与滤布围成容纳滤浆和滤饼的空间。滤板为支撑滤布而做成实板，为形成流出滤液的通道而在滤板上刻有凹槽。滤板又有洗涤板和一般滤板之分，结构略有不同。为了易于识别，在板、框外侧制有小钮或其他标志。滤板为一钮，滤框为二钮，洗涤板为三钮。组合时即按钮数以"1 – 2 – 3 – 2 – 1"的顺序排列，所需板框数目由生产能力和滤浆浓度等因素确定。

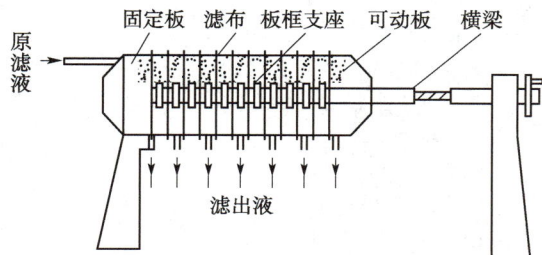

图 6 – 26　板框式压滤机结构图

图 6 – 27　滤板、滤框结构图

过滤时混悬液在一定压力下，经滤浆孔道由滤框角上的暗孔进入框内，滤液分别穿过框两侧滤布，自相邻滤板沟槽流出液出口排出。固体被截留在框内空间形成滤饼，待滤饼充满框内，过滤操作结束。洗涤时，需先将悬浮液进口阀和洗涤板下方滤液出口阀门关闭，将洗水压入洗水通道，经由洗涤板角上的暗孔进入板面与滤布之间。洗水横穿第一层滤布及滤框内的滤饼层，再穿过第二层滤布，最后由过滤下方的洗液出口排出。洗涤后，旋松压紧装置，将各板、框拉开，卸下滤饼，清洗滤布，整理板框，重新装好，以进行下一个操作循环。如图 6 – 28 所示。

图 6 – 28　过滤、洗涤流程图

（二）超滤机

超滤机的过滤介质为超滤膜，超滤膜是以高分子材料聚砜、聚醚砜、聚丙烯腈等材料采用特殊工艺制成的不对称半透明呈中空毛细管状的中空纤维膜。该机生产时，药液在压力作用下通过中空管内流动，澄清药液透过膜上的微孔得到滤过液，药渣等被截留的物料成为浓缩液被排出。

（三）离心机

离心机生产中最为常见的是三足式离心机，其因具有三个起支撑作用的支柱而得名，如图 6 – 29 所示。生产时转鼓通过装有离心离合器的传动系统驱动，绕主轴轴心回转，形成离心力场。悬浮液进入转鼓，在离心力的作用下被抛向转鼓壁，液相经转鼓壁上的滤网与滤孔，抛向机壳空间，汇集在底盘内，经底盘排出口收集。而固相被滤布截留形成滤饼，滤饼在离心力作用下压紧、甩干，停机后由人工从上部卸除。该机因在停机以后卸料，对固体颗粒破坏较小，易保持产品晶体形状。适合于对粒状、结晶状或纤维状的物料脱水。其结构简单，操作方便且容易掌握；机器运转平稳；但卸料不方便；传动机构在转鼓下面，维修不便且易受腐蚀。

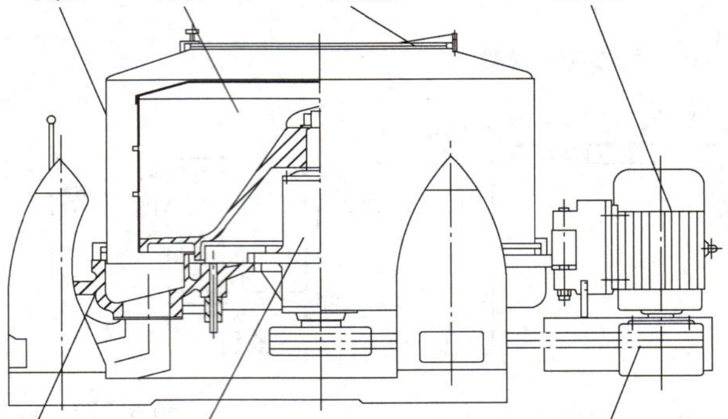

图 6 – 29　三足式离心机结构图

三、三足式离心机操作

以下内容以 SS450 型三足式离心机为例。

（一）开机前准备

（1）检查设备的卫生条件是否达到生产要求，是否有清场合格证。

（2）开动离心机前首先检查机内有无不应当有的杂物。

（3）检查转鼓是否牢固地连接在主轴上，先手动将转鼓摇动，假如轻微的松动感觉，即应将大螺帽重新紧固，然后用手转动转鼓，重新检验是否正常。

（4）整理检查滤布，滤布不脱落，不起皱，运转后滤布不得有摩擦。

（5）离心机在运转时声音均匀，不夹杂冲击或其他怪声和摩擦声。如发出异常声应立即停车检验纠正。

（二）开机和关机操作

（1）处理膏状或成件物料：经检查各部位正常后，将物料尽可能平均分配在转鼓内，以免发生危险。加料一直进行到滤渣充满转鼓的操作容积或根据事先计算的重量限度为止，不得超过规定的体积或重量，严禁用物体敲打机壳。将离心机上盖闭合锁紧，操作人员离开离心机合适距离后，启动电动机，多次连续点动离心机，使转鼓即逐渐增加转速，以达到最大转速时为止，启动时间一般为 60 秒左右。如果操作时离心机开始猛烈跳动，必须立即停车，待停止运转后，将转鼓内物料重新铺匀再开车，如仍有激烈跳动时应停车检修。

（2）处理悬浮液物料：经检查各部位正常后，将离心机上盖闭合锁紧，操作人员离开离心机合适距离，接通电源，启动电动机，开动离心机空转。在离心机转速达到全速后，从顶部加料管逐渐将悬浮液物料加入转鼓内。加入转鼓内的物料需严格控制，严禁离心机超载工作。

（3）运行中应集中注意力，离心机在运转中，如发生异常震动、出现撞击声和异常声音、排水孔有堵塞现象，并未见滤液排出、电机电流超过额定值、超负荷运行、制动装置失灵等现象或其他危及设备及人身安全等一切不正常现象时应立即停车，停稳后进行处理或向有关部门反应，杜绝野蛮操作。

（4）离心结束后，停车时先切断电源，操纵制动手柄缓慢制动。使用刹车时应注意不得在关电后立刻把车刹死，应该在开始时用较轻短的时歇动作，以达到制动的目的。一般制动时间不得少于50秒，停机后方可人工出料，严禁离心机运转时将手或铁锹等工具伸到转动的机器内，否则可能发生事故。

（5）操作完毕后，关闭电源，按清洁操作规程对设备进行清洁。

（三）操作注意事项

（1）每次操作容积及重量不得超过规定限额。

（2）离心机运转时，不允许在转鼓部分进行任何操作，不准在离心机上方传送物体。

（3）保持滤液出口畅通，以免离心机在滤液中旋转，发生事故。

（4）停车时必须先将电动机断电，然后使用刹车装置，开车前必须将刹车装置松开。

（5）离心机在加料时，尤其当离心膏状或块状物料时，必须将物料在转鼓内散布均匀，以免破坏离心机运转的平衡，引起猛烈振动。

（6）发现猛烈跳动、噪音等异常现象应立即停车检修，存在危险及安全因素未排除前不应该使用。

（7）每次出料后应及时检查各部连接处的松动现象，加以紧固，检查接地转鼓等各部件的完好情况。

（8）在停机不用、离心机正常运转和其他不必开盖时，必须将盖盖好。

（9）经常清洗转鼓，防止沉渣结晶物等堵塞滤孔，进行外部清洗时，不可用大水喷冲，以保护电机、弹簧、吊杆等部位。

（10）离心机不允许增加转数（不得超过设计转速），不得随意改变电机功率、转速。

（11）经常检查转鼓的完好情况，如有损坏现象应立即更换或修理，转鼓修理或更换后必须重新做动平衡。

（12）经常检查润滑情况。

（13）不允许在离心机内洗滤布。

（14）更换滤布时，必须停车，切断本机电源，以免发生事故。

（四）设备维护与保养

（1）润滑周期：每半年打开轴承上的遮板，对轴承加润滑脂，对转动部位加耐高温的润滑油。

（2）停机时应定期向轴承注入合格适量油脂，本机保持完好清洁，操作环境打扫清洁。

（3）机器使用6个月后必须全面保养一次。经常检查制动摩擦片、离合器摩擦片是否有严重磨损，若严重磨损应当更换。

（4）经常检查转鼓、筒体有无严重腐蚀或裂纹，筒体有无变形等，若有应向主管部门汇报，以便及时修理。

（5）离心机如长期停用，各转动易锈部位必须擦净上油，三角带松开，电机电流必须切断，并做好防尘防腐工作。

（五）常见故障及排除方法

三足式离心机常见故障、产生原因及排除方法见表6-8。

表6-8　三足式离心机常见故障及排除方法

常见故障	原　因	排除方法
异常震动	1. 装料不均匀引起 2. 滤布贴合不好或局部漏料使转鼓失去平衡引起 3. 主轴轴承严重磨损或损坏 4. 主轴螺母松动	1. 重新填布均匀物料 2. 重新贴合好滤布或更换修补 3. 更换轴承 4. 紧固螺母
异常响声	各传动部位有松动	应拧紧各传动部位
跑料过多或滤饼含液量过大	检查滤布，有可能滤布选择不当、滤布损坏或贴合不好	准确测量固相粒度，通过试验选择合适的滤布
挡液板跑液	装料过多	应按额定量装料
制动失灵	1. 刹车片磨损严重 2. 零部件松动、脱落或损坏	1. 更换刹片 2. 紧固或更换零部件

（六）工序操作考核

分离纯化工序操作考核项目见表6-9。

表6-9　分离纯化工序操作考核标准

项　目	技能要求	考核得分			
		分值	自评	组评	师评
零部件辨认	能正确辨认离心机零部件名称	10			
生产前检查	环境、温度、相对湿度、储存间、操作间设备状态标识	10			
安装、检查	1. 开启相关阀门 2. 接通电源	15			
质量控制	分离后药液符合相关要求	15			
记录与状态标识	1. 生产记录完整、适时填写 2. 适时填写、悬挂、更换状态标识	20			
生产结束清场	1. 清理产品：交中间站 2. 清洁生产设备：顺序正确 3. 清洁工具和容器 4. 清洁场地	20			
其他	正确回答分离纯化中常见的问题	10			
合计		100			

任务6-6　塑制设备

PPT　精讲

一、设备概述

塑制法制丸设备是指能将药物细粉与适宜的黏合剂混合制成软硬适度的、良好可塑性丸块，然后再依次制成丸条、分割、搓圆而成丸粒的制药设备。传统塑制法需要设备有捏合机、丸条机、搓丸机等，现代制药企业常用的是多功能炼药制丸机，把药物制丸块、丸条、搓丸等功能合而为一，大大提高了工作效率，下面重点介绍炼药制丸机。

二、常用设备

炼药制丸机由炼药机、制丸机、搓丸机等组成，如图 6 - 30 所示。整机由电动机通过交流变频器带动炼药机、制条机、搓丸机、输条机及各控制系统完成炼药制丸过程。采用 PLC 可编程序控制器、编码器等组成自动控制系统。

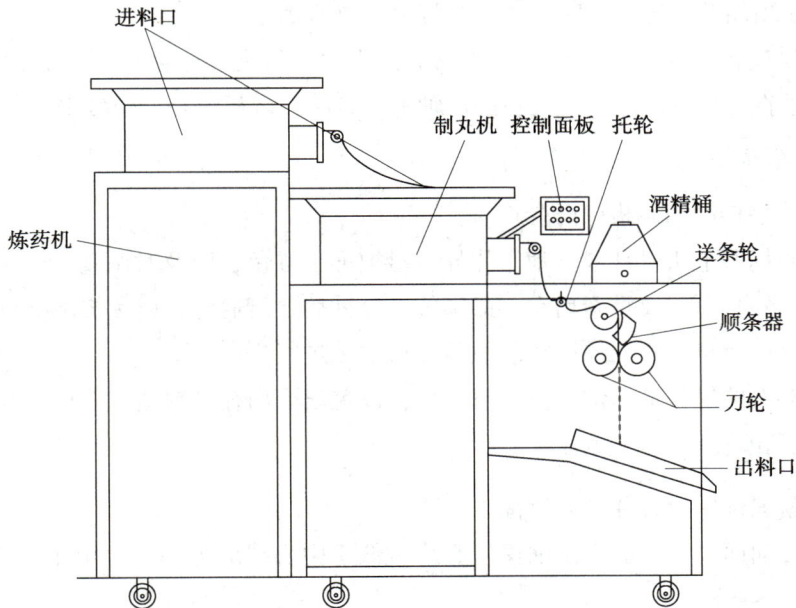

图 6 - 30　炼药制丸机结构图

工作时，将药粉加黏合剂（水、蜜、提取液或浸膏）搅拌混合均匀，在设备左边的炼药仓内将药物炼合成组织均匀、软硬相同、致密性一致的条状物料。然后再顺势送入右下方制丸机的料仓中，由触摸屏操作控制，给拖动制条机的变频器一个启动信号，制条电机运转。药打出条后，该信号被放置在出条口的编码器所接收，编码器把收到的信号传到 PLC，PLC 根据信号大小控制拖动伺服机的变频器的输出，从而实现伺服机对制条电机的同步跟踪，实现对丸条动态的控制。丸条经搓丸机快速切断成粒后高速搓制成丸。

设备上具有双套螺旋挤出结构，一套作炼药、一套作制丸，既可一体使用，也可单独操作，对药物适应性强，通过换用不同规格的丸条堵头、刀轮，即可连续搓制出所需直径的药丸。

三、炼药制丸机操作

以下内容以 YUJ - 17BL 型炼药制丸机为例。

（一）开机前准备

（1）确认设备"完好、已清洁"状态标志并在有效期内。

（2）确认各紧固件紧固，可编程序控制器 KA 小型继电器插头确认插牢，确认本机平衡并接地。

（3）核对本工序中间产品的品名、规格、数量等是否符合工艺要求。

（4）核对并安装上合适的制条孔堵头和制丸刀轮等。

（二）开机和关机操作

（1）接通总电源，使触摸屏自动切换至主控画面，分别按炼药启、制条启、伺服启三个按钮，启动炼药电机、制条电机、伺服电机。再手动或自动调节相应参数。

（2）将料斗上的药坨加入制条机料仓内，经翻转和推进器药条自制条机堵头制条孔出来，将制成的药条放在编码器轮上，并在托轮上面穿过放到送条轮上，通过顺条器进入制丸刀轮进行制丸。

（3）停机时，分别按炼药停、制条停、伺服停，最后按触摸屏控制箱上的急停按钮、接触器断开，停止向制丸机各低压断路器供电，同时红色信号灯灭，整机断电。

（4）工作结束后应将料仓和刀轮上的残留物清洗干净，清洗料仓需取下料仓翻板，重新装上时两个翻板方向应相互垂直，且较大的翻板装在高位轴上，较小的翻板装在低位轴上。

（三）操作注意事项

（1）加料时严禁手接触两翻板以防受伤。

（2）制条电机和伺服电机过载或其他工作异常触摸屏变红色，应及时调整。

（3）按急停按钮停止后，要重新启动，必须等5分钟后才能通电，以免损坏变频器。

（4）发现异常立即停机，查明原因排除故障方可继续进行生产。

（5）交流变频器上的触摸屏按键不要随意乱按，以免改变内存参数造成停机。

（四）设备维护与保养

（1）每班前各紧固件应检查并及时紧固。

（2）油箱需保证油面高度，应高于油窗中心线，低于中心线应加油，每半年换油一次，油号为25#机油。

（3）减速机为油浴式润滑，用70#工业极压齿轮油，正常油面高于油标中线为止，每3~6个月更换一次。

（五）常见故障及排除方法

炼药制丸机常见故障、产生原因及排除方法见表6-10。

表6-10 炼药制丸机常见故障及排除方法

常见故障	原因	排除方法
料仓堵塞，螺旋推进器不转动	药料太硬或异物卡住	1. 调整药料的软硬程度 2. 取出多余的物料 3. 修复螺旋推进器与料仓"抱死"部位
制丸刀后下方有油渗出	密封圈损坏或轴套被磨损	专业维修人员进行部件更换

（六）工序操作考核

制丸工序操作考核项目见表6-11。

表6-11 制丸工序操作考核表

项目	技能要求	考核得分			
		分值	自评	组评	师评
结构认知	能正确识别制丸机各部位结构名称	10			

续表

项　目	技 能 要 求	考核得分			
		分值	自评	组评	师评
运行前检查	1. 环境检查（温湿度、压差） 2. 设备检查（设备清洁、状态标识） 3. 刀轮选择 4. 物料核单 5. 状态标识等是否及时更换	10			
运行	1. 是否及时更换状态标识 2. 开机顺序是否正确 3. 运行程序是否正确 4. 产品是否按规定检查 5. 有无及时填写生产记录 6. 关机顺序是否正确	25			
质量控制	1. 丸面是否光滑，均匀细腻、软硬适中 2. 质量鉴别符合标准要求 3. 外观圆球形、完整、均匀 4. 重量差异符合要求	15			
记录与状态标识	1. 生产记录完整、适时填写 2. 适时填写、悬挂、更换状态标识	10			
生产结束清场	1. 清理产品：交中间站 2. 清洁生产设备：顺序正确 3. 清洁工具和容器 4. 清洁场地	20			
其他	正确回答制丸工序中常见的问题	10			
合计		100			

任务 6 - 7　滴制设备

PPT　　精讲

一、设备概述

　　滴制法制丸设备是利用一种熔点较低的脂肪性基质或水溶性基质，将主药溶解、混悬、乳化后利用适当装置滴入另一种不相混溶的液体冷却剂中冷却成丸剂的一种制药设备。主要用于滴丸等的制备。

　　滴丸系指固体或液体药物与适当物质（一般称为基质）加热熔化混匀后，滴入互不相混溶的冷凝液中、收缩冷凝而制成的小丸状制剂。主要供口服使用，亦可供外用和局部（如耳鼻、直肠、阴道）使用，还有眼用滴丸。制备滴丸剂主要设备有多功能滴丸机等。

二、常用设备

　　多功能滴丸机由药物调制供应系统、动态滴制收集系统、循环制冷系统、电气控制系统组成，如图 6 - 31 所示。

　　1. 药物调制供应系统　滴丸机由保温层、加热层、调料罐、电动减速搅拌机、油浴循环加热泵

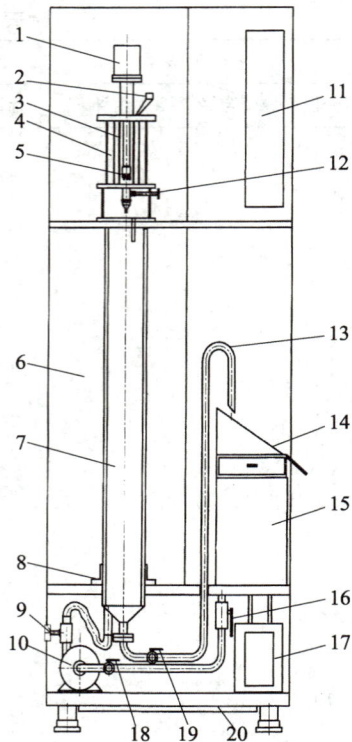

图 6-31　滴丸机结构示意图

1. 搅拌电机　2. 加料口　3. 药液　4. 导热油　5. 搅拌器　6. 机柜　7. 冷却柱　8. 升降装置　9. 液位调节装置　10. 油泵　11. 控制箱　12. 滴速控制手柄　13. 出料管　14. 出料槽　15. 油箱　16. 油箱阀　17. 制冷系统　18. 放油阀　19. 放油阀　20. 接油盘

（电机为调速电机，调节时要确保不得高于 150r/min）、药液输出开关、压缩空气输送机构等组成。将药液与基质放入调料罐内，通过加热搅拌制成滴丸的混合药液，然后通过压缩空气将其输送到滴液罐内。

2. 动态滴制收集系统　滴液罐内的药液通过操作滴头滴入到冷却剂中，液滴在温度梯度（温度由高到低）的作用下，使药滴在表面张力作用下适度充分地收缩成丸。使滴丸成型圆滑，丸重均匀。冷却油泵出口装有节流开关，通过调节冷却油泵节流开关的开启度控制油泵的流量，使冷却剂在收集过程中保持了液面的平衡。

3. 循环制冷系统　为了保证滴丸的圆度，避免滴制的热量及冷却柱加热盘的热量传递给冷却液，使其温度受到影响，制冷机组通过钛合金制冷器控制制冷箱内冷却剂的温度，保证了滴丸的顺利成型。

4. 电气控制系统　设备面板上设有电气操作盘和各参数显示器，可实现本机自动化生产。

工作时，由溶于基质（水溶性或脂溶性如聚乙二醇、明胶和硬脂酸等）的固体或液体药物经配料罐加温、搅拌混合成溶液，再通过气压输送至滴罐，并经过特制的滴头滴入冷却柱内的冷却剂（液体石蜡、植物油、甲基硅油和水等），利用液体表面张力作用，通过严格控制冷却剂的温度，使药滴形成圆球度极高的滴丸。

多功能滴丸机造型美观大方，符合 GMP 要求，占地面积小，既可以制备小滴丸（70mg 以下），又可以制备大滴丸（500mg 以上）；药液通过油浴恒温加热；配有均质搅拌装置，搅拌速度无级调节；滴罐可以灵活拆卸以方便清洗；药液、油浴、制冷温度、气压、真空度数字显示；冷却柱及冷却液液面可灵活升降；冷却液上端加热（可控），下端制冷（可控），温度梯度分布；气压、真空度灵活调节，可控制黏度较大与黏度较小的药液的滴制速度；同时配有均质乳化装置、恒温控制装置、制冷机组。

三、多功能滴丸机操作

以下内容以 DWJ-2000 型多功能滴丸机为例。

（一）开机前准备

（1）检查滴丸操作间的温湿度、空气压差、相对湿度是否符合要求。

（2）检查所需接丸盘、合适规格的丸筛、装丸胶袋、装丸胶桶、脱油用布袋等。

（3）检查滴丸机是否已清洁、完好，滴头开关是否关闭，检查油箱内的液体石蜡是否足够。

（4）检查合格后，填写并悬挂设备运行状态标志。

（二）开机和关机操作

（1）接通电源，设置生产所需的制冷温度、油浴温度、药液温度和滴盘温度，并启动设备。

（2）启动空气压缩机，使其达到 0.7MPa 的压力。

（3）将加热熔融好的滴制滴液从滴罐上部加料口处加入，启动搅拌，缓慢扭动打开滴罐上的滴头，使滴头下滴的滴液符合滴制工艺要求。

（4）正式滴丸后，每小时取丸 10 粒，用罩绸毛巾抹去表面冷却油，逐粒称量丸重，根据丸重调整滴速。

（5）收集的滴丸在接丸盘中滤油、离心 2~3 次，筛丸，中间粒径的滴丸为正品。

（6）药液滴制完毕时，关闭滴头开关。关闭面板上的制冷开关和油泵开关，做好清场工作。

（三）操作注意事项

（1）操作者应根据滴丸所带出的油量多少，适当补充冷油箱冷却介质。

（2）拆洗滴盘时，应控制上部调节阀不得随动，以防止漏液。

（3）加热保温系统中的加热介质，最高温度不得超过 100℃。

（四）设备维护与保养

（1）一般机件，每班开车前加油一次，中途可根据需要添加一次，每周对润滑点润滑一次。

（2）每班使用结束后，检查工作台面是否粘有残渣，如有应清扫干净。

（3）每个班次结束后，若生产中断，需将设备彻底清洗干净并给各润滑点加油润滑，经检查合格后，挂清洁合格状态标志。

（4）更换模具时，应轻扳、轻放，以免变形损坏；机器使用场所应保持清洁。

（五）常见故障及排除方法

多功能滴丸机常见故障、产生原因及排除方法见表 6-12。

表 6-12　多功能滴丸机生产中常见问题及排除方法

常见故障	原因	排除方法
滴丸粘连	冷却油温度偏低，黏性大，滴丸下降慢	升高冷却油温度
滴丸表面不光滑	冷却油温度偏高，丸形定型不好	降低冷却油温度
滴丸拖尾	冷却油上部温度过低	升高冷却油温度
滴丸呈扁形	1. 冷却油上部温度过低，药液与冷却油液面碰撞成扁形，且未收缩成球形已成型 2. 药液与冷却油密度不匹配，使液滴下降太快影响形状	1. 升高冷却油温度 2. 改变药液或冷却油密度，使两者相匹配
丸重偏重	1. 药液过稀，滴速过快 2. 压力过大使滴速过快	1. 适当降低滴罐和滴盘温度，使药液黏稠度增加 2. 调节压力旋钮或真空旋钮，减小滴罐内压力
丸重偏轻	1. 药液太黏稠，搅拌时产生气泡 2. 药液太黏稠，滴速过慢 3. 压力过小使滴速过慢	1. 适当增加滴罐和滴盘温度，降低药液黏度 2. 适当升高滴罐和滴盘温度，使药液黏稠度降低 3. 调节压力旋钮或真空旋钮，增大滴罐内压力

（六）工序操作考核

滴丸工序操作考核项目见表6-13。

表6-13 滴丸工序操作考核表

项目	技能要求	分值	自评	组评	师评
零部件辨认	能正确辨认设备零部件名称	10			
运行前检查	1. 环境检查（温湿度、压差） 2. 设备检查（设备清洁、状态标识） 3. 滴头选择 4. 物料核单 5. 状态标识等是否及时更换	10			
运行	1. 是否及时更换状态标识 2. 开机顺序是否正确 3. 运行程序是否正确 4. 产品是否按规定检查 5. 有无及时填写生产记录 6. 关机顺序是否正确	25			
质量控制	1. 丸面是否光滑，均匀细腻、软硬适中 2. 质量鉴别符合标准要求 3. 外观圆球形、完整、均匀 4. 重量差异符合要求	15			
记录与状态标识	1. 生产记录完整、适时填写 2. 适时填写、悬挂、更换状态标识	10			
生产结束清场	1. 清理产品：交中间站 2. 清洁生产设备：顺序正确 3. 清洁工具和容器 4. 清洁场地	20			
其他	正确回答滴丸工序中常见的问题	10			
合计		100			

目标检测

答案解析

一、单项选择题

1. 以下哪种杂质适合利用变频立式风选机的除重法除去（ ）

　　A. 毛发　　　　　　　B. 棉纱　　　　　　　C. 药屑　　　　　　　D. 石块

2. 利用滚筒式洗药机清洗药材时，如何判断药材是否已清洗干净（ ）

　　A. 正转滚筒　　　　　B. 翻转滚筒　　　　　C. 先正转后反转滚筒　　D. 观察出水口的水质

3. 旋转式切药机适合切制以下哪种药材（ ）

　　A. 坚硬药物　　　　　B. 球状药物　　　　　C. 黏性较大的药物　　　D. 根类药材

4. 动态多功能提取罐中搅拌桨的作用是（ ）

　　A. 降低药物周围溶质浓度，增加扩散推动力

B. 降低药物周围溶质浓度，降低扩散推动力

C. 增加药物周围溶质浓度，增加扩散推动力

D. 增加药物周围溶质浓度，降低扩散推动力

5. 多功能式中药提取罐提取药液多采用 （　　　）

    A. 煎煮法　　　　　　　　B. 渗漉法　　　　　　　　C. 回流提取法　　　　　　D. 超临界流体萃取法

6. 超临界流体萃取设备常用的萃取溶剂是 （　　　）

    A. 乙醇　　　　　　　　　B. 纯化水　　　　　　　　C. 二氧化碳　　　　　　　D. 饮用水

7. 下列蒸发器中有"标准蒸发器"之称的是 （　　　）

    A. 中央循环蒸发器　　　　B. 盘管式蒸发器　　　　　C. 外循环蒸发器　　　　　D. 强制循环蒸发器

8. 通过空化效应、机械效应、热效应及乳化等作用完成有效成分提取的是 （　　　）

    A. 渗漉提取设备　　　　　B. 微波提取设备　　　　　C. 超临界提取设备　　　　D. 超声提取设备

9. 以下设备不属于循环型蒸发设备的是 （　　　）

    A. 中央循环蒸发器　　　　B. 升膜式蒸发设备　　　　C. 盘管式蒸发器　　　　　D. 外循环蒸发器

10. 关于降膜式蒸发器以下说法不正确的是 （　　　）

    A. 适用于热敏性药液　　　　　　　　　　　　B. 适用于高黏度药液

    C. 适合于易结晶料液的浓缩　　　　　　　　　D. 不适合易结垢料液的浓缩

11. 以下哪个设备属于离心分离法设备 （　　　）

    A. 三足式离心机　　　　　B. 压滤器　　　　　　　　C. 板框式压滤机　　　　　D. 超滤机

12. 不属于中药丸剂生产设备的有 （　　　）

    A. 炼药制丸机　　　　　　B. 滴丸机　　　　　　　　C. 泛丸机　　　　　　　　D. 压片机

13. 不是中药丸剂制备方法的有 （　　　）

    A. 塑制法　　　　　　　　B. 滴制法　　　　　　　　C. 泛制法　　　　　　　　D. 挤出法

14. 不属于炼药制丸机主要结构组成的是 （　　　）

    A. 炼药机　　　　　　　　B. 滴头　　　　　　　　　C. 托轮　　　　　　　　　D. 刀轮

15. 不属于制丸机开机前检查的内容是 （　　　）

    A. 制丸操作间的温度检查

    B. 制丸机是否有电

    C. 检查制丸机上个班次的使用记录

    D. 检查压片生产现场有无与本批生产无关的物料

16. 属于滴丸机的药物调制供应系统的结构组成是 （　　　）

    A. 出料槽　　　　　　　　B. 制冷机　　　　　　　　C. 搅拌机　　　　　　　　D. 炼药机

17. 制丸机设备中的减速机为油浴式润滑，正常油面高于油标中线为止，常用 （　　　）

    A. 30#常规润滑油　　　　　　　　　　　　　　B. 70#工业极压齿轮油

    C. 40#机械润滑油　　　　　　　　　　　　　　D. 50#常规润滑油

18. 炼药制丸机各紧固件应检查并及时紧固的频率是 （　　　）

    A. 每班前　　　　　　　　B. 每周一次　　　　　　　C. 每月一次　　　　　　　D. 每周两次

19. 以下属于滴丸机的结构组成的是 （　　　）

    A. 药物调制供应系统　　　　　　　　　　　　B. 炼药系统

    C. 挤出制丸系统　　　　　　　　　　　　　　D. 包衣系统

20. 滴丸机滴制丸剂偏重的主要原因有 （　　　）

    A. 药液太黏稠，搅拌时产生气泡　　　　B. 药液太黏稠，滴速过慢

    C. 压力过小使滴速过慢　　　　　　　　D. 压力过大使滴速过快

二、实例分析

1. 某药厂在生产感冒退热颗粒，发现利用中药多功能提取罐提取有效成分时，有提取液渗漏的现象。请分析原因，并给出解决办法。

2. 某药厂在对中间产品浓缩时使用三效节能浓缩器，但生产人员按照标准操作规程开启设备后发现其真空度偏低。请分析原因，并给出解决办法。

3. 某药厂在使用三足式离心机生产过程中出现异常震动现象。请分析原因，并给出解决办法。

4. 某丸剂生产人员利用炼药制丸机生产中药丸，使用时的注意事项有哪些？

5. 某药厂在使用滴丸机生产时发现滴出来的丸呈扁圆形。请分析原因，并给出解决办法。

书网融合……

知识回顾　　　　习题

（白而力）

项目 7　制水生产设备

学习引导

水，是人类赖以生存的重要自然资源。水的来源很多，如山泉、湖泊、地下等，但水质好坏无法控制，直接饮用会带来很多健康的隐患。因此，生活用水需要经过自来水厂处理，家中也可以安装净水器，超市里也有各种类型的瓶装水供人们选择。水也是药品生产过程中运用最广泛的物料，许多药品的生产过程需要用纯化水或注射用水做溶剂或载体，它还是容器、设备最常用、最经济的清洗剂。你知道生活用水是怎样处理和生产的吗？制药用水又是如何生产的？制药用水生产设备和家用净水设备有相似之处吗？

本单元主要介绍制药用水生产工艺流程、生产工序质量控制点，常见制水设备的结构、工作原理、日常维护与保养。

学习目标

1. **掌握**　掌握制药用水生产工艺流程及生产工序质量控制点。
2. **熟悉**　熟悉常见制水设备的结构以及设备的日常维护与保养。
3. **了解**　了解常见制水生产设备的工作原理。

任务 7-1　制水生产工艺

PPT　　精讲

一、生产工艺

制药用水是制药生产中应用的重要辅料之一，按照其应用范围可分为饮用水、纯化水、注射用水与灭菌注射用水。

制药用水生产主要是将饮用水转化为纯化水，而后进一步加工成为注射用水、灭菌注射用水的过程。目前，较为常用的制水工艺有二级反渗透（二级 RO）（图 7-1）、反渗透组合离子交换（二级 RO + IE）（图 7-2）、反渗透组合电去离子（二级 RO + EDI）（图 7-3）三种生产工艺。

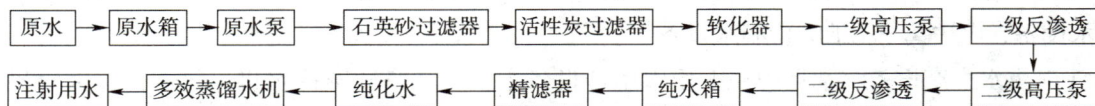

原水 → 原水箱 → 原水泵 → 石英砂过滤器 → 活性炭过滤器 → 软化器 → 一级高压泵 → 一级反渗透

注射用水 ← 多效蒸馏水机 ← 纯化水 ← 精滤器 ← 纯水箱 ← 二级反渗透 ← 二级高压泵

图 7-1　二级反渗透制水生产工艺流程图

原水 → 原水箱 → 多介质过滤器 → 多介质过滤器 → 活性炭过滤器 → 保安过滤器 → 高压泵 → 反渗透装置

纯化水 ← 精滤器 ← 紫外灭菌器 ← 除盐水泵 ← 除盐水箱 ← 混床 ← 中间水泵 ← 中间水箱

多效蒸馏水机 → 注射用水

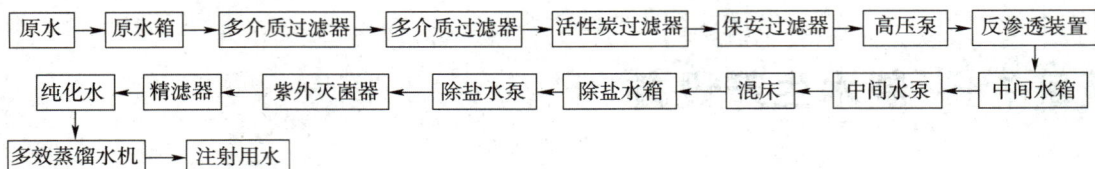

图 7 – 2　反渗透组合离子交换制水生产工艺流程图

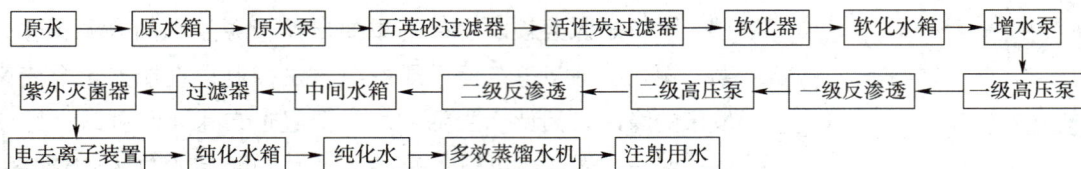

原水 → 原水箱 → 原水泵 → 石英砂过滤器 → 活性炭过滤器 → 软化器 → 软化水箱 → 增水泵

紫外灭菌器 ← 过滤器 ← 中间水箱 ← 二级反渗透 ← 二级高压泵 ← 一级反渗透 ← 一级高压泵

电去离子装置 → 纯化水箱 → 纯化水 → 多效蒸馏水机 → 注射用水

图 7 – 3　反渗透组合电去离子制水生产工艺流程图

二、工序质量控制点

制药用水的生产工序包括预处理、制备纯化水、制备注射用水。结合制药用水生产工序，对制药用水的质量进行监控，详见表 7 – 1。

表 7 – 1　制水的工序与质量控制点

工　序	质量控制点	质量控制项目	频　次
预处理	饮用水	防疫站全检	至少一次/年
制备纯化水	机械过滤器	压差（ΔP）	一次/2 小时
	机械过滤器	污染指数（SDI）	一次/周
	活性炭过滤器	ΔP、余氯	一次/2 小时
	活性炭过滤器	SDI	一次/周
	反渗透膜（RO）	ΔP、电导率、流量	一次/2 小时
	紫外灯管	计时器时间	二次/天
	纯化水	电导率、酸碱度、氨、氯化物	一次/2 小时
	纯化水	《中国药典》全项	每周
制备注射用水	注射用水	电导率、酸碱度、氨、氯化物	一次/2 小时
	注射用水	《中国药典》全项	每周
	注射用水温度	储灌温度、回水温度	一次/2 小时

三、主要设备

1. 预处理设备　常用预处理设备包括机械过滤器、软水器和精密过滤器等。

2. 纯化水生产设备　常见的纯化脱盐设备主要包括离子交换制水设备、二级反渗透制水设备、电渗析制水设备、电去离子（EDI）制水设备等。

3. 注射用水生产设备　常见的注射用水生产设备主要包括塔式蒸馏水机、热压式蒸馏水机、多效蒸馏水机等。

任务 7-2　纯化水生产设备

一、设备概述

纯化水是将符合国家标准的饮用水（原水）用反渗透、离子交换、电渗析等适宜方法制备的制药用水。根据纯化水制水工艺，制水设备主要包括原水预处理设备、去离子（脱盐）设备、后处理设备三大部分。前处理设备可以除去原水中悬浮物、不溶性颗粒、余氯等杂质。去离子设备可以除去原水中呈离子形式的杂质，即脱去原水中盐分得到纯化水。后处理设备可以进一步杀灭水中微生物，进一步净化纯化水。

二、常用设备

（一）原水预处理设备

1. 机械过滤器　主要由壳体、过滤介质与连接管路组成。壳体材质有钢制衬胶或不锈钢，过滤介质有天然石英砂、多介质、活性炭、锰砂等。原水在一定的压力作用下，通过过滤介质滤除水中悬浮物、不溶性颗粒，除去色味，脱氯，从而达到净化的目的。当净化一定量原水后，通过反冲洗方式，对过滤介质进行净化清洗，恢复过滤功能。

2. 软水器　应用了离子交换技术，通过树脂上的功能离子与水中的钙、镁离子进行交换，达到去除水垢（碳酸钙或碳酸镁）的目的，原理同离子交换制水设备。

3. 精密过滤器　又称保安过滤器，根据其外部壳体结构的不同分为卡箍式、法兰式、吊环式等多种形式。在内部加入不同精度的滤芯（如 PP 滤芯、线绕芯、折叠滤芯、陶瓷滤芯等多种不同规格型号滤芯）可去除水中各种微小颗粒、胶体、金属、细菌、余氯等杂质。

（二）去离子（脱盐）设备

去离子的方法主要有反渗透法（RO）、离子交换法（IE）、电渗析法（ED）和电去离子法（EDI）。

1. 反渗透制水设备

（1）主要结构：反渗透制水设备主要由反渗透膜组件、高压泵、药洗装置、控制装置以及相关检测仪表构成。核心部件是反渗透膜组件，膜材料一般为醋酸纤维素（CA）、三醋酸纤维素以及聚酰胺，其孔径极小，一般在 0.1~1.0nm 范围。制水时水以高压透过膜，因此要求反渗透膜有一定的强度。膜组件的结构根据反渗透膜的形式，可分为螺旋卷式、中空纤维式、管式、板式 4 种类型，如图 7-4 所示。制药用水生产中螺旋卷式和中空纤维式两种组件较为常用。

（2）工作原理：如图 7-5 所示，在一个容器中用半透膜隔成两部分，由于半透膜可以选择性地让水分子自由通过，在左侧放入淡水、右侧放入盐水时，两侧存在浓度差并形成了一定渗透压。淡水侧的水分子扩散至右侧，直至两侧压强相等，达到平衡，此过程即为渗透。当外界给盐水一侧加压时，由于外压大于渗透压，盐水侧水分子通过半透膜进入淡水侧，此过程即为反渗透。反渗透就是利用这一原理，在膜两侧高压作用下从原水中将纯水分离出来的过程。

（3）二级反渗透设备机组：二级反渗透设备机组主要由原水箱、机械过滤器、软水器、精密过滤器、一级反渗透设备、淡水箱、二级反渗透设备和纯水箱等组成。其二级反渗透主体设备如图7-6所示，设备生产工艺流程如图7-7所示。

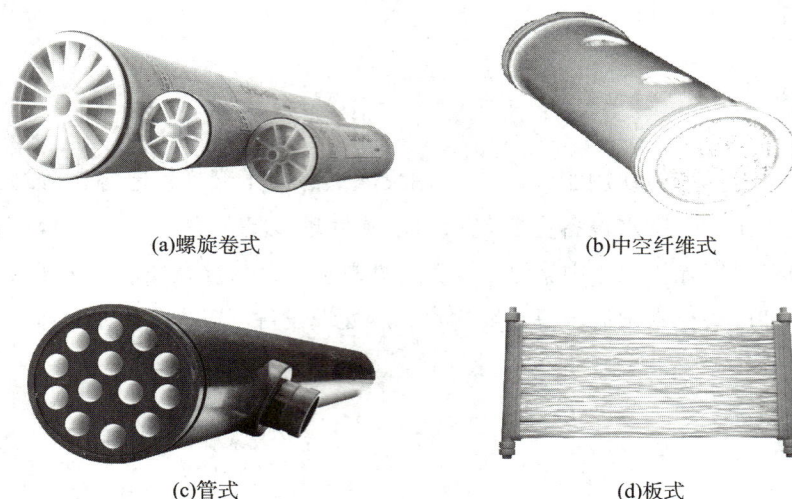

(a)螺旋卷式　　　　　　　　　　(b)中空纤维式

(c)管式　　　　　　　　　　(d)板式

图7-4　4种反渗透膜组件

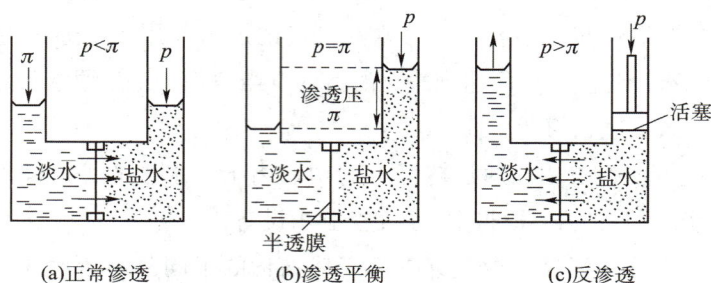

(a)正常渗透　　(b)渗透平衡　　　(c)反渗透

图7-5　反渗透原理示意图

图7-6　二级反渗透主体外形图

二级反渗透设备的透水量大、脱盐率高，对有机物、胶体、微粒、细菌、病毒与热原等具有非常高的截留去除功能，适应性强，耗能低、稳定性好、体积不大、操作简便、维护方便。广泛用于纯化水等的净化以及食品等工业中纯水或者超纯水的制备。

2. 离子交换制水设备

（1）主要结构：离子交换设备主体为离子交换树脂柱，固定床式离子树脂交换柱是最早使用也是最常见的一类交换柱，因其内部的树脂床不会随着交换反应的进行而移动，故而得名。主要结构有罐体、进出液管、树脂层、底板、布液装置等，如图 7 - 8 所示。

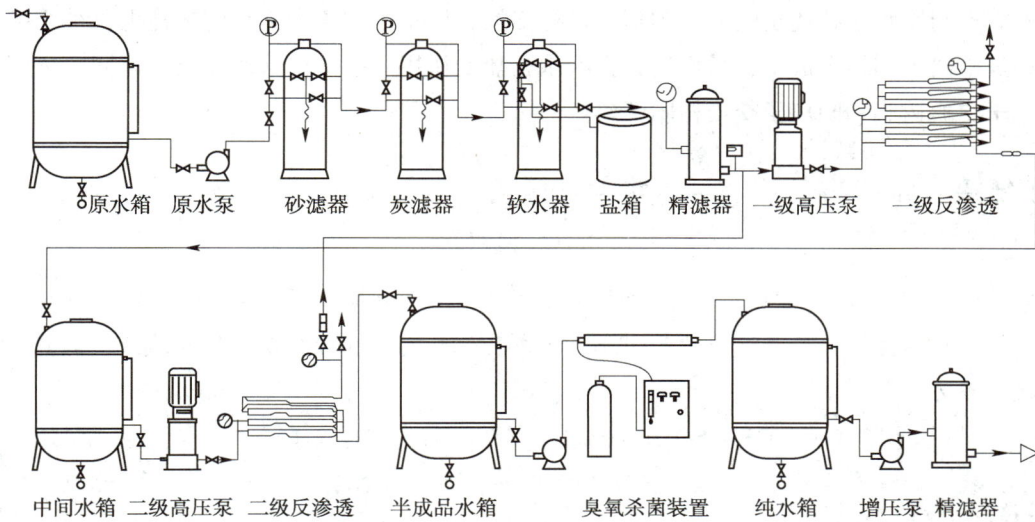

图 7 - 7 二级反渗透设备工艺流程图

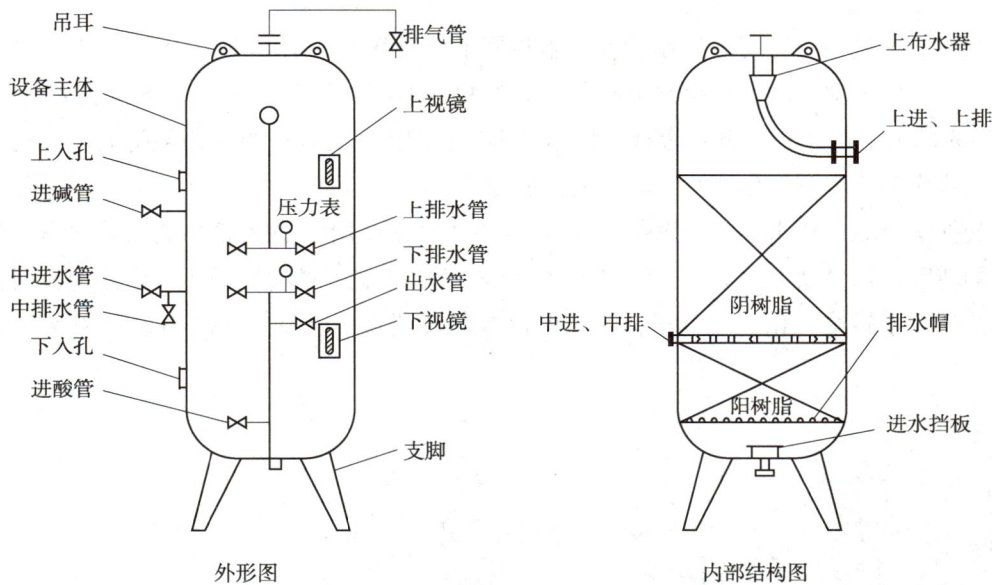

外形图　　　　　　　　　　　内部结构图

图 7 - 8 混合离子交换树脂柱结构图

　　此类交换柱通常是高径比在 2 ~ 5 之间的圆柱体，底部和顶部为球形或椭球形。在柱的顶部、中部和底部有进出液管。主体高度常取树脂层高度的 1.8 ~ 2 倍，以给树脂留有足够的膨胀空间，另外便于操作时充入适量的空气或溶液。树脂层的高度一般在 1 ~ 3m 之间，由树脂与交换体系的性质来决定。底部有底板，支撑树脂和透过溶液，多采用具有排水帽的孔板，孔板有平板型和下凹球面型。此外，有的柱底使用孔板的同时，采用铺垫石英砂作为树脂承载层，石英层的高度随柱径增大而提高，粒度由上而下，逐层变细。

　　为了使溶液在柱内沿径向均匀分布，使树脂能充分接触到溶液，交换柱的顶部、中部和底部都安排了布液装置。在逆流操作时会从中间排液管出液，为均匀排出再生液，中间排液管一般有多个出口孔且呈水平状态均匀分布于交换柱的中上部。

（2）工作原理：离子交换树脂是一类具有离子交换功能的高分子材料。它能将树脂柱上的氢氧根离子和氢根离子与原水中解离出的阴、阳离子进行交换，原水中的离子留在树脂柱上，被交换出来的氢氧根离子和氢根离子则结合成水，从而达到去除水中盐的作用。按交换基团性质的不同，离子交换树脂可分为阳离子交换树脂和阴离子交换树脂两类。

🔖 知识链接

离子交换原理

阳离子交换树脂大都含有磺酸基（$-SO_3H$）、羧基（$-COOH$）或苯酚基（$-C_6H_4OH$）等酸性基团，其中的氢离子能与溶液中的金属离子或其他阳离子进行交换。将 R 代表树脂母体，其交换原理为：

内容拓展

$$2R-SO_3H+Ca^{2+}\rightarrow (R-SO_3)_2Ca+2H^+$$

阴离子交换树脂含有季胺基 $[-N(CH_3)_3OH]$、胺基（$-NH_2$）或亚胺基（$-NH-$）等碱性基团。它们在水中能生成 OH^- 离子，可与各种阴离子起交换作用，其交换原理为：

动态示意图

$$R-N(CH_3)_3OH+Cl^-\rightarrow R-N(CH_3)_3Cl+OH^-$$

离子交换树脂经过一段时间的工作后，树脂与原水接触面上的 HR 和 ROH 均生成 NaR 和 RCl，如继续工作则会使水中电解质的去除率逐渐降低，此过程为树脂的老化。为此需将树脂表面上的 NaR 和 RCl 恢复成原来的 HR 和 ROH，此过程称为树脂的再生。阳离子交换树脂可用稀盐酸、稀硫酸等溶液淋洗；阴离子交换树脂可用氢氧化钠等溶液处理，进行再生。

用离子交换法制取纯化水优点是设备简单，节约能源与冷却水，成本低；脱盐效率高，对热原和细菌也有一定的清除作用。缺点是对新树脂需要进行预处理，老化后的树脂需要再生处理，消耗大量的酸碱。本法被广泛用于轻工、化工、电子、医药等行业制备纯水，以及工业动力设备用水、锅炉软化水处理。

即学即练

阳离子交换树脂的再生要用以下哪一个进行淋洗？（　　　）

答案解析
A. 水　　　　B. 氢氧化钠　　　　C. 稀盐酸　　　　D. 浓硫酸

3. 电渗析制水设备

（1）主要结构：电渗析制水设备主要由膜堆、极区、夹紧装置三大部件组成，如图 7-9 所示。一个阳膜、一个隔板、一个阴膜，再一个隔板组成一个膜对。一对电极之间所有的膜对之和称为膜堆，它是设备性能的关键部件。隔板常用 1~2mm 的硬聚氯乙烯板制成，板上开有配水孔、布水槽、流水道、集水槽和集水孔。隔板的作用是使两层膜间形成水室，构成流水通道，并起配水和集水的作用，如图 7-10。

极区由托板、电极、极框和弹性垫板组成。极区的主要作用是给电渗析器供直流电，将原水导入膜堆的配水孔，使淡水和浓水排出电渗析器，并通入和排出极水。托板用厚的硬聚氯乙烯板制成，主要起加固作用。电极阳极常用石墨、铅等材料，阴极则用不锈钢等材料制成，形成均匀的直流电场。极框常用粗网多水道式塑料板制成，用来构成极室，并可作为极水的通道。垫板常用橡胶或软聚氯乙烯板，用来防止漏水并调整极区部件组合后厚度不均匀。

图 7 - 9　电渗析设备外形图

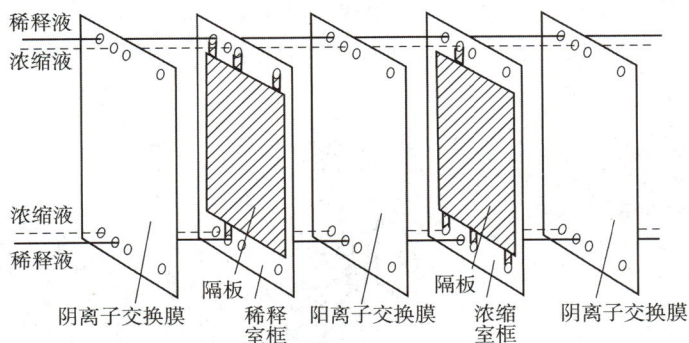

图 7 - 10　电渗析器内部结构图

夹紧装置是使电极、膜堆、隔板连成一体并防止内外泄漏的装置。一般由铸铁或钢板制成。钢板具有弹性，能发生局部变形，即使隔板或膜的厚度不均匀也不会泄漏，因而被广泛使用。

（2）工作原理：如图 7 - 11 所示，电渗析器是在外加直流电场的作用下，水中的阴离子向阳极方向移动，阳离子向阴极方向移动。由于离子交换膜具有选择透过性，阳离子交换膜带负电荷，因此只允许水中阳离子通过；阴离子交换膜带正电荷，因此只允许水中的阴离子通过。致使最终淡水隔室中的离子迁移到浓水隔室中去，从而达到脱盐的目的。

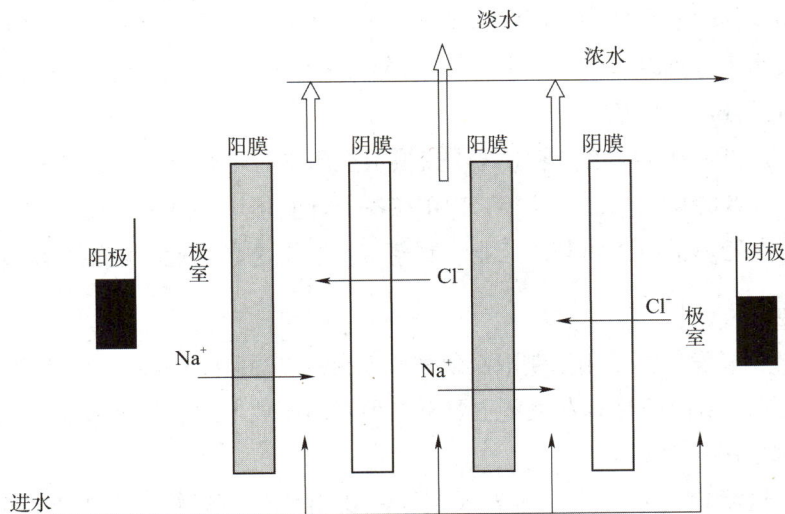

动态示意图

图 7 - 11　电渗析设备工作原理图

电渗析器的优点是加工制造和部件更换都比较容易，便于清洗，但缺点是组装比较麻烦。该技术广泛应用于海水、苦咸水淡化；锅炉及动力设备给水的软化除盐；电子化工、医药、饮料、食品等工艺用水的处理。由于其回收率低、维护较麻烦，目前在超纯水制造中已较少使用。

4. 电去离子制水设备

（1）主要结构：电去离子（EDI）装置由淡水室、浓水室、极水室、离子交换膜、混合离子交换树脂、绝缘板、压紧板、电极等组成。EDI 的每个制水单元均由一组树脂、离子交换膜和有关的隔网组成。每个制水单元串联起来，并与两端的电极组成一个完整的 EDI 设备。如图 7 - 12 所示。

（2）工作原理：电去离子又称填充床电渗析，是一种将电渗析与离子交换有机地结合在一起的制水工艺，如图 7 - 13 所示。淡水室内填充混合离子交换树脂，用于除去离子；淡水室和浓水室之间装有阴离子交换或阳离子交换膜，使阴（阳）离子在电极作用下不断进入浓水室；水分子在直流电能的作用下分解成 H^+ 和 OH^-，使混合离子交换树脂时刻处于再生状态，因而一直保持有交换容量，而浓水不断地被排走。因此，EDI 在通电状态下，可以不断地制出纯水，其内填的树脂无需使用工业酸、碱进行再生。

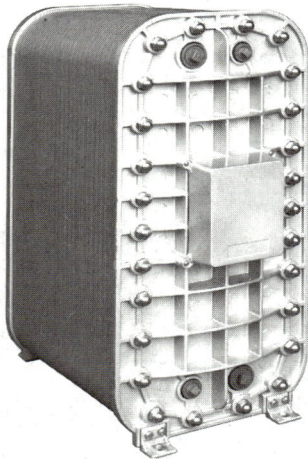

图 7 - 12 电去离子设备外形图

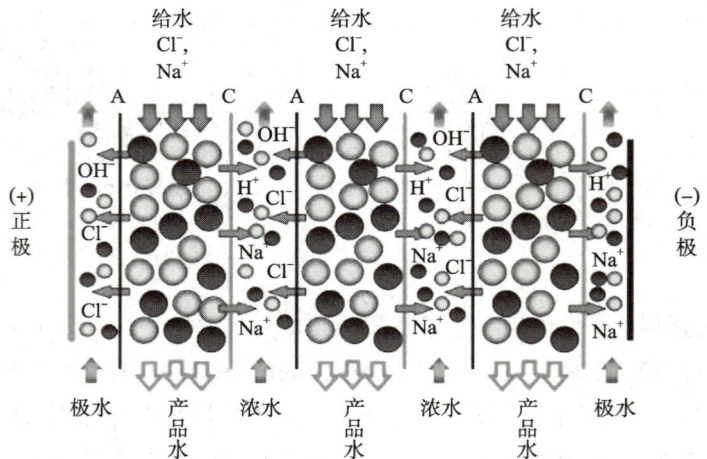

图 7 - 13 电去离子设备原理示意图

EDI 在使用过程中，浓水室中水的电导率会很快超过 $300\mu S/cm$，为了促进水的流动，浓水室的水通过离心泵进行循环，称为浓水循环。同时为了防止浓水中难溶盐沉积，需要连续地从浓水室中排掉一部分水，而从 EDI 给水中补充进一部分。调节浓水循环的流量，可确定 EDI 装置的回收率。从浓水循环中排出的水可以返回至 RO 预处理的入口。

EDI 利用了电渗析过程中的极化现象对离子交换填充床进行电化学再生，集中了电渗析和离子交换法的优点，并克服了两者的缺点。最近几年，EDI 在各个行业领域都越来越受重视，许多工业系统开始采用电去离子作为其水处理系统，如电力工业、制药工业、微电子工业、电镀与金属表面处理等。

（三）后处理设备

1. 臭氧发生器 臭氧发生器是用于制取臭氧的设备装置，主要用于纯水箱及纯水管道的灭菌消毒。按臭氧产生的方式划分，目前的臭氧发生器主要有三种：高压放电式、紫外线照射式和电解式。高压放电式发生器在纯水系统中较为常用。

2. 紫外灭菌器 过流式（管道式）紫外灭菌器主要由紫外线灯管、石英玻璃套管、镇流器电源、不锈钢机体、时间累计显示仪、紫外线强度监测仪、控制箱等组成。紫外灭菌器是利用紫外线光破坏水中各种病毒、细菌以及其他致病体的 DNA 结构，从而使各种病毒、细菌以及其他致病体丧失复制繁殖能力，达到灭菌的效果。

3. 终端过滤器　采用过滤精度较高的精密过滤器，进一步处理紫外灭菌器与杀菌后的纯水。

三、二级反渗透纯化水机组操作

以下内容以 1T/H 型二级反渗透纯化水机组为例。

（一）开机前准备

（1）查看生产环境、设备、工具应清洁干净。

（2）确认机器电源连接完好，各电源线紧固无脱落。

（3）确认加碱箱、加酸箱、加阻垢剂箱以及加还原剂箱有超过 10L 的药液，不足则重新配制后补满。

（4）确认各压力表、流量计及在线仪表在有效期内。

（二）开机操作

1. 自动开机操作

（1）依次打开控制柜上的电源开关、一级系统自动开关、二级系统自动开关、纯水泵自动开关。

（2）等待几秒一级反渗透启动，一级高压泵指示灯亮后，调节一级高压泵变频至 40Hz，打开多介质过滤器排气阀、活性炭过滤器排气阀和精密过滤器排气阀，将气体排尽。

（3）打开一级高压泵排气阀，将高压泵内气体排尽。

（4）全开一级纯水控制阀，调整一级浓水控制阀，使一级纯水流量值在 145L/min 左右，一级浓水流量值在 60L/min 左右。待中间水罐液位达到要求后，启动二级反渗透，二级高压泵指示灯亮起后，调节二级高压泵变频至 50Hz，打开二级高压泵排气阀，将高压泵内气体排尽。

（5）全开二级纯水控制阀，调整二级浓水控制阀，使二级纯水流量值在 68L/min 左右，二级浓水流量值为 20L/min 左右。

2. 手动开机操作

（1）开启电源开关，先将一级反渗透打到手动状态，后将二级反渗透打到手动状态。

（2）打开原水箱进水电磁阀，启动原水泵。

（3）开启多介质过滤器进水阀，开启活性炭过滤器进水阀，开启活性炭出水阀。开启一级反渗透浓水高压排出阀，开启一级纯水流量控制阀。

（4）启动原水泵，待一级反渗透运行 60 秒后，关闭一级浓水高压排出阀，调节一级浓水控制阀，使一级浓水流量控制在 60L/min，一级纯水控制在 145L/min。

（5）待中间水罐液位达到要求后，打开二级纯水流量控制阀，启动二级高压泵并调节二级浓水流量控制阀，使二级浓水流量控制在 68L/min、二级纯水流量控制在 20L/min。

（6）启动纯化水泵。

（三）停机操作

（1）短期关机时，关纯水泵，关闭系统自动开关，两级反渗透系统灯灭后，关闭电源开关，系统关机。拉下系统电源闸刀，切断电源。

（2）长期关机时，将纯水泵出水阀关闭，将原水罐存水排尽。RO 长期停机期间，需每天开机冲洗，时间为冬天不少于 0.5 小时，夏天不少于 1 小时。

（四）操作注意事项

（1）非必要情况下，严禁将"纯水泵"控制旋钮打向手动。

（2）在系统出现不明原因的"系统故障"灯亮后，不允许强行启动，需及时通知维修人员处理。

（3）浓水调节阀门除清洁外，在其他一切时候都不要完全关闭，以免发生危险。随时观察浓水箱水位，若浓水箱水满时，打开浓水排水阀，及时将浓水排至浓水箱外。

（4）在自动运行状态下当二级高压泵停止运行、一级高压泵仍然运转时，观察二级浓水、纯水应无流量显示，否则可确认二级浓水至一级反渗透膜管路间单向阀故障。

（5）定期检查单向阀弹簧是否有变形、断裂等现象，如有发生应立即更换。

（6）认真填写运行记录，运行记录要妥善保管，不得遗失、涂改、乱写乱画，不得缺张少页。

（7）认真做好日常水质监测和设备运行参数的记录工作，每 2 小时记录一次。要求记录真实、及时，不得提前或延后作记录。

（五）设备维护与保养

（1）原水罐的清洗：将罐内水排净，用丝光毛巾擦拭两遍至无残留物，然后用丝光毛巾蘸 75% 乙醇溶液擦拭一遍，最后将中间水罐内壁均匀冲洗至少 15 分钟。每三个月清洗一次。

（2）多介质过滤器的清洗：系统每 24 小时自动清洗一次，清洗期间操作人员必须在旁边监视系统运行情况。

（3）活性炭过滤器的清洗：系统每 24 小时自动清洗一次，清洗期间操作人员必须在旁边监视系统运行情况。

（4）中间水罐的清洗：将罐内水排净，用丝光毛巾擦拭两遍至无残留物，然后用丝光毛巾蘸 75% 乙醇溶液擦拭一遍，最后将中间水罐内壁均匀冲洗至少 15 分钟。（每三个月清洗一次）

（5）反渗透膜系统的清洗：新机器满负荷运行一年以后需要进行一次清洗。以后每半年清洗一次。

（6）多介质过滤器：每周对多介质过滤器测试一次 SDI，达标标准为 SDI < 5，如果 SDI ≥ 5，多介质过滤器需进行反冲洗。如果清洗完后 SDI 仍大于 5 且压差超过 0.2Mpa，则需更换介质。

（7）活性炭过滤器：每月用余氯比色测定法（DPD 法）对活性炭游离氯进行测试，测试结果应小于 0.10mg/L。若余氯超标或者活性炭过滤器进出口压差大于 0.2MPa，则需更换活性炭。

（8）紫外线杀菌器：每天检查一次紫外灯管的运行情况，紫光灯管使用不超过 6000 小时更换一次。

（9）呼吸器：每年更换一次呼吸器滤芯，更换前滤芯必须做完整性检测。

（10）精密过滤器：当精密过滤器进出口压差接近 0.1Mpa 时，更换精密过滤器滤芯，每三个月对精密过滤器滤芯进行强制更换，并填写滤芯更换纪录，更换精密过滤器必须在更换活性炭清洗合格后进行。

（六）常见故障及排除方法

二级反渗透设备常见故障、产生原因及排除方法见表 7-2。

表 7-2　二级反渗透设备常见故障及排除方法

常见故障	原因	排除方法
开关打开，设备启动	1. 电器线路故障 2. 热保护元件保护后未复位 3. 原水缺水或纯水罐满	1. 检查接线与保险 2. 复位热保护元件 3. 检查水路保证供水压力、检查液位、检查或更换液位开关

续表

常见故障	原因	排除方法
设备启动后，一级泵未打开	1. 原水缺水或中间水箱满 2. 低压开关损坏或调节不当 3. 热保护元件保护后未复位 4. 电线脱落或接触器损坏 5. 液位开关损坏	1. 检查水位 2. 拆卸或更换滤芯 3. 更换低压开关或调整装置 4. 复位热保护元件 5. 检查线路、接触器
泵运转，达不到额定压力与流量	1. 泵反转 2. 精滤器滤芯变脏 3. 泵内有空气 4. 冲洗电磁阀打开 5. 阀门调整不当，如浓水阀开得太大	1. 重新接线 2. 清洗、更换滤芯 3. 排除泵内空气 4. 待冲洗完毕后调整压力 5. 重新调整阀门
系统压力升高时泵噪声大	1. 原水流量不够 2. 原水流量不稳，有涡流	1. 检查原水泵和管路 2. 检查原水泵和管路是否有泄露
冲洗后电磁阀未关闭	1. 电磁阀控制元件和线路故障 2. 电磁阀机械故障	1. 检查或更换元件和线路 2. 拆卸电磁阀维修或更换
欠压停机	1. 原水供应不足 2. 精滤器滤芯堵塞 3. 压力调整不当，自动冲洗时造成欠压	1. 检查原水泵和预处理系统是否正常 2. 清洗更换滤芯 3. 调整压力
浓水压力达不到额定值	1. 管道泄漏 2. 冲洗电磁阀未全部关闭	1. 检查、修复管路 2. 检查、更换电磁阀
压力足够，但显示不到位	1. 压力软管堵塞 2. 软管内有空气 3. 压力表故障	1. 检查、疏通管道 2. 排除空气 3. 更换压力表
电导率升高	膜污染、堵塞	进行化学清洗
产水量下降	1. 膜污染、结垢 2. 水温变化	1. 进行化学清洗 2. 按水温重新确定产水量

岗位情景模拟

　　情景描述　运行反渗透装置时，在生产过程中如果遇到紧急情况，如突然停电、停水或无法估计的事件发生，系统非正常关机，请思考以下问题。

　　讨　　论　1. 首先要关闭什么部件？
　　　　　　　　2. 其次依次应该关闭哪些部件？

答案解析　　操作视频

（七）工序操作考核

纯化水制备工序操作考核项目见表 7 – 3。

表 7 – 3　纯化水制备工序操作考核标准

项　　目	技 能 要 求	考核得分			
		分值	自评	组评	师评
设备辨认	能正确辨认纯化水制备系统各部分	10			

续表

项 目	技 能 要 求	考核得分			
		分值	自评	组评	师评
生产前准备	1. 检查生产环境、设备、工具应清洁干净 2. 确认设备、仪表完好 3. 确认加碱箱、加酸箱、加阻垢剂以及加还原剂箱的药液量	10			
设备操作	1. 正确处理纯水系统前处理设备 2. 正确启动二级反渗透装置 3. 正确关闭纯水系统	30			
质量控制	制备出符合质量标准的纯化水	10			
记录与状态标识	1. 生产记录完整、适时填写 2. 适时填写、悬挂、更换状态标识	10			
生产结束清场	1. 清洁生产设备 2. 清洁工具和容器 3. 清洁场地	20			
其他	正确回答制备纯化水过程中常见的问题	10			
合计		100			

任务 7 - 3 　注射用水生产设备

PPT　　精讲

一、设备概述

注射用水是将符合《中华人民共和国药典》质量标准的纯化水用蒸馏法制备的制药用水。注射用水主要用于配制注射剂，灭菌注射用水主要用于溶解无菌粉末或稀释注射剂。根据注射用水制备工艺，注射用水制水设备为蒸馏水机。蒸馏水机根据工作原理可分为多效蒸馏水机和热压式蒸馏水机两大类。

二、常用设备

（一）热压式蒸馏水机

1. 主要结构　热压式蒸馏水机，又称蒸汽压缩式蒸馏水机，其设计理念与热泵循环相似。该设备主要部件包括蒸发器、压缩机、热交换器、脱气器及水泵，如图 7 - 14 所示。

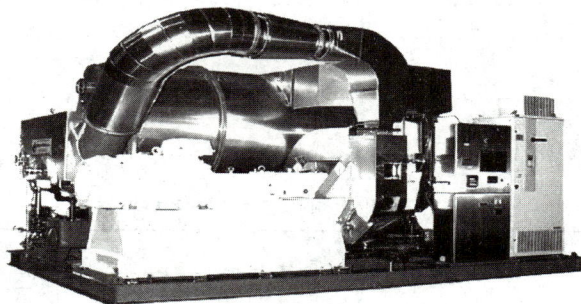

图 7 - 14　卧式热压式蒸馏水机外形图

2. 工作原理   如图 7-15 所示，进水（纯化水）首先分别被蒸馏水与浓水预热，然后与循环水混合被雾化喷洒到蒸发器的管束上，雾化水进行蒸发成为纯蒸汽，剩余未蒸发的水进入收集器以备以后的循环，很少一部分水被排出以保证整个系统的浓度要求。蒸汽在蒸发器中生成并通过压缩机压缩，产生 121℃的过热蒸汽，过热蒸汽进入蒸发器管束后与进水进行换热冷凝成为注射用水。制备出的注射用水由泵经过换热器进入储罐。

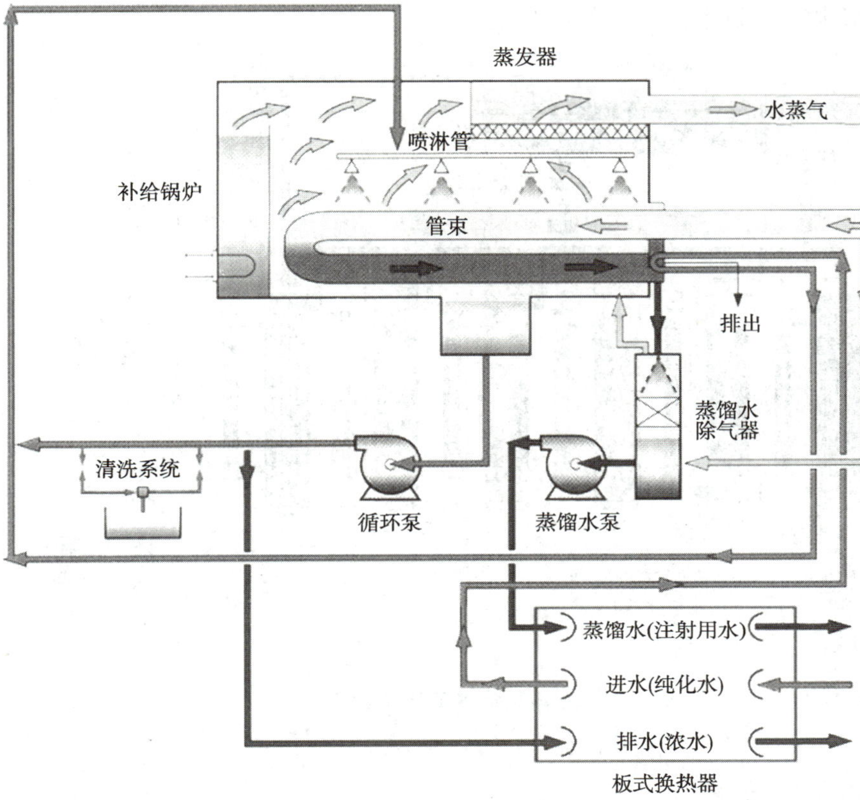

图 7-15   卧式热压式蒸馏水机工作原理示意图

（二）多效蒸馏水机

1. 主要结构   多效蒸馏水机根据其结构可分为列管式和盘管式两种类型，根据除沫器的分离方式可分为丝网分离式、内螺旋分离式和外螺旋分离式三种形式。如图 7-16 所示，多效蒸馏水机主要由蒸发器、汽水分离装置（除沫器）、预热器、冷凝器和机架组成。蒸发器并列一排，冷凝器横向排列在上方。

2. 工作原理   如图 7-17 所示，纯化水由多级泵经流量计送入冷凝器，然后在密闭的串联管道里流动，并被冷凝器筒体内的末效二次纯蒸汽加热，之后顺次进入第六、五、四、三、二、一效预热器被加热，出一效预热器后进第一效蒸发器进行喷淋，料水成膜状液下降，被一效桶体内蒸汽加热产生二次蒸汽。二次蒸汽和未被蒸发的料水经分离器导流管由上向下流动，未被蒸发的料水流到一效蒸发器底部，被一效和二效蒸发器间压力差送入二效蒸发器中再次进行如上工作。而二次蒸汽一部分冲入蒸发器器底的料水中被捕集，

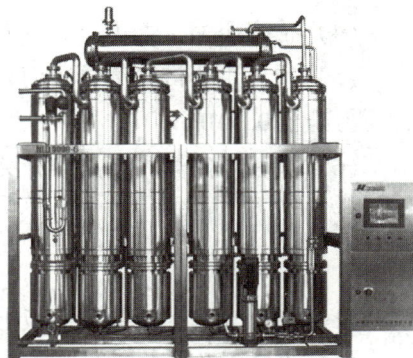

图 7-16   多效蒸馏水机

一部分与颗粒较小的雾沫被导流后向上流动，在流动管程中小颗粒雾沫相互碰撞合并长大，撞在分离室的筒体壁面上而被捕集。其余的雾沫则被高效汽液分离网捕集，除去夹杂含有热原等杂质变成纯净的高温纯蒸汽，进入第二效蒸发器作为二效的加热蒸汽，而自身却冷凝成蒸馏水（注射用水）。后面各效的工作原理相同，依此类推乃至末效。各效的加热蒸汽均属于其上效产生的高纯度的二次蒸汽，末效产生的高纯度的二次蒸汽不再作蒸发操作而直接冷凝，冷凝后的末效冷凝水在冷凝器内与来自各效的冷凝水汇合，经冷凝器的蒸馏水排出口进入注射用水贮罐。

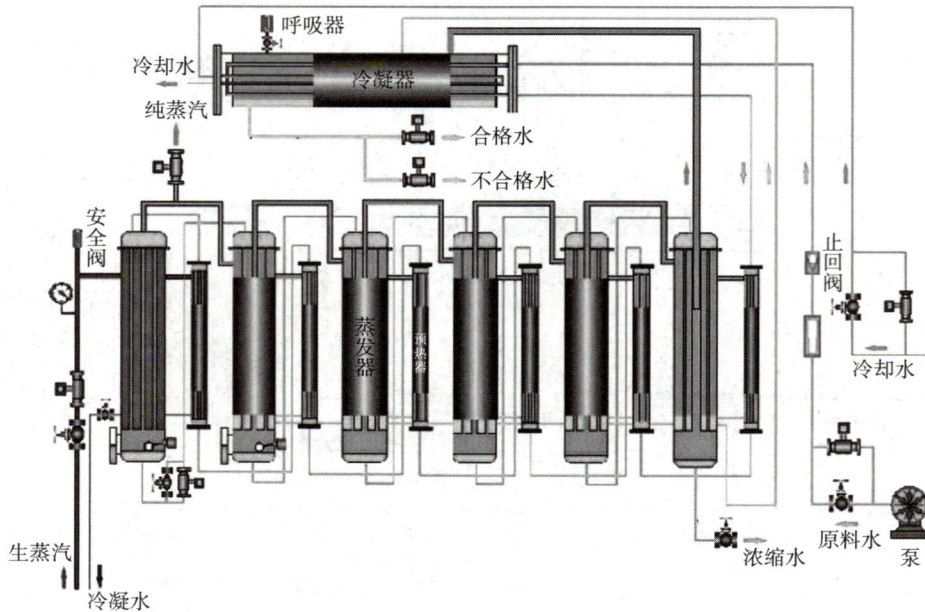

图 7-17　多效蒸馏水工艺流程图

三、六效蒸馏水机操作

以下内容以 LDN3000-6 型六效蒸馏水机为例。

（一）开机前准备

（1）检查原料水供给是否充足并且电导率小于 $2\mu s/cm$。

（2）检查生蒸汽供给是否充足并且压力大于 0.3MPa。

（3）检查冷却水供给是否充足并且压力大于 0.1MPa。

（4）检查压缩空气供给是否充足并且压力在 0.4~0.6MPa 范围内。

（5）开启生蒸汽管道总阀门，开启纯水泵及管道阀门，开启冷却水管道阀门，开启空气压缩机并且压力升至 0.6MPa。

（6）拨上控制箱内断路器开关接通电源后，电源红色指示灯亮，各仪表通电工作。

（二）开机操作

1. 自动开机

（1）启动蒸馏水机控制面板上的启动按钮，设备各仪表、泵、阀自动匹配运行。

（2）设备按程序启动后，生蒸汽气动阀自动打开，因开机时生蒸汽压力不稳，须手动调节生蒸汽手阀并观察生蒸汽压力表读数，缓慢升至 0.2~0.5MPa。

（3）自动运行状态：生蒸汽阀打开并预热设备一分钟，原料水泵自动开启运转，生蒸汽与原料水自动匹配调节，调节阀应设在自动挡，生蒸汽与原料水自动匹配调节。观察水泵出口流量计读数符合要求。原料水手阀应适当开启以稳定原料水流量。

（4）设备正常运行后温度探头自动测量蒸馏水出口温度，蒸馏水出口温度自动控制在 90～99℃ 之间。当蒸馏水出口温度升高至 95℃ 以上时，冷却水手阀应适当开启以稳定蒸馏水温度。

（5）蒸馏水电导仪自动调节：电导率仪测量蒸馏水电导率，并控制合格蒸馏水与不合格蒸馏水的自动切换排放。

（6）灭菌时，启动蒸馏水机控制面板上纯蒸汽按钮。纯蒸汽气动阀开启并向车间输送纯蒸汽，进行管道及贮罐高温纯蒸汽灭菌消毒。纯蒸汽灭菌消毒按以下方法操作：原料水流量调低 30%，生蒸汽手阀应手动调节加大生蒸汽压力，纯蒸汽向管道及贮罐输送灭菌。当纯蒸汽气动阀开启时，将原料水效间阀关闭，同时打开一效浓缩水排放阀。将二效进入三效的冷凝水阀关闭。此时不能生产蒸馏水，只能生产纯蒸汽，灭菌完毕后各阀应回复原状态，可正常生产蒸馏水。

（7）运行中须随时观察并调整生蒸汽压力在 0.2～0.5MPa 范围内。原料水效间手阀全开。原料水旁通手阀适量开启。呼吸器手阀适量开启。浓缩水手阀应适量开启，确保浓缩水排放通畅。生蒸汽凝水手阀应适量开启，确保生蒸汽凝水排放通畅。

2. 手动开机

（1）将控制箱内合格水、效间阀、原料水、冷却水手动开关启动。

（2）然后启动生蒸汽手动开关，生蒸汽气动阀打开。须手动调节生蒸汽手阀，并观察生蒸汽压力表读数，缓慢升至 0.2～0.5MPa。

（3）生蒸汽进入一效蒸发器预热 1 分钟后，再将水泵手动开关打开，调节原料水手动旁通阀，观察水泵出口流量计读数符合要求。从视镜随时观察蒸发器内部，应如下雨状，如水满过视镜，则容易造成蒸馏水不合格，应减少进水量。当生蒸汽压力增加或减少时，原料水量也应相应手动调节大小，确保原料水进量适宜。此时设备开始运行。

（4）人工观测蒸馏水电导率，当蒸馏水温度高于 80℃ 并且电导率 <2μs/cm 时，合上合格水手动开关，合格蒸馏水送往蒸馏水贮罐。当电导率 >2μs/cm 时，应将合格水手动开关关闭，不合格水强制排放。

（5）灭菌时，同自动程序。

（三）停机操作

（1）自动停机时，关闭蒸馏水机控制面板上的启动按钮，设备按程序关机。待设备完全停机后，切断电源。以序关闭纯水、冷却水、蒸汽、压缩空气管道阀门。

（2）手动停机时，以序断开水泵、合格水、效间阀、原料水、冷却水等手动开关。关闭原料水手动旁通阀，延时 10 秒后断开生蒸汽手动开关，延时 2 分钟后断开冷却水手动旁通阀，断开断路器电源后，整机断电。以序关闭纯水、冷却水、蒸汽、压缩空气管道阀门。

（四）操作注意事项

（1）蒸馏水机在运行过程中，严禁生蒸汽压力超压强制运行，应在正常使用压力（0.2～0.5MPa）范围内运行。安全阀的整定压力应调节到 0.5MPa 范围内，起到超压保护作用。

（2）蒸馏水机在接通电源开机前，应确认接地是否良好，以免漏电造成人员伤害。

（3）蒸馏水机在运行过程中，操作者应随时观察生蒸汽、原料水、冷却水、压缩空气及电源等供给是否正常，如出现漏气、漏水、漏电等异常现象应立即停机，进行检修，防止造成设备损坏和运行异常。

（4）蒸馏水机上如果装有原料水调节阀，必须确保供给压缩空气洁净、无杂质。操作人员应经常检查控制箱下方的空气过滤器，保持清洁正常使用。

（5）蒸馏水机开机运行过程中，凡属未保温的管道（如生蒸汽、纯蒸汽、效间原料水、凝水、浓缩水、蒸馏水管道），严禁用手直接触摸，以免烫伤。

（6）蒸馏水机上所安装的安全阀、压力表应定期进行校验，以免失灵导致事故发生。

（7）蒸馏水机的冷凝器所用的冷却水，应采用软化水或纯化水，以免造成冷凝器的列管结垢、堵塞以及其他水质因素对列管的损伤。

（五）设备维护与保养

（1）检查管路各接口，如果发生泄漏应重新紧固连接件或更换密封垫圈。

（2）检查线路，如有异常及时更换破损及老化的电线和气管，确保电路不产生断路和缺相。

（3）检查控制箱下方的空气压缩气过滤器油杯，如果有油垢或杂质须拆卸清洗后再恢复。

（4）检查控制箱内电器及现场仪表，运行情况是否良好，出现异常应及时停机检修。

（5）检查压力表及安全阀，应定期检修校正。

（6）检查生蒸汽管道压力表读数，如果生蒸汽进气不畅，应停机拆开生蒸汽管道上的过滤器，清除杂质后再恢复。

（7）检查一效冷凝水阀及六效底部浓缩水排放阀的开度，如设备运行蒸发异常应疏通排放管道，确保畅通。

（8）检查水泵，如果运行时发出异响或泄漏，应维护检修。

（9）检查各阀门，如果开启/关闭异常或泄漏，应及时维护或更换。

（10）检查控制箱内电路及元器件，如果出现故障及时检修、更换。

（11）调节阀容易堵塞，堵塞后阀位调节失效，强制运行可能造成调节阀烧坏，仔细清理节流孔及通道，确保通畅。

（12）设备长期使用后，蒸发器、预热器、冷凝器的传热面可能结上薄的垢层，降低蒸馏水产量，增大冷却水耗量，影响设备的正常使用，此时可用药液除垢。

（六）常见故障及排除方法

多效蒸馏水机常见故障、产生原因及排除方法见表7-4。

表7-4 多效蒸馏水机常见故障及排除方法

常见故障	原因	排除方法
开机气堵	出水管路内含的空气无处排放	打开旁路阀门排除所有气体或拧松进水管路连接
未达到指定生产能力	1. 蒸汽中含有过多的空气和冷凝水 2. 出口背压过高，疏水器排泄不畅 3. 进料水流量压力与加热蒸汽压力不相适应 4. 蒸发面可能积有污垢	1. 对加热蒸汽的进口管路和输气管路进行适当保温 2. 排除疏水器出口处的背压因素 3. 重新调整进料流量与初级蒸汽压力 4. 清洗
蒸馏水不稳定，电导率大于1μs/cm	1. 冷却水管路内因压力变动造成冷却水流量变化 2. 进料水不符合要求	1. 调节冷却水阀降低冷却水流量，调节冷却水泵旁路阀稳定进水压力 2. 维护与检修水的预处理设备

续表

常 见 故 障	原　因	排 除 方 法
操作中断	1. 开机时，当冷水高速进入蒸馏水机，蒸汽消耗太高，通过来自压力开关的脉冲信号中断蒸馏 2. 进料水压力不足 3. 冷凝器温度波动 4. 水的预处理设备处于再生，供水的交替期间使进料水的水质波动	1. 属初始状态，待1～2分钟就会恢复操作平衡，无需调节 2. 重新调整进料水压力 3. 检查蒸馏水机质量控制系统各元件的工作状态是否正常 4. 改善水质预处理设备运转工况，使供水质量稳定

（七）工序操作考核

注射用水制备工序操作考核项目见表7-5。

表7-5 注射用水制备工序操作考核标准

项　目	技 能 要 求	考核得分			
		分值	自评	组评	师评
设备辨认	能正确辨认多效蒸馏水机各部分	10			
生产前检查	1. 检查生产环境、设备、工具应清洁干净 2. 确认设备、仪表完好 3. 按操作程序做好开机前的准备工作	10			
安装、检查	1. 按操作程序正确启动多效蒸馏水机 2. 按操作程序正确关闭多效蒸馏水机	30			
质量控制	制备出符合质量标准的注射用水	10			
记录与状态标识	1. 生产记录完整、适时填写 2. 适时填写、悬挂、更换状态标识	10			
生产结束清场	1. 清洁生产设备 2. 清洁工具和容器 3. 清洁场地	20			
其他	正确回答制备纯化水过程中常见的问题	10			
合计		100			

目标检测

答案解析

一、单项选择题

1. 反渗透膜渗透特点是（　　　）

A. 只透过阳离子

B. 只透过阴离子

C. 只透过溶质，不透过水

D. 只透过水，基本不透过溶质

2. 我国药典规定注射用水为（　　　）

A. 饮用水　　　　　B. 软水　　　　　C. 蒸馏水　　　　　D. 反渗透水

3. 如果RO设备主机长期停用时，必须间隔多久冲洗一次水（　　　）

A. 每周　　　　　B. 每天　　　　　C. 两周　　　　　D. 每两天

4. 没有哪种助剂时反渗透禁止运行（　　　）

A. 阻垢剂　　　　　B. 絮凝剂　　　　　C. 破坏剂　　　　　D. 消泡剂

5. 离子交换器中排装置采用的一般材质为（　　　）

    A. 碳钢　　　　　　　B. 不锈钢　　　　　　C. 硬聚氯乙烯　　　　D. 碳钢衬胶

6. 纯化水的制备通常不包括哪个步骤（　　　）

    A. 前处理　　　　　　B. 脱盐　　　　　　　C. 后处理　　　　　　D. 反渗透

7. 纯化水脱盐工序不包括（　　　）

    A. 电渗析　　　　　　B. 反渗透　　　　　　C. 离子交换　　　　　D. 保安过滤

8. 纯化水的设备和管道消毒方法包括（　　　）

    A. 过滤除菌　　　　　B. 紫外线消毒　　　　C. 臭氧消毒　　　　　D. 蒸汽消毒

9. 多效蒸馏水机根据除沫器的分离方式不包括（　　　）

    A. 丝网式　　　　　　B. 内螺旋式　　　　　C. 外螺旋式　　　　　D. 列管式

10. 膜组件的结构根据反渗透膜的形式不包括（　　　）

    A. 螺旋卷式　　　　　B. 框式　　　　　　　C. 中空纤维式　　　　D. 管式

二、实例分析

1. 某药厂制水车间的操作工人使用二级反渗透制水设备时出现设备启动后，一级泵不能打开的现象，试分析故障原因，如何排除故障？

2. 某药厂制水车间多效蒸馏水机由于压缩空气不洁净导致调节阀堵塞，堵塞后阀位调节失效，如强制运行造成怎样的结果？如何解决这个问题？

书网融合……

知识回顾　　　习题

（李文婷）

学习引导

注射剂分为液体针剂和粉针剂等，其中液体针剂以使用方便、药效迅速等优点得到广泛应用，一般以小于 50ml 的统称为小容量注射剂。

几乎每个人都有过打针的经历，疼痛的感觉记忆犹新。我们使用的小容量针剂是一支装有药液的密封小玻璃瓶，这种小玻璃瓶叫作安瓿（拉丁文 ampulla 的译音）。安瓿瓶里的药液是怎么装进去的？安瓿的玻璃瓶口是怎么密封的？这是萦绕在每一个小伙伴脑袋里的一个谜团，我们将通过这个项目的学习，了解其中的奥妙。

学习目标

1. **掌握**　小容量注射剂基本生产工艺流程及生产工序质量控制点。
2. **熟悉**　小容量注射剂生产设备的基本原理、结构以及设备的日常维护与保养。
3. **了解**　小容量注射剂生产过程的相关 SOP。

任务 8-1　小容量注射剂生产工艺

PPT　　精讲

一、生产工艺

注射剂系指原料药物或与适宜的辅料制成的供注入体内的无菌液体制剂，包括溶液型、乳状液型和混悬型等注射液，可用于皮下注射、皮内注射、肌内注射、静脉注射、静脉滴注、鞘内注射、椎管内注射等。另外，注射液分为小容量注射剂和大容量注射剂，一般以 20ml 为区分点，小于或等于 20ml 的为小容量注射剂。小容量注射剂采用的包装容器有玻璃安瓿、玻璃瓶、塑料安瓿、卡式瓶、预灌装注射器等，常见使用的是由低硼硅或中硼硅玻璃制成的安瓿瓶，常用规格有 1ml、2ml、5ml、10ml、20ml 等。最终灭菌小容量注射剂生产工艺流程包括备料、配液、过滤、灌封、灭菌检漏、灯检、印字、包装等步骤。按工艺设备的不同形式，可分为单机生产工艺和联动机组生产工艺两种。具体如图 8-1 所示。

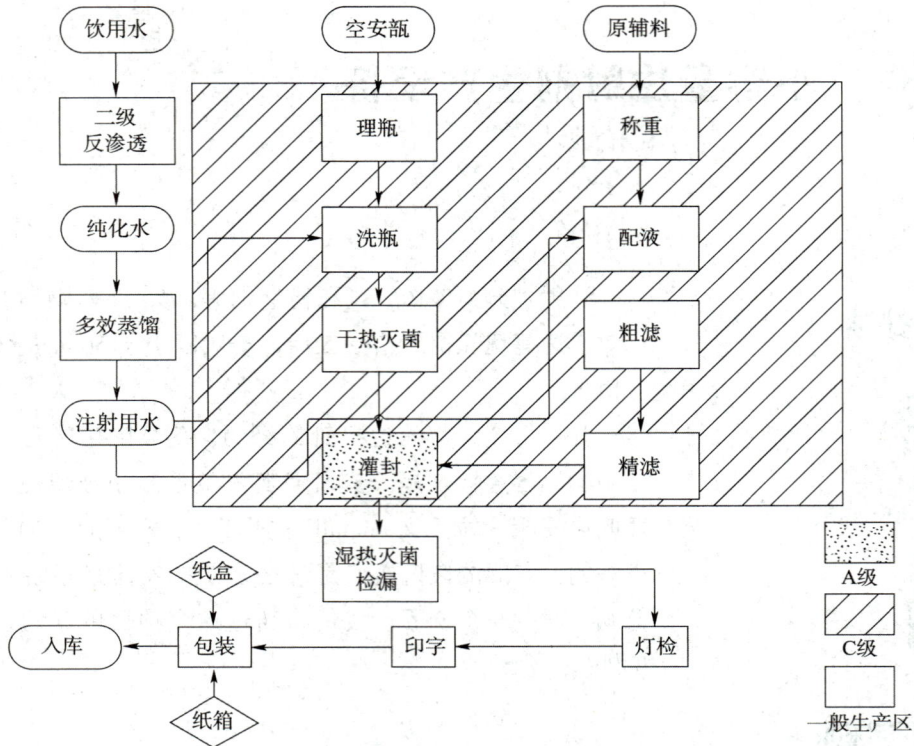

图 8-1 最终灭菌小容量注射剂工艺流程图

知识链接8-1

生产工艺用水在无菌制剂生产中的分级使用

生产工艺用水包括饮用水、纯化水、注射用水等，注射剂生产中常用纯化水和注射用水。我们知道，纯化水通常采用过滤法制取，耗能较少；注射用水通常采用多效蒸馏法制取，耗能较大。注射剂生产既要保证产品的无菌性，又要兼顾生产的节能，所以通常采用分级使用，降低生产能耗。

饮用水：常作为一般生产区的清洗、设备的冷却循环水使用。

纯化水：常作为注射剂的包材、生产中直接接触药品的器具的粗洗等。

注射用水：常作为注射剂包材、生产中直接接触药品的器具的最终清洗，以及无菌制剂的配制等。

内容拓展

即学即练8-1

安瓿瓶的最终清洗，应采用以下哪种级别的工艺用水（　　　）

A. 注射用水　　　B. 饮用水　　　C. 纯化水　　　D. 去离子水

答案解析

二、工序质量控制点

最终灭菌小容量注射剂生产过程中需要进行质量控制的工序包括制水、洗瓶、配液、灌封、灭菌检漏、灯检、印字、包装等，各工序应严格按要求执行，以保证产品质量。具体要求详见表 8 - 1。

表 8 - 1　最终灭菌小容量注射剂各工序质量控制点

工　序	质量控制点	质量控制项目	频　次
制水	纯化水	电导率	1 次/2 小时
		《中国药典》全项	1 次/周
	注射用水	pH、氯化物、铵盐	1 次/2 小时
		《中国药典》全项	1 次/周
洗瓶	隧道式灭菌器	灭菌温度	定时/班
	洗净后瓶子	清洁度	定时/班
	灭菌后瓶子	干燥度、清洁度	定时/班
配液	配料称量	品种、数量、异物	每批
	药液	澄明度、色泽、pH、主药含量等	每批
灌封	灌装量	装量差异	随时/班
	封口质量	外观目检	随时/班
灭菌检漏	灭菌检漏柜	灭菌温度、灭菌时间、灭菌压力	每锅
灯检	半成品	外观、可见异物等	定时/班
印字	瓶子外观	内容、清晰度	随时/班
包装	装盒	盒子外观、说明书	随时/班
	装箱	箱子外观、印刷内容等	每箱

三、主要设备

1. 制水设备　常用的制水设备有纯化水生产设备和注射用水生产设备。

2. 配液设备　常用的是配液机组，具体包括浓配罐、粗滤装置、稀配罐和精滤装置。

3. 洗瓶设备　常用的洗瓶设备包括喷淋式洗瓶机组、气水喷射式洗涤机组和超声波洗瓶机组等。

4. 安瓿干燥灭菌设备　常用的干燥灭菌设备包括连续电热隧道式灭菌烘箱、热层流式干热灭菌机等。

5. 灌装熔封设备　常用的是安瓿拉丝灌封机等。

6. 灭菌检漏设备　常用的灭菌检漏设备包括安瓿检漏灭菌器、安瓿回转式灭菌器、安瓿水浴式灭菌器等。

7. 印字设备　常用的是安瓿印字机等。

8. 包装设备　包括安瓿开盒机、安瓿贴签机等。

目前，洗瓶机组、安瓿干燥灭菌机组和灌装熔封机组可组装调试成联动生产线，进行一体化洗烘灌封生产工艺，大大提高了注射剂生产效率。

任务 8 - 2　配液设备

一、设备概述

配液系指将原料、溶剂、附加剂等按操作规程制成体积、浓度等符合质量标准要求药液的操作过程。配液是小容量注射剂生产的重要工序，是保证药液含量、pH 及澄明度等符合要求的关键工序之一，其工艺流程一般为：原辅料的准备→浓配→脱炭过滤（粗滤）→稀配→精滤→灌封，如图 8 - 2 所示。供注射用的原辅料，应符合"注射用"规格，并经检验合格方能投料。配制前应按处方规定和原辅料检验测定的含量结果准确计算出每种原辅料的投料量，并在称量时严格执行二人核对制度。溶液型小容量注射剂的药液配制方法有浓配法和稀配法两种。

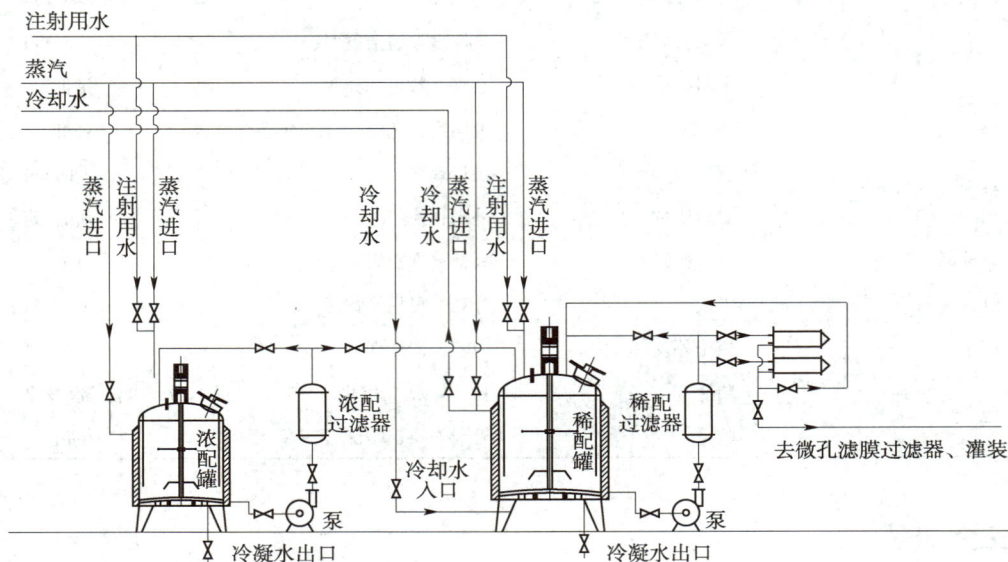

图 8 - 2　小容量注射剂配制工艺示意图

1. 浓配法　浓配法是将全部原辅料加入部分溶剂中配成浓溶液，经加热或冷藏后进行滤过处理，稀释至所需浓度的方法。浓配法适用于原料质量较差、杂质多，而药物的溶解度相对较高的物料。

2. 稀配法　稀配法系指全部原辅料加入所需的溶剂中一次配成所需浓度的方法。稀配法适用于原料的质量好、杂质少，而药物的溶解度较小的物料。小容量注射剂配制药液的设备主要有浓配罐、粗滤装置、稀配罐和精滤装置，如图 8 - 3 所示。浓配罐和稀配罐所用材质要求性质稳定、耐腐蚀、不污染药品。配液罐体应光滑且易于清洗。目前药品生产企业多采用 316L 型不锈钢配液罐。

二、常用设备

（一）浓配罐

浓配罐是将一种或几种物料按工艺配比进行混配的混合搅拌设备，其结构和工作原理如下。

1. 主要结构　浓配罐的结构主要包括罐体、罐附件和搅拌桨等。罐体包括内筒、外筒及夹层等，内、外筒之间以岩棉或聚氨酯充填作为保温层，夹层形式为整体夹层，可提供蒸汽加热溶解药液或冷却水降温使物料处于适宜温度下，罐体顶部装设有进水口、入孔填料口、回流口、清洗球、消毒口、呼吸口（安装空气过滤器）、视镜与视灯、搅拌系统等，罐体底部设出料口、冷凝水口、取样口、排污口、温度探头、液位传感器等，同时配有控制柜操作，仪表显示药液温度、液位，提供上、下限报警功能，其结构示意图如图 8 - 4 所示。

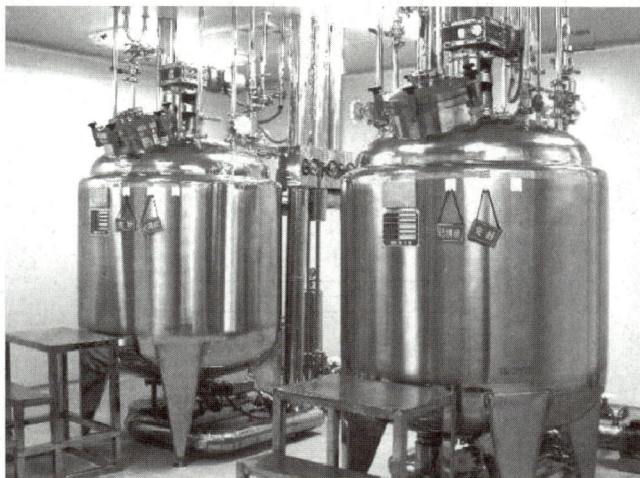

图 8 - 3　配液机组实物图

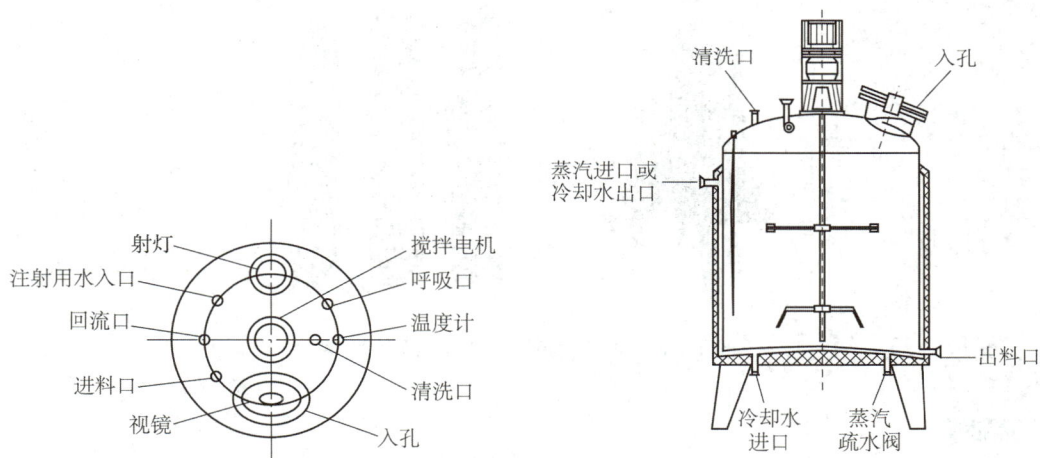

图 8 - 4　浓配罐结构示意图

2. 工作原理　根据生产工艺要求称取原辅料投放入配液罐中，在适宜温度条件下，通过搅拌器的搅拌使原辅料溶解，使产品达到工艺标准要求。

（二）粗滤装置

过滤是保证小容量注射剂药液澄明度符合要求的重要操作，一般分为粗滤和精滤两种。粗滤装置常用的是钛棒过滤器，钛棒过滤器一般以 316L 不锈钢做外壳，内部滤芯选用高纯钛或钛合金不规则粉末通过高温烧结加工而成的钛棒滤芯，其基本结构如图 8 - 5、图 8 - 6 所示。钛棒过滤器的工作原理主要为深层截留过滤方式，其主要用于小容量注射剂浓配方式的脱炭过滤及稀配环节中的终端过滤前的保安过滤。

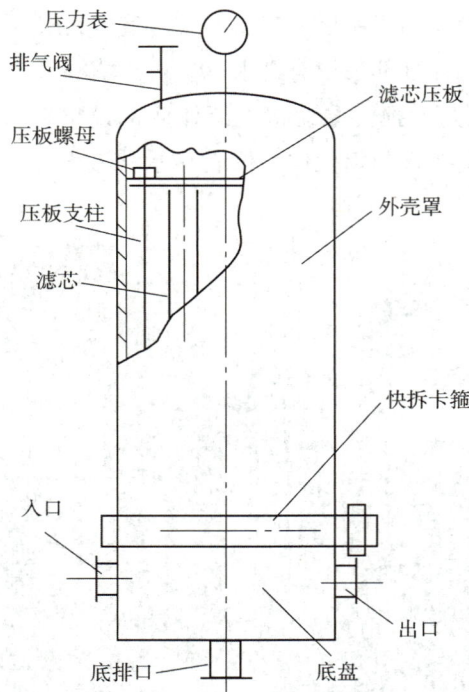

图 8 – 5　钛棒过滤器结构示意图

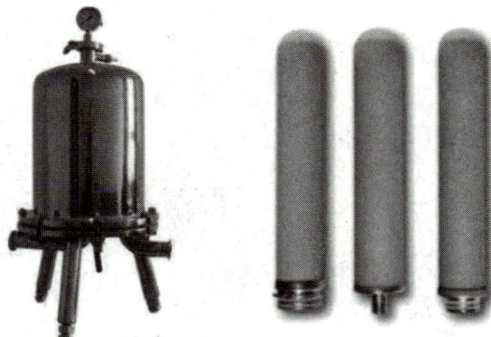

图 8 – 6　钛棒过滤器与钛棒滤芯实物图

（三）稀配罐

1. 主要结构　稀配罐的结构与浓配罐的结构基本相同，稀配罐和浓配罐是相对的，作用基本一样，稀配罐的容积通常大于浓配罐。

2. 工作原理　浓配罐配制完成的药液经过粗滤后，通过卫生泵把药液输送至稀配罐，再进行配制，或者直接采用稀配法进行配制。稀配完成后，再经过精滤装置过滤，最后输送至灌封设备或中转储液罐。

（四）精滤装置

药液的精滤是确保药液澄明度的关键操作，微孔滤膜过滤器是目前药品生产企业常用的精滤装置。常采用孔径为 $0.45 \sim 0.8\,\mu m$ 的微孔滤膜进行精密过滤，$0.22 \sim 0.3\,\mu m$ 的微孔滤膜用于无菌过滤。其过滤机制主要为筛析作用。使用时先用注射用水漂洗或压滤至无异物脱落，并在使用前后做起泡点试验。其结构如图 8 – 7、图 8 – 8 所示。

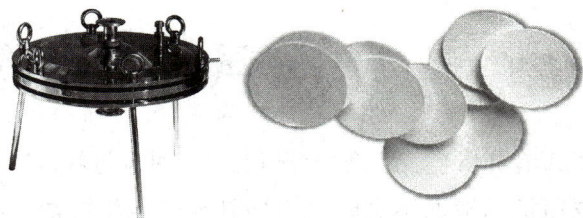

图 8-7　微孔滤膜板式过滤器与微孔滤膜

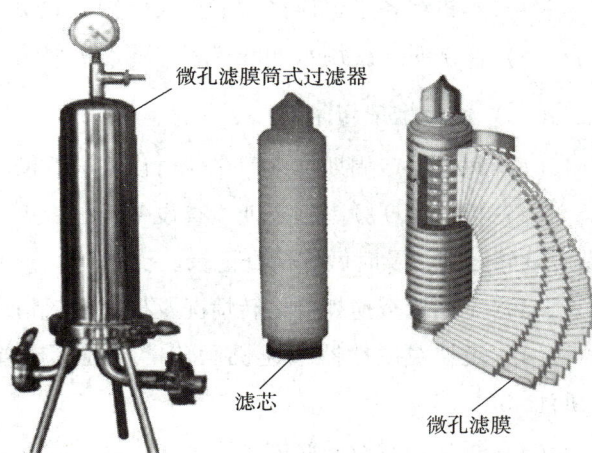

图 8-8　微孔滤膜筒式过滤器与折叠式微孔滤膜

三、配液机组操作

以下内容以 PZG 型配液机组为例。

（一）操作前准备

（1）检查确认设备已清洁消毒待用。

（2）检查确认各连接管密封完好，确保各管道无跑、冒、漏等现象。

（3）检查确认各阀门开启正常。

（4）检查各泵的电路连接，确保各泵的电机电路连接正常，防止反转、缺相等故障发生。

（5）检查各仪表的安装状态，确保各仪表按照规范进行安装，量程符合生产要求，且各仪表均在校定有效期内使用。

（6）检查确认各控制部分正常。

（7）检查呼吸器阀门已处于开启状态。

（二）开机和关机操作

（1）打开进料阀进料，至适量后关闭进料阀。

（2）如需加热或冷却，开启夹套蒸汽或冷冻水进口和出口，通过夹套对料液进行加热或冷却处理，观察温度表，达到工艺要求的温度后，关闭换热系统进出口阀门。

（3）运行中时刻注意换热系统温度表、压力表的变化，避免超压超温现象。

（4）搅拌适时后关停搅拌器。

（5）开启出料阀和输料泵，经管道过滤，排料送出。

（6）出料完毕，关闭出料阀和输料泵。

（7）关闭配电箱总电源，按设备清洁消毒规程进行清洗、消毒。

（三）注意事项

（1）本机组须在电源安全情况下进行开机。

（2）安全阀的压力设定不得超过规定的工作压力。

（3）设备使用期间，严禁打开手孔及各连接管。

（4）本机组各管道连接为卡盘式结构，如使用过程中有漏液跑气现象，应及时更换其密封圈。

（5）清洗时，忌用水冲洗仪表、减速机部位。

（四）设备维护与保养

（1）每个生产周期结束后，应对设备进行彻底清洁。

（2）根据生产频率，定期检查设备，是否有密封垫损坏、泄漏、螺丝松动及其他潜在可能影响产品质量的因素，及时做好检查记录。

（3）定期检查搅拌器运转情况及机械密封情况，发现有异常噪音、磨损等情况应及时进行修理。

（4）定期对搅拌器减速机运转情况进行检查，减速机润滑油不足时应立即补充，半年换油一次（机油40#）。

（5）每半年对设备筒体进行一次试漏试验。

（6）长期不用应对设备进行清洁，并干燥保存，再次启用前，需对设备进行全面检查，方可投入生产使用。

（7）严禁用于对设备有腐蚀的介质环境。

（8）日常要做好设备使用记录，应包括运行、维修等情况。

（五）常见故障及排除方法

PZG型配液机组常见故障、产生原因及排除方法详见表8－2。

表8－2　PZG型配液机组常见故障及排除方法

常 见 故 障	原 因	排 除 方 法
阀门漏水	1. 密封垫损坏 2. 阀门损坏	1. 更换新的密封垫 2. 更换新的阀门
换热效果不佳	1. 夹套堵塞 2. 接出口连接错误	1. 清洗疏通夹套 2. 按正确方式连接
罐体泄露	罐体破损	非耐压罐体可进行修复 耐压罐体必须进行更换
仪器仪表显示不准确或不显示	1. 仪表损坏 2. 连接错误	1. 更换新的仪表 2. 重新按正确的方式连接
罐体表面生锈	1. 外界环境不适宜 2. 罐体表面被划伤	1. 除锈后保存在适宜的环境 2. 重新处理，并进行局部钝化
保温层局部过热	夹套破损	修复或更换

（六）工序操作考核

小容量注射剂配液工序操作考核项目见表8－3。

表 8 – 3　小容量注射剂配液工序操作考核标准

项　目	技 能 要 求	考核得分			
		分值	自评	组评	师评
设备结构辨识	能正确辨识配液机组主要部件名称	15			
生产前检查	检查并能正确判断环境、温度、相对湿度是否符合要求，能识别储存间、操作间设备状态标识，并能正确更换	5			
生产操作	能规范操作配液机组配制出合格的药液	30			
质量控制	药液浓度合格，澄明度符合标准要求	10			
记录与状态标识	1. 生产记录适时填写、完整无差错 2. 适时填写、悬挂、更换状态标识	10			
清场	1. 清理产品：交中间站 2. 清洁生产设备：顺序正确，洁净度达到要求 3. 清洁工具和容器 4. 清洁场地	20			
其他	正确回答配液中常见问题的原因及解决办法	10			
合计		100			

岗位情景模拟

情景描述　配液过程中称量、配制、检验关系到成品有效成分含量的精准性，如果你们在配液岗位工作，请思考以下问题。

讨　　论　1. 如何确保称量的准确性？

2. 配制过程中应该如何确保配制的均匀度？

3. 配制完成后应进行什么程序才能进行灌装？

答案解析

任务 8 – 3　洗瓶设备

PPT　　精讲

一、设备概述

小容量注射剂一般用规格为 1ml、2ml、5ml、10ml、20ml 的安瓿瓶进行包装。普通安瓿瓶在生产和运输过程中难免有脏物、微生物等黏附，在灌封之前须洗涤干净且进行干燥灭菌，避免因包装容器污染药液致使质量不合格。安瓿的洗涤方法常用的有甩水洗涤法、加压气水喷射洗涤法、超声波洗涤法等。目前国内药品生产企业常用的安瓿洗涤设备有喷淋式洗瓶机组、气水喷射式洗涤机组和超声波洗瓶机组三种，其中超声波洗瓶机组应用较为广泛。

二、常用设备

（一）喷淋式洗瓶机组

1. 主要结构 喷淋式洗瓶机组主要由喷淋机、甩水机、蒸煮箱、水过滤器及水泵机构等组成。喷淋机主要由传送带、水循环过滤系统及淋水板等三部分组成，其结构如图8-9所示。

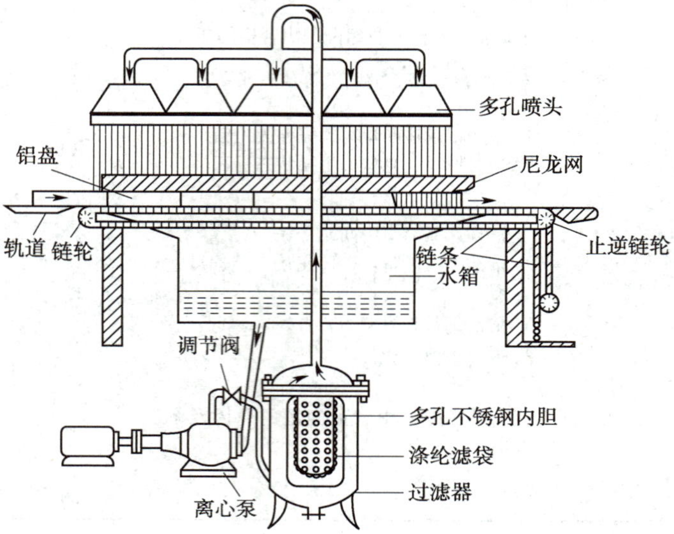

图8-9 安瓿喷淋机结构示意图

2. 工作原理 将盛满安瓿的拖盘置于传送带上，由传送带将拖盘送入箱体内，淋水板的多孔喷头自顶部喷淋出纯化水，使安瓿灌满水，随后送入蒸煮箱内加热蒸煮约30分钟，蒸煮后的安瓿趁热送入甩水机，把安瓿内的水甩干。

喷淋式洗瓶机组结构简单，生产效率高，尤其对5ml以下安瓿洗涤效果较好，曾被广泛采用，但其亦存在耗水量多、设备占地面积大，而且洗涤效果欠佳等缺点。

（二）气水喷射式洗瓶机组

1. 主要结构 气水喷射式洗瓶机组的结构主要由洗瓶机、供水系统、压缩空气及其过滤系统等三大部分组成。气水喷射式洗瓶机组主要适用于大规格安瓿和曲颈安瓿的洗涤。

2. 工作原理 气水喷射式洗瓶机组的工作原理为利用洁净的洗涤水和过滤后的洁净压缩空气，通过针头交替喷射安瓿的内壁进行洗涤，使安瓿达到工艺洁净标准要求。具体如下：首先将安瓿置于洗瓶机进料斗，通过拨轮的作用，使安瓿按顺序进入往复摆动的槽板中，然后进到移动齿板上，到达针头架位置并下移，针头插入安瓿内，同时气水开关打开水与气的通路，对安瓿进行二水二气冲洗吹净。其工作原理如图8-10所示。

（三）超声波安瓿洗瓶机组

超声波安瓿洗瓶机组是目前制药行业最常用于安瓿洗、烘、灌、封联动线的较先进的安瓿洗瓶设备，有滚筒式和立式超声波安瓿洗瓶机两种，其中滚筒式超声波安瓿洗瓶机因破瓶率比立式超声波安瓿洗瓶机高而逐渐被后者所取代。下面重点介绍立式超声波安瓿洗瓶机。

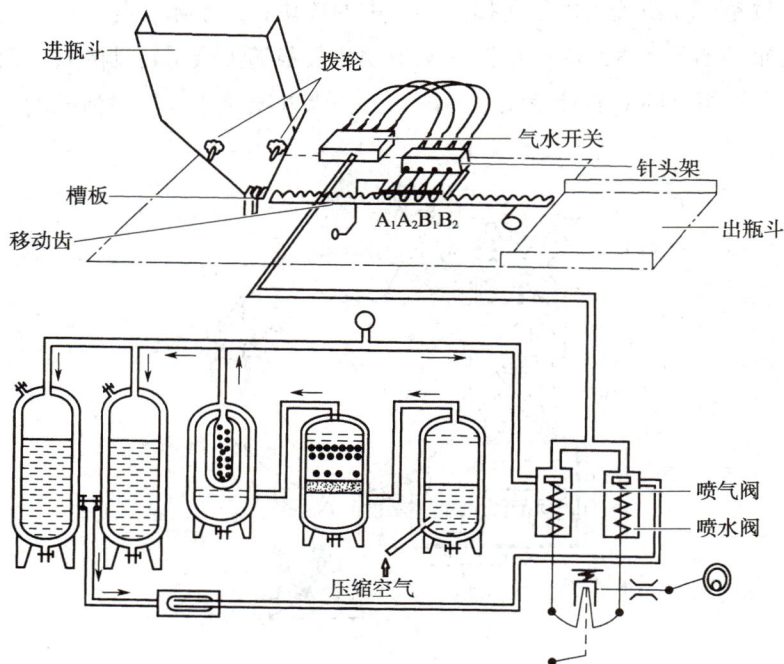

图 8-10　气水喷射式洗瓶机组工作原理图

1. 主要结构　立式超声波洗瓶机主要由进瓶网带部件、超声波清洗部件、蛟龙提升部件、水气冲洗部件、出瓶部件、水气循环系统组成。进瓶网带部件主要由电机、网带、调节网带张紧装置、调节网带高度装置等组成。超声波清洗部件主要由走瓶板、喷淋槽、超声波清洗箱、超声波换能器等组成。绞龙提升部件由绞龙、提升凸轮、拨块和提升轮体等组成。水气冲洗部件主要由 20 个机械手、转盘、摆动架、6 个喷针架、6 组喷针和两组外喷构成。出瓶部件主要由同步带轮、拨瓶块、同步带、接瓶板和靠瓶板等组成。水气循环系统包括压缩空气系统、注射用水系统、循环水系统组成。其结构如图 8-11、图 8-12 所示。

图 8-11　立式超声波洗瓶机组实物图

2. 工作原理　立式超声波洗瓶机工作原理是瓶子由输瓶网带输送到走瓶板上，喷淋槽对瓶子喷水，瓶子下滑到清洗水箱，超声波换能器利用超声波"空化"作用产生的机械摩擦力，清除瓶内外黏附较牢固的异物。安瓿经过超声波清洗后由绞龙提升部件中的拨块托出水箱，与机械手交接，机械手夹持瓶子由转盘带动翻转使瓶口朝下，六组喷针由摆动架带动往复跟随机械手转动的安瓿瓶，并深入瓶口内利用水气交替喷射清洗。一组外喷对瓶外壁喷水清洗，另一组外喷对瓶外壁喷洁净的压缩空气，至此完成整个清洗过程。

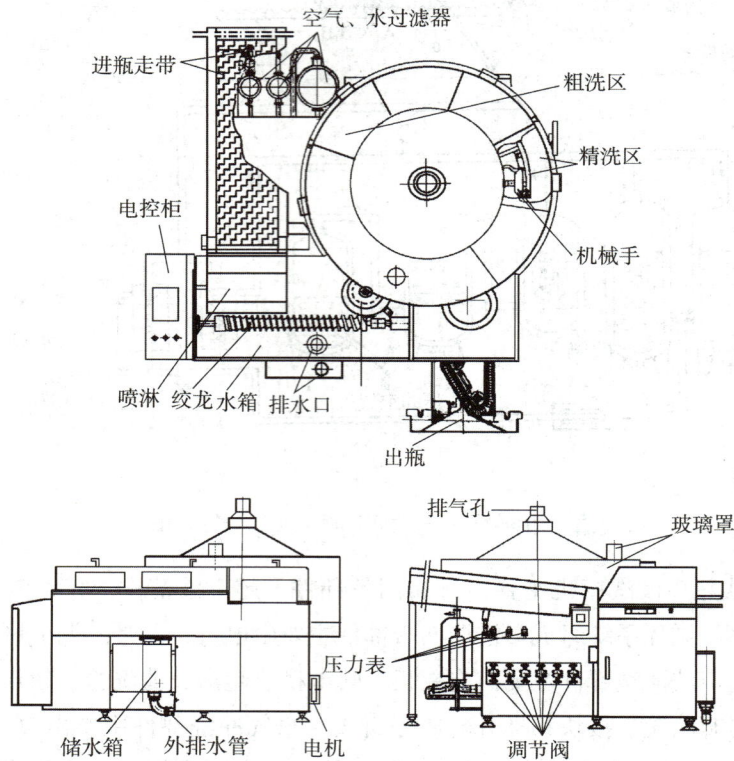

图 8 - 12　立式超声波洗瓶机结构示意图

三、洗瓶机组操作

以下内容以 AQCL20/3 型立式超声波清洗机为例。

（一）开机前准备

（1）检查减速箱内油平面是否符合要求。

（2）检查气、水管路、电路连接是否符合要求。

（3）检查水、气的供应情况是否正常。

（4）将清洗好的滤芯装入过滤器罩内，并检查滤罩及各管路接头是否紧牢。

（5）插好超声波清洗箱溢水管，插好储水箱溢水管，注意密封圈是否完整。

（6）打开注射用水进入超声波清洗箱的阀门，给超声波清洗箱注水，超声波清洗箱注满水后，水将自动溢入储水箱内，储水箱满后关闭阀门。

（二）开机和关机操作

（1）打开电器箱后端主开关，主电源接通，红色信号灯亮。

（2）在操作画面上轻触"加热一""加热二"，此时它们的信号灯分别由灰色变成绿色，储水箱进行加热，并将水温恒定在 50～60℃。

（3）打开注射用水控制阀，调节压力，使监测装置显示压力在 0.2～0.3Mpa 范围内。

（4）打开压缩空气，调节过滤器调压器，使其输出压力为 0.3Mpa。

（5）在操作画面上轻触"循环水泵"按键，水泵状态指示灯由灰色变成绿色，同时将循环水过滤罩顶上的排气阀打开，将里面的空气排尽。

（6）水泵启动时储水箱水位下降，打开注射用水阀门，将储水箱、超声波水箱补满水。

（7）打开循环水控制阀，调节压力，使监测装置显示压力在 0.2～0.3Mpa 范围内。

（8）打开喷淋水控制阀，并使其阀门保持适当开度（以能将空瓶注满水为准）。

（9）在操作画面上轻触"超声波"，启动超声波；轻触"输瓶电机"，启动输瓶网带。

（10）将"调速旋钮"缓缓顺时针旋转，设定主机速度值至相适应的位置。

（11）正式生产时，在主机运行方式选择画面里轻触自动/手动按钮，选择"自动运行"，其指示由灰色变成绿色，设备处于自动运行状态。

（12）主机停止，水箱加热停止，水泵、超声波、输瓶网带停止运行，关闭压缩空气及注射用水供给阀，关闭主电源开关。按设备清洁规程做好清洁卫生。

（三）注意事项

（1）水泵禁止在无水状态下运转。

（2）加热器、超声波禁止在水池无水状态下通电，否则会迅速损坏。

（3）PLC 和变频器须保证无油、水、铁屑、灰尘、污物进入，全部进出口端子务必接牢。

（四）设备维护与保养

（1）每日须对设备进行清洗，将水槽水放尽，清除玻璃渣。

（2）按使用说明书对设备进行加油润滑。

（3）超声波发生器、加热器严禁无水时启动。

（4）水泵禁止长时间干运转。

（5）定期检查、紧固松动的连接件。

（6）严格遵守立式超声波洗瓶机的清洁消毒规程和维护保养规程。

（五）常见故障及排除方法

AQCL20/3 型立式超声波清洗机常见故障、产生原因及排除方法见表 8－4。

表 8－4　AQCL20/3 型立式超声波清洗机常见故障及排除方法

常见故障	原因	排除方法
触摸屏弹出超声波过载画面导致主机停机	1. 超声波发生器开关未打开 2. 超声波故障	1. 打开超声波开关 2. 由专业人员检修超声波装置
洗瓶洁净度不够	1. 注射用水压力不够 2. 压缩空气压力不够 3. 滤芯损坏或堵塞 4. 超声波不工作	1. 加大注射用水压力 2. 加大压缩空气压力 3. 更换滤芯 4. 检修超声波
水槽内掉瓶	1. 进瓶阻力大 2. 超声波太大 3. 圆弧栏栅间隙大 4. 夹子未打开或收不拢	1. 调整进瓶两侧弹片 2. 超声波调小 3. 调整圆弧栏栅间隙 4. 调整机械手摆臂让机械手张开

续表

常见故障	原 因	排除方法
出瓶破瓶	1. 机械手与拨块交接不准 2. 出瓶栏栅与拨轮间隙过小	1. 调整机械手夹头与拨块的对中位置 2. 调整出瓶栏栅与拨轮的距离
进瓶倒瓶	1. 底平面不平整 2. 超声波功率过大 3. 喷淋水槽位过低	1. 校平各接口处 2. 将超声波功率调至合适数值 3. 调整喷淋水槽的高度位置

（六）工序操作考核

安瓿洗瓶工序操作考核项目见表8-5。

表8-5 安瓿洗瓶工序操作考核表

项 目	技 能 要 求	考核得分			
		分值	自评	组评	师评
设备结构辨识	能正确辨识立式超声波清洗机主要部件名称	15			
生产前检查	检查并能正确判断环境、温度、相对湿度是否符合要求，储存间、操作间设备状态标识	5			
生产操作	能规范操作立式超声波清洗机对小容量注射剂进行清洗	30			
质量控制	安瓿洁净度符合工艺标准要求	10			
记录与状态标识	1. 生产记录适时填写、完整无差错 2. 适时填写、悬挂、更换状态标识	10			
清场	1. 清理产品：交中间站 2. 清洁生产设备：顺序正确，洁净度达到要求 3. 清洁工具和容器 4. 清洁场	20			
其他	正确回答安瓿洗瓶中常见问题的原因及解决办法	10			
合计		100			

任务8-4 灌封设备

PPT 精讲

一、设备概述

灌封系指将合格的药液灌装到经过灭菌的容器内，并进行封口的操作。灌封是小容量注射剂生产的关键工序之一。其工序为：通气→灌装→通气→封口。药液灌装要求剂量准确，药液不沾瓶。通惰性气体时，要求既不使药液溅到瓶颈，又使安瓿内空气除尽。封口有拉封和顶封两种方法，因拉封封口严密，不像顶封易出现毛气孔，且拉封时火焰对药液的影响较小，故目前主要采用拉封方式进行熔封。安瓶封口要求严密，顶端圆整光滑，无尖头、焦头和鼓泡。根据灌封工序和方法，小容量注射剂灌封设备采用的是安瓿拉丝灌封机，分为 1~2ml、5~10ml 和 20ml 三种机型，这三种机型结构差别不大，灌封过程相同，现以 1~2ml 安瓿灌封机为例予以介绍。

二、常用设备

（一）小型安瓿灌封机

小型安瓿灌封机以 1 针或 2 针为常见，即每次移动灌装 1 瓶或 2 瓶安瓿。

1. 主要结构　基本结构可分为送瓶机构、灌装机构和拉丝封口机构。图 8-13 为 ALG-1/2 型安瓿拉丝灌封机。

（1）送瓶机构：安瓿送瓶机构主要由平行安装的两条固定齿板与两条移动齿板组成。两条固定齿板分别安装在最上面和最下面，其齿槽为三角形，使安瓿上下两端卡在槽中而固定。两条移动齿板等距离地安装在中间，其齿形为椭圆形，目的是防止在送瓶过程中将安瓿挤碎，同时还具有托瓶、移瓶及放瓶的功能。送瓶机构结构示意图如图 8-14 所示。

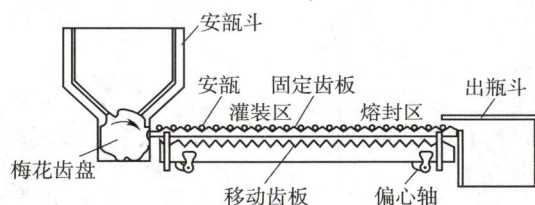

图 8-13　ALG-1/2 型安瓿拉丝灌封机实物图　　图 8-14　安瓿灌封机送瓶机构结构示意图

（2）灌装机构：灌装机构如图 8-15 所示，由灌液机构、凸轮-压杆机构和缺瓶止灌机构三个分支机构组成。灌液机构主要包括灌针、灌注针筒、单向阀等，其功能是使针头进出安瓿，注入药液完成灌装。凸轮-压杆机构包括凸轮、扇形板、顶杆座、顶杆、压杆等，作用是将药液从贮液罐中吸入针筒内，并定量输向针头。当灌装工位因故障缺瓶时，缺瓶止灌机构能自动停止灌注药液，以防浪费药液和污染设备。

（3）拉丝封口机构：安瓿灌封机拉丝封口机构的结构如图 8-16 所示，主要由拉丝、加热、压瓶三部分组成。拉丝部件按其传动方式可分为气动拉丝和机械拉丝两种，作用是使拉丝钳上下移动及拉丝钳口的开启和关闭。气动拉丝是通过气阀和凸轮控制压缩空气进入拉丝钳管道，从而使拉丝钳口开启及关闭。气动拉丝结构简单、维修方便、造价较低，但噪声大，且有排气污染。机械拉丝主要是通过连杆-凸轮机构带动钢丝绳控制拉丝钳口的开启与关闭。机械拉丝噪声低、无污染，但是其结构复杂、制造精度要求高，主要适用于无气源的地方。加热部分主要由燃气喷嘴和气源等组成，加热气源由燃气与氧气混合燃烧，需要分别调节燃气和氧气的混合比，使外焰呈蓝色，内焰呈白色，火焰温度可达 1400℃ 左右。压瓶部分主要由压瓶凸轮、压瓶滚轮、摆杆等组成，作用是使安瓿在压瓶凸轮及摆杆作用下被压瓶滚轮压住不能移动，防止拉丝熔封时安瓿随拉丝钳而移动，使封口不符合要求。

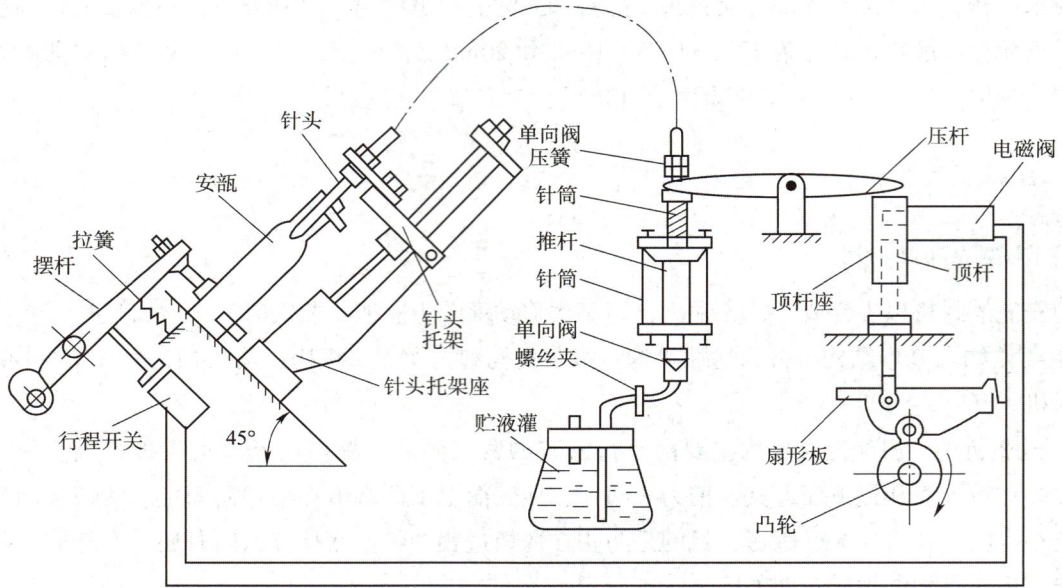

图 8 – 15　安瓿灌封机灌装机构结构示意图

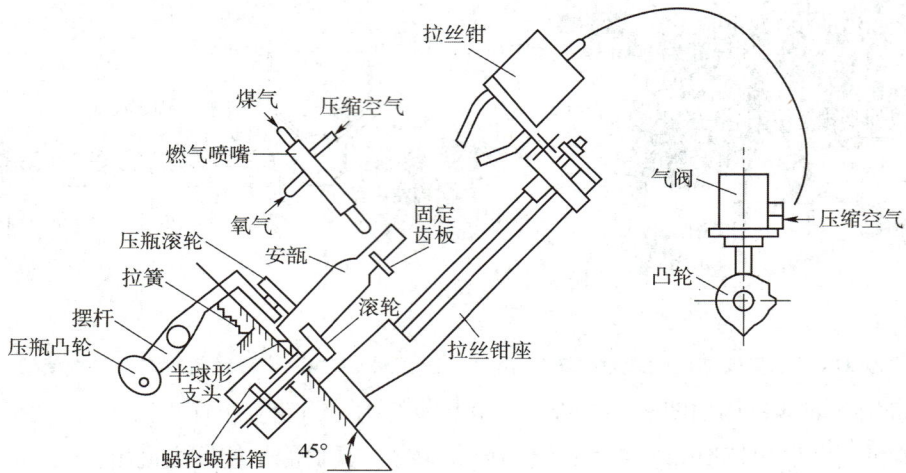

图 8 – 16　安瓿灌封机拉丝封口机构结构示意图

2. 工作原理　拉丝灌封机的工作原理为灭菌后的安瓿由送瓶机构送至灌注工位，灌注针头随针头托架座上的圆柱导轨滑动插入安瓿中，完成灌注药液的动作。移动齿板又将安瓿移至封口工位，此时安瓿在滚轮的带动下不停地自转，同时由压瓶机构压住，使安瓿不能移动。安瓿的瓶颈首先经过火焰预热，再向前移动一个工位加热到熔融状态，拉丝钳下移夹住瓶颈，拉断丝头。因安瓿在不停地自转，丝颈的玻璃便熔合密接在一起，拉丝钳上移至最高位置并张开、闭合两次，将拉出的废丝头甩掉，从而完成拉丝动作，封口后的安瓿由移动齿板移至出瓶斗。注意预热火焰火力调节应小于熔封火焰，以使安瓿瓶颈不熔融为宜，否则拉丝无法完成。

小型安瓿拉丝灌封机为单机生产设备，需要配合洗瓶、灭菌等设备使用，生产效率低。因为其没有层流系统保护，灌封前后没有充氮工序，使得熔封瓶口质量不稳定，在正式生产中已被全自动安瓿灌封机所取代，仅在部分实验室中用作小试使用。

（二）全自动安瓿拉丝灌封机

全自动安瓿拉丝灌封机是对接热层流隧道式干热灭菌机的联动线机组，可在无人员干预的情况下，完成安瓿的进瓶－前充氮－灌液－后充氮－熔封－出瓶等工序。因为其增加了层流保护系统，生产人员隔离操作，符合 A 级洁净度要求，所以在注射剂生产线中广泛应用，如图 8-17 所示。本机有 4～16 针工位可选择，其主要机构和工作原理相似，下面以 4 针机型为例予以介绍。

图 8-17　自动安瓿拉丝灌封机实物图

1. 主要结构　全自动安瓿拉丝灌封机主要结构由层流系统、送瓶机构、充气灌装机构、熔封拉丝机构等组成。其中层流机构包括进风机、高效过滤器、排风机、层流罩等。送瓶机构包括输瓶网带、绞龙、伺服拨轮、前行走梁、出瓶拨轮等。充气灌装机构包括前、后充氮过滤器、灌装计量玻璃柱塞泵、灌针等。熔封拉丝机构包括压瓶滚轮、火嘴、拉丝钳等。

2. 工作原理　本机采用直线间歇式灌装及封口。来自灭菌干燥机的安瓿瓶通过输瓶网带送至绞龙机构，绞龙将无序状态的安瓿瓶整理成有序的分离状态，并将安瓿瓶逐个地推进至伺服拨轮，伺服拨轮连续将安瓿瓶递交给前行走梁部件，前行走梁部件再以间歇运动方式将安瓿瓶依次送至前充氮、灌液、后充氮、预热、拉丝封口工位。在充氮工位，可以根据用户各自产品的需要自行取舍，前充氮工位可设定为冲压缩空气，也可设定为冲其他惰性气体，后充氮工位则设定为冲惰性气体。在灌液工位，由 4 个玻璃柱塞泵通过灌针将药液注入安瓿，各灌装泵装量可通过调节手轮来调整。在预热工位，安瓿瓶被火嘴吹出的火焰加热，同时在滚轮的作用下产生自旋运动。在拉丝封口工位，安瓿颈部进一步受热软化被拉丝夹拉丝封口，封好口后的安瓿瓶经出瓶拨轮被推入接瓶盘中。预热火焰火力调节应稍小于熔封火焰，以安瓿颈部不下垂为宜。燃气可以使用天然气、液化石油气、煤气等与氧气的混合气，还可以配备布朗气发生器，使用清洁的氢氧混合气体作燃气。火嘴结构如图 8-18 所示，熔封拉丝如图 8-19 所示。

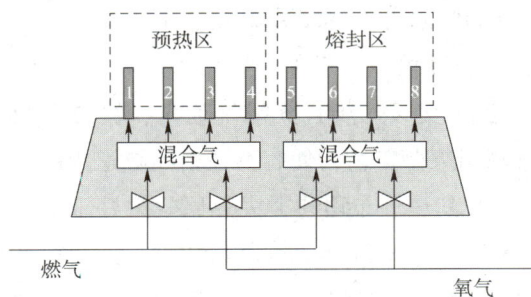

图 8-18　火嘴结构示意图

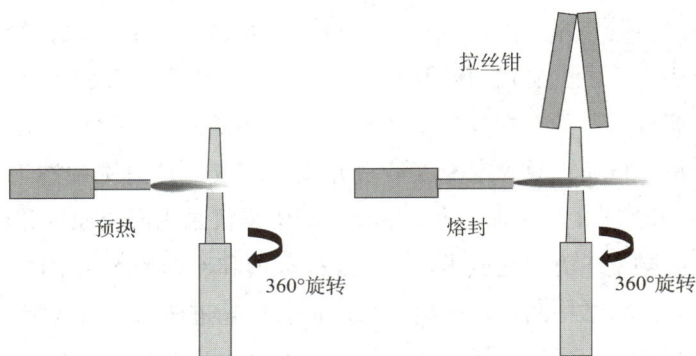

图 8-19　安瓿熔封拉丝工作原理图

173

用于生产小容量注射剂的设备主要是将立式超声波洗瓶机、隧道式热风循环灭菌干燥机以及全自动安瓿拉丝灌封机三种设备联合起来组成的安瓿洗烘灌封联动机。全自动安瓿拉丝灌封机整机外部装有层流罩，全程在层流系统保护下运行，风压为正压，如需人员干预，则通过隔离手套进行操作，生产符合A级洁净度要求。

（三）洗烘灌封联动线设备

洗烘灌封联动机组是目前小容量注射剂生产较为先进的生产设备，联动机组分为安瓿清洗、干燥灭菌、灌装熔封三个工作区，其结构如图8-20、图8-21所示。

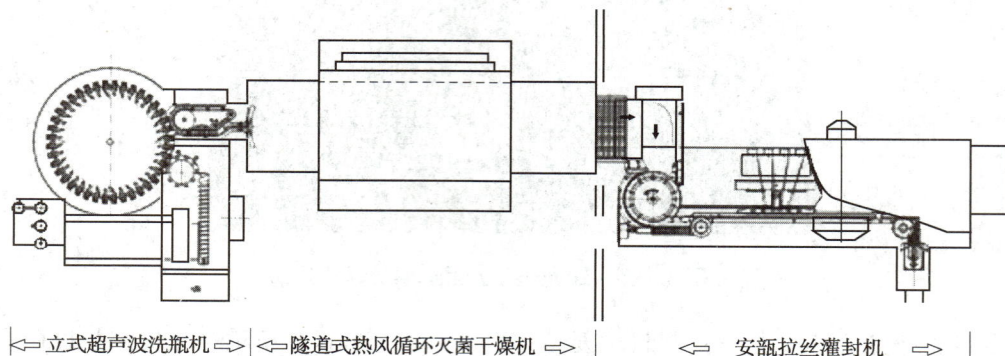

图8-20 安瓿洗烘灌封联动机组结构示意图

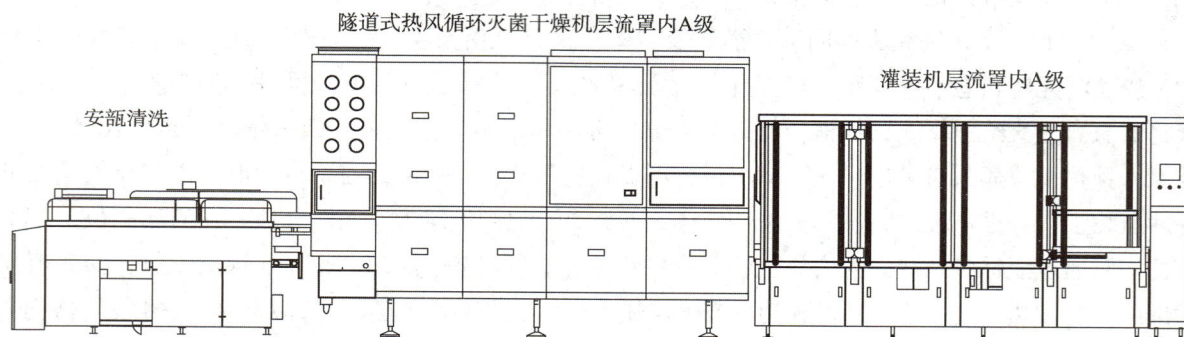

图8-21 安瓿洗烘灌封联动机组主视图

安瓿洗烘灌封联动机组联动生产时可完成喷淋水、超声波清洗、机械手夹瓶、翻转瓶、冲水（瓶内、瓶外）、冲气（瓶内、瓶外）、预热、干燥灭菌、冷却、前冲氮、灌装、后冲氮、预热、封口等20多个工序。立式超声波清洗机采用超声波清洗与水气独立分开压力喷射冲洗相结合方式，是目前国际最流行、可见异物检测效果最好的清洗设备，整个水气压力喷射清洗过程中，三种介质均采用独立喷针，每一根喷针只固定一种清洗介质，完成一种清洗冲洗工序，避免了交叉污染且无清洗死角，符合新版GMP要求。隧道式热风循环灭菌干燥机采用层流原理和热空气高温灭菌工艺，使容器在密闭隧道内的A级层流环境下完成预热、干燥、灭菌和冷却的无菌生产工艺流程，其热分布均匀，去热原效果好。带整体拨轮结构的拉丝灌封机采用伺服拨轮进瓶、步进式定位充气灌装、拉丝封口，阳台式结构，其运行平衡性好，成品合格率高；采用PLC控制人机界面操作，能联动控制或单机操作，保证了整个机组的正常运行；其自动化程度高，操作人员少，劳动强度低。

三、安瓿灌封机操作

操作视频

以下内容以 AGF4 型安瓿灌封机为例。

（一）开机前准备

（1）启动前，对所有需要润滑的部件加注润滑油，检查减速箱内油平面，需要时加注相适应的润滑油。

（2）检查燃气、保护气体管路、电路连接是否符合要求。

（3）检查灌装泵是否符合要求。

（4）转动手轮摇动使机器运行 1~3 个循环，检查是否有卡滞现象。

（二）开机和关机操作

（1）打开电控柜，将断路器全部合上，关上柜门，将电源置于"ON"。

（2）启动层流电机。

（3）在操作画面上按主机启动按钮，再旋转调速旋钮，由慢速逐渐调向高速，检查是否正常，然后关闭主机。

（4）手动操作将灌装管路充满药液，排空管内空气。

（5）开动主机运行，在设定速度试灌装，监测装量，调节装量调节装置，使装量在标准范围之内，然后停机。

（6）在操作画面按抽风（燃气）启动按钮。

（7）在操作画面按氧气启动按钮。

（8）点燃各火嘴，调节流量计开关，使火焰达到设定状态。

（9）按下转瓶点击按钮。

（10）开动主机至设定速度，按绞龙启动按钮，进几组瓶后按绞龙制动按钮，停止进瓶，看灌装拉丝效果，将火焰调至最佳，按绞龙启动按钮进瓶开始正式生产。

（11）生产结束停机，关闭氧气、燃气、保护气体、压缩空气总阀门，按设备清洁规程做好清洁卫生。

（三）注意事项

（1）中途停机时先按绞龙制动按钮，待瓶走完后方可停机，以免浪费药液和安瓿。

（2）总停机时先按氧气停止按钮，火焰变色后再按抽风（燃气）停止按钮、转瓶停止按钮，之后按层流停止按钮，最后关闭总电源。

（3）如总停间隔时间不长，可让层流风机一直处于开机状态，以保护未灌装完的瓶子和药液。

（四）设备维护与保养

（1）在停机状态下打开后盖门、前盖板，定期给凸轮、齿轮、滑套处注润滑脂，减速器注润滑油。

（2）开机前检查齿形带的松紧，并根据情况进行调整维修或更换。

（3）检查电机转轴旋转方向与指示牌方向是否一致。

（4）开机前先手动盘车 2~3 个运动循环。

（5）单独空载启动各电机，检查电机是否正常运转，电机启动后及运转中经常检查控制面板的指示灯及控制器的显示值，聆听电机声音，发现异常情况立即报告维修人员。

（6）检查燃气管路是否堵塞，是否泄漏，发现异常及时处理。

（7）检查灌装针头是否堵塞及变形，及时处理。

（8）检查灌装管路是否泄漏，及时更换泄漏管路。

（9）检查灌装泵、玻璃分液器、单向阀是否存在泄漏，及时更换泄漏件。

（10）检查层流风速是否符合要求，检查层流是否存在泄漏，如泄漏则更换过滤器。

（11）随时更换损坏件，定期对紧固件进行紧固。

（12）操作完毕后，关闭电源，按清洁操作规程对设备进行清洁。

（13）严禁更改已有电器程序。

（14）设备传动部件中的直线滑轨、圆柱凸轮、滚珠丝杆、盘形凸轮、齿轮组件、菱形座轴承等零部件需进行定期润滑保养，方法为先用抹布等将发黑的润滑脂清除，再将洁净油涂抹于各工作面。

（15）减速机工作环境温度不宜超过 -10 ~ +40℃。

（五）常见故障及排除方法

AGF4 型安瓿灌封机常见故障、产生原因及排除方法见表 8 -6。

表 8 -6　AGF4 型安瓿灌封机常见故障及排除方法

常见故障	原因	排除方法
进瓶传送带不动	1. 网带被卡住 2. 传动齿轮损坏 3. 传动减速机损坏	1. 检查并排除卡住故障 2. 更换齿轮 3. 更换减速机
绞龙进瓶处破瓶	1. 进瓶块损坏 2. 绞龙与进瓶拨轮位置关系不对 3. 挡瓶弹片损坏	1. 更换进瓶块 2. 调整好位置 3. 更换弹片
灌针滴漏	1. 灌装管路有漏气 2. 灌装管路有气泡 3. 灌装泵有漏气 4. 程序回吸量过小 5. 玻璃十通有漏气	1. 更换灌装管路 2. 排空灌装管路 3. 更换灌装泵 4. 加大回吸量数值 5. 更换玻璃十通
灌装工位不灌装	1. 灌装机构传感器位置偏移 2. 陶瓷计量泵密封不良 3. 陶瓷计量泵吸液口密封不良 4. 陶瓷计量泵损坏 5. 吸液、出液管有死弯 6. 主机速度过快	1. 调整复位 2. 检查或更换 3. 检查胶管和胶垫密封情况 4. 检查原因或更换 5. 调整胶管角度，使其无死弯 6. 调慢主机速度
加热火头不均匀	1. 管路堵塞 2. 火嘴被烧坏	1. 清理管路 2. 更换火嘴
拉丝时安瓿不转动	1. 转瓶橡胶轮磨损过多 2. 转瓶橡胶轮没压紧瓶 3. 转瓶同步齿轮带损坏 4. 安瓿瓶身及滚轮外表面沾有药液	1. 转瓶橡胶轮 2. 加大压紧力 3. 更换同步齿轮带 4. 保持瓶身及滚轮的干燥，擦干滚轮上黏附的药液
拉丝出现尖头、泡头、焦头等	1. 火头凸轮位置不对 2. 加热温度与主机速度不匹配 3. 药液黏附于瓶壁上	1. 调整火头凸轮位置 2. 调整主机速度或加热火焰大小 3. 调整灌针位置，防止灌针碰瓶壁及采取滴漏措施

(六) 工序操作考核

小容量注射剂灌封工序操作考核项目见表 8 - 7。

表 8 - 7　小容量注射剂灌封工序操作考核标准

项　目	技 能 要 求	考核得分			
		分值	自评	组评	师评
设备结构辨认	能正确辨认安瓿灌封机主要部件名称并能说出其功能	15			
生产前检查	环境、温度、相对湿度、储存间、操作间设备状态标识	5			
生产操作	能规范操作安瓿灌封机对小容量注射剂进行灌装熔封	30			
质量控制	装量差异符合标准要求、封口质量符合要求	10			
记录与状态标识	1. 生产记录适时填写、完整无差错 2. 适时填写、悬挂、更换状态标识	10			
清场	1. 清理产品：交中间站 2. 适时填写、悬挂、更换状态标识 3. 清洁工具和容器 4. 清洁场地	20			
其他	正确回答安瓿灌封中常见问题的原因及解决办法	10			
合计		100			

任务 8 - 5　灭菌检漏设备

PPT　　精讲

一、设备概述

(一) 灭菌法的含义与特点

灭菌法是指用适当的物理或化学手段将物品中活的微生物杀灭或除去，从而使物品残存活微生物的概率下降至预期的无菌保证水平的方法。灭菌法是制药生产中的一项重要操作，适用于制剂、原料、辅料及医疗器械等物品的灭菌，也涉及厂房、设备、用具、容器、工作服装、原辅材料、成品、包装材料、仪器等。无菌药品特别是注射剂、滴眼剂等无菌制剂，必须符合药典无菌检查的要求。

灭菌时既要杀死或除去其中的微生物，又要保证药物的性质稳定及临床疗效不受影响。因此在选择灭菌方法时，应综合考虑被灭菌物品的性质、灭菌方法的有效性和经济性、灭菌后物品的完整性和稳定性等因素。微生物包括细菌、真菌、病毒等，微生物的种类不同、灭菌方法不同，灭菌效果也不同。细菌的芽孢具有较强的抗热能力，不易杀死，故灭菌效果应以杀死芽孢为标准。

(二) 灭菌法的分类

1. 物理灭菌法　分为干热灭菌法 (包括火焰灭菌法、干热空气灭菌法等)、湿热灭菌法 (包括热压灭菌法、流通蒸汽灭菌法、煮沸灭菌法、低温间歇灭菌法等)、射线灭菌法(包括辐射灭菌法、紫外线灭菌法、微波灭菌法等)、滤过除菌法等。

2. 化学灭菌法　包括气体灭菌法、药液灭菌法等。

(三) 灭菌的基本要求

对灭菌物品而言,灭菌方法的灭菌效果与灭菌设备的性能、污染菌的特性、被灭菌品的性质、受污染的程度等因素有关。灭菌物品的无菌保证不能依赖于最终产品的无菌检验,而是取决于生产过程中采用合格的灭菌工艺、严格的 GMP 管理和良好的无菌保证体系。灭菌程序的验证是无菌保证的必要条件,灭菌程序经验证后方可交付正式使用。

当采用湿热灭菌法、干热灭菌法及辐射灭菌法灭菌时,无论采用何种灭菌条件,均应保证灭菌后的物品的 SAL$\leqslant 10^{-6}$(一批物品的无菌特性只能相对地通过物品中活微生物的概率低至某个可接受的水平来表述,即无菌保证水平,简称 SAL)。采用湿热灭菌法、干热灭菌法时,被灭物品均应有适当的装载方式,不能排列过密,以保证灭菌的有效性和均一性。

湿热灭菌法中,当灭菌程序的选定采用 F_0 概念时,应采取特别措施确保灭菌物品能得到足够的无菌保证,此时除对灭菌程序进行验证外,还必须在生产过程中对微生物进行监控,证明污染的微生物指标低于设定的限度。对热稳定的物品灭菌工艺可首选过度杀灭法。对热不稳定物品,其灭菌工艺的确定依赖于在一定时间内,一定生产批次的灭菌物品灭菌前微生物污染的水平及其耐热性。因此,日常生产全过程应对产品中污染的微生物进行连续、严格地监控,并采用各种措施降低物品微生物污染水平,特别是防止耐热菌的污染。热不稳定物品的 F_0 值不低于 8 分钟。湿热灭菌法应确认灭菌柜在不同装载时可能存在的冷点。当用生物指示剂进一步确认灭菌效果时,应将其置于冷点处。本法常用的生物指示剂是嗜热脂肪芽孢杆菌孢子。

干热灭菌法应确认灭菌柜中的温度分布符合设定的标准及确定最冷点位置。常用的生物指示剂为枯草芽孢杆菌孢子。

(四) 灭菌参数

1. D 值与 Z 值

(1) D 值:D 值为在一定温度下杀灭 90% 微生物(即残存率为 10%)时所需的灭菌时间。它用以描述一定温度下某种微生物在灭菌过程中的热耐受性。在一定灭菌条件下,不同微生物具有不同的 D 值;同一微生物在不同灭菌条件下,D 值亦不相同。其数学表达式如下。

$$D = \frac{t}{\lg N_0 - \lg N_t} \tag{式 8-1}$$

式中,N_0——0 时刻时的微生物数;

　　　N_t——t 时刻时的微生物数。

(2) Z 值:Z 值是使某一微生物下降一个对数单位(即灭菌时间减少到原来的 1/10),所需升高的灭菌温度的度数(T)。其数学表达式如下。

$$Z = \frac{T_2 - T_1}{\lg D_1 - \lg D_2} \tag{式 8-2}$$

2. F 值与 F_0 值

(1) F 值:F 值为在一定温度(T)下,给定 Z 值所产生的灭菌效果与在参比温度(T_0)下给定 Z 值所产生的灭菌效果相同时,所相当的灭菌时间,以分钟为单位。F 值常用于干热灭菌,其数学表达式如下。

$$F = \Delta t \sum 10^{\frac{T - T_0}{Z}}$$ 　　　　　　　（式 8 - 3）

式中，Δt——测量被灭菌物温度的时间间隔，一般为 0.5 ~ 1 分钟；

　　　T——每个时间间隔所测得被灭菌物温度；

　　　T_0——参比温度。

（2）F_0 值：F_0 值为一定灭菌温度（T）下，Z 为 10℃ 时所产生的灭菌效果与 121℃、Z 值为 10℃ 所产生的灭菌效果相同时所相当的时间（分钟）。F_0 仅用于热压灭菌，其数学表达式如下。

$$F_0 = \Delta t \sum 10^{\frac{T - 121}{10}}$$ 　　　　　　　（式 8 - 4）

F_0 即把各温度下灭菌效果都转化成 121℃ 下灭菌的等效值，因此称 F_0 为标准灭菌时间，一般为 8 ~ 12 分钟。

二、常用设备

（一）干热灭菌设备

干热灭菌法是指在特别的灭菌设备中，通过燃气或电加热，焚化或氧化使微生物脱水死亡，从而达到灭菌的目的。干热灭菌的温度可以根据生产需要控制，由于干热灭菌在杀灭微生物方面的效率较低，故需要更高的温度和更长的时间。干热灭菌的温度通常是 160 ~ 170℃，时间在 120 分钟以上，更高的温度可以缩短时间，反之较低的温度需要更长的时间。隧道式干热灭菌温度通常可达 260 ~ 300℃。干热灭菌法通常用于耐高温但湿热灭菌无效的物质，包括玻璃器皿、金属制容器、不挥发油、甘油及各种热稳定的粉末等。干热灭菌的主要设备有烘箱、干热灭菌柜、隧道式灭菌系统等。干热灭菌柜和隧道式灭菌系统是制药行业用于对玻璃容器进行灭菌干燥工艺的配套设备，适用于药厂经清洗后的安瓿瓶或其他的玻璃容器进行灭菌干燥。

1. 柜式电热层流烘箱　柜式电热层流烘箱是目前最常用的一种间歇式干热灭菌设备。烘箱内装有空气过滤系统，经过高效过滤器过滤后的加热空气可以达到 A 级洁净度，适用于注射用安瓿及西林瓶、注射器等灭菌。电热层流烘箱成本低、占地面积小等，在无菌制剂生产中广泛使用，但其为间歇式生产，生产过程中需要层流车护送灭菌品转移，生产效率较低，不适用于大规模流水线生产。

电热烘箱型号很多，但主体结构基本相同，主要有不锈钢板制成的保温箱体、加热器、托架（隔板）、循环风机、高效空气过滤器、冷却器、排气阀、温度传感器等组成，如图 8 - 22 所示。

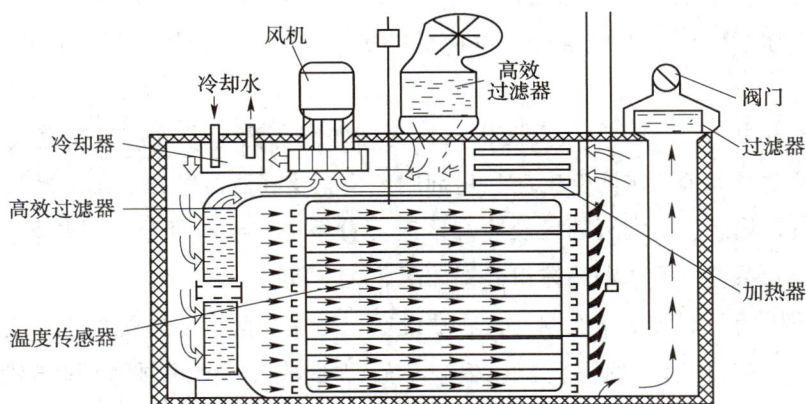

图 8 - 22　柜式电热层流烘箱结构示意图

将装有待灭菌品的容器置于托盘或推车上，放入灭菌室内，关门密封。打开自动或半自动控制加热升温，同时开启排气阀门，此时新鲜空气经加热并经耐热的高效过滤器过滤后，形成洁净的干热空气，在导流板的作用下形成均匀的分布气流向灭菌室内传递，干热空气使待灭菌品表面的水分蒸发，通过排气阀排出机外，水蒸气排净后，关闭排气阀门。干热空气在风机的作用下，在机内循环流动一定的时间，达到灭菌的目的。灭菌温度通常设在160~300℃范围，温度越低，干燥时间越长。干燥灭菌时间截止后，关闭加热器，风机继续运转对灭菌产品进行自然冷却，也可通过冷却水加速冷却，减少对灭菌产品的热冲击。当灭菌室内温度降至比室温高15~20℃时，烘箱停止工作，取出灭菌品置于层流车中，转移至下一个岗位。

2. 隧道式远红外烘箱 远红外线是指波长大于56μm的红外线，它是以电磁波的形式直接辐射到被加热物体上的，不需要其他介质的传递，所以加热快，热损小，能迅速实现干燥灭菌，缺点是电能消耗大。隧道式远红外烘箱是远红外线辐射对物品进行加热干燥灭菌的一种设备，图8-23为隧道式远红外烘箱的结构示意图，由远红外发生器、传送带和保温排气罩组成。

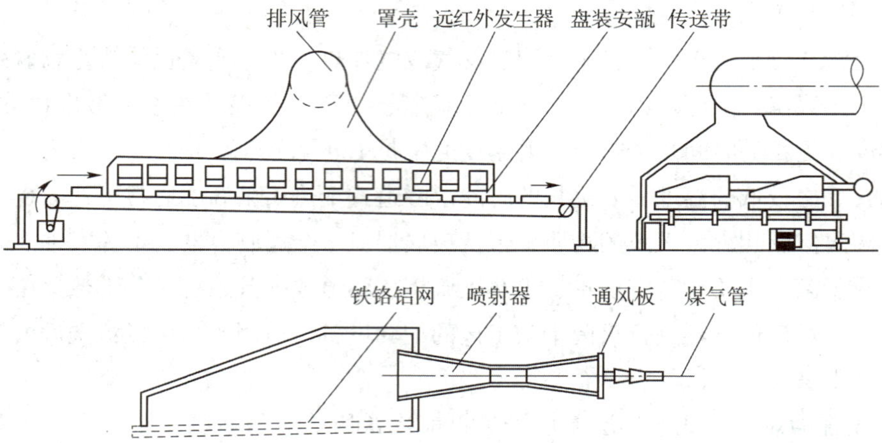

图8-23　隧道式远红外烘箱结构示意图

瓶口朝上的盘装安瓿由隧道的一端用链条传送带带进烘箱，采用燃气进行加热。隧道加热分为预热段、中间段及降温段三段。预热段内安瓿由室温升至100℃左右，大部分水分在这里蒸发。中间段为高温干燥灭菌区，温度达300~450℃，残余水分进一步蒸干，细菌及热原被杀灭。降温区是由高温降至100℃左右，而后安瓿离开隧道。为保证厢内的干燥速率不致降低，在隧道顶部设有强制抽风系统，以便及时将湿热空气排除，隧道上方的罩壳上部应保持5~20MPa的负压，以保证远红外发生器的燃烧稳定。

3. 辐射式干热灭菌机 辐射式干热灭菌机又称为红外线灭菌干燥机，为隧道式、连续式干热灭菌设备，适用于高洁净度及无菌要求的空安瓿、片剂用包装瓶及其他器皿的干燥、灭菌和除去热原。辐射式干热灭菌机一般由预热区、高温灭菌区及冷却区三部分组成，组成部分有加热装置、传送带、风机、高效空气过滤器、控制系统及不锈钢箱体组成，如图8-24所示。

辐射式干热灭菌机的前端与洗瓶机相连，后端设在无菌作业区与灌封机相连。安瓿从洗瓶机进入本机隧道的预热区，预热区提供有A级垂直单向流空气屏，并完成对安瓿的预热，随着输送网带传送把安瓿送至灭菌区，由12支加热管对安瓿灭菌、干燥和除热原，之后物品随输送网带进入冷却区，得到A级单向流空气冷却，不受污染，使安瓿在出干热灭菌机前接近室温，灭菌完成后有输送网带送至灌封机。

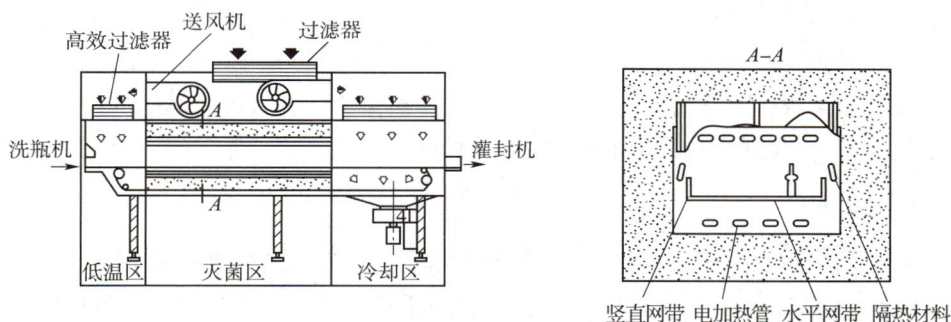

图 8-24 辐射式干热灭菌机结构示意图

4. 热层流式干热灭菌机 该机又称热风循环隧道式灭菌烘箱，主要用在注射剂联动生产线上，与超声波安瓿清洗机和多针安瓿拉丝灌封机联合使用，可连续对经过清洗的安瓿瓶或各种玻璃药瓶进行干燥、灭菌及除去热原。该机可连续生产，采用全自动运行方式，机内采用多组耐高温高效过滤器，并设有多级风压系统，能达到 A 级洁净度要求，生产效率高，在各药厂中普遍使用。

该设备为整体隧道结构，由预热区、高温灭菌区、冷却区三部分组成，分为前后层流箱、高温灭菌箱、机架、输送网带、热风循环风机、排风机、耐高温高效空气过滤器、电加热器、电控箱等部件，如图 8-25 所示。其控制系统一般为机电一体化设计，整机加热运行等工艺参数设定由可编程序控制器精确控制，各层流风机采用交流变频技术控制风量大小，控制精度较高，温度控制可在 0~350℃内任意设定，具有参数显示、温度分段显示、自动电脑打印记录和故障报警显示等多种功能。部分设备还有联网端口，可实现远程控制或在线监控等功能。

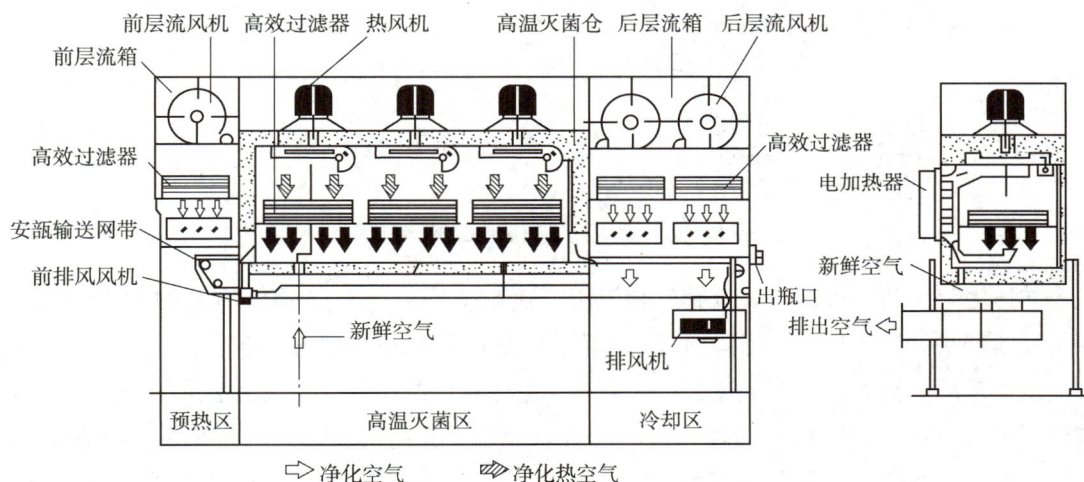

图 8-25 热层流式干热灭菌机结构示意图

该机分为三个工作区域，分别是预热区、高温灭菌区和冷却区，其中预热区对接洗瓶设备，冷却区对接灌装熔封设备。系统将新鲜空气加热成高温热空气，经高效空气过滤器过滤后，获得洁净热空气。整机在单向流洁净空气的保护下工作，风压设置为预热区＜高温灭菌区＞冷却区，每个区域间压差控制为 3~5Pa。洗瓶机将清洗干净的安瓿送入输送网带，经预热区预热，避免玻璃器皿因温差过大而炸裂。接着将预热后的安瓿送入高温灭菌段，此时流动的清洁热空气将安瓿加热升温到 300℃左右进行干热灭菌，因为输送网带速度设置为恒定，安瓿经过高温区的总时间则恒定，一般为 5~20 分钟，因此可根据此灭菌时间调整相应的灭菌温度，使热原在此时间内大部分去除。灭菌完成后进入冷却段，冷却段的单向流洁净空气将安瓿冷却至接近室温，避免灌装时玻璃瓶炸裂，再送入安瓿拉丝灌封机进行药液的灌装与封口。安瓿从进入预热区至冷却区出口全过程时间一般为 25～35 分钟，由于前后层流箱及高温灭菌箱均为独立的空气洁净系统，并设置有一定的压差，有效地保证了进入隧道烘箱的瓶子始终在洁净空气保护下，无人员接触状态运行，符合 GMP 生产的 A 级洁净度要求。

（二）湿热灭菌设备

湿热灭菌法是利用饱和水蒸气或沸水来杀灭细菌的工艺，为制药生产中应用最广泛的一种灭菌方法。由于水蒸气潜热大，穿透力强，容易使蛋白质变性或凝固，所以灭菌效率比干热灭菌法高。其优点是灭菌可靠、操作简便、易于控制、价格低廉。缺点是不适用于对湿热敏感的药物。湿热灭菌法又分为热压灭菌法、流通蒸汽灭菌法、煮沸灭菌法和低温间歇灭菌法。常见的湿热灭菌设备有立式热压灭菌器、压力蒸汽灭菌柜、脉动真空灭菌器、安瓿回转式水浴灭菌器、安瓿检漏灭菌器等。

1. 立式热压灭菌器 立式热压灭菌器体积小，使用简单方便，安全性高，在灭菌生产中普遍使用。但其间歇式生产效率低，不含检漏功能，故一般用作器具灭菌或小规模生产使用，不适宜大规模生产。其结构如图 8-26 所示。

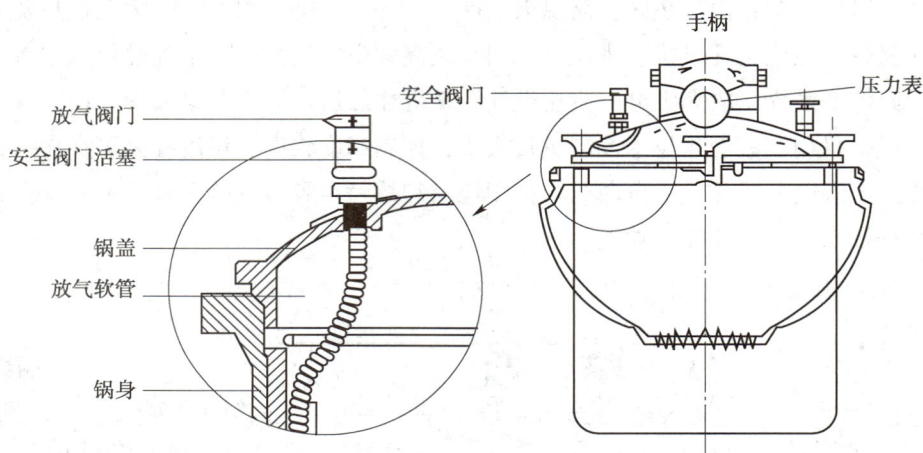

图 8-26 立式热压灭菌器结构示意图

锅盖上有压力表、放气阀门、安全阀门和手柄，放气阀下接一放气软管，用以排出冷空气。安全阀门用于限定灭菌器最大工作压力，当锅内压力超限时，安全阀将被锅内蒸汽推开、放出蒸汽，卸载锅内压力，避免发生事故。另外，锅盖上还有两个小孔，内嵌有特制合金，在锅内蒸汽压力超过限度时，合金即被熔融，可放出蒸汽以防超压爆炸。锅内还有电加热管，用来加热水产生蒸汽，配置有从一铝桶（内桶），供放置灭菌物品，内桶置于锅内一圆形架上，避免压坏加热管，灭菌结束后，灭菌物品可随铝桶一起取出。

立式热压灭菌器灭菌时，必须先将铝桶取出，在锅内加足量的去离子水，然后将桶放入灭菌器内，再放入待灭菌物品。盖上锅盖时，必须把放气软管插到铝桶内壁方管中，同时将盖上方对角向的螺母旋紧，再接通电源加热。当压力表指针开始移动时，打开放气阀门，待放气阀门冲出大量蒸汽时，表明灭菌器空气已排尽，关闭放气阀门。当达到所需的温度、压力时，开始计算灭菌时间，同时监测灭菌锅的压力表，使锅内压力保持在所需的高度上。灭菌时间到达后，关掉电源停止加热，使温度渐渐下降，当压力降至零时，即可开启放气阀门，将锅内蒸汽放出，缓缓打开锅盖，取出灭菌物品。

灭菌器的额定压力应小于它的最大耐受压力，安全阀的整定压力应稍小于它的最大耐受压力。高压灭菌器属于特种设备，其生产应接受国家市场监督管理总局认证许可，不可私自改装，并严格按规程使用。

2. 压力蒸汽灭菌柜　压力蒸汽灭菌柜也称为热压灭菌柜，是湿热灭菌法的主要设备，各种灭菌柜的基本结构大同小异。

工业用压力蒸汽灭菌器为卧式双层结构，其外层夹套为普通钢制结构，并装有隔热保温层外罩和夹套压力表，内层为耐酸不锈钢制灭菌柜室，并装有柜室压力表、压力真空表与温度计等。灭菌柜配有蒸汽进入管道、蒸汽过滤器、蒸汽控制阀、蒸汽压力调节阀和疏水阀等。如图8-27所示。

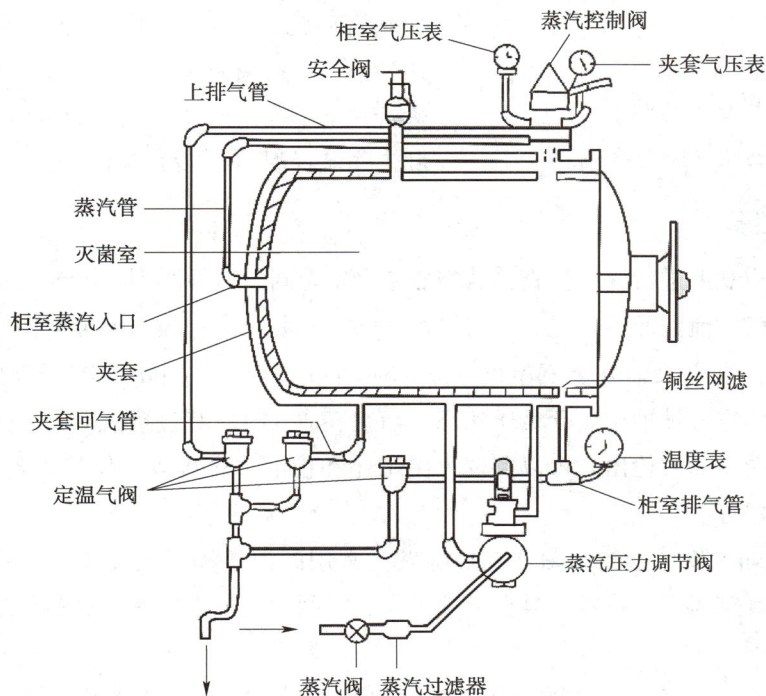

图8-27　压力蒸汽灭菌柜结构示意图

其工作过程如下。①物品入柜：首先将待消毒灭菌物品放入灭菌室内，关闭灭菌柜门。②夹套加热：将蒸汽控制阀移至关闭位置，打开进气阀，使蒸汽进入外层夹套加热柜室四壁。③灭菌：当夹套压力表指示已达灭菌所需压力时，将蒸汽控制阀移至灭菌位置，此时热蒸汽进入灭菌柜内，将柜内冷空气和凝结水由下部的疏水器排出。待灭菌柜内压力和温度达到灭菌要求时，旋动压力调节阀，使其保持恒定，至规定灭菌时间。④排气：灭菌结束后，将蒸汽控制阀移至排气位置，排出灭菌柜的蒸汽。⑤干燥：若物品需要干燥，则可待排完蒸汽后将蒸汽控制阀移至干燥位置，此时柜室内被抽成负压，抽取20分钟即可达到干燥要求。⑥消除真空状态：干燥完毕，将蒸汽控制阀移至关闭位置，此时空气经空气过滤器进入柜室，负压消失，当压力表恢复到0位、温度降至60℃以下时，可开启柜门，取出物品。

该类灭菌器具有结构简单、造价低、适用范围广等特点，被广泛用于耐热、耐湿物品的消毒灭菌，如瓶（袋）装药液、金属器械、瓷器、玻璃器皿、工器具、包装材料、织物等。

3. 脉动真空灭菌柜　脉动真空灭菌器主要由柜体、柜门、消毒车、搬运车、管路系统和控制系统等组成，柜体采用先进的环状夹层加强结构，这样既保证了设备具有足够高的承压能力，又能保证内柜保持有一定的温度，以减少内部灭菌过程中冷凝水的凝结。内柜采用防腐蚀性能优良的不锈钢板经专用焊机自动焊接而成，表面光亮滑洁、抗腐蚀、经久耐用。

脉动真空灭菌器以饱和蒸汽为介质，数次对灭菌器进行抽真空、通蒸汽的循环过程，使灭菌器里的空气最大限度排除，在高温高压的饱和蒸汽作用下，达到最佳的灭菌效果。可根据产品需要设定脉动次数。脉动真空灭菌器的基本工作流程是：先将待灭菌的物品放入灭菌器内，关闭舱门，门充气密封，此时先进行一次预真空，最大限度将灭菌器内空气排除，再通入蒸汽，保压一定时间进行灭菌。接着再对灭菌器进行抽真空，达到一定真空度后再通入蒸汽灭菌。如此循环几次，一直到灭菌器内蒸汽最大限度饱和，达到最大的灭菌效果。最后再抽真空，夹层加热升温，进行真空干燥，干燥结束后通入空气，取出灭菌产品。其工作流程图如 8 – 28 所示。

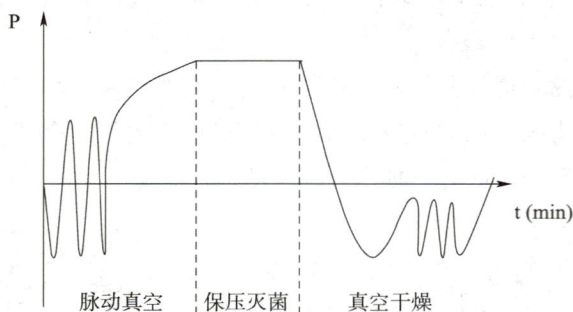

图 8 – 28　脉动真空灭菌过程曲线图

（三）灭菌检漏设备

灭菌后的注射剂应立即进行漏气检查，若安瓿未严密熔封，有微小裂缝或毛气孔存在，则药液易被污物和微生物污染或药物泄漏而污损包装，应检查剔除。检漏工序一般与灭菌工序结合进行，灭菌工序结束后，待温度稍降，真空泵抽气至真空度 640 ~ 680mmHg（85.3 ~ 90.6kPa），再通入有色溶液及空气。由于漏气安瓿中的空气被抽出处于负压状态，当空气通入时，有色溶液即借大气压力进入漏气安瓿内，可通过后续灯检岗位而被检出。可以实现灭菌工序和检漏工序集成一体的设备有安瓿检漏灭菌器、安瓿回转式水浴灭菌器等。

1. 安瓿检漏灭菌器　安瓿检漏灭菌器是目前较为常用的消毒和灭菌设备，采用饱和蒸汽灭菌、色水检漏、喷淋清洗和真空风干等技术。具有灭菌可靠、时间短、节省能源、控制程序先进等优点，其基本结构及工作原理如下。

安瓿检漏灭菌器属高压蒸汽灭菌器，其主要结构包括压力容器、管路系统、送料系统和电器系统等。压力容器主要分为大门部分和筒体部分，均采用不锈钢压制而成。筒体上装有超压泄放安全阀，确保设备的使用安全。管路系统包括进色水管路、进蒸汽管路、进清洗水管路、抽真空管路、排气水管路、安全系统（安全阀）及回色水管路等。送料系统由外车和不锈钢内车组成，将待灭菌物装入内车，然后用外车将内车送进灭菌室，大门密封，等待灭菌，灭菌结束后，打开大门，再用外车将内车拉出。其结构如图 8 – 29 所示。

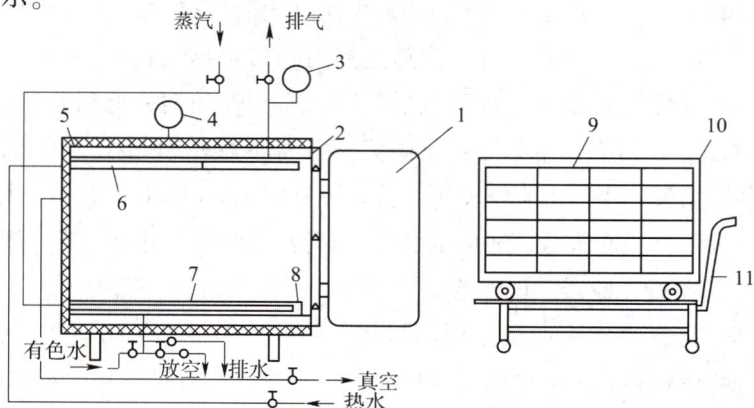

图 8 – 29　安瓿检漏灭菌器结构示意图

1. 柜门　2. 高温密封圈　3. 压力表　4. 安全阀　5. 保温层　6. 淋水管　7. 蒸汽管　8. 消毒柜轨道　9. 安瓿盘　10. 格车　11. 推车

安瓿检漏灭菌器是适用于安瓿的灭菌、检漏、清洗的灭菌设备，因其灭菌也采用脉动真空循环，故可看作是具有检漏和清洗功能的脉动真空灭菌柜。其采用饱和蒸汽循环脉动的方式对安瓿进行加热灭菌，灭菌程序结束后，在向柜内通空气的同时，将色水喷淋到安瓿上。由于抽真空时，有破损和裂缝的安瓿内部空气被抽走，处于负压状态，当通入色水时，色水因压力差迅速进入安瓿内部，将药液染色，便于在灯检时将不合格品剔除。检漏结束后，喷入清水对安瓿进行清洗，再次抽真空，并升温干燥。程序结束后，取出灭菌产品，转移至下一个工序。

知识链接8-2

色水检漏

色水检漏存在一定的风险，应谨慎使用。其一，被色水污染的安瓿进行人工灯检时，漏检率较大，而自动灯检仪对色水污染的检测能力较差。其二，色水排放造成废水污染，较难处理。其实通过抽真空，即可以把存在裂缝的安瓿内药液抽出，造成空瓶或剂量减小，可以达到灯检剔除的目的。目前，在注射剂生产上，有用塑料安瓿取代传统安瓿的趋势。采用 PP 材料的安瓿，密封性好，易折断，使用安全，还可以进行最终灭菌工艺。

内容拓展

2. 安瓿回转式水浴灭菌器　安瓿回转式水浴灭菌器是小容量注射剂灭菌检漏的常用设备之一，是利用高温过热水作为灭菌介质，采用淋浴方式进行灭菌，并能进行检漏的灭菌设备。其基本结构包括灭菌柜主体、密封门、管路系统和控制系统等，另外还配有灭菌车和搬运车。灭菌柜主体内壳由 304 耐酸不锈钢制备而成，主体外表用保温材料包裹，外敷铝板保温罩，密封门主要由门板、加强槽钢、门罩、升降系统及控制元件组成。管路系统主要由管道、换热器、循环泵、过滤器、气动阀门及电动阀等部件组成。控制系统采用微机组态过程自动控制方式进行控制。

安瓿回转式水浴灭菌器的工作原理为：利用蒸汽通过换热器获得高温过热水，将高温过热水以淋浴方式对灭菌物品进行高温灭菌。灭菌物品在灭菌过程中处于旋转状态，另外加上水的强制对流，能形成强力扰动的均匀趋化温度场，使灭菌器内升温时间及温度均衡时间缩短，灭菌均匀，灭菌质量提高。灭菌结束后通过先抽真空、再升压及通入有颜色水进行检漏，因抽真空时漏气安瓿中的空气被抽出，当空气通入时，有色水即借压力差压入漏气安瓿内而被检出。如图 8 - 30 所示。

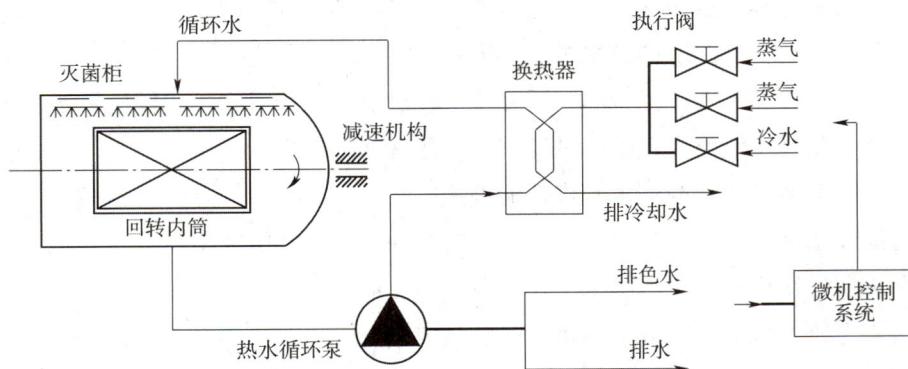

图 8 - 30　安瓿回转式水浴灭菌器工作原理图

三、安瓿回转式水浴灭菌器操作

以下内容以 XASM 型安瓿回转式水浴灭菌器为例。

(一) 开机前准备

(1) 检查设备是否清洁完好。

(2) 启动压缩机，使压力上升至需要值后打开压缩空气阀。

(3) 打开去离子水阀、色水阀和备用水阀，为灭菌室提供水源做准备。

(4) 打开去离子水电磁阀，为真空泵提供循环水做准备。

(5) 将进气源阀门打开，并放空管路冷凝水。

(6) 接通动力电源和控制电源。

(7) 打开前门，将装载灭菌物品内车推入灭菌室内，对前门行进方向进行检查，确认无任何障碍物后进行关门密封操作。

(二) 开机和关机操作

(1) 将控制系统上、下位机合闸送电，启动上位机（微机）进入操作程序主界面。

(2) 用鼠标双击"程序运行"图标，进入灭菌参数设置画面，设置好参数，选择先灭菌或先检漏，输入灭菌批号、选择产品的规格和数量后，点击启动按钮进入主流程画面。若选择先灭菌，自动按"注水""升温""灭菌""冷却""真空""检漏""一次清洗""二次清洗"和"结束"9个程序运行；若选择先检漏，自动按"真空""检漏""一次清洗""二次清洗""注水""升温""灭菌""冷却"和"结束"9个程序运行。运行结束后，运行灯灭。

(3) 灭菌过程中，操作人员应密切观察设备的运行状况，若有异常，应及时处理。

(4) 退出程序，取出灭菌物品，关闭所有阀门，按设备清洁消毒规程进行清洗、消毒。

(三) 操作注意事项

(1) 设备开关门时，注意安全，防止手被门夹住。

(2) 设备使用过程中，须经常确认压力表的指示情况。

(3) 当操作人员离开时，须关闭动力电源和压缩空气气源，以防意外发生。

(四) 设备维护与保养

(1) 每班待灭菌室冷却到室温后，将灭菌室内消毒盒污物清理干净。

(2) 每天排放压缩空气管路上的分水过滤器内存水。

(3) 安全阀需定期将其放气手柄拉起，反复排气几次，防止长时间不用发生粘堵。

(4) 定期清理进气、水管路入口处的过滤器，以防堵塞。

(5) 定期打开换热器疏水口的疏水阀进行清理。

(6) 分水过滤器水杯中的水快满时，打开底部的拨动开关，将水放出。

(7) 管路泵长期停用应放尽泵内的水，并在泵腔内注油，以防生锈锈死。

(8) 定期检查电机电流值，电流不得超过电机额定电流。

(9) 定期检查压力表。

(10) 定期校对温度传感器探头。

(11) 定期擦拭测温探头的探针部分，清除表面的黏合物，保证温度信息的准确性。

(12) 定期擦拭液位计探针部分，清除表面的油污及黏合物，保证水位信息的准确性。

(13) 设备正常运行后，将管路系统上的进蒸汽及进水过滤器的过滤网拆下清洗，以后每隔半年清洗一次。

（14）每月将灭菌室内顶部喷嘴拆下，清洗内部污垢后复装。

（15）每月将灭菌室底部的过滤网拆下，清理污垢后复装。

（16）门密封圈的维护保养。每一班次灭菌结束后，应尽量使其中一个密封门处于开启状态。应尽量使用高质量的压缩气源，以免过多的杂质进入密封槽内，依附于密封圈上。使用 1～2 个月后，宜将密封圈取下，用肥皂液将密封槽洗干净，后用洁净的纱布将其擦干，用酒精轻轻擦洗密封圈，晾干后将其装回密封槽内。

（17）升降门的维护保养。每次关门前，检查关门有无障碍，如有应及时清除。每隔半年，打开门罩，给链轮、链条处加润滑脂。

（五）常见故障及排除方法

XASM 型安瓿回转式水浴灭菌器常见故障、产生原因及排除方法见表 8–8。

表 8–8　XASM 型安瓿回转式水浴灭菌器常见故障及排除方法

常 见 故 障	原 因	排 除 方 法
微机不能进入操作界面	1. 鼠标损坏 2. 控制程序文件丢失	1. 更换或检修鼠标 2. 重装程序文件
灭菌室不进水	1. 压缩气源未达到规定压力 2. 未打开水源阀门 3. 水位传感器故障 4. 水过滤器堵塞	1. 保证压缩气源压力不低于 0.4Mpa 2. 打开水源阀门 3. 检修或更换水位传感器 4. 拆修水过滤器
升温速度太慢	1. 蒸气源压力低 2. 蒸汽饱和度低	1. 蒸气源压力不低于 0.3Mpa 2. 使用饱和水蒸气
灭菌过程温度压力不能恒定	1. 气源压力低 2. 灭菌室内异常进水	1. 气源压力不低于 0.3Mpa 2. 检查阀门或程序
排水速度太慢	1. 内室压力太低 2. 循环水管道不畅 3. 过滤网堵塞	1. 检查压缩气情况 2. 疏通排水管道 3. 清理过滤网
关门后密封胶条不密封	1. 门关位的限位开关不到位 2. 气源未接通或压力不足	1. 检查门关位的限位开关是否闭合 2. 检查压缩空气源
密封槽内有水渗出	泵吸气口处的单向阀坏	检查修理或更换单向阀
关门时门不动作	门侧面的闭合开关未动作	检查门闭合开关，并调整好滚轮位置
手动开关门不正常	1. 内侧有压力 2. 密封圈未收回 3. 传动系统损坏	1. 检查气源 2. 检查密封圈状态 3. 检查传动系统
运行过程中泵突然停止	1. 泵保护启动 2. 通讯中断	1. 把泵保护复位后，重新关、开泵一次，使泵重新运行 2. 检查通信线
无法关机或无法启动程序	因上次退出程序时没有完全退出	软启动计算机

（六）工序操作考核

小容量注射剂灭菌检漏工序操作考核项目见表8-9。

表8-9　小容量注射剂灭菌检漏工序操作考核标准

项　　目	技　能　要　求	考核得分			
		分值	自评	组评	师评
设备结构辨认	能正确辨认安瓿灭菌器主要部件名称	15			
生产前检查	环境、温度、相对湿度、储存间、操作间设备状态标识	5			
生产操作	能规范操作安瓿灭菌器对小容量注射剂进行灭菌检漏	30			
质量控制	灭菌、检漏后的中间产品外观质量符合工艺标准要求	10			
记录与状态标识	1. 生产记录完整、适时填写 2. 适时填写、悬挂、更换状态标识	10			
清场	1. 清理产品：交中间站 2. 清洁生产设备：顺序正确，达到洁净度要求 3. 清洁工具和容器达到洁净度要求 4. 清洁场地	20			
其他	正确回答安瓿灭菌检漏中常见问题的原因及解决办法	10			
合计		100			

任务8-6　印字设备

PPT　　精讲

一、设备概述

灯检合格后的小容量注射剂需在安瓿瓶体上印上药品名称、有效日期、产品批号等信息，否则不允许出厂。承担印字工序的设备为安瓿印字机，安瓿印字机是在安瓿外壁上印字及将印好字的安瓿摆放于纸盒内的主要设备，可用于多种规格的安瓿印字、进盒。常见有1~2ml、5~10ml、20ml三种规格，以下重点介绍SY-AA-P型安瓿高清印字机。

二、安瓿高清印字机

1. 主要结构　安瓿高清印字机的结构主要由输送带、压瓶轮机构、热风烘干循环装置、平上料输送机构、印字执行机构总成、控制机构总成和人机界面等组成。其结构如图8-31、图8-32所示。

2. 工作原理　经灯检合格的安瓿，通过输送带送至印字执行机构进行印字。设备启动主机开始运转，按下"上墨"键后靠墨辊快速上墨，按下"进瓶"按钮，螺杆和输瓶网袋链条启动，把安瓿运送至印字执行机构。安瓿与树脂版滚筒咬合后的橡皮布滚筒上的橡皮布上面的字迹完全吻合，橡皮布上的字迹即清晰地印至安瓿上。印过字的安瓿，由输送带输出，然后盖盒、贴签、包装即得产品。

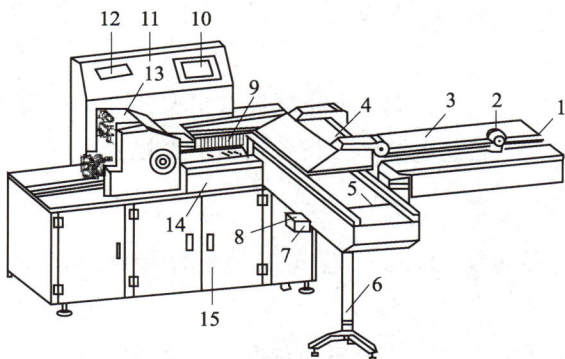

图 8 - 31　安瓿高清印字机结构示意图

1. 链板输送带　2. 压瓶轮机构　3. 尾部机架　4. 热风烘干循环装置　5. 平上料输送装置　6. 平上料输送装置支架
7. 进瓶速度调节旋钮　8. 印字机构启停按钮　9. 进瓶螺杆　10. 人机界面　11. 控制机构总成　12. 设备铭牌
13. 印字执行机构总成　14. 工具斗　15. 主机支架

图 8 - 32　安瓿高清印字机实物图

三、安瓿高清印字机操作

以下内容以 SY - AA - P 型安瓿高清印字机为例。

（一）开机前准备

（1）检查设备是否清洁完好。

（2）检查字版内容是否与当日开印的药品名称、规格及编号相符。

（3）取适量油墨加入墨槽内。

（二）开机和关机操作

（1）打开电源开关使设备接通电源。

（2）按下操作盘上的"启动"键后调好机器速度，使机器运转，将油墨均匀打开。

（3）将上墨量调到最佳上墨状态，再向油墨盒内加注适量油墨。

（4）按下"停止"键停机，检查树脂版是否完好无损。

（5）再按下"启动"键使机器运转并迅速靠版，同时按下"进瓶"按钮，螺杆和输瓶网带以及链条启动，机器开始印字。

（6）检查并观察安瓿上的字迹是否清晰完整，油墨颜色是否合适，若正常则将机器进入"自动"运行状态，自动上墨开始工作。

（7）印字过程中随时监控设备运行情况，若出现异常情况，应及时调整或停机检修。

（8）关闭主机电源，关闭配电箱总电源。按设备清洁消毒规程进行清洗、消毒。

（三）操作注意事项

（1）机器停止时，将触摸屏转换为首页，避免其他物体接触启动键，造成机器损坏或不必要的损失。

（2）严禁药液洒落至触摸屏上，以防药液渗入触摸屏内造成漏电。

（3）在墨辊放上之后，设备没有上墨之前不可开机运行，避免墨辊之间的摩擦减少墨辊的使用寿命。

（四）设备维护与保养

（1）机器开机前检查传动部分的润滑情况，及时加注润滑油。

（2）每次操作完成后及时清洗字版辊、橡皮布辊表面、油墨槽及墨盒内残余的油墨污垢。

（3）每班后清理附着于橡皮布、靠版软辊及传墨软辊上的玻屑。

（4）每周检查主串墨辊及尼龙过桥齿轮磨损程度，注意及时更换。

（5）每月及时更换清晰的触摸屏屏保，检查输送带电机同步带使用情况。

（6）每半年：检查并测试所有安全装置；检查并调整螺杆同步带、橡皮布滚筒同步带松紧度及磨损情况，及时调整或更换；检查设备上齿轮、主串墨辊轴的磨损情况并加注黄油；拆下所有墨辊进行清洁，并检查表面状况及轴头、轴承情况，加注润滑油脂，检查墨辊压力。

（五）常见故障及排除方法

SY－AA－P型安瓿高清印字机常见故障、产生原因及排除方法见表8－10。

表8－10　SY－AA－P型安瓿高清印字机常见故障及排除方法

常见故障	原因	排除方法
输送带抖动	1. 输送带主动轮磨损严重 2. 输送带张力不够 3. 输送带轨道不畅，对输送带有阻力	1. 更换输送带主动轮 2. 调整张紧轮 3. 清理输送带轨道
气缸不能正常工作	1. 车间总气量太小 2. 控制气缸的电磁阀损坏	1. 增加气量使其大于0.4MPa 2. 更换电磁阀
不上墨	1. 没有开启上墨时间 2. 墨辊电机电容烧坏 3. 靠墨辊没有调整到位 4. 控制上墨的气缸没有工作	1. 开启上墨时间 2. 更换电容 3. 调整靠墨辊间隙 4. 检查气缸
缺字	1. 橡皮布缺字 2. 橡皮布被玻璃碎屑扎破 3. 橡皮布凹凸不平	1. 调整橡皮布与树脂版滚筒之间的压力 2. 更换橡皮布 3. 使用橡皮布还原剂还原

续表

常见故障	原　因	排除方法
油墨太重	1. 墨量太大，上墨次数过多 2. 油墨黏度过高	1. 减少或关闭上墨次数，将墨辊上的多余墨量清理到墨槽中 2. 用调墨油调和油墨黏度
糊版	1. 树脂版曝光时间太长导致洗版不彻底 2. 靠版辊与树脂版版间压力太大 3. 油墨量上得太大	1. 缩短曝光时间 2. 调节靠版辊支架减少压力 3. 减少上油墨量
字迹不实	1. 版辊筒与橡皮布滚筒咬合太轻 2. 安瓿与橡皮布滚筒压力太小 3. 安瓿外壁太脏	1. 调整版辊筒与橡皮布滚筒版压力 2. 加大安瓿与橡皮布滚筒压力 3. 清洗安瓿外壁

（六）工序操作考核

安瓿印字工序操作考核项目见表 8 – 11。

表 8 – 11　安瓿印字工序操作考核标准

项　目	技能要求	考核得分			
		分值	自评	组评	师评
设备结构辨认	能正确辨认安瓿印字机主要部件名称	15			
生产前检查	环境、温度、相对湿度、储存间、操作间设备状态标识	5			
生产操作	能规范操作安瓿印字机	25			
质量控制	内容齐全、清晰、工整、字迹墨色一致	15			
记录与状态标识	1. 生产记录完整、适时填写 2. 适时填写、悬挂、更换状态标识	10			
清场	1. 清理产品：交中间站 2. 清洁生产设备：顺序正确 3. 清洁工具和容器 4. 清洁场地	20			
其他	正确回答安瓿印字中常见问题的原因及解决办法	10			
合计		100			

📱 知识链接8-3

预灌装注射器

　　安瓿瓶的大量使用是因为其方便进行最终灭菌。然而有些生物药品，如疫苗等，并不适合高温灭菌。因此，这些注射剂采用的是更严格的无菌生产工艺，其生产洁净度要求 B 级背景下的 A 级。

　　预灌装注射器是用来存储和转运疫苗注射剂的，它自带针头，可以直接注射进人体。因为少了从安瓿瓶转移到注射器的过程，因此可以节约10%左右的装药量，使用非常方便。

这种包材出厂时已经过灭菌，装在一种无菌的蜂巢盒子里，灌装的时候，直接送入灌装机的层流罩内，在层流保护下打开包装，灌装药液，真空加塞，并直接装进吸泡包装里，整个过程都在A级层流保护下。药品生产企业省却了洗瓶、干热灭菌等流程，大大提高了生产效率。

目标检测

答案解析

一、单项选择题

1. 使用前做起泡点试验的是（　　　）

    A. 钛棒过滤器　　　　　　B. 砂滤棒过滤器　　　　C. 微孔滤膜过滤器　　　　D. 浓配罐

2. 以下哪项不是安瓿灌封机的组成部件（　　　）

    A. 送瓶机构　　　　　　　B. 灌装机构　　　　　　C. 拉丝封口机构　　　　　D. 超声波发生器

3. 以下哪项不是立式超声波洗瓶机洗瓶洁净度不符合要求的原因（　　　）

    A. 注射用水压力不够　　　　　　　　　　　B. 水槽内掉瓶

    C. 滤芯损坏或堵塞　　　　　　　　　　　　D. 压缩空气压力不够

4. 关于配液机组以下哪项说法是错误的（　　　）

    A. 操作前检查确认设备已清洁消毒

    B. 清洗时可用水冲洗仪表、减速机部位

    C. 设备使用期间严禁打开各连接管

    D. 有浓配罐、粗滤装置、稀配罐及精滤装置组成

5. 以下哪种设备不是安瓿洗烘灌封联动机组的组成设备（　　　）

    A. 立式超声波洗瓶机　　　　　　　　　　　B. 隧道式热风循环灭菌干燥机

    C. 安瓿高清印字机　　　　　　　　　　　　D. 拉丝灌封机

6. 目前制药行业最常用于安瓿洗烘灌封联动线的安瓿洗瓶设备是（　　　）

    A. 立式超声波洗瓶机　　　　　　　　　　　B. 喷淋式洗瓶机组

    C. 气水喷射式洗瓶机组　　　　　　　　　　D. 滚筒式超声波洗瓶机

7. 利用超声波"空化"作用所产生的机械摩擦力进行洗瓶的是（　　　）

    A. 喷淋式洗瓶机组　　　　　　　　　　　　B. 立式超声波洗瓶机

    C. 气水喷射式洗瓶机组　　　　　　　　　　D. 以上均不是

8. 关于安瓿灌封机的操作，下列哪项是错误的（　　　）

    A. 开机前转动手轮摇动使机器运行1~3个循环

    B. 中途停机时先按绞龙制动按钮，待瓶走完后方可停机

    C. 若总停时间不长，可让层流风机一直处于开机状态

    D. 总停机时先按抽风（燃气）停止按钮，再按氧气停止按钮

9. 下列哪项不是安瓿灌封机灌针滴漏的原因（　　　）

    A. 灌装管路有漏气　　　　　　　　　　　　B. 主机速度过快

    C. 灌装泵有漏气　　　　　　　　　　　　　D. 灌装管路有气泡

10. 下列属于干热灭菌法的是（　　　）
  A. 手提式热压灭菌柜   B. 脉动真空灭菌柜
  C. 隧道式远红外烘箱   D. 水浴式灭菌器

11. 热风循环隧道式灭菌烘箱又称为（　　　）
  A. 辐射式干热灭菌机   B. 柜式电热烘箱
  C. 隧道式远红外烘箱   D. 热层流式干热灭菌机

12. 利用远红外线辐射对物品进行加热干燥灭菌的设备是（　　　）
  A. 辐射式干热灭菌机   B. 柜式电热烘箱
  C. 隧道式远红外烘箱   D. 热层流式干热灭菌机

13. 关于安瓿检漏灭菌器，下列哪项是错误的（　　　）
  A. 灭菌结束后，待灭菌室内压力回零后方可打开门取出灭菌物品
  B. 开机前排净蒸汽管道内冷凝水
  C. 安全阀需定期将其手把抬起几次，用蒸汽冲刷，以防其动作失灵
  D. 设备灭菌结束后，应关紧所有的门

14. 安瓿印字、进盒的设备是（　　　）
  A. 安瓿印字机   B. 安瓿灌封机
  C. 配液罐   D. 立式超声波洗瓶机

15. 使用高温过热水进行灭菌的是（　　　）
  A. 超声波洗瓶机   B. 安瓿灌封机
  C. 安瓿检漏灭菌器   D. 安瓿水浴式灭菌器

16. 以下哪项是安瓿灌封机拉丝时安瓿不转动的原因（　　　）
  A. 陶瓷计量泵损坏   B. 转瓶橡胶轮磨损过多
  C. 灌装管路有漏气   D. 火嘴被烧坏

17. 下列哪项是安瓿印字机输送带抖动的原因（　　　）
  A. 输送带张力不够   B. 油墨黏度过高
  C. 链条轴承不转   D. 车间总气量太小

18. 关于立式超声波洗瓶机，下列说法错误的是（　　　）
  A. 超声波发生器可在无水时启动
  B. 水泵禁止长时间干运转
  C. 定期检查、紧固松动的连接件
  D. 定期对设备进行加油润滑

二、实例分析

1. 某药厂注射剂生产车间的操作工人在用超声波洗瓶机清洗安瓿，发现水槽内掉瓶，请问原因是什么？应如何处理？

2. 某药厂在使用自动安瓿灌封机生产葡萄糖注射液时，发现 3 号灌针滴漏，造成装量不准，请分析原因，并提出解决办法。

3. 在使用 XASM 安瓿回转式水浴灭菌器时，发现门密封条不密封，请分析出现问题的原因，并结合问题提出解决措施。

书网融合……

知识回顾	习题

（文俊良）

项目9　大容量注射剂生产设备

学习引导

大容量注射剂因从静脉给药，能迅速补充身体所丧失的液体或血液，抢救危重病人见效快、效果好。在快节奏的今天，输液治疗成为最常用、最直接有效的临床治疗手段之一。但若药物质量不好或处理不当易产生不良反应，甚至危及生命，如震惊全国的"齐二药"事件、"欣弗"事件。大家想想应该如何生产大容量注射剂？常见的生产设备有哪些？

本单元主要介绍大容量注射剂的生产工艺、工序质量控制点、大容量注射剂生产设备和生产线操作与维护。

学习目标

1. **掌握**　大容量注射剂基本生产工艺流程及生产工序质量控制点。

2. **熟悉**　玻瓶、塑瓶、软袋大容量注射剂生产设备的基本原理、主要结构、正确操作与使用及日常维护与保养方法。

3. **了解**　大容量注射剂生产过程的相关 SOP。

任务9-1　大容量注射剂生产工艺

PPT　　精讲

一、生产工艺

大容量注射剂又称输液剂或大输液，系指静脉滴注用的大容量无菌液体制剂，其装量有 50ml、100ml、250ml、500ml 和 1000ml 5 种规格。其包装容器有玻璃瓶、塑料瓶、非 PVC 输液袋、直立聚丙烯袋等 4 种主要类型。

1. 玻瓶输液剂生产过程及主要设备　玻瓶输液剂生产工艺过程主要包括制水、洗瓶、洗塞、配药、灌装扣塞、轧盖、灭菌、质检、贴签、包装等工序，其生产工艺如图 9-1 所示。

2. 塑瓶输液剂的生产过程及主要设备　塑瓶输液剂生产工艺过程主要包括注拉吹制瓶、离子风清洗、制水、配药、灌装、焊盖、灭菌、质检、贴签、包装等工序，其生产工艺如图 9-2 所示。

3. 软袋输液剂的生产过程及主要设备　软袋输液剂生产工艺过程主要包括印刷、制袋、焊口管、制水、配药、灌装、焊盖、灭菌、质检、包装等工序，其生产工艺如图 9-3 所示。

4. 直立聚丙烯袋的生产过程及主要设备　与塑瓶输液剂生产工艺基本相同，主要包括制直立袋、离子风清洗、制水、配药、灌装、焊盖、灭菌、质检、贴签、包装等工序。

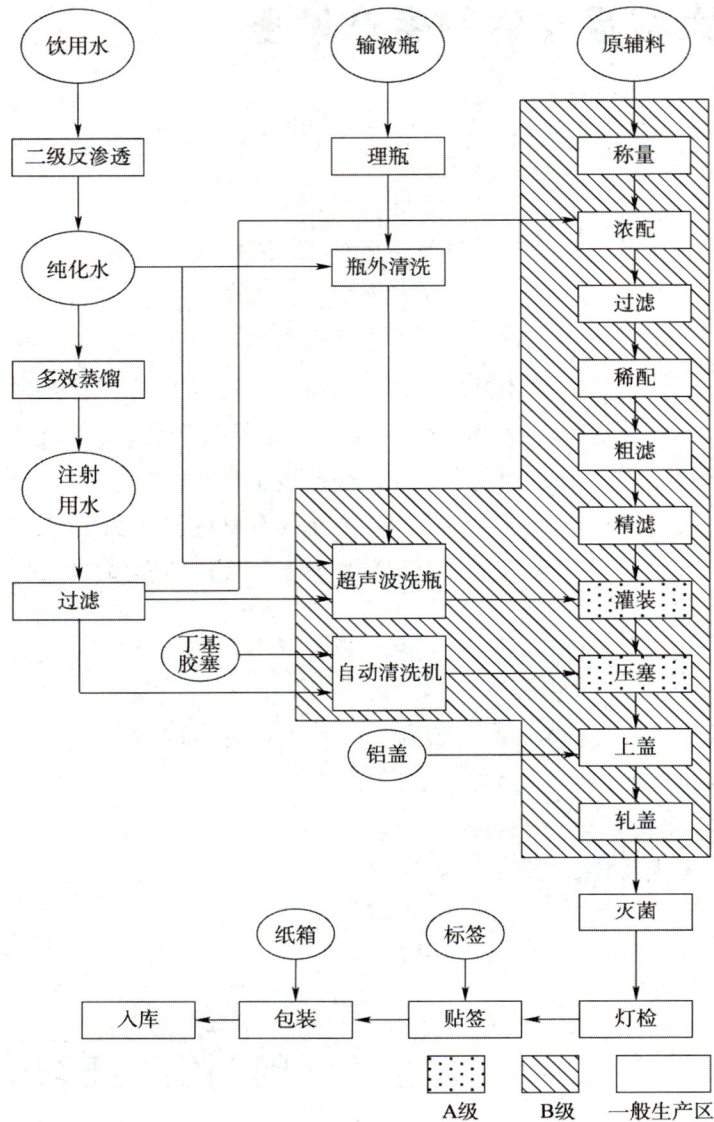

图 9−1 玻瓶输液剂生产工艺流程图

📱 **知识链接9-1**

输液剂包装材料

国内输液剂的包装有瓶装与袋装两种形式。瓶装有玻瓶和塑瓶，袋装有非 PVC 多层共挤膜软袋和直立式聚丙烯袋。

玻瓶是传统的输液剂包材，材料是硬质中性玻璃，具有光亮透明、化学稳定性好、不透气、易成型的优点，但重量大，易破碎。塑瓶是医用聚丙烯塑料（PP），具有无毒、质轻、耐热性好、机械强度高、化学稳定性强的特点，可以热压灭菌。两种瓶装输液均采用半开放式输液方式，输液时须不断向瓶中导入空气才能保证正常输注，易造成污染。

　　非 PVC 多层共挤膜输液袋（也称软袋）是由生物惰性好、透水汽低的材料多层交联挤出的筒式薄膜在 A 级环境下热合制成，每层为不同比率的 PP 和 PEBS 组成，透明性好、抗低温性能强、韧性好、可热压消毒。但不能直立摆放，医护人员在添加药剂时，针头容易戳破袋体。直立式聚丙烯输液袋（也称直立袋）是新型的输液剂包装，具有软袋的优点，还克服了软袋不能直立摆放、操作不便等弱点。袋装输液是全封闭式输液方式，靠自身平衡压力自动回缩就可保证液体顺利输注，避免了导入空气造成的污染，提高了输液的安全有效性。

内容拓展

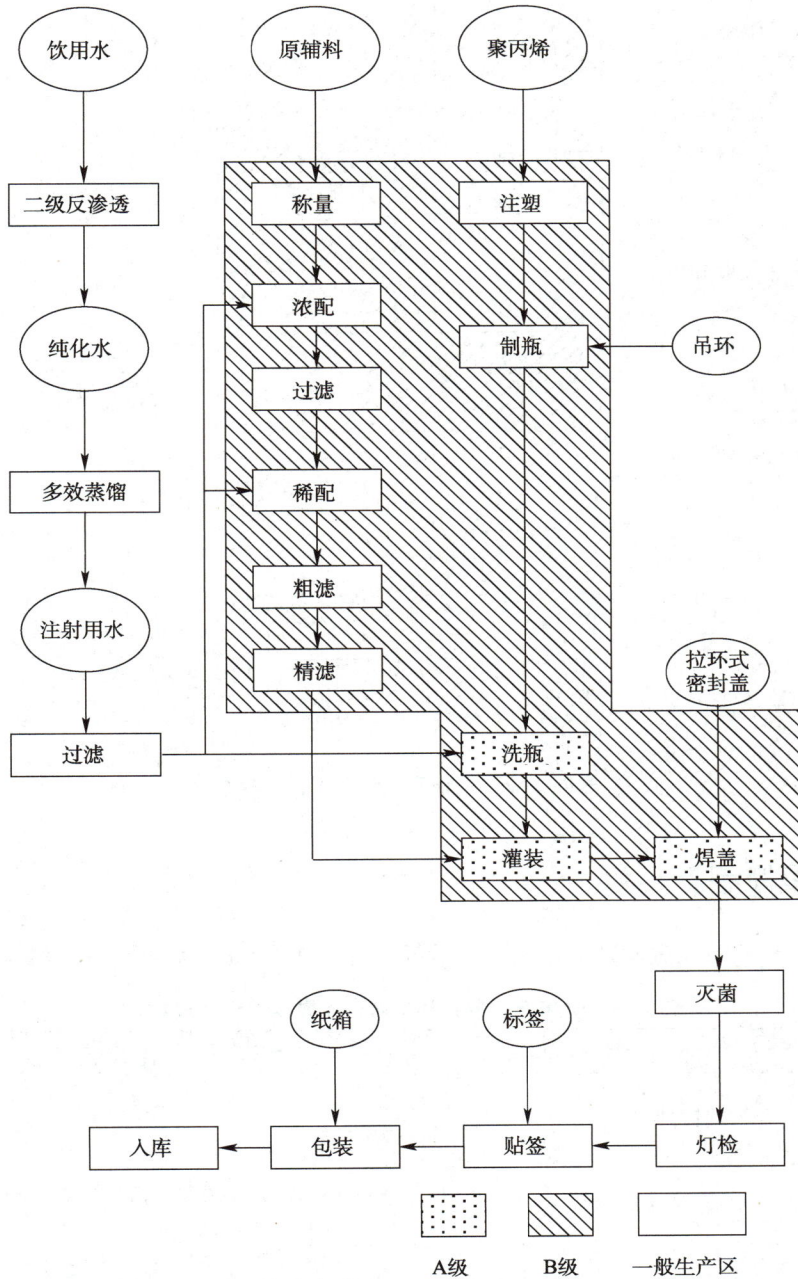

图 9-2 塑瓶输液剂生产工艺流程图

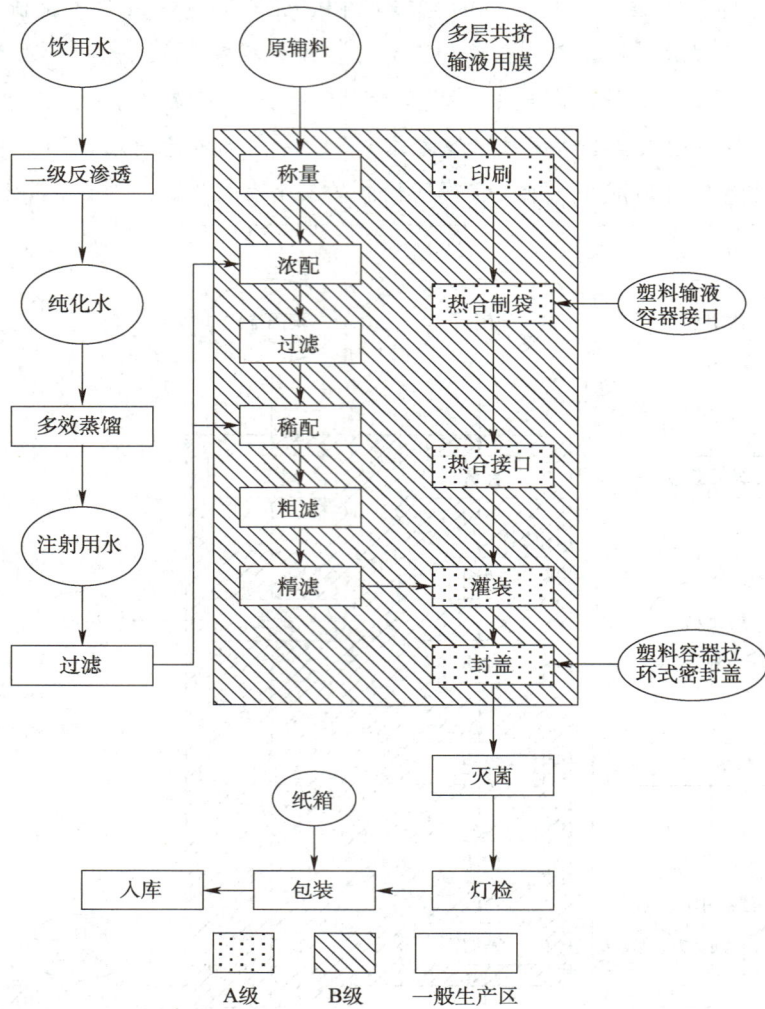

图 9 - 3 软袋输液剂生产工艺流程图

二、工序质量控制点

结合输液剂的生产工序，对输液剂质量进行监控，详见表 9 - 1、表 9 - 2 和表 9 - 3 所示。

表 9 - 1 大容量注射剂的工序与质量控制点（玻瓶）

工 序	质量控制点	质量控制项目	频 次
制水	纯化水	电阻率、氨、酸碱度、氯化物，应有记录	每两小时
	注射用水	电阻率、氨、pH、氯化物，应有记录	每两小时
洗瓶	洗瓶用水、瓶	澄明度、水温、水压；残留水滴、淋洗水 pH	定时/班
配料	药液	澄明度、色泽、pH、主药含量	每班

续表

工　序	质量控制点	质量控制项目	频　次
灌封	灌装前的确认	检查澄明度，调节装量，合格才可继续灌装	每班灌装前
	灭菌后胶塞	水分、清洁度	定时/班
	可见异物、装量	可见异物、用电子秤检查装量	20 瓶/小时
	灌装后半成品	装量、澄明度、铝盖松紧度、微生物污染水平	定时/班
灭菌	装瓶	封口严密、杂质、装量差异，摆放整齐、数量一致	随时
	灭菌温度、时间、压力	控制好压力系数、灭菌时间、温度及冷却出柜温度	每柜
	出瓶	核对产品品名、规格、批号	每柜
灯检	方法	按直、横、倒三步法，每次拿 1 瓶，每瓶检测 10 秒。人眼与产品的距离 25cm	每瓶
	判断	清洁、封口严密，装量无明显差异；药液澄明无异物	每瓶
包装	贴签	外观整洁、牢固	每班
	装盒、装箱	核对品名、数量、规格、合格证的批号、生产日期、装箱单、说明书、加药便签是否齐全	每班

表 9 - 2　大容量注射剂的工序与质量控制点（塑瓶）

工　序	质量控制点	质量控制项目	频　次
制水	纯化水	电阻率、氨、酸碱度、氯化物，应有记录	每两小时
	注射用水	电阻率、氨、pH、氯化物，应有记录	每两小时
配料	药液	澄明度、色泽、pH、主药含量	每班
洗罐封	上瓶	瓶子干净、无变形、无异物、无气泡、无杂质、瓶口、瓶身、胶口完整	逐个
	上吊环	吊环完整、无毛边、无翘起现象	逐个
	焊吊环	焊接头温度、焊接效果	每小时
	灌装前确认	检查澄明度，调节装量，合格才可继续灌装	每班灌装前
洗罐封	组合盖	使用前检查组合盖标识是否完整，是否干净无杂质	每桶
	气洗效果	吹针完整，能放电，吹气、吸气现象明显，气洗管路通畅不漏气	每两小时

续表

工　序	质量控制点	质量控制项目	频　次
洗罐封	封口	加热片、瓶口、吸盖头三者的位置和距离准确，加热片温度到设定值，抽查 2 组产品，用人工挤压的方法检查封口情况、歪头情况	随时
	灌装后半成品	装量、澄明度、可见异物、用电子秤检查装量	每小时
灭菌	上瓶	是否有歪头、气泡、杂质，装量是否有明显差异，摆放要整齐，数量要适宜	随时
	灭菌温度、时间、压力	控制好压力系数、灭菌时间、温度及冷却出柜温度	每柜
	出瓶	核对产品品名、规格、批号	每柜
检漏	检测度漏检率	所设参数与实际是否相符	每批
灯检	方法	按直、横、倒三步法，每次拿 1 瓶，每瓶检测 10 秒。人眼与产品的距离 25cm	每瓶
	判断	清洁、封口严密，装量无明显差异；药液澄明无异物	每瓶
	不合格品	不合格品必须将拉环拉掉	每瓶
包装	贴签	外观整洁、牢固	每班
	装盒、装箱	核对品名、数量、规格、合格证的批号、生产日期、装箱单、说明书、加药便签是否齐全	每班

表 9－3　大容量注射剂的工序与质量控制点（软袋）

工　序	质量控制点	质量控制项目	频　次
制水	纯化水	电阻率、氨、酸碱度、氯化物，应有记录	每两小时
	注射用水	电阻率、氨、pH、氯化物，应有记录	每两小时
配料	药液	澄明度、色泽、pH、主药含量	每班
制袋灌封	膜、口管	检查洁净度，是否脱外包装	逐件
	印字	确认品名、规格、批号、生产日期、有效期	每班生产前
	组合盖	使用前检查组合盖标识是否完整，是否干净无杂质	每桶
	灌装前确认	检查澄明度，调节装量，合格才可继续灌装	每班灌装前
	口管焊接	检查焊接头温度、焊接效果	每小时
	气洗效果确认	吹针完整，能放电，吹气、吸气现象明显；气洗管路通畅不漏气	每两小时

续表

工　序	质量控制点	质量控制项目	频　次
制袋灌封	焊盖封口	加热片、瓶口、吸盖头三者的位置和距离准确，加热片温度到设定值，抽查 2 组产品，用人工挤压的方法检查封口情况、歪头情况	随时
	灌装后半成品	装量、澄明度、可见异物、用电子秤检查装量	每小时
灭菌	上袋	是否焊封严密、有歪头，杂质，装量是否有明显差异，摆放要整齐，摆放数量要一致	随时
	灭菌温度、时间、压力	控制好压力系数、灭菌时间、温度及冷却出柜温度	每柜
	下袋	核对产品品名、规格、批号	每柜
烘干	温度	检查设定温度（60~70℃）	每班
检漏	剔除漏液每批	所设参数与实际是否相符	
	方法	按直、横、倒三步法，每次拿 1 袋，每袋检测 10 秒。人眼与产品的距离 25cm	每袋
	判断	外观：袋身完整清洁，无砂眼，焊缝完整，印字清晰，袋身干燥无明显水珠等	每袋
		可见异物检查：药液澄明无异物	每袋
	不合格品	不合格品必须将拉环拉掉，用剪刀剪破，倒出药液	每袋
包装	核对	核对品名、数量、规格，每批包装前班长应按生产指令计数领取膜、说明书、加药便签、合格证、纸箱；每箱逐袋点数，封箱前检查合格证、装箱单、说明书、加药便签是否齐全	每班

岗位情景模拟

情景描述　在玻瓶输液剂生产过程中需要进行质量控制的工序包括备料称量、配制、过滤、洗瓶、灌封、灭菌、灯检、包装等，如果你是灌装工位操作工，请思考以下问题。

讨　　论　1. 玻瓶输液剂如何检测装量？

　　　　　　　2. 玻瓶输液剂灌封检测哪些项目？

答案解析

三、主要设备

不同包装的大容量注射剂生产设备有很多共同点，配液机组、灌装机、灭菌柜、灯检装置、贴签机、包装机等都相同。

玻瓶大容量注射剂还需要的生产设备有：理瓶机、洗瓶机、塞胶塞机、轧盖机等设备。

塑瓶大容量注射剂还需要的生产设备有：制瓶机、洗瓶机、封口机、检漏机等设备。

软袋大容量注射剂还需要的生产设备有：软袋大输液生产联动机组、检漏机等设备。

直立袋大容量注射剂还需要的生产设备有：注拉吹直立袋大输液生产联动机组、检漏机等设备。

任务9-2　玻瓶大容量注射剂生产设备

PPT　　精讲

一、设备概述

玻瓶输液剂生产中广泛采用 SBY 系列玻瓶输液剂洗灌塞封一体机，如图9-4所示，由超声波粗洗瓶机、精洗瓶机、灌装加塞机、轧盖机等部分组成，能自动完成理瓶、输瓶、瓶内外表面粗洗、精洗、灌装、压塞、上盖、轧盖等工序。

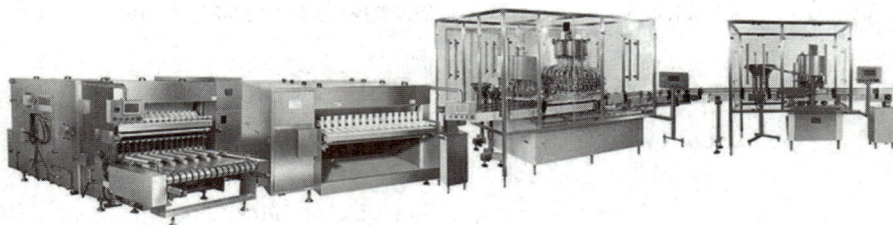

动态示意图

图9-4　玻瓶输液剂洗灌塞封一体机实物图

二、常用设备

（一）玻瓶洗瓶机

玻瓶洗瓶机一般采用超声波洗瓶，有滚筒式、箱式、立式等三种型式。滚筒式超声波洗瓶机如图9-5所示，有滚筒式超声波粗洗机和滚筒式精洗机两部分。该机用滚筒式超声波粗洗取代了传统的滚筒式毛刷、碱液粗洗。其洗瓶工艺为：理瓶→进瓶→超声波粗洗→冲循环水→冲纯化水→冲注射用水精洗。该机结构简单、操作可靠、维修方便、占地面积小，粗精洗分别置于不同洁净级别的生产区内，不产生交叉污染，但间歇运转，效率低，目前应用渐少。

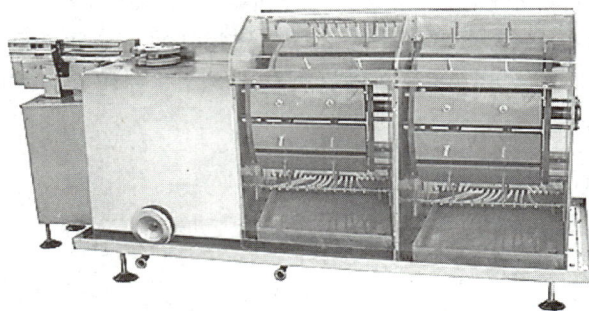

图9-5　玻瓶滚筒式超声波洗瓶机实物图

箱式超声波洗瓶机一般采用履带式送瓶、瓶口定位、超声波粗洗、气水精洗的工艺，为保证洗涤效果，GMP 要求粗洗、精洗隔开。图 9-4 所示为两台分体式，图 9-6 为粗洗机，图 9-7 为精洗机。其洗瓶工艺为：理瓶→进履带→载瓶装置输瓶→循环水预冲→至粗洗机的超声波水槽粗洗→循环水内外冲洗→粗洗出瓶→进至精洗机纯化水冲洗→注射用水冲洗→压缩空气吹净→出瓶。箱式超声波洗瓶机洗瓶产量大，动作稳定可靠，瓶子破损率低，适合不同规格玻瓶，应用较广泛。

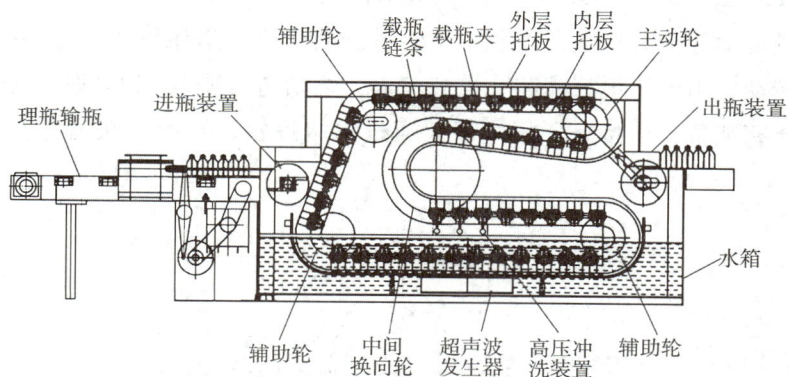

图 9-6 玻瓶箱式超声波粗洗瓶机结构示意图

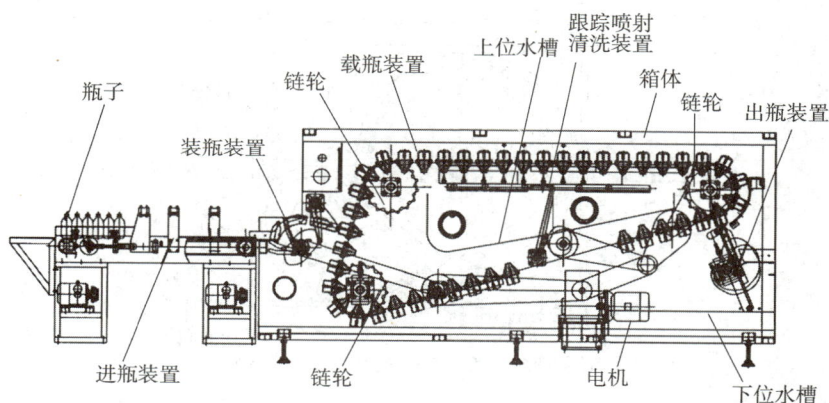

图 9-7 玻瓶箱式精洗瓶机结构示意图

近年来，立式超声波洗瓶机其粗、精洗完全分开，占地小，受到药企广泛选用。立式超声波洗瓶机原理与项目 8 所述的安瓿超声波洗瓶机相同，只是输瓶绞龙、进出瓶拨盘、机械手夹瓶等规格部件需适应尺寸大的输液瓶，如图 9-8 所示。

图 9-8 玻瓶立式超声波洗瓶机实物图

（二）灌装加塞机

1. 概述 玻瓶灌装加塞机有多种机型，按包装容器的输送方式不同分为直线型灌装、旋转型灌装；按灌装压力不同分为常压灌装、负压灌装、压力灌装和恒压灌装；按计量方式分为流量定时式、量杯容积式、计量泵注射式、恒压灌装机等。其中，恒压式和计量泵式应用较多。

2. 旋转式恒压灌装压塞机 结构如图 9-9 所示，主要有输瓶部分、灌装充氮部分、压塞部分、电气控制部分、机械传动等部分组成。玻瓶依次经过输瓶轨道、送瓶绞龙、进瓶拨轮进入灌装转盘，灌装转盘带瓶连续转动，由恒压恒流灌装头灌装药液，之后进入中间充氮拨盘由充氮装置完成充氮，再进入压塞拨盘由压塞装置完成接塞、压塞后，通过出瓶拨轮转至出瓶轨道送至下一工序进行轧盖锁口。

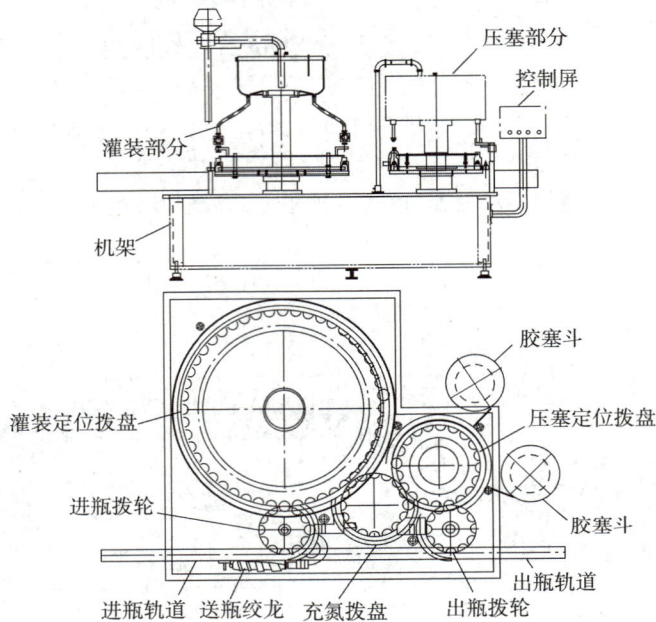

图 9-9 旋转式灌装压塞机结构示意图

灌装转盘各工位示意图如图 9-10 所示。充氮是在中间充氮拨盘上完成。利用氮气储罐中储存的氮气压力，通过细氮气喷管喷到灌装好的玻瓶内。

压塞是在中间压塞拨盘上完成。压塞机构采用螺旋振荡给料器理塞，工作原理见项目 10。整理好的胶塞直接输送到接塞板上，回转的压塞头经过接塞板时将塞子吸住带走，灌药后的输液瓶与压塞头同步回转，压塞头在凸轮的作用下逐步下降，将胶塞加在瓶口上并压至合适深度。

旋转式恒压灌装压塞机通过电脑控制流量调节阀，采用恒压恒流原理连续灌装，装量准确；将灌装、充氮、压塞合为一体连续操作，减少了交叉污染，生产效率高，适合黏度不大的品种。若灌装易氧化的药液时，设备应有充氮装置。

3. 计量泵式灌装机 通过不锈钢柱塞泵对药液进行计量，并在柱塞的压力下将药液充填于容器中，有旋转式和直线式。计量泵如图 9-11 所示，适合黏度较大的品种。

若采用计量泵注射式灌装，因与药液接触的零部件之间有摩擦可能会产生微粒，须加终端过滤器。

玻璃输液瓶轧盖机一般是三刀多头滚压式轧盖机。详见项目 10 所述。

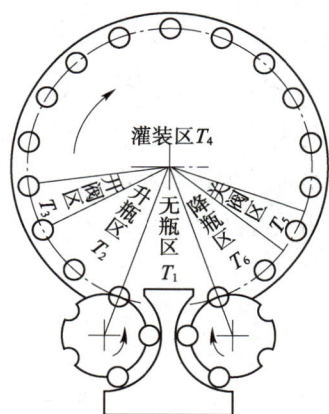

图 9-10 灌装转盘工位示意图

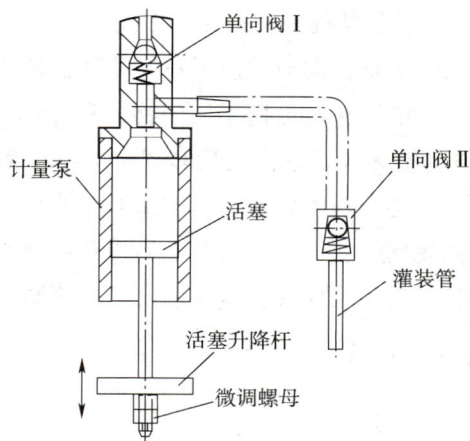

图 9-11 计量泵示意图

三、灌装压塞机操作

以下内容以 SBY30 型玻瓶输液剂洗灌塞封一体机的灌装压塞机为例。

（一）开机前准备

（1）检查主机、输送带电源、数控系统及其显示是否正常。

（2）检查各润滑点的润滑情况。

（3）检查药液管道阀门开启是否灵敏、可靠，各连接处有无泄漏情况。

（4）在输瓶轨道上适当布置适量精洗过的玻瓶，在理塞斗中加入约 1/3 量的胶塞。

（5）开启药泵，往恒压罐内输入药液，调节恒压罐阀门，保持罐内恒定压力，手动检查各气动阀是否能正常开闭。

（6）控制洁净压缩空气压力为 0.4～0.6MPa。

（二）开机和关机操作

（1）首先打开电源开关，电源指示灯亮后开振荡器、输送带、主机、变频调速器，待频率显示出相应值与产量相符时停止调速。

（2）调节触摸屏各气动隔膜泵开关时间，测定灌装量，达到工艺要求。

（3）玻瓶通过托瓶台向上移动，灌液管及充氮管伸入瓶口先充氮排出瓶内空气，到达灌装工位进行灌装。用 30 个玻瓶进行试装，查明药液澄明度及装量合格后开始灌装操作。将 30 瓶药液返回调剂重新过滤。

（4）调节灌装速度至规定值，启动振荡按钮，调节振荡强度、振荡下塞速度，将胶塞送至下塞轨道。

（5）启动送瓶、灌装按钮进行灌装。灌装过程中定时检查装量和澄明度。

（6）停机时先关进药阀门，后关变频调速器、振荡、主机、输送带。操作完毕后，关闭电源，按清洁操作规程对设备进行清洁。

（三）操作注意事项

（1）进瓶拨轮位置的调整：拨轮进出瓶缺口的位置必须与中心转台上托瓶台的位置对准，调整时首先松开紧固螺钉和手柄螺栓，然后转动拨轮片，使其与托瓶台对准，拧紧紧固螺钉和螺栓。

（2）灌装容量的调整：调节触摸屏各气动隔膜泵开关时间。

（3）灌装嘴高度的调整：更换不同规格的瓶子时，先松开灌装嘴支架固定套上的螺钉，后松开手柄，摇动手轮，摇至瓶子所需的高度后紧固支架固定套上的螺钉。

（4）输送带速度必须与洗瓶机输送带速度保持一致，调速时必须在运转时进行。

（5）更换不同规格的瓶子时，需要更换拨轮台、拨轮及调整漏斗高度。

（6）操作面板不得用水冲洗，减速器每半年更换一次润滑油。

（四）设备维护与保养

1. 机器润滑

（1）查看设备运行记录、设备润滑记录。

（2）润滑周期：每三个月打开机箱，清洁箱内油污及其他杂物，对各运动机构加注润滑油进行润滑。每年拆解减速机，将箱体内的润滑油放出，全部更换新的润滑油。清洗各传动齿轮，对磨损严重的齿轮予以更换。

2. 机器保养

（1）保养周期：每月检查机件、传动轴一次；整机每半年检修一次。

（2）保养内容：机器保持清洁；定期检查齿轮箱、传动轴、轴承等易损部件，检查其磨损程度，发现缺损应及时更换或修复；检查电机同步带的磨损情况，更换破损同步带，调整传动带张紧机构，使之大小适度；检查各管路、阀门等有无泄漏，如有必要进行更换；检查清洗各滤芯，如有必要予以更换；检查控制柜、线路情况、电器元件、真空系统、压缩空气系统、氮气系统，更换垫圈、过滤器等易损件。

（五）常见故障及排除方法

玻瓶输液剂洗灌塞封一体机常见故障、产生原因及排除方法见表9-4。

表9-4　玻瓶输液剂洗灌塞封一体机常见故障及排除方法

常见故障	原因	排除方法
进平台进瓶不畅	1. 进瓶轨道间隙小 2. 进瓶轨道松动 3. 轨道垫条磨损 4. 轨道间有碎玻璃	1. 调整轨道间隙 2. 紧固轨道螺栓 3. 更换垫条 4. 清理干净
推瓶片处倒瓶、翻瓶	1. 推瓶片上有毛刺或严重磨损 2. 推瓶片松动 3. 进瓶轨道有碎玻璃	1. 更换推瓶片 2. 紧固推瓶片 3. 清理干净
洗瓶洁净度不够	1. 离子风压力不够 2. 滤芯损坏或堵塞	1. 检查离子风压力，调到规定值 2. 更换滤芯
灌装计量不准	1. 压力不稳定，液面高度不稳定 2. 电磁阀灌装时间设定不对 3. 电磁阀动作失效、不灵敏	1. 保持液面高度稳定 2. 调整电磁阀灌装时间 3. 调整或更换电磁阀
送胶塞速度慢	1. 振荡系统螺钉松动，输塞轨道不畅 2. 输塞轨道入塞口与理塞斗出塞口不齐 3. 塞子太少	1. 予以调整紧固 2. 调整平齐 3. 加胶塞

即学即练 9 – 1

灌装装量不准的原因有（　　　）

A. 液面高度不稳　　　　　　　B. 灌装时间设定不对

C. 电磁阀动作不灵敏　　　　　D. 送胶塞速度慢

（六）工序操作考核

玻瓶输液剂洗灌塞封一体机的灌装压塞机操作考核标准见表 9 – 5。

表 9 – 5　玻瓶输液剂洗灌塞封一体机操作考核标准

项　目	技 能 要 求	考核得分			
		分值	自评	组评	师评
结构认知	能正确辨认灌装压塞机零部件名称	10			
生产前准备	1. 按要求更衣，穿洁净服 2. 核对本次生产品种的品名、批号、规格、数量、质量，检查所领物料是否符合要求 3. 正确检查环境、温度、相对湿度、储存间、操作间设备标识标牌："设备完好""已清洁"等 4. 按规定程序对设备进行润滑、消毒	20			
灌装压塞操作与质量控制	1. 打开送瓶网带，将瓶子送入理瓶盘 2. 启动真空泵 3. 将灌装蠕动泵连接好，排空管道内空气 4. 调节灌装量到指定值 5. 调节灌装机灌装速度至规定值 6. 启动振荡按钮，调节振荡强度、振荡下塞速度，将胶塞送至下塞轨道 7. 启动送瓶按钮，调节送瓶速度 8. 启动灌装按钮灌装，灌装过程中随时检查装量、扣塞质量 9. 灌装结束，关振荡、送瓶、灌装 10. 关闭层流开关，关闭真空泵，关电源 11. 按要求灌装扣塞一定量玻瓶输液剂，装量、扣塞符合要求	30			
清场操作	1. 作业场地清洁 2. 生产设备清洁 3. 工具和容器清洁 4. 如实填写各种生产记录，适时填写、悬挂、更换状态标识	20			
提问	正确回答灌装压塞操机相关提问	20			
合计		100			

任务 9-3　塑瓶大容量注射剂生产设备

PPT　精讲

一、设备概述

塑料瓶大容量注射剂常见生产设备有制瓶机、洗瓶机、灌装机、封口机、灭菌柜、检漏机、灯检装置、贴签机和包装机等设备。目前医药行业使用较多的是一步法注拉吹洗灌封联动机，俗称三合一机。生产中多采用 SSY 型塑瓶输液剂吹洗灌封一体机，如图 9-12 所示。

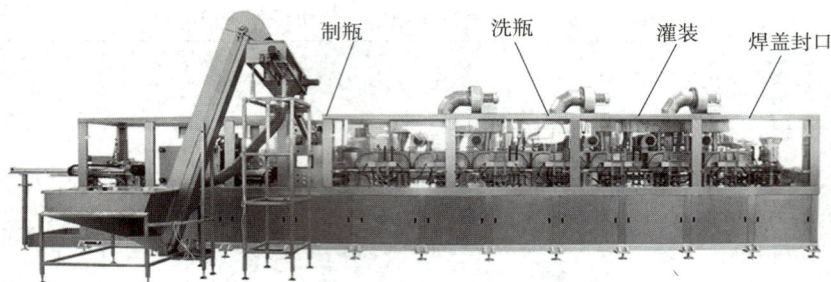

图 9-12　SSY 型塑瓶输液剂吹洗灌封一体机实物图

知识链接9-2

塑料瓶生产方法

塑料瓶的生产方法有一步法和分步法两种。一步法是从塑料颗粒处理开始，制瓶、灌装、封口等工艺在一台机器内完成；分步法则是在制瓶机上由塑料颗粒制瓶后，再在清洗、灌装、封口联动生产线上完成洗灌封。一步法成型机又有注拉吹、挤吹法两种制瓶工艺：注拉吹是把塑料颗粒先注塑成坯，然后立即把它双向拉吹，在同一台设备上一步到位成型；挤吹法是把塑料颗粒挤料塑化成坯，然后直接通入洁净压缩空气吹制成瓶。一步法注拉吹工艺生产污染环节少，厂房占地面积小，运行费用较低，设备自动化程度高，能够在线清洗灭菌，没有存瓶、洗瓶等工序。

内容拓展

二、常用设备

SSY 型塑瓶输液剂吹洗灌封一体机主要由全自动塑瓶制瓶系统、离子风洗瓶装置、灌装系统、封口装置及输瓶装置和自动控制系统等部分组成，能自动完成 PP 瓶的制坯吹瓶、洗瓶、灌装、封口全部生产过程，如图 9-13 所示。

（一）全自动塑瓶制瓶系统

1. 主要结构　制瓶机包括注塑模具系统、温度调整系统、吹塑模具系统及顶出系统。

注塑模具包括注芯、上模和下模，基本结构原理如图 9-14 所示。目前多采用热流道技术，热流道中的主流道及各个注嘴采用电加热系统，控温精度在 ±1℃之内。温度调整系统采用电或热媒进行管坯的温度加热及调整，分段对管坯各部位进行温度调整。模具使用较多的有 12 腔单排或双排模具，模具材料采用专用的模具钢或模具专用合金，内表面电镀处理，保证无脱落及不对制品造成污染。模具设置导柱进行合模导向，保证合模准确避免损伤模具，同时上下模具间加装光电监控装置，发现模具间有异物则不合模。一般采用真空自动吸料系统，与注塑机料斗内物料存储情况形成信号反馈自动抽空吸料，抽空气泵上加装滤网及收集袋保证粉尘不外漏并及时收集。塑瓶底部设立立柱，采用立柱与吊环热熔焊接。

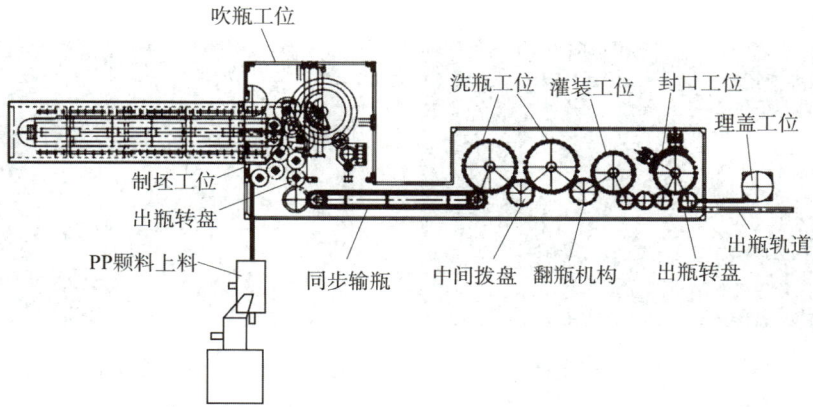

动态示意图

图 9 – 13　塑瓶输液剂吹洗灌封一体机结构原理示意图

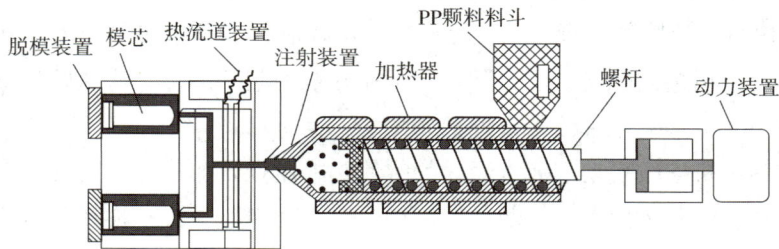

图 9 – 14　瓶坯注塑原理示意图

吹塑模具应由吹塑模、底模及拉伸杆等部件构成，采用洁净压缩空气进行吹塑成型，基本结构原理如图 9 – 15 所示。设备使用压缩空气分为两路，一路为设备气动元件使用，另一路为吹瓶所用与塑料瓶产品接触。两路系统内部各工位互相连接，但最终只连接到一个供气和排气管道，均设立缓冲装置确保压缩空气的稳定供给。供吹塑产品用的压缩空气为洁净空气，在进入缓冲装置前加装 0.22μm 的空气过滤器。

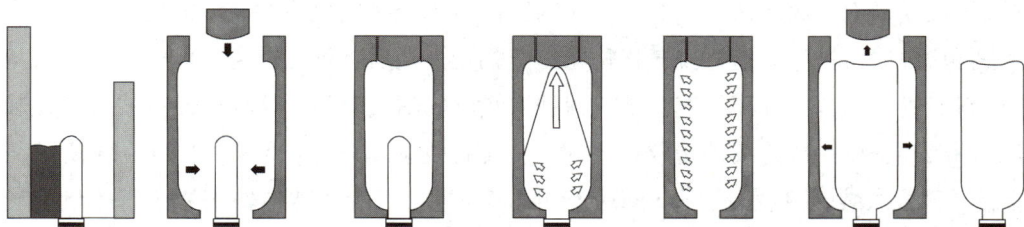

图 9 – 15　制瓶机吹瓶示意图

2. 工作原理　全自动塑瓶制瓶机为一步法成型机，即塑料瓶是注塑、拉伸和吹塑一次成型。

该设备由注塑机、注塑模具和吹塑模具及传动机构组成，并包括吹瓶用无油空压机、运行用空压机、自动原料输送机、模具温度调节器、冷水温度调整机等辅机。

医用级聚丙烯原料经送料机输送到注塑台料斗内，料斗内原料流入注塑螺杆内，经加热并熔融后由注塑系统注入注塑模具（瓶坯模）内，经冷却后脱模形成瓶坯。瓶坯再经预备吹塑工位通过温度分布调整后由低压空气对瓶坯进行预备吹塑，以达到消除原料内部应力并促进双向拉伸效果。经预吹之瓶坯再传动到吹瓶工位进行高压空气吹塑及定型，最终产品经滑槽送出机台外。成坯工位和吹瓶出瓶工位如图 9－16、图 9－17 所示。

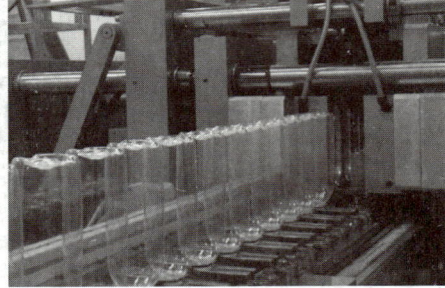

图 9－16　瓶坯成型工位　　　　图 9－17　吹瓶出瓶工位

（二）洗灌封生产设备

1. 主要结构　洗灌封机构主要由输瓶、夹瓶传递装置、清洗工位、灌装工位、焊盖工位、出料工位以及上料、在线 CIP/SIP 等附加装置、电气控制、气动控制、传动系统等组成。塑瓶经输送带和离子风通过变距螺杆及拨轮导板进入翻瓶夹子，瓶随夹子在导轨控制下翻转，清洗后翻下以便传入灌装、封口工位，焊盖后瓶由拨轮拨入输瓶带输出机外，如图 9－13 所示。

其生产流程是：吹瓶机连线自动上瓶。通过气吹使塑料瓶处于加速连续运行状态，被分瓶盘等距分隔开，通过机械手夹持，将其依次送入洗瓶区第一个、第二个洗瓶工位，将其翻转倒扣在洗瓶嘴上进行冲洗，其后被送入灌装区内进行灌装，再进入封口区进行熔焊封口。在洗瓶、灌装、封口各区之间都是通过过渡盘上的机械手来传递的。加热机构、送盖机构为封口提供加热、送盖功能。封好口的塑料瓶通过输送带输送出去。

2. 工作原理

（1）洗瓶：该机洗瓶工序由三道离子风气洗组成。首先，第一道离子风气洗安装在进瓶轨道上，对着塑料瓶瓶口、瓶外向下同时喷吹高压离子风，消除塑料瓶内外壁的静电。其次，第二道离子风气洗安装在第一个转盘上，塑料瓶通过过渡盘送入第一个中心转盘上的机械手，被翻瓶机构将其翻转，瓶口朝下倒置在离子风喷嘴上，离子风嘴上升插入瓶内，同时每个排气机构对瓶内抽真空，带有离子的高压气体对瓶内进行冲洗后，被气泵通过排气机构将废气抽走。最后，第三道离子风气洗安装在第二个转盘上，再次对塑料瓶进行抽真空冲离子气清洗，保证有足够的清洗时间，这样即使有残留的微粒也可以将其清洗干净，两次冲洗比一次连续冲洗效果要好，从而有效达到清洗效果。如图 9－18 所示。

（2）灌装：该机灌装转盘设有 30 个灌装气动隔膜阀进行灌装，塑料输液瓶进行连续旋转灌装。计量方式采用恒压罐加气动隔膜阀，不但能大大提高灌装计量的准确性，而且能实现在线清洗（CIP）和在线消毒（SIP）两大功能。恒压罐具备特殊装置，能保证罐内液体液面在 1cm 的范围内，因此可保持压力恒定。气动隔膜阀由多个组成，并且进行单个控制，在触摸屏上可分别设定各个气动隔膜阀的灌装时间，有效保证装量的准确性、一致性，完全能实现无瓶不灌装功能。同时在 PLC 内可存贮灌装不同规格装量的程序，直接调出可更换规格，操作方便。如图 9－19 所示。

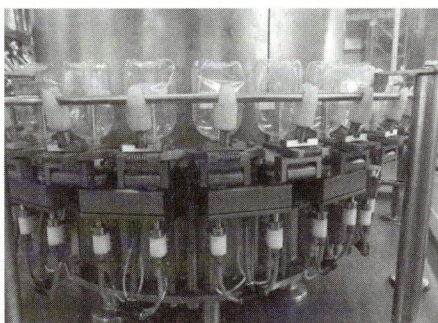

图 9 – 18　离子风清洗工位示意图　　　　图 9 – 19　恒压灌装工位示意图

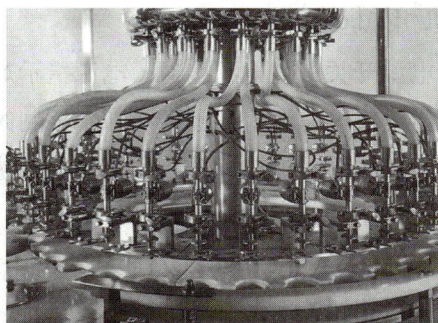

（3）封口：该机封口转盘设有 36 套封口机构组成，每套封口机构上都装用三瓣抓爪机械手，以抓取塑料盖。由于它类似于人手的独特结构，即使是盖子有所偏离正确位置，也可以准确无误取盖。其次，取瓶机械手与取盖机械爪都采用三角形定位结构，并且各零件都采用加工中心制作，因此在理论上，装配上两者相互之间的位置相对稳定，一般不需要调节。这样可以保证在生产过程中不会产生松动，严格保证盖口与瓶口的对称性。封口采用连续加热、连续封口方式，具有无瓶不送盖、自动排气等功能。如图 9 – 20 所示。

SSY 型塑瓶输液剂吹洗灌封一体机全过程实现自动化控制，采用机械手夹持瓶口完成气洗、灌装、封口各项功能，定位性好、规格件少，更换容器规格快捷，实现了吹、洗、灌、封一体化，减少了中间环节的污染，性能稳定，生产效率高。

聚丙烯直立袋大输液的生产设备与塑瓶输液剂吹洗灌封一体机相似。

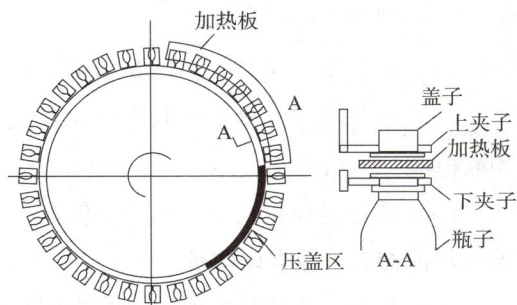

图 9 – 20　热熔封口示意图

三、塑瓶吹洗灌塞封一体机操作

以下内容以 SSY200 型塑瓶输液剂吹洗灌塞封一体机为例。

（一）开机前准备

（1）先检查各部分零件是否齐全，缺欠的予以补上。然后检查各连接件是否松动，松动的须予以紧固。

（2）首次启动前，参照保养的有关说明，将各部分运动件加上适量的润滑油。拉开焊盖旋转主体外罩的加油窗遮板，用油枪将润滑油加到焊盖头的活动轴上，并在加油后用手上、下推动焊盖头，使其动作灵活不阻卡。检查各减速箱内润滑油平面，需要时，加注相适应的润滑油。其余各齿轮、轴承及凸轮槽加适量润滑脂。

（3）用手顺时针盘动手轮，检查机器运转是否灵活，不灵活需找出原因，并解决之。

（4）检查包装容器是否与机器上配备的规格件相符，容器必须满足其相应的标准，并符合订货时提出的要求。

（5）确认机器安装正确，气、水管路及电路连接符合要求。

（6）将选配并清洗好的滤芯装入过滤器罩内，并检查滤罩及各管路接头是否紧固。

（二）开机和关机操作

（1）打开电源开关，主电源接通，电源指示灯亮。

（2）打开压缩空气、注射用水及冷却水控制阀门，将压力调到≥0.6MPa和0.2MPa。

（3）按下加热按钮，加热板开始加热。接通进出冷却水管，调节好加热电流，使加热板达到正常工作状态。

（4）启动出瓶轨道，观察运转方向是否正确，调节好振荡理盖速度。

（5）按下水泵按钮，水泵启动。

（6）按下主机启动按钮，主电机处于运行状态。

（7）调节变频器运行频率，先由低速运行稳定再提速。

（8）空车运转检查确认无异常噪音、运动平稳即可进行负荷正常运行。

（9）停机时，关闭进液阀，依序关闭加热停止按钮、水泵停止按钮、主机停止按钮、出瓶轨道停止按钮，关闭压缩空气、水源供给阀，关闭主电源开关，电源指示灯灭。

（10）操作完毕后，关闭电源，按清洁操作规程对设备进行清洁。

（三）操作注意事项

（1）机器运转过程中，严禁将手或其他工具伸进工作部位。

（2）机器处于启动运行状态时，如果出现自动停机，严禁将手或其他工具伸进工作部位，必须先切断电源，然后排除故障。

（3）洗瓶进瓶机构、洗瓶夹头转盘、各交接机械手、拨盖盘、焊盖中心转盘上一旦落有瓶子、瓶盖或其他物品，应立即清理。

（4）调整、维修机器时，必须先切断电源。

（5）长时间停止使用后，一旦使用，必须先盘动手轮，检查机器是否正常，方可使用。

（6）机器运转时出现异常噪音、过热，必须停机检查后方可使用。

（四）设备维护与保养

（1）开机前要对各运转部位，特别是蜗轮减速机、轴承、齿轮、传动链条、滚轮、凸轮槽、滑套等部位加润滑油。

（2）如有瓶子破损或台面板上落有瓶盖，应及时清理干净，下班前必须把机器擦洗干净，切断电源。

（3）进瓶机构、交接机械手高度调整，松开进瓶链轮及各交接机械手安装盘中心的固定螺钉，旋转中心的滚花螺钉，使各机械手夹住瓶颈的合适位置，再紧固进瓶链轮及机械手安装盘固定螺钉。

（4）焊盖力量调整：为确保瓶口与瓶盖焊接紧固而又不偏斜，旋动螺母，从而调节弹簧的弹力及焊盖头的高度，使焊盖力量适中。

（5）理盖斗高度调整：松开紧固螺钉，然后盘动手轮，确保理盖斗出盖口与送盖轨道入盖口及拨盖盘平齐，再予以紧固。

（6）清洗更换过滤器，易损件磨损后应及时更换，机器零件松动时，应及时紧固。

（7）注意规格件的保管和储存，并按生产要求换置规格件。

（8）机器须定期进行小修、中修和大修。

（五）常见故障及排除方法

SSY200 型塑瓶输液剂洗灌塞封一体机常见故障、产生原因及排除方法见表 9－6。

表 9－6　SSY200 型塑瓶输液剂洗灌塞封一体机常见故障及排除方法

常 见 故 障	原　　因	排 除 方 法
机器无法启动或突然停机	1. 机器运行速度太低 2. 出现卡瓶、卡盖或运动部位有异物阻卡 3. 润滑情况不好 4. 焊盖头高度太低，负荷太大	1. 调节变频器频率，提高机器运行速度 2. 停机排除卡瓶、卡盖和异物 3. 加上润滑油 4. 调整焊盖头高度
瓶子交接不畅掉瓶或瓶歪	1. 夹瓶机械手交接位置不准 2. 机械手夹紧与松开位置不准 3. 喷针与瓶口不对中 4. 机械手拉簧失效，拉力不够或机械手臂上轴承破损	1. 调整交接位置准确 2. 调整机械手夹紧凸轮及碰块，保证机械手夹紧与松开位置准确 3. 调整喷针对中瓶口 4. 更换拉簧或轴承
洗瓶洁净度不够	1. 喷针未对中、损坏或堵塞 2. 洁净水、压缩空气压力不够 3. 滤芯损坏或堵塞	1. 检查喷针 2. 加大洁净水、压缩空气压力 3. 更换滤芯
灌装计量不准	1. 压力不稳定，液面高度不稳定 2. 电磁阀灌装时间设定不对 3. 电磁阀动作失效、不灵敏	1. 保持液面高度稳定 2. 调整电磁阀灌装时间 3. 调整或更换电磁阀
焊盖不紧及焊接错位	1. 加热温度太低 2. 焊盖头高度不对 3. 瓶盖与瓶口对中不好	1. 调高加热片温度 2. 调节焊盖头高度 3. 调整夹瓶块与焊盖头对中
送盖速度慢	1. 振荡系统螺钉松动，输盖轨道不畅 2. 输盖轨道入盖口与理盖斗出盖口不齐 3. 盖子太少，振荡不振 4. 送盖压缩空气压力不够	1. 予以调整紧固 2. 调整平齐 3. 加盖 4. 加大压缩空气压力
取盖不理想	1. 输盖轨道高度不合适 2. 拨盖盘与焊盖头对中不准 3. 光电检测控制延时不对	1. 调整输盖轨道高度 2. 调整拨盖盘与焊盖头对中准确 3. 调节延时

即学即练 9－2

焊盖错位的原因有（　　　　）

A. 加热温度太低　　　　　　B. 焊盖头高度不对

C. 瓶盖与瓶口对中不好　　　D. 加热温度太高

答案解析

（六）工序操作考核

SSY200 型塑瓶输液剂洗灌塞封一体机操作考核项目见表 9－7。

表 9－7　塑瓶输液剂洗灌塞封一体机工序操作考核标准

项　　目	技 能 要 求	考核得分			
		分值	自评	组评	师评
结构认知	能正确认知 SSY200 型塑瓶输液剂洗灌塞封一体机零部件名称	10			

续表

项　目	技 能 要 求	考核得分			
		分值	自评	组评	师评
操作前准备	1. 按要求更衣，穿洁净服 2. 核对本次生产品种的品名、批号、规格、数量、质量，检查所领物料是否符合要求 3. 正确检查环境、温度、相对湿度、储存间、操作间设备状态标识标牌："设备完好""已清洁"等 4. 按规定程序对设备进行润滑、消毒	20			
操作	1. 打开电源开关、压缩空气、注射用水及冷却水控制阀门，将压力调到规定值 2. 将灌装蠕动泵连接好，排空管道内空气，调节灌装量到指定值 3. 按下加热按钮，接通进出冷却水管，启动真空泵 4. 启动振荡按钮，调节振荡强度、下盖速度 5. 瓶坯有输送机构的随行夹具依次送入加热装置、吹塑成型装置，完成吹塑成型 6. 对 PP 瓶进行高压离子风冲洗，同时对瓶内抽真空 7. 瓶口朝上进入灌装系统，完成灌装 8. 灌装完毕 PP 瓶经中转机构输送到封口装置进入热熔焊盖系统，使瓶盖和瓶口紧 9. 工作结束，按顺序关闭主机及相关辅助设备 10. 按要求灌封一定量 PP 瓶输液剂，装量、封口符合要求	40			
清场操作	1. 作业场地清洁 2. 生产设备清洁 3. 工具和容器清洁 4. 如实填写各种生产记录，适时填写、悬挂、更换状态标识	20			
熟练	按时完成生产操作	5			
提问	正确回答一体机工序相关提问	5			
合计		100			

任务 9-4　软袋大容量注射剂生产设备

PPT　精讲

一、设备概述

非 PVC 软袋输液剂目前有单室单管系列、单室双管系列、双（多）室系列等多个品种。生产设备是软袋输液剂生产联动线。目前多用 SR 系列，如图 9-21 所示。

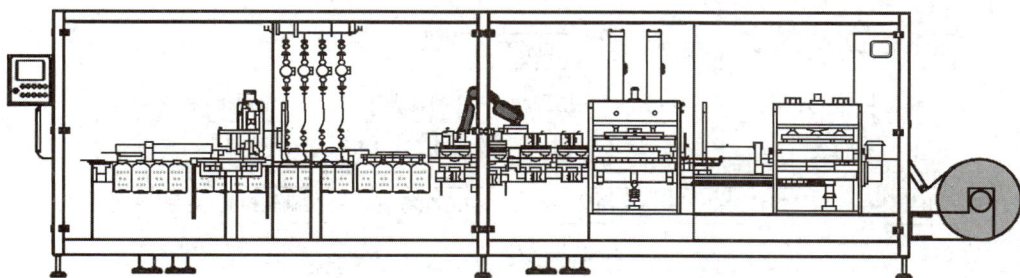

图 9－21　非 PVC 软袋输液剂联动线示意图

知识链接9-3

认识非 PVC 多层共挤输液膜

目前国内外普遍采用的非 PVC 多层共挤输液膜主要有三层结构和五层结构两种。

三层共挤输液膜：外层为机械强度较高的聚酯或聚丙烯，可阻绝空气，具有良好的印刷性能；中间层为聚丙烯与不同比例的弹性材料混合或 SEBS（苯乙烯－乙烯－丁烯－苯乙烯），可阻水并具有抗渗透性和弹性；内层为聚丙烯与 SEBS 共聚物的混合，无毒、具有良好的热封性和弹性、与药液有很好的相容性。

五层共挤输液膜：外层为机械强度较高的多酯共聚物，提供优良的热焊封性和保护性，有良好的印刷性能；第二层为乙烯甲基丙烯酸酯聚合物，连接外层和第三层；第三层为聚乙烯，提供水汽阻隔性和柔软性；第四层为聚乙烯，连接内层和第三层；内层为改性乙烯与丙烯聚合物，无毒、具有良好的输液产品的相容性，优秀的热焊封性和缓冲外界撞击性。

内容拓展

二、常用设备

1. 主要结构　非 PVC 软袋大输液生产联动机组主要包括控制系统、主传动及定位夹、印字工位、预热工位、拉膜工位、接口焊接工位、袋传送工位、灌装工位、封口工位等，如图 9－22 所示。自动完成开膜、印字、打印批号、制袋、灌装、自动上盖、焊接封口、排列出袋等工序，再配上软袋传送、灭菌、检漏、灯检等辅助设备，能完成整个软袋大输液的生产，生产过程如图 9－23 所示。

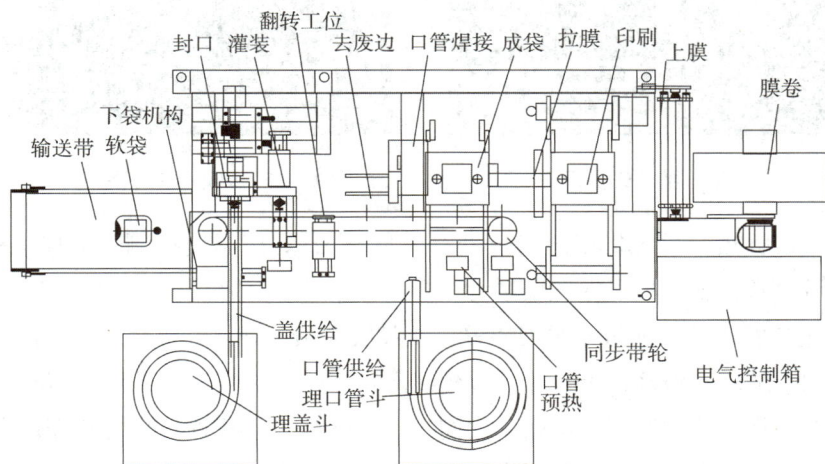

动态示意图

图 9－22　非 PVC 软袋输液剂联动线工作原理示意图

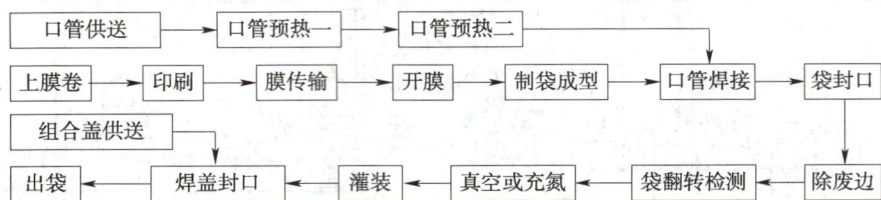

图 9 - 23 非 PVC 膜软袋大输液工艺流程

2. 工作原理

（1）上膜工位：自动进膜通过一个开卷架完成。软袋膜卷卷轴设计使得更换膜卷非常方便。膜卷通过气动夹具固定在卷轴上，不需要任何工具。

由电机驱动完成连续、平稳的送膜动作。软袋膜网放在平衡辊上，然后逐步送入操作工位。传感控制器用来确保膜卷送膜动作始终平稳均匀。

（2）印刷工位：使用热箔膜印刷装置完成整个版面的印刷。可选择印刷或更改各种生产数据（如批号和有效期）。印刷温度、时间和压力可调，以保证正版印刷。自动印刷箔膜控制保证质量，箔膜卷用完或断裂时，编码器监测器关断设备，保证软袋印刷连续。更换印刷箔膜需要很少工具，操作简单，将操作时间减少到最低。印刷箔膜卷轴配备有手动气动夹具，更换操作简易迅捷。更换印刷版时，只需要使用简单的工具，用简单的紧固装置拧动即可。对于各种规格的软袋，在工位处都可以手动调整预先设定其位置。更改数字只需要使用简单的工具。数字更改不需要将印刷版取出即可完成。如图 9 - 24 所示。

（3）口管供送、预热工位：采用电磁振荡器整理口管，沿口管下落轨道下滑，洁净气流吹送。如图 9 - 25 所示。

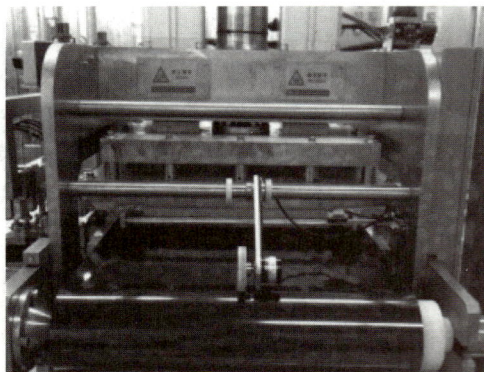

图 9 - 24　印字打批号工位示意图

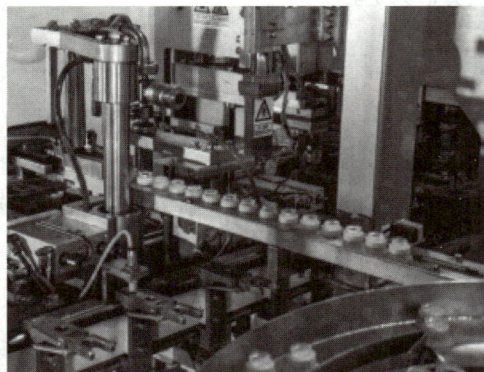

图 9 - 25　口管供送、预热工位示意图

口管预热工位由接触热合系统构成。工位处有最低/最高焊接温度控制，以保证最佳的焊接温度。温度超出允许范围后设备自动停机以保证质量。

（4）开膜、固定口管工位：通过开膜刀装置，将膜层在顶部处打开一个口，如图 9 - 26 所示。口管被自动从送料器送入，随后到振荡盘上，然后再到线形口管传送装置上。系统纵面有 4 只机械手，可以将口管放置到支架上，将口管放置到膜层张口之间。送料链将口管放置到膜层间开口之中。进料系统遇到破损口管时会给出提示信息，保证设备不会因为破损口管而中断运行。

（5）软袋外缘定型、口管点焊和外缘切割工位：软袋外缘热合、口管点焊、软袋外缘切割操作在本工位进行，如图 9-27 所示。封口操作由与热合装置连在一起的可移动型焊接夹钳来完成。热合时间、压力和温度均可调节。本工位带有最低/最高热合温度控制器，用以调节最佳热合温度。温度超出保证质量允许的范围之外后，设备自动停机。

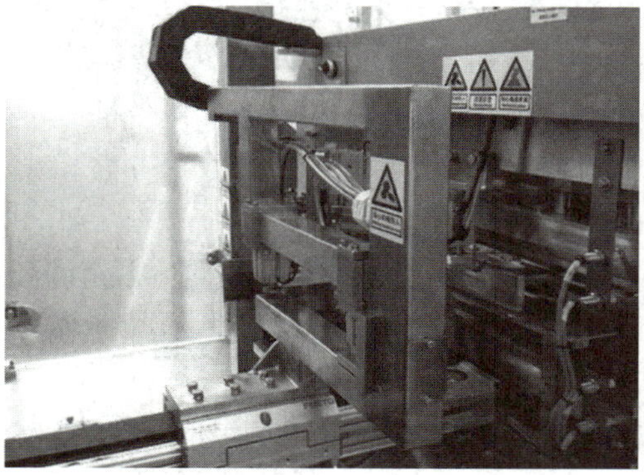

图 9-26　开膜工位示意图

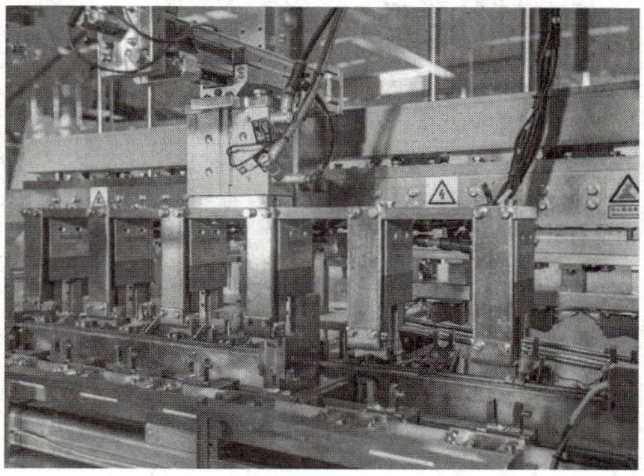

图 9-27　制袋成型工位示意图

（6）口管热合工位：口管热合工位是一种接触热封系统，如图 9-28 所示。工位有最低/最高热合温度控制器，用以调节最佳热合温度。温度超出保证质量允许的范围之外后，设备自动停机。

（7）废料剔除工位：通过一种特殊的机械手系统将软袋的废边切掉并收集到托盘中。如图 9-29 所示。

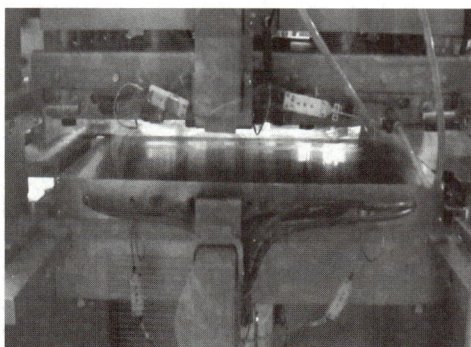

图 9-28　口管热合工位示意图

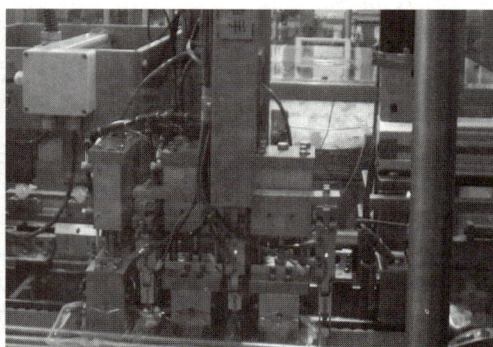

图 9-29　除废边工位示意图

（8）软袋转移工位：制作完成的空袋被机械手转移到软袋灌装机的软袋夹持机械手。灌装和封口操作过程中，软袋处于被吊起的位置。被确认为坏袋的软袋被自动剔除到坏袋收集托盘中。

（9）灌装工位：灌装通过 4 个带有电磁灌装阀和微处理器控制器（位于主开关柜）的流量计系统来完成，如图 9-30 所示。这种先进的灌装系统可以很方便地通过按钮调整不同的灌装量。灌装量范围为 100ml 以下到 1000ml。工位移下后，灌装嘴进入灌装口，开始灌装。通过一个圆锥形定中心装置将灌装口固定在中心位置。灌装嘴到达最低点位置时，与口管一起进行检查。如出现任何错误或故障信息，那么相应的袋不灌装。灌装系统可以进行完全的在线灭菌。不许拆卸任何部件。

（10）加盖封口工位：盖子从送料器自动送料，然后到不锈钢振荡盘上，再到线形传送系统。通过一种特殊的管子用无菌空气将盖子以线形的方式吹到分送器上。然后盖子被机械手捡起塞入口管中。利用挡光板检查盖子的正确性，如提示有错误则设备停机。如图 9-31 所示。

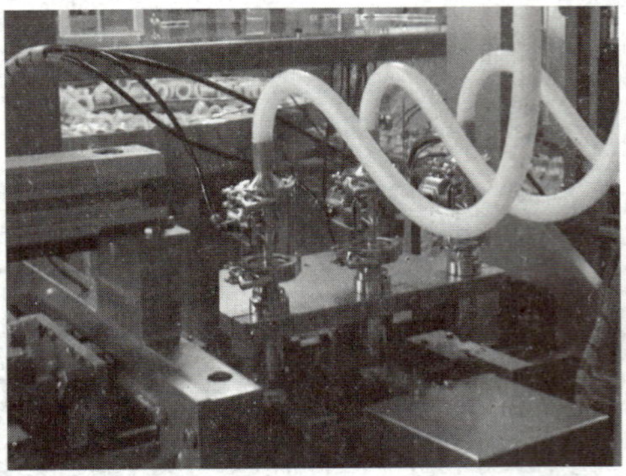

图 9 - 30　灌装工位示意图

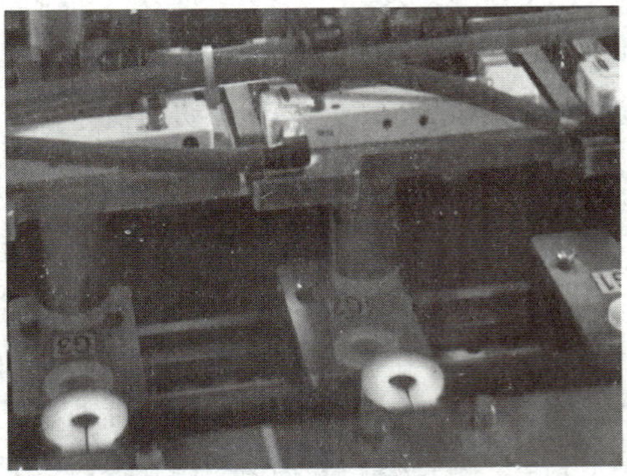

图 9 - 31　焊盖工位示意图

（11）出袋工位：成袋被机械手放到传送带上，被标志为坏袋的袋子被自动剔除到坏袋收集盘上。

三、非 PVC 膜制袋灌封一体机操作

以下内容 SRD200 型非 PVC 膜输液剂制袋灌封一体机为例。

（一）开机前准备

（1）先检查各部分零件是否齐全，各连接件是否紧固，各运动件加润滑油，对直接接触药物的部分进行消毒。

（2）确认机器安装正确，气、水管路及电路连接符合要求，点动检查机器运转是否灵活。

（3）将选配并清洗好的滤芯装入过滤器罩内，并检查滤罩及各管路接头是否紧固。

（4）将已脱去外包装的膜送至 A 级层流下上膜处，脱去内包装后将膜装上，将口管、塑料盖分次加入各自的振荡器内。

（二）开机和关机操作

（1）打开电源开关、压缩空气（0.4~0.6MPa）、冷却水控制阀门。

（2）安装印字模板，检查印字模板的品名、规格、产品批号、生产日期、有效期是否与生产指令一致。

（3）接通进出冷却水管，按下加热按钮，调节印字工位温度在 165~180℃，成型模具温度 160~200℃，袋口预热温度 90~130℃，口管热合、焊盖温度 165~180℃。

（4）检查自动送膜机上膜是否到位，调节色带使印字处于膜中央。

（5）开机制袋，检查袋成型、口管热合、切边等是否符合要求。

（6）调节装量达到规定值。

（7）从 4 个灌口分别接药液 100~500ml，检查澄明度，确认合格方可灌装。

（8）调节熔封电压至 6.5~7.0V，检查焊盖质量。

（9）停机时关闭主机和其他开关，按要求清场。

（三）操作注意事项

（1）机器运转过程中，严禁将手或其他工具伸进工作部位。

（2）机器处于启动运行状态时，如果出现自动停机，严禁将手或其他工具伸进工作部位，必须先

切断电源，然后排除故障。

（3）调整、维修机器时，必须先切断电源。

（4）整个操作在 B 级下 A 级层流罩下操作。

（5）膜、口管、复合盖送操作间前必须经清洁处理。

（6）振荡器、分割器每次开工前必须清洁消毒。

（7）药液从稀配至灌装结束不得超过 4 小时；从灌装结束至灭菌的存放时间不得超过 2 小时。

（8）机器运转时出现异常噪音、过热，必须停机检查后方可使用。

（四）设备维护与保养

（1）开机前要对各运转部位，特别是蜗轮减速机、轴承、齿轮、传动链条、滚轮、凸轮槽、滑套等部位加润滑油。

（2）如台面板上落有瓶盖，应及时清理干净。下班前必须把机器擦洗干净，切断电源。

（3）按时清洗更换过滤器；易损件磨损后应及时更换，机器零件松动时，应及时紧固。

（4）机器须定期进行小修、中修和大修。

（五）常见故障及排除方法

SRD200 型非 PVC 膜输液剂制袋灌封一体机常见故障、产生原因及排除方法见表 9 - 8。

表 9 - 8　SRD200 型非 PVC 膜输液剂制袋灌封一体机常见故障及排除方法

常见故障	原　因	排除方法
试生产时微粒超标及澄明度不达标	1. 员工自身及洁净服清洁消毒不彻底、人员数量多、操作幅度大、操作动作不标准等 2. 设备磨合产生金属以及其他微粒、设备运行不正常造成卡阻、故障维修等 3. 进入洁净区的物料污染 4. 环境因素	1. 严格按 GMP 文件控制进入洁净区人员，严格按 SOP 及相关文件操作 2. 按设备清洁维修相关文件操作 3. 进入洁净区的物料经精消毒进入，不储存过多的物料 4. 检查空调的净化、浮游菌、沉降菌、尘埃粒子等指标
印字不清	1. 印字安装板与底板不平行 2. 印字模板两面的平行度达不到要求 3. 印字板高度及批号体字的高度不一致 4. 模板变形 5. 印字时间、温度及压力设定值不合适	1. 调整底板 4 个支撑柱高度 2. 调整印字模板两面的平行度 3. 在印字板与安装板之间或批号体架与安装板间加垫板，使所有印字板高度一样 4. 选用合格的印字板、色带 5. 根据色带性能调整合适的印字时间、温度及压力等参数
印字位置改变	1. 膜没有张紧 2. 环境温度太高使拉膜时阻力太大 3. 更换不同规格的膜时没调整好	1. 换膜时一定要检查膜是否张紧 2. 保持制袋间温度恒定 3. 调节印字组的位置来调整换规格后印字位置的偏离
软袋生产中产生塑屑	1. 包材本身所带有的 2. 设备运行中产生的，如分膜刀、夹子、取袋杆、灌装头、接口管、接盖处等	1. 最好为真空包装、内部双层包装 2. 调整各部件，保证取盖头、灌装头各部位位置对正，接触面圆滑；在上接口位置及定位停顿位置加离子风吹，真空吸收

续表

常见故障	原因	排除方法
接口与膜焊接处出现渗漏现象	1. 包材因素 2. 焊接不良：温度、时间设定值不合适、焊接位置不正、模具不干净、盖焊接表面有料液或水等 3. 热合膜的位置不对	1. 选用合格包材；根据接口焊接性能不同，调整焊接的温度及时间 2. 调整焊接位置，使间隙合理；焊接参数调至合适数值，使接口预热充分，温度135℃左右，以正常生产不粘模为准；及时清除粘在模具上的熔化物，保证焊接模具干净；保证盖焊接表面干净 3. 紧固螺丝，调整热合膜位置
装量不稳	1. 计量泵压力不稳 2. 罐内回流、灌装回流不合适 3. 灌装黏稠液体时没调整好	1. 调整计量泵的压力 2. 减少罐内回流，保证灌装回流的流量充足 3. 灌装黏稠液体时，放慢速度，设隔膜阀
开膜器将膜划破	开膜器温度太高，膜经过开膜器的摩擦阻力太大	要求制袋间空调系统能保证制袋间设备处温度恒定、均匀
盖输送不畅	1. 送盖洁净空气压力不稳 2. 组合盖质量不好	1. 保持洁净空气压力恒定 2. 选用质量合格的组合盖
焊盖不牢	1. 焊接温度、时间不合适 2. 内盖突出太多或内盖焊接面低于外盖 3. 焊盖时取盖不正，造成盖加热不均匀	1. 根据盖性能不同，调整焊接的温度及时间 2. 选用合格的组合盖 3. 调整取盖位置

即学即练9-3

膜焊接处出现渗漏现象的原因有（   ）

A. 包材质量不好　　　　　　　B. 焊接温度太低

C. 焊接时间太短　　　　　　　D. 盖焊接表面有料液

答案解析

（六）工序操作考核

非PVC膜输液剂制袋灌封一体机操作考核标准见表9-9。

表9-9　非PVC膜输液剂制袋灌封一体机工序操作考核标准

项　目	技 能 要 求	考核得分			
		分值	自评	组评	师评
结构认知	能正确认知SRD200型非PVC膜输液剂制袋灌封一体机零部件名称	10			
操作前准备	1. 按要求更衣，穿洁净服 2. 核对本次生产品种的品名、批号、规格、数量、质量，检查所领物料是否符合要求 3. 正确检查环境、温度、相对湿度、储存间、操作间设备状态标识标牌："设备完好""已清洁"等 4. 按规定程序对设备进行润滑、消毒	20			

续表

项 目	技 能 要 求	考核得分			
		分值	自评	组评	师评
操作	1. 正确上膜 2. 打开电源开关、压缩空气（0.4 ～ 0.6MPa）、冷却水控制阀门 3. 安装印字模板，检查印字模板的品名、规格、产品批号、生产日期、有效期是否与生产指令一致 4. 接通进出冷却水管，按下加热按钮，调节印字工位温度在 165 ～ 180℃，成型模具温度 160 ～ 200℃，袋口预热温度 90 ～ 130℃，口管热合、焊盖温度 165 ～ 180℃ 5. 调节色带使印字处于膜中央 6. 开机制袋，检查袋成型、口管热合、切边等是否符合要求 7. 正确调节装量达到规定值 8. 从 4 个灌装口分别接药液 100 ～ 500ml，检查澄明度，确认合格方可灌装 9. 调节熔封电压至 6.5 ～ 7.0V，检查焊盖质量。按要求灌封一定数量软袋输液剂，质量符合要求 10. 工作结束，按顺序关闭主机及相关辅助设备	40			
清场操作	1. 作业场地清洁 2. 生产设备清洁 3. 工具和容器清洁 4. 如实填写各种生产记录，适时填写、悬挂、更换状态标识	20			
熟练	按时完成生产操作	5			
提问	正确回答一体机工序相关提问	5			
合计		100			

目标检测

答案解析

一、单项选择题

1. 输液剂的包装有（ ）

A. 玻瓶   B. 塑瓶   C. 软袋   D. 以上均是

2. 旋转式恒压灌装加塞机可以完成（ ）

A. 输瓶、灌装、压塞   B. 输瓶、灌装、充氮、压塞

C. 输瓶、灌装、充氮、压塞、轧盖   D. 以上都不对

3. 输液剂灌装机的灌装方式有常压灌装、正压灌注、负压灌装、恒压灌装四种。计量泵式属于（ ）

A. 常压灌装   B. 正压灌注   C. 负压灌装   D. 恒压灌装

4. 旋转式恒压灌装加塞机灌装容量的调整方法（ ）

A. 调节触摸屏各气动隔膜泵开关时间   B. 改变量杯容积

C. 改变活塞行程   D. 改变压缩空气压力

5. 玻璃输液瓶轧盖机工作时，先进瓶、挂盖，接下应是（　　　）

    A. 灌装   B. 充氮   C. 理盖   D. 轧盖

6. 塑瓶输液剂生产线中的塑瓶制瓶工艺常用的是（　　　）

    A. 一步法挤吹制瓶   B. 分步法挤吹制瓶

    C. 一步法注拉吹制瓶   D. 分步法注拉吹制瓶

7. 全自动塑瓶制瓶系统的注塑模具包括上模、下模、（　　　）

    A. 注芯   B. 热流道   C. 温控系统   D. 顶出系统

8. SSY 型塑瓶输液剂吹洗灌封一体机制出的塑瓶采用的清洗方式是（　　　）

    A. 水洗   B. 离子风气洗   C. 水气交替冲洗   D. 刚制的塑瓶不必洗

9. 下列哪一点不是非 PVC 多层共挤膜输液袋的优点（　　　）

    A. 抗低温   B. 输液时自动回缩避免输液二次污染

    C. 可重复使用   D. 可热压消毒

10. 焊盖不牢的原因可能是（　　　）

    A. 焊接温度不合适   B. 没撕废边   C. 印字不清晰   D. 装量不对

二、实例分析

1. 某药厂的玻瓶洗瓶出现了洗不干净的现象，请问这是什么原因造成的？该如何处理？

2. 某药厂的塑瓶吹洗灌封一体机在使用过程中掉盖或焊接错位，请问这是什么原因造成的？该如何处理？

3. 某药厂的 SRD200 型非 PVC 膜输液剂生产线在使用过程中出现渗漏现象，请问这是什么原因造成的？该如何处理？

书网融合……

知识回顾   习题

（董天梅）

项目 10　粉针剂生产设备

学习引导

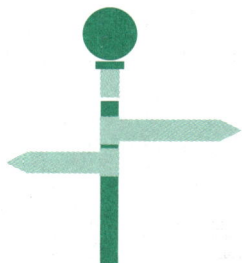

妈妈带发烧的小明去社区门诊打吊瓶，小明知道就是上次爷爷注射的那种大输液。但是，细心的小明又发现一个秘密：他透过玻璃窗看到护士姐姐正在将一个小玻璃瓶的粉末配成液体加到大输液瓶子里。小明很奇怪，护士向大输液瓶子里加的是什么呢？

护士向大输液瓶子里加的药粉是什么剂型？它们是用什么设备生产出来的？

本单元主要介绍粉针剂的生产工艺、工序质量控制点、粉针剂生产设备和螺杆分装机、真空冷冻干燥机、滚压式轧盖机操作与维护。

学习目标

1. **掌握**　粉针剂基本生产工艺流程及生产工序质量控制点。
2. **熟悉**　螺杆分装机、冻干机、轧盖机等粉针剂生产设备的基本原理、结构以及设备的日常维护与保养。
3. **了解**　粉针剂生产过程的相关 SOP。

任务 10-1　粉针剂生产工艺

PPT　　精讲

一、生产工艺

盛装注射用无菌粉末的注射剂简称粉针剂，是用无菌操作法生产的非最终灭菌注射剂。对于一些遇热或遇水不稳定的注射剂药物，如某些抗生素、一些酶制剂及血浆等生物制剂，为了便于储存、运输和保证药品质量，均需先制成粉针剂，在临床应用时再以适宜的溶媒溶解后供注射用。

粉针剂有无菌分装粉针剂和冷冻干燥粉针剂。无菌分装粉针剂系用无菌操作法将经过无菌精制的药物粉末分装于洁净灭菌小瓶或安瓿中密封制成；冷冻干燥粉针剂系将药物制成无菌水溶液，以无菌操作法灌装，冷冻干燥后，在无菌条件下密封制成。分装粉针剂生产工艺流程如图 10-1 所示，冻干粉针剂生产工艺流程如图 10-2 所示。

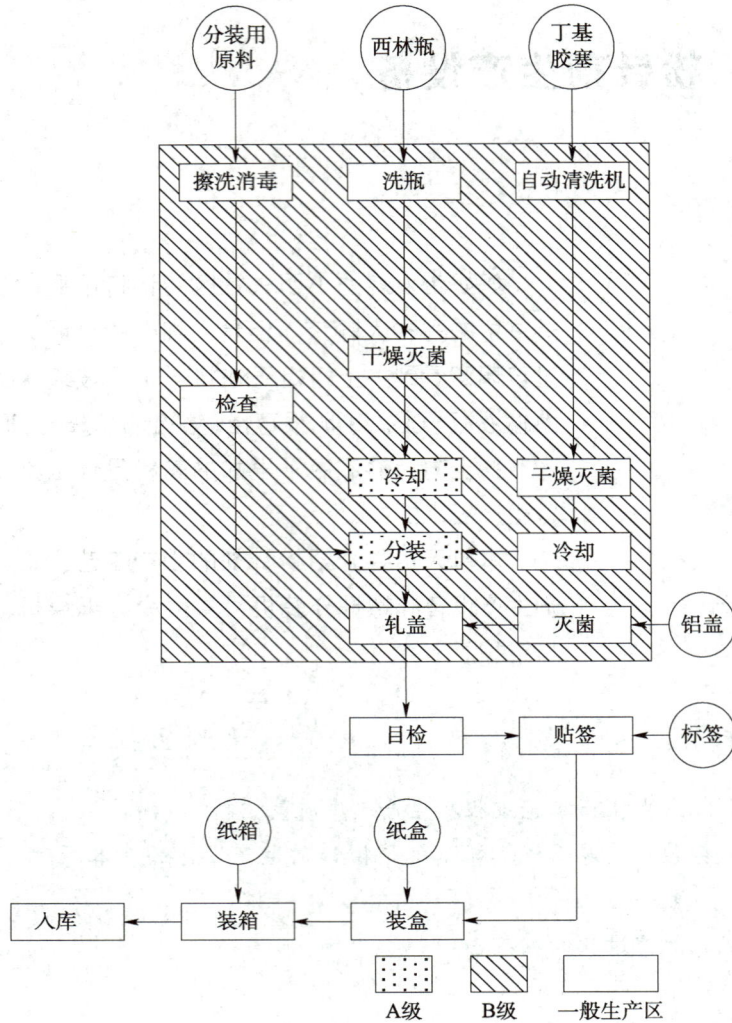

图 10-1 注射用无菌分装制品生产工艺流程图

```
分装用原料    西林瓶    丁基胶塞
   ↓          ↓          ↓
擦洗消毒      洗瓶      自动清洗机
   ↓                      ↓
              干燥灭菌
检查                      ↓
   ↓          冷却      干燥灭菌
   ↓          ↓          ↓
   └──→     分装  ←──   冷却
              ↓
            轧盖  ←──   灭菌  ←── 铝盖
              ↓
            目检  →  贴签  ←── 标签

纸箱        纸盒
 ↓           ↓
入库 ← 装箱 ← 装盒 ←────┘

A级    B级    一般生产区
```

知识链接 10-1

冻干粉针剂的优点

冷冻干燥在低温下进行,因此对于许多热敏性的物质特别适用,如蛋白质、微生物之类不会发生变性或失去生物活力。在低温下干燥时,物质中的一些挥发性成分损失很小,适合一些化学产品、药品和食品的干燥。在冷冻干燥过程中,微生物的生长和酶的作用无法进行,因此能保持原来的性状。由于在冻结的状态下进行干燥,因此体积几乎不变,保持了原来的结构,不会发生浓缩现象。干燥后的物质疏松多孔,呈海绵状,加水后溶解迅速而完全,几乎立即恢复原来的性状。由于干燥在真空下进行,氧气极少,因此一些易氧化的物质得到了保护。干燥能排除 95% ~ 99% 以上的水分,使干燥后产品能长期保存而不致变质。

内容拓展

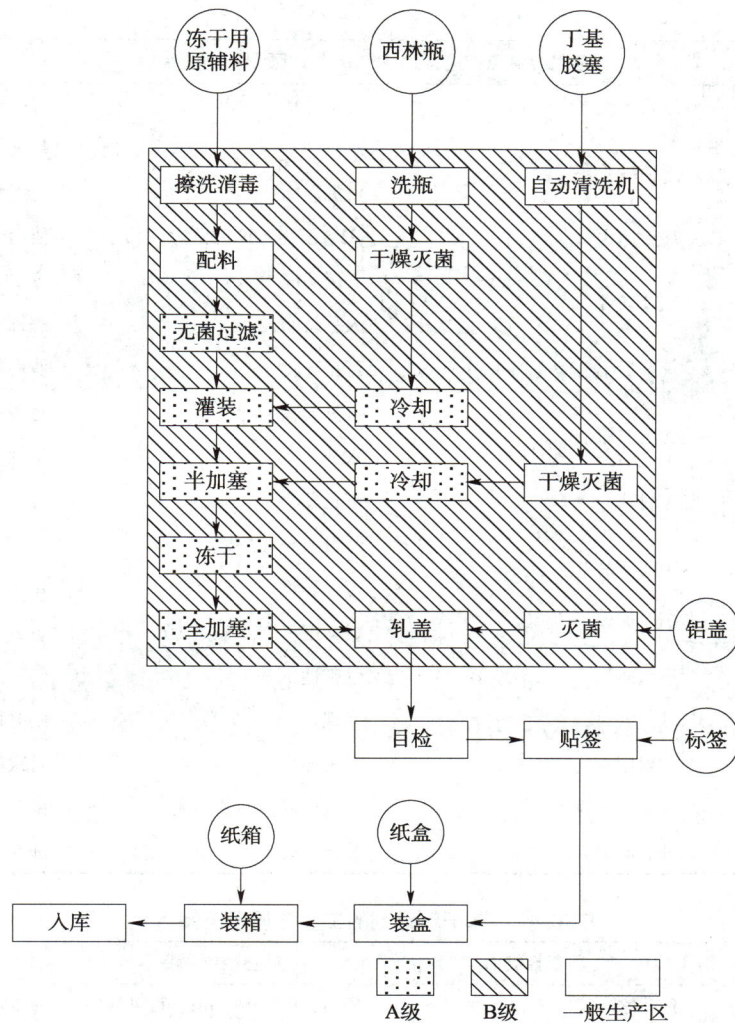

图 10 – 2 　西林瓶冻干制剂生产工艺流程框图

二、工序质量控制点

结合粉针剂的生产工序，对粉针剂质量进行监控，详见表 10 – 1、表 10 – 2。

表 10 – 1 　分装粉针剂的工序与质量控制点

工　　序	质量控制点	质量控制项目	频　　次
洗瓶工序	纯化水	压力、电导率、pH、可见异物	每 2 小时（使用前 1 次）
	注射用水	压力、pH、可见异物	每 2 小时（使用前 1 次）
	压缩空气	压力	每 2 小时（使用前 1 次）
	洗后空瓶	可见异物	每 2 小时（灭菌前 1 次）
西林瓶灭菌工序	灭菌条件	灭菌温度	每 30 分钟
		网带转速	每班 2 次
胶塞洗涤灭菌工序	注射用水	pH、压力	每批次
		可见异物	每 2 小时（使用前 1 次）
	灭菌条件	灭菌温度、灭菌时间	每批次

续表

工 序	质量控制点	质量控制项目	频 次
胶塞洗涤灭菌工序	胶塞清洗水	可见异物	每批次
	灭菌后胶塞	水分	每批次
		可见异物	使用前1次
铝盖洗涤灭菌工序	注射用水	pH、压力、可见异物	使用前1次
	灭菌条件	灭菌温度	每30分钟
		灭菌时间	每批次
	灭菌后铝盖	可见异物	使用前1次
分装工序	无菌空瓶	可见异物	每2小时
		水分	每批次
	原料药	可见异物	每桶
	中间产品	装量差异（5支）	每30分钟
		可见异物	每2小时
轧盖工序	压盖质量	松紧度	每30分钟
		气密性	每班
		外观	随时检查
容器具、洁具清洗	注射用水	可见异物	每次清洗使用前检查
贴签工序	贴签后半成品	标签内容、贴签外观	随时检查
包装工序	外包质量	装盒、装箱、纸箱、打箱	随时检查

表 10-2 冻干粉针剂的工序与质量控制点

工 序	质量控制点	质量控制项目	频 次
洗瓶工序	纯化水	压力、电导率、pH、可见异物	每2小时（使用前1次）
	注射用水	压力、pH、可见异物	每2小时（使用前1次）
	压缩空气	压力	每2小时（使用前1次）
	洗后空瓶	可见异物	每2小时（灭菌前1次）
西林瓶灭菌工序	灭菌条件	灭菌温度	每30分钟
		网带转速	每班2次
胶塞洗涤灭菌工序	注射用水	pH、压力	每批次
		可见异物	每2小时（使用前1次）
	灭菌条件	灭菌温度、灭菌时间	每批次
	胶塞清洗水	可见异物	每批次
	灭菌后胶塞	水分	每批次
		可见异物	使用前1次
铝盖洗涤灭菌工序	注射用水	pH、压力、可见异物	使用前1次
	灭菌条件	灭菌温度	每30分钟
		灭菌时间	每批次
	灭菌后铝盖	可见异物	使用前1次

续表

工　序	质量控制点	质量控制项目	频　次
配制、过滤	称量	品名、批号、规格、检验报告	每批次
	药液	主药含量、pH、澄明度、色泽	每批次
	滤膜	起泡点	每批次
灌封	半加塞后中间产品	装量、澄明度、加塞率	随时/批
冻干	冻干后中间产品	澄明度、外观	每批次
轧盖、目检	压盖质量	松紧度	每30分钟
		气密性	每班
		外观	随时检查
容器具、洁具清洗	注射用水	可见异物	每次清洗使用前检查
贴签工序	贴签后半成品	标签内容、贴签外观	随时检查
包装工序	外包质量	装盒、装箱、纸箱、打箱	随时检查

三、主要设备

1. 分装粉针剂生产设备　主要有理瓶机、洗瓶机、分装机、轧盖机、贴签机、包装机等设备。

2. 冻干粉针剂生产设备　主要有理瓶机、洗瓶机、配液设备、灌装机、冻干机、压塞机、轧盖机、贴签机和包装机等设备。

任务 10 – 2　粉针剂分装设备

PPT　　　精讲

一、设备概述

粉剂分装机是将无菌的粉剂药品定量分装在经过灭菌干燥的玻璃瓶内，并盖紧胶塞密封。这是无菌粉针生产过程中最重要的工序。粉剂分装机有螺杆分装机和气流分装机两种。

螺杆分装机采用的标准是 JB/T 20008.2 – 2012，型号编制采用 KFG 型。

二、常用设备

（一）螺杆分装机

螺杆分装机是由步进电机控制螺杆转过一定的角度来定量药粉并装入西林瓶中，有单头和多头螺杆之分。

1. 主要结构　图 10 – 3 所示为双头螺杆分装机示意图，其结构包括输瓶部分、药物输送及分装机构、输塞部分、扣塞部分、传动部分、电气控制部分等。

输瓶部分包括理瓶转盘、进瓶轨道和出瓶轨道。理瓶转盘用作理顺杂乱无章的瓶子，进出瓶轨道主要是用来将瓶子送入间歇分装控瓶盘后，将分装、扣塞好的瓶子送出分装机，使其进入下一道工序。

药物输送及分装机构包括粉斗、送粉螺杆和分装机构。粉斗内的药粉通过送粉螺杆将其送入分装机构，分装机构内的分装螺杆通过步进电机的旋转步数来准确控制下粉量的多少，从而达到 GMP 要求。

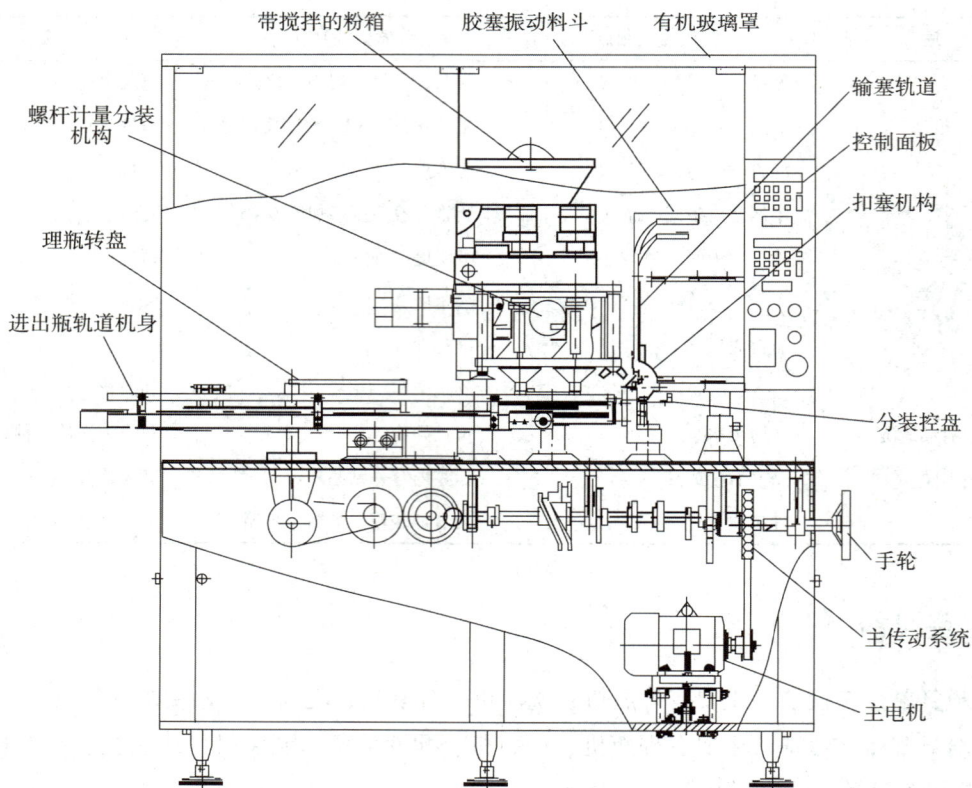

图 10-3　双头螺杆分装机示意图

输塞、扣塞部分包括电磁振荡胶塞斗、落塞轨道、真空吸塞装置和扣塞器。电磁振荡器将胶塞斗内杂乱无章的胶塞理顺后，通过下塞轨道将胶塞送入扣塞器，扣塞机构准确将胶塞压入瓶口内，从而达到工艺要求。

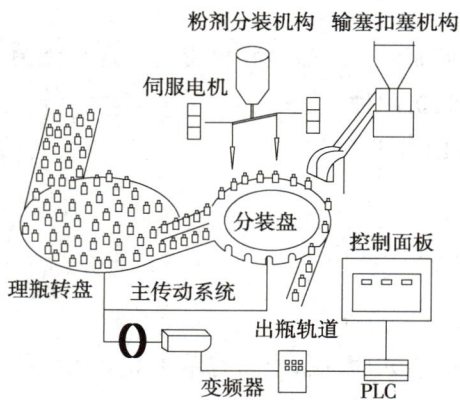

图 10-4　双头螺杆分装机工作原理示意图

2. 工作原理　图 10-4 所示为双头螺杆分装机的工作原理示意图，包括瓶子输送、药粉分装、输塞扣塞几方面。

（1）西林瓶的输送：干热灭菌后的西林瓶由输送带送至理瓶转盘，通过转盘旋转，使瓶子整齐有序地通过双排轨道后进入分装盘。分装盘间歇转动，依次将瓶子送至分装位置和扣塞位置，由两个螺杆分装头完成药粉定量分装，由两个扣塞器完成扣胶塞动作，经出瓶轨道输出。如图 10-5 所示。

分装盘是螺杆分装机定位进行分装及加塞的主要机构，其定位的准确性直接关系整台设备成品率，结构如图 10-6 所示。传感器磁铁主要是用来控制分装螺杆上的步进电机所设立的，当控瓶盘内有瓶时，传感器给步进电机信号，步进电机带动分装螺杆工作。反之亦然，这样准确做到无瓶不分装。

（2）药物的输送与分装：药物的输送由喂料送粉机构完成，如图 10-7 所示。将药粉加入粉斗，粉斗底部的两个送粉螺杆由各自的小电机通过减速器带动进行连续旋转，输送药粉至分装喇叭漏斗内。

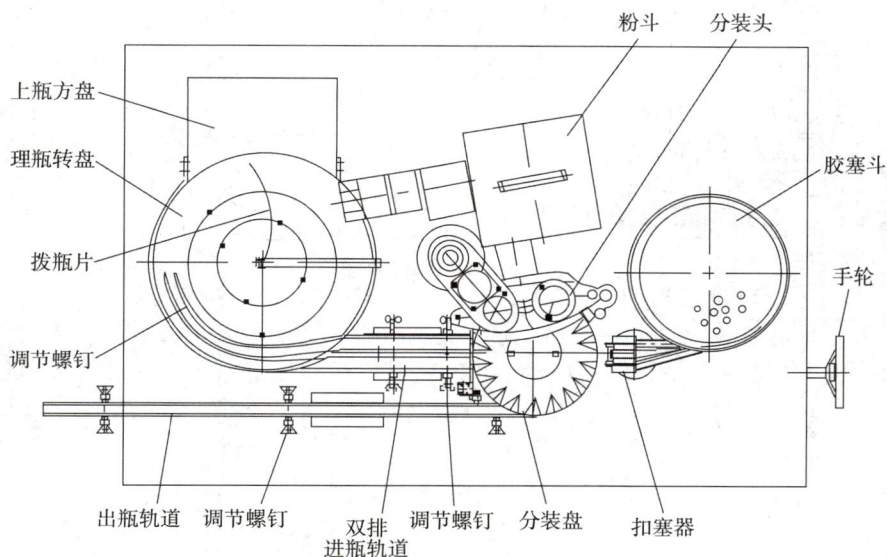

图 10-5 双头螺杆分装机输瓶原理示意图

图 10-6 等分分装盘结构示意图

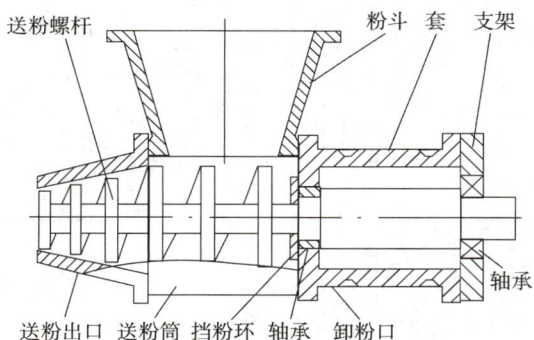

图 10-7 送粉机构示意图

　　药物的计量分装由分装头完成。如图 10-8 所示，每个分装喇叭漏斗内设一个计量螺杆，由伺服电机控制其单向间歇旋转一定的角度（转数）对药粉进行计量。当计量螺杆转动时，粉剂通过分装头下部的开口定量地加到玻璃瓶中。每个螺距容积相同；计量螺杆与导料管壁间隙均为 0.2mm，控制螺杆转角实现精确控制药粉计量（±2%），如图 10-9 所示；为使粉剂加料均匀，料斗内还有一搅拌桨，连续反向旋转以疏松药粉。

　　（3）输塞、扣塞原理：将处理好的胶塞加入胶塞料斗，当电磁振荡器振荡时，料斗内的胶塞便沿着料斗内壁的双行螺旋轨道向上跳动。当胶塞小端朝上时，便顺利通过理塞位置；当胶塞大端朝上时，到达理塞位置便被凸形弹簧片挤到轨道边缘缺口处而掉入料斗中并重新上升。通过理塞位置的胶塞继续上升到最高处，落入料斗外的输塞轨道并继续下滑到扣塞器的位置，由扣塞器完成接塞和扣塞动作。如图 10-10 所示。

图 10 –8 螺杆分装头结构图

图 10 –9 螺杆分装头分装原理

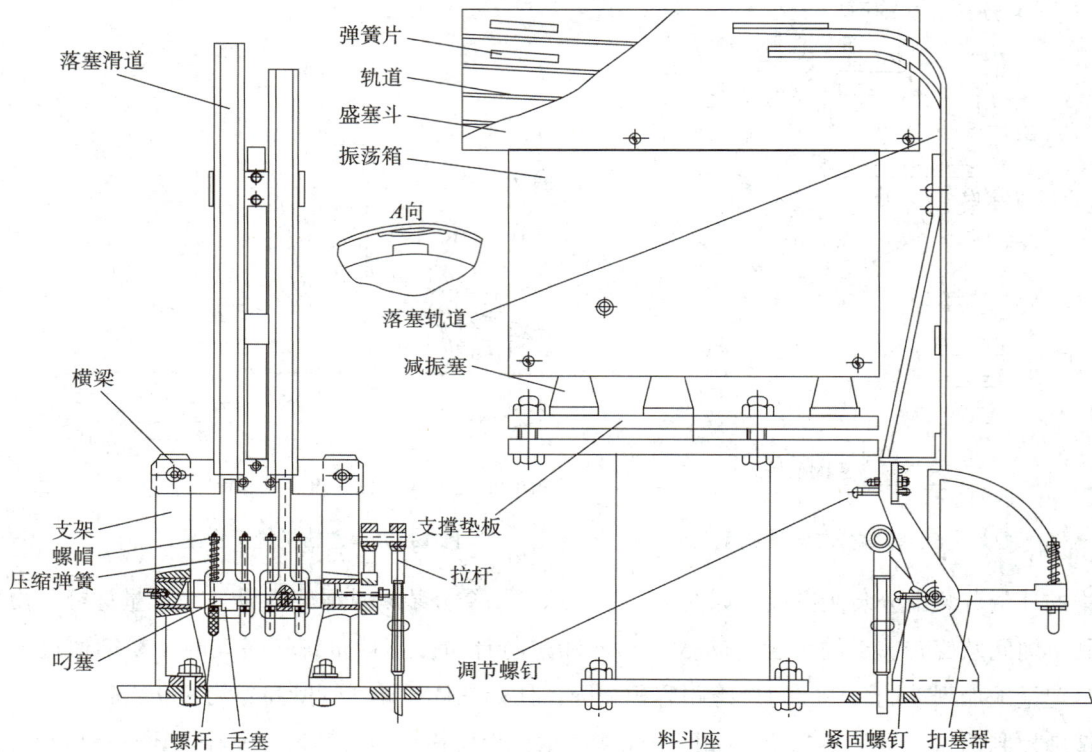

图 10 –10 输塞扣塞装置

扣塞器有机械叼塞和真空吸塞（图 10 – 3）两种，真空吸塞装置是运用真空吸力完成接塞动作。图 10 – 10 所示为机械叼塞。扣塞器可以往复转动 90°，当扣塞器逆向转 90°时，螺杆与横梁挡板接触，螺杆上的弹簧受压，螺杆与扣塞器体沿轴向产生相对位移，而使螺杆上的叼塞与扣塞器体分离，使胶塞落入舌塞和两叼塞之间，完成接塞动作。当扣塞器开始顺向转时，螺杆与横梁挡板分离，弹簧伸开使叼塞上移夹紧胶塞。当扣塞器顺向转完 90°时，胶塞刚好落入转盘上的西林瓶口，同时，螺杆上的塑料螺帽顶住转盘使弹簧伸长，叼塞退回原位，舌塞突出并送出胶塞，完成扣塞动作。

（4）电磁振荡输塞装置：电磁振荡输塞装置是靠振动力把胶塞连续输送到输塞轨道。其结构如图 10－11 所示。料斗底部装一衔铁，底盘上装一电磁铁，料斗和底盘之间装有三根倾斜板弹簧，底盘与机架之间的相应位置装有三根压缩弹簧。电磁线圈的供电方式是单相交流激磁、单相半波整流激磁、交直流联合激磁。在工作过程中，当磁力骤增的瞬间，电磁铁对衔铁产生引力，使料斗以直线移动和旋转运动的复合运动形式与底盘相向位移，从而使主振弹簧和辅振弹簧发生综合变形。反之，电磁骤减瞬间，已变形的主、辅振弹簧在弹力作用下，带动料斗沿相反方向运动。如此不断的循环，即形成高频微幅振动。在高频微幅振动作用下，使料斗内的胶塞沿其内侧螺旋滑道向上爬行。

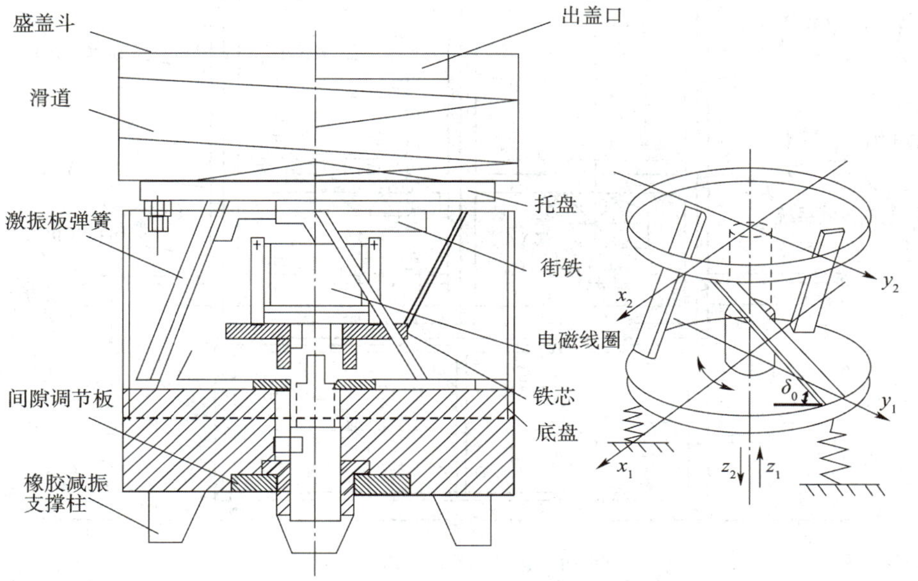

图 10－11　电磁振荡输盖装置结构示意图

螺杆分装机主要特点是通过分装螺杆的转数就可实施精确的装量，装量易控制；螺丝扣密封，易装拆清洗；使用中不会产生"漏粉"与"喷粉"现象，粉尘少，原粉利用率较气流分装机要高；结构简单，附属设备少，维护方便，运行成本低。螺杆分装机比气流分装机速度慢，同样时间产量要小；对原始粉剂状态有一定要求，当对不爽滑性粉剂分装时，要通过改变小搅浆和出粉口来确定装量精度。

▶▶ 岗位情景模拟

情景描述　在用螺杆分装机对粉剂进行分装时，往往会有装量差异，如果你是螺杆分装机操作工，请思考以下问题。

讨　　论　影响螺杆分装机装量精度的因素有哪些？

答案解析

（二）气流分装机

气流分装原理就是利用真空吸取定量容积粉剂，再通过净化干燥压缩空气将粉剂吹入玻璃瓶中。气流分装的特点是在粉腔中形成的粉末块直径幅度较大，装填速度亦快，一般可达每分钟 300～400 瓶，装量精度高，自动化程度高，应用广泛。

该机主要由粉剂分装系统、盖胶塞机构、床身及主传动系统、玻璃瓶输送系统、拨瓶转盘机构、真空系统、压缩空气系统、电气控制系统、空气净化控制系统等组成，如图 10-12 所示。

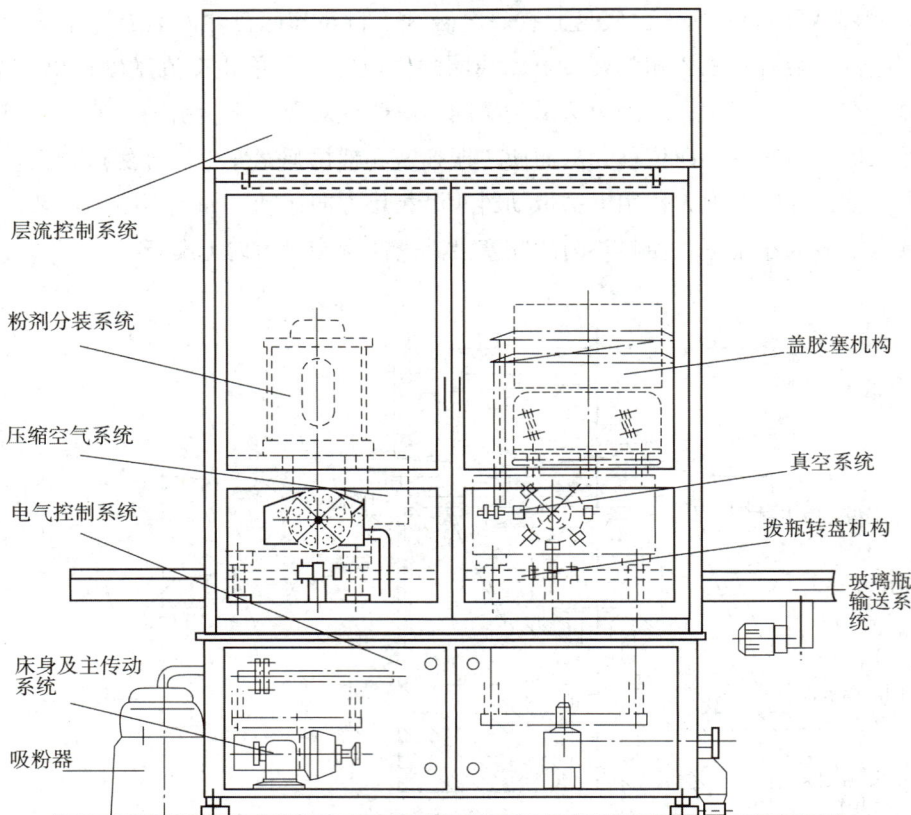

图 10-12　气流分装机示意图

其工作程序为进空瓶、装粉、盖胶塞和出瓶 4 个步骤。其分装原理为：将通过结晶或冷冻干燥处理后的药物粉末加入装粉筒，搅粉斗中的搅粉器旋转疏松药粉，使药粉顺利下落。分量盘间歇转动，当药粉孔转到口朝上与搅粉斗下口相对时，孔底的轴向圆孔与上气嘴相对接通真空，利用真空将盛粉斗内的药粉吸入药粉孔。当药粉孔转到口朝下与西林瓶口相对时，孔底的轴向圆孔与下气嘴相对接通压缩空气，利用压缩空气将药粉孔内的药粉吹入西林瓶中。如图 10-13 所示。

气流分装机特点：装填速度快，一般可达每分钟 300~400 瓶；装量精度高；控制自动化程度较高；分装时形成的粉尘较大；辅助设备多；对粉剂要求较高，特别对药粉细度、粒度要求较高。

知识链接10-2

气流分装机装量出现差异的原因

气流分装原理就是利用真空吸取定量容积粉剂，再通过净化干燥压缩空气将粉剂吹入玻璃瓶中。从原理进行分析，若装量出现差异，主要原因如下。

(1) 真空度不足，药粉过于松散，盛粉管内药粉过少。

(2) 压缩空气压力不足，药粉未吹净。

(3) 压缩空气压力过大，药粉被吹出瓶外。

(4) 料斗内药粉装量过少。

三、粉剂螺杆分装机操作

以下内容以 KFG300 型粉剂螺杆分装机为例。

（一）开机前准备

（1）检查工作台面是否有与生产无关的杂物。

（2）检查各转动部位是否加注润滑油。

（3）检查电源、数控系统及其显示是否正常。

（二）开机和关机操作

（1）取出清洁、消毒并烘干灭菌的分装机零部件。

（2）将螺旋绞插入供料器，加以固定，打开电源，开"供粉调速"开关，检查送粉电机转动是否正常，如有异常情况，则需再进行调节，直至正常为止。

（3）分装头安装

1）安装分装头时，搅拌装置和螺杆的螺丝都要拧紧，防止中途脱落。

2）安装螺杆时要注意螺杆和分装漏斗下端出口应装平，过高或过低都会影响装量，安装好后检查螺杆与漏斗之间距离是否均匀。如不均匀需再做调节。

3）分装螺杆、分装漏斗、视料罩全部调好后，将鳄鱼夹分别夹在两个落粉嘴的紧固螺丝上，按下"手动"按钮，分别检查"故障"灯是否亮，如灯亮，则说明碰壳，此时可松开漏斗下两螺钉，调节漏斗位置，直至灯灭，然后紧固好螺钉。

（4）装量调节

1）把药粉倒入料斗，开启供粉电机，将药粉送入分装漏斗中。

2）分装漏斗中的药粉要保持一定量，一般要超过分装漏斗 5~7cm，调整"频率"来调节分装电机转速，调节"步数"来改变装量。

3）旋动胶塞振荡器按钮，开启真空阀门，检查胶塞振荡器及扣塞是否正常。

4）放入空瓶，将分瓶头和扣塞卡块与瓶口位置调整好，并检查瓶位检测是否准确。

5）开启进瓶电源开关，开启供粉开关、搅拌开关，按下"运行"，开始正式分装，注意不得有倒瓶进入分装转盘。

（5）生产结束，待拨瓶盘上抗生素瓶全部分装完毕，按下"停止"按钮，关闭搅拌器、供料器、数控系统、振荡器、进瓶、真空系统及主电机电源。关闭百级层流罩的电源开关，切断总电源。

（6）将分装机上的粉末和碎瓶清除干净，按清洁规程做好设备的清洁消毒工作。

（三）操作注意事项

（1）在操作中应注意安全，不可随意用手触摸转动部件。

（2）盖胶塞时如发现跳塞，应及时予以清除，以防胶塞卡住输送带。

（3）分装过程如有碎瓶，应立即停机，清除药粉及碎玻璃后，方可重新开机。

（4）发现有异常噪音时，应立即停车检查，排除故障后才能继续生产。

（5）发现产品装量出现连续不合格时，应停车检查调整。

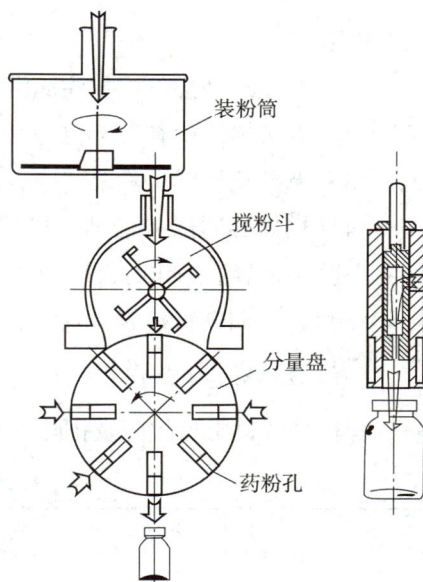

图 10 –13　粉剂气流分装原理示意图

装粉筒
搅粉斗
分量盘
药粉孔

（四）设备维护与保养

（1）在各运动部位应加注润滑油，槽凸轮及齿轮等部件可加钙基润滑脂进行润滑。

（2）开机前应检查各部位是否正常，确认无误后方可操作。

（3）调整机器时工具要适当，严禁用过大的工具或用力过猛拆卸零件，以防影响或损坏其性能。

（4）机器必须保持清洁，机器上不允许有油污、染物，以免损坏机器。工作完毕要擦拭好机器，切断电源。做清洁工作时，应用软布擦拭，严禁用水冲洗或淋洗。

（5）应定期进行检修，及时更换磨损的零件（一般每月小修一次，每年大修一次）。

（五）常见故障及排除方法

螺杆分装机常见故障及排除方法见表 10-3。

表 10-3　双头螺杆分装机常见故障及排除方法

常见故障	原因	排除方法
卡瓶	1. 转盘进入轨道走瓶不顺畅 2. 进出瓶轨道内卡瓶 3. 运输带及同步带磨损严重	1. 调节理瓶转盘围栏上的蝴蝶螺丝至适当宽度，使其走瓶顺畅 2. 调节进出瓶轨道上的 4 个螺丝至适当宽度 3. 重新更换运输带及同步带
瓶不入位	卡瓶后分装控瓶盘移位	松开控瓶盘上的两个压紧螺丝，将控瓶盘校正，使瓶能准确入控瓶盘槽内
机器运转正常，但送瓶拨盘停止转动	送瓶拨盘被瓶子卡住	取出瓶子，转动送瓶拨盘使其复位
运转中突然停车或开不起车	1. 剂量螺杆跳动量过大 2. 计量螺杆与粉嘴接触，造成控制电器自动断电	1. 拆卸漏斗，调整计量螺杆 2. 调整粉嘴使其不与计量螺杆发生接触
主机不启动	1. 控制箱内开关未合闸 2. 保险丝熔断 3. 电源电压过低 4. 电器元件失灵	1. 合上空气开关 2. 检明原因，更换熔丝 3. 测量电压予以排除 4. 更换电器元件
装量不准	1. 装粉漏斗粉位太低或太高 2. 药粒粘满计量螺杆 3. 伺服电机及控制系统故障 4. 计量螺杆与落粉头空隙不相配 5. 搅拌不均匀，药粉有结块	1. 调节输粉螺杆加粉量 2. 拆开漏斗，清除药粉 3. 相应排除或重新设定参数 4. 调落粉头 5. 调整好搅拌螺杆，排除水分
分装头不转	1. 人机界面未设定好 2. 保险丝熔断 3. 螺杆漏斗相碰 4. 药粉含水过大	1. 检查参数加以修订 2. 查明原因更换熔丝 3. 重新调整螺杆 4. 按工艺要求解决
胶塞振荡器不振或振荡力不足	1. 电源断线 2. 调压电位器坏 3. 震片紧固螺丝松动 4. 震片折断 5. 衔铁间隙超出正常范围	1. 接好电源线 2. 更换电位器 3. 紧好固定螺丝 4. 换同规格弹簧片 5. 按要求调整好间隙，为 1~1.5mm

续表

常 见 故 障	原 　 因	排 除 方 法
胶塞供量不足	1. 弹簧片松动或外力造成振荡不均 2. 电位器失控	1. 紧固弹簧片；调整电磁铁静、动磁铁之间间隙 2. 更换电位器
下塞不顺畅或胶塞连续下落	1. 振荡斗与下塞轨道配合不好 2. 下塞轨道与扣头配合不好 3. 胶塞卡口松	1. 松开振荡器立轴上固定螺丝，旋动振荡器，调整到适当位置 2. 调整至适当位置 3. 调整胶塞卡口
加塞不准确	1. 扣塞器扣塞不准确 2. 控瓶盘变形 3. 控瓶盘有微小位移 4. 胶塞卡口与瓶子不对位	1. 校正扣塞器 2. 更换瓶盘 3. 松开瓶盘上的两个压紧螺丝，进行校正 4. 调整卡口与瓶子的对中性
噪音大	下塞轨道与振荡斗碰撞	调整振荡器与下塞轨道的距离，相互之间距离 2~3mm 为最佳
无瓶灌装	1. 电磁传感器损坏 2. 电磁传感器弹簧损坏	1. 更换电磁传感器 2. 更换弹簧，检查传感器

（六）工序操作考核

粉剂分装工序操作考核项目见表 10-4。

表 10-4　粉剂分装工序操作考核标准

项　目	技 能 要 求	考核得分			
		分值	自评	组评	师评
结构认知	能正确认知螺杆分装机零部件名称	10			
分装前准备	1. 按要求更衣，穿洁净服 2. 核对本次生产品种的品名、批号、规格、数量、质量，检查所领物料是否符合要求 3. 正确检查环境、温度、相对湿度、储存间、操作间设备状态标识标牌："设备完好""已清洁" 等 4. 按规定程序对设备进行润滑、消毒	20			
分装操作	1. 开机试机 2. 安装分装头 3. 安装分装螺杆、分装漏斗、视料罩 4. 正确调节装量，设置各工艺参数 5. 加空瓶于理瓶盘，加药粉于料斗，正确开启供粉电机 6. 按要求生产一定装量的粉针剂，装量符合要求	30			
清场操作	1. 作业场地清洁 2. 生产设备清洁 3. 工具和容器清洁 4. 如实填写各种生产记录，适时填写、悬挂、更换状态标识	20			

续表

项　目	技能要求	考核得分			
		分值	自评	组评	师评
熟练	按时完成生产操作	10			
提问	正确回答分装工序相关提问	10			
合计		100			

任务 10 - 3　冻干设备

PPT　　精讲

一、设备概述

冷冻干燥是将被干燥的物质在低温下快速冻结，然后在适当的真空环境下使冻结的水分子直接升华成为水蒸气逸出的过程，冻干制品复水性极好。主要用于热敏物质如抗生素、疫苗、血液制品、酶激素和其他生物制品等。

冷冻干燥过程一般分三步进行，即预冻结、升华干燥（或称第一阶段干燥）、解析干燥（或称第二阶段干燥）。预冻就是将溶液中的自由水固化；升华干燥是将冻结后的产品置于密封的真空容器中加热，其冰晶就会升华成水蒸气逸出而使产品脱水干燥，该阶段约除去全部水分的90%左右；解析干燥是把制品以较高的真空度和温度，维持一定的时间（由制品特点而定），除去升华阶段残留的吸附湿分，物料残留湿分可降至0.5% ~4%。

典型的冻干药品的生产工艺过程由西林瓶处理、药液配制、胶塞处理、无菌灌装、半上塞、冻干、全上塞、轧盖、灯检、贴签和包装等工序组成，常用生产设备有理瓶机、洗瓶机、冻干机、封口机、贴签机和包装机等设备。

药用真空冷冻干燥机采用的标准是 JB/T 20032 - 2012，型号编制采用 GZL 型。

二、真空冷冻干燥机

产品的冷冻干燥需要在真空冷冻干燥机（简称冻干机）中进行。冻干机主要由制冷系统、真空系统、循环系统、液压系统、控制系统、CIP/SIP 系统及箱体等组成，如图 10 - 14 所示。

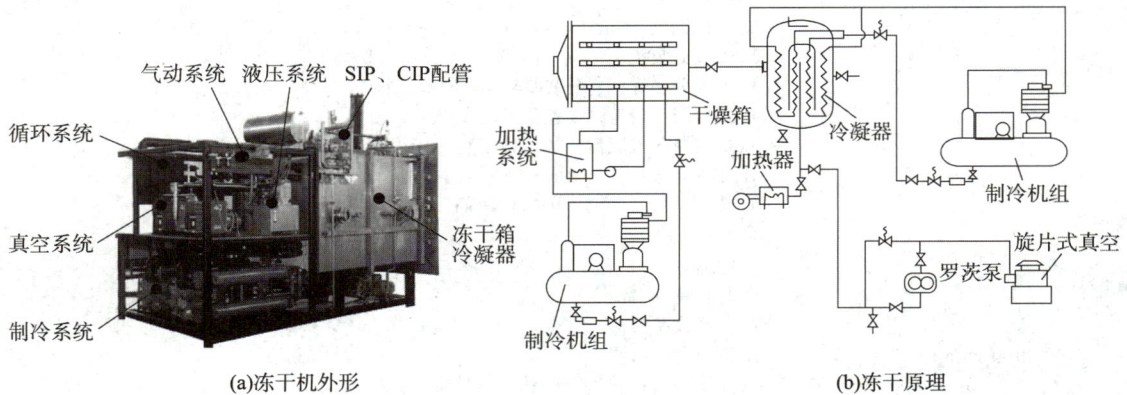

(a)冻干机外形

(b)冻干原理

图 10 - 14　冻干机

1. **制冷系统**　制冷系统在冻干设备中最为重要，被称为"冻干机的心脏"。制冷系统由制冷压缩机、冷凝器、蒸发器和热力膨胀阀等所构成，主要是为干燥箱内制品前期预冻供给冷量，以及为后期冷阱盘管捕集升华水气供给冷量。

冷冻干燥过程中常要求温度达到 -50℃ 以下，因此在中、大型冷冻干燥机中常采用两级压缩进行制冷。主机选用活塞式单机双级压缩机，每套压缩机都有独立的制冷循环系统，通过板式交换器或冷凝盘管，分别服务于干燥箱内板层和冷凝器。根据控制系统的运行逻辑，压缩机可以独立制冷板层或制冷冷凝器。

制冷系统中的工作介质称为制冷剂，它是一种特殊液体，其沸点低，在低温下极易蒸发。它在蒸发时吸收了周围的热量，使周围物体的温度降低，然后这种液体的蒸汽循环至压缩机，经压缩成为高压过热蒸汽。后者将热量传递给冷却剂（通常是水或空气）而液化，如此循环不断，便能使蒸发部位的温度不断降低，这样制冷剂就把热量从一个物体移到另一个物体上，实现了制冷的过程。常用的制冷剂有：氨（R717）、氟利昂 12（R12）、氟利昂 13（R13）、氟利昂 22（R22）、共沸混合制冷剂 R500、共沸制冷剂 R502、共沸制冷剂 R503 等。

载冷剂在冻干机中是一种中间介质，亦称第二制冷剂，主要用于箱体内搁板的冷却和加热。它将所吸收的热量传给制冷剂或吸收加热热源的热量传给搁板，提供产品冻结时所需的冷量及产品干燥的升华热。使用载冷剂的目的是使搁板温度均匀。常用的载冷剂有：低黏度硅油、三氯乙烯、三元混合溶液、8 号仪表油、丁基二乙二醇等。

2. **箱体**　干燥箱（又称冻干箱）是冻干机中的重要部件之一，它的性能好坏直接影响整个冻干机的性能。冻干箱是矩形或圆桶型真空密闭的高、低温箱体，既能够制冷到 -50℃ 左右，又可以加热到 +50℃ 左右。

冷阱（又称冷凝器）是一个真空密闭容器，在它内部有一个较大表面积的金属吸附面，吸附面的温度能降到 -70℃ 以下，并且能恒定地维持这个低温。在制冷系统中，冷阱的作用是把冻干箱内产品升华出来的水蒸气冻结吸附在其金属表面上。从制品中升华出来的水蒸气能充分地凝结在与冷阱盘管相接触的不锈钢柱面的内表面上，从而保证冻干过程顺利进行。冷阱的安装位置可分为内置式和外置式两大类，内置式冷阱安装在冻干箱内，外置式冷阱安装在冻干箱外，两种安装各有利弊。

3. **真空系统**　制品中的水分只有在真空状态下才能很快升华，达到干燥的目的。冻干机的真空系统由冻干箱、冷凝器、真空阀门、真空泵、真空管路、真空测量元件等部分组成。

系统采用真空泵组，组成强大的抽吸能力，在干燥箱和冷凝器形成真空，一方面促使干燥箱内的水分在真空状态下升华，另一方面该真空系统在冷凝器和干燥箱之间形成一个真空度梯度（压力差）。使干燥箱水分升华后被冷凝器捕获。

真空系统的真空度应与制品的升华温度和冷凝器的温度相匹配，真空度过高或过低都不利于升华，干燥箱的真空度应控制在设定的范围之内，其作用是可缩短制品的升华周期，对真空度控制的前提是真空系统本身必须具有很少的泄漏率。真空泵有足够大的功率储备，以确保达到极限真空度。

4. **循环系统**　冷冻干燥本质上是依靠温差引起物质传递的一种工艺技术。物品首先在板层上冻结，升华过程开始时，水蒸气从冻结状态的制品中升华出来，到冷阱捕捉面上重新凝结为冰。为获得稳定的升华和凝结，需要通过板层向制品提供热量，并从冷凝器的捕捉表面去除。搁板的制冷和加热都是通过导热油的传热来进行，为了使导热油不断地在整个系统中循环，在管路中要增加一个屏蔽式双体泵，使得导热流体强制循环。循环泵一般为一个泵体三个电机，平时工作时只有一台电机运转，假使有一台电机工作不正常时，另外一台会及时切换上去。这样系统就有良好的备份功能，适用性宽。

5. 液压系统　液压系统是在冷冻干燥结束时，将瓶塞压入瓶口的专用设备。液压系统位于干燥箱顶部，主要由电动机、油泵、单向阀、溢流阀、电磁阀、油箱、油缸及管道等组成。冻干结束，液压加塞系统开始工作，在真空条件下，使上层搁板缓缓向下移动完成制品瓶加塞任务。

6. 控制系统　冻干机的控制系统是整机的指挥机构。冷冻干燥的控制包括制冷机、真空泵和循环泵的起、停，加热功率的控制，温度、真空度和时间的测试与控制，自动保护和报警装置等。根据所要求自动化程度不同，对控制要求也不相同，可分为手动控制（即按钮控制）、半自动控制、全自动控制和微机控制四大类，如图 10 - 15 所示。

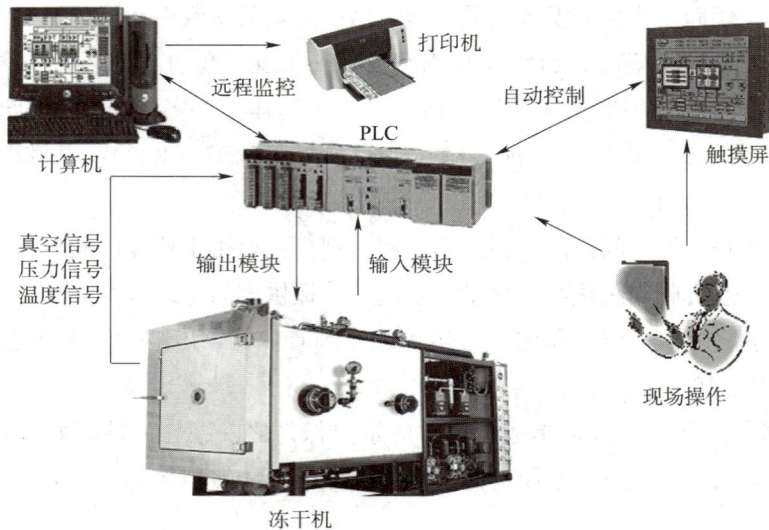

图 10 - 15　冻干机控制系统

7. 在线清洗系统（CIP）　在线清洗系统是指系统或设备在原安装位置不做任何移动条件下的清洗工作，它由许多喷嘴、电动控制阀门组成。带有清洗装置的冻干机在冻干箱内装有广角式和球形喷头，如图 10 - 16 所示，有些喷嘴是活动式的，喷头的布置要保证每一个死角都能彻底洗干净。

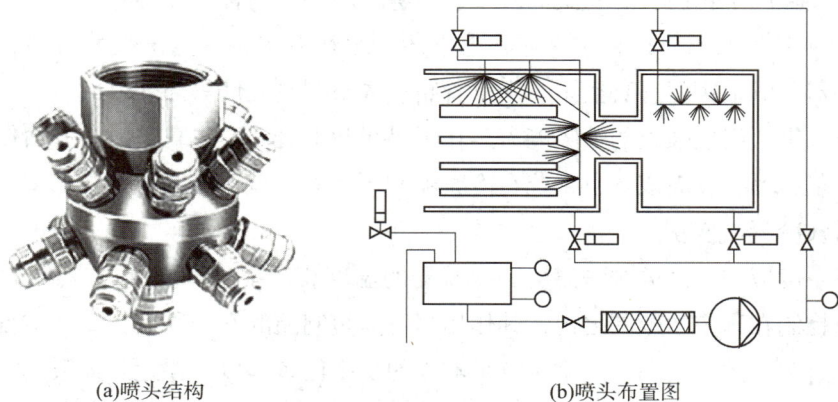

(a)喷头结构　　　　　　　　(b)喷头布置图

图 10 - 16　在线清洗系统喷头结构及其布置

8. 在线灭菌系统（SIP）　在线灭菌系统是指系统或设备在原安装位置不做任何移动条件下的蒸汽灭菌。蒸汽消毒型冻干机采用在位灭菌装置（121℃蒸汽灭菌，过氧化氢灭菌装置），从根本上避免了无菌室的二次污染问题。

在线清洗及在线灭菌技术

制药设备的清洗和灭菌是确保药品生产质量的关键所在，尤其是"换批"和"更换品种"时显得更为重要。GMP 提倡的设备在线清洗及在线灭菌功能，将成为清洗技术及灭菌技术的发展方向。

以设备的清洗为例，GMP 极其重视对制药系统中间设备、中间环节的清洗及监测。至于清洁何处、怎样清洗、清洗难易、清洁效果亦应结合考虑。在线清洗不需拆卸和重新装配设备及管路，就可以对设备及管路进行有效的清洗，将上批生产或实验在设备及管路中的残留物减少到不会影响下批产物质量和安全性的程度。目前，在线清洗技术已经在食品、饮料、制药和生物技术工艺中得到越来越广泛的使用，可以去除工艺残留物，减少污染菌，确保不同生产过程段和段之间的隔离。

内容拓展

三、冷冻干燥机操作

以下内容以 GZL10 型冷冻干燥机为例。

（一）开机前准备

（1）打开冷却水，检查真空泵油表，油面是否在视镜的两条油标线之间。检查压缩机中是否有油，相关的制冷阀门是否处于开的状态。

（2）打开电源，面板上随即有显示。首先开动真空泵及压缩机，观察运转中有无异常声响及特殊的震动，均无问题方可正式开机。

（二）开机和关机操作

1. 制冷

（1）打开 FP（循环泵）424 混合液介质（酒精：水：乙二醇为 2：4：4）将在板层中循环，循环大约 10 秒钟。打开 CP1 压缩机，1# 将启动，10 秒钟后板冷电磁阀 1（FVS1）再打开。

（2）打开 CP2 压缩机，2# 将启动，10 秒钟后再按下板冷电磁阀 2（FVS2）。

2. 冷凝　当制品温度达到工艺要求的温度（按品种而定），并保持 1 个小时每块板的测温探头都达到这个温度（一般要 -40 ~ -35℃），将板冷电磁阀（FVS1、FVS2）关闭，打开 FVC1、FVC2，这时压缩机 1#、2# 对冷凝器进行降温。

3. 抽真空　等后箱冷凝器温度降至 -40℃ 以下并保持一段时间，然后打开 VP1、VP2（真空泵 1#、2#），过 5 分钟后打开小蝶阀，这时真空泵对冷凝器进行抽空。操作面板上真空仪显示对后箱预抽 30 分钟后，打开大蝶阀、真空泵对整个系统抽真空。此阶段为产品的升华阶段，其水分在真空的作用下大量升华，为稳定升华速度，板层要向制品提供能量，也就是需加热，板层的加热一般应在箱内真空度达到 10Pa 以下进行。

4. 二次干燥　在冻干过程中，升华阶段用去了大部分干燥时间。当产品中的冻结冰已不存在时，升华阶段应结束了。但制品中还剩下 5% ~ 10% 的水分，并没达到工艺要求，所以进行二次干燥。方法有两种。

（1）提高板层温度以增加供热量。

（2）提高干燥箱的压力，以加快热量传送（也就是对冻干箱真空进行控制）。打开掺气微调阀来控制，设计值一般在 10 ~ 30Pa，即掺气到 30Pa 停止，恢复到 10Pa 时再继续进行。一旦产品的温度达到最高的许可温度之后，应使干燥箱恢复高真空。在真空下使残余水分强行解脱，将掺气停止，高真空保持时间要依制品的含水量要求而定，一般保持 2 个小时左右。

5. 冻干结束

（1）关闭大蝶阀。

（2）依次关闭小蝶阀、真空泵、冷凝器、电磁阀 1、FVC1、FVC2、电加热、循环泵。

（3）打开放气阀，使箱内压力恢复大气压。制品出箱后，将所有开关复位，关闭电源开关，关闭冷却水冷凝器除霜。

（4）冷凝器除霜可以与干燥箱的进出料同时进行。

（5）确认大、小蝶阀已关闭，打开冷凝器放气阀（即溢流阀）将冷凝器放至大气压，然后打开化霜水进水阀，接通化霜水。当水达到溢流口处，水从溢流口流出时，迅速关掉化霜水开关，保持一段时间后，可将水放掉。根据化霜水的温度和结霜的厚度，直至彻底化霜排尽冷凝器中的存水。化霜结束后应使开关复位。

（三）操作注意事项

（1）开机与关机时应由二人核对进行。

（2）冷凝器在 30 ~ 40 分钟应达到 -40℃。当制品预定温度保持 1 小时，且冷凝器在 -40℃ 以下，并保持一段时间后进行抽真空。

（3）每 30 分钟记录一次，板温料温及压力记录仪上制品的温度曲线要与板温曲线重合。

（4）经常检查真空泵及压缩机表的油位。

（5）经常注意真空泵及压缩机运转是否正常，有无特殊声响，电机是否超负荷运转。

（6）注意真空泵温度升高不能超过 40℃。

（7）如停机后，泵温降到 5℃ 以下时，泵内冷却水必须除净。特别注意溢流口流出水，及时将其阀门关掉，操作人员不能离开，否则将损害设备。

（四）设备维护与保养

（1）开机前应检查冷冻机、真空泵油位；各类接头（真空接头、洁净接头、管路活接头、喇叭口接头等）连接处应无松动、无泄漏；检查各紧固件、减震器（垫）等应无松动；各类阀门灵活、有效；温度、真空、压力等仪表正常，按要求给真空泵（组）补充真空泵油；更换干燥过滤器中的硅胶，确认无误后方可操作。

（2）每月检查冷阱降温速率及极限温度；液压压塞系统工作状况；冷冻机组的工作状况；检查真空泵（组）的工作状况；温度探头、真空探头，必要时校准或更换。

（3）每半年更换真空泵（组）的全部真空泵油，清洗或更换油过滤器。检查冷冻机组冷冻机油的状况，必要时更换，清洗油过滤器、油分离器；检查冷冻机组是否缺氟，必要时补充及更换液体过滤器滤芯，根据需要调整各组膨胀阀。

（4）每年更换冷冻机组的冷冻机油、过滤器滤芯；检查冷冻机的阀片、气缸垫、活塞环等部件、超限零件，检查真空泵的密封（清洁）组件，必要时应予以更换；检查各阀门、法兰的密封（垫）组件，磨损、已老化及微漏者应予以更换；检查冷阱及冷凝器的结垢情况，必要时进行清洗。

（5）机器必须保持清洁，机器上不允许有油污、染物，以免损坏机器。工作完毕要擦拭好机器，切断电源。做清洁工作时，应用软布擦拭，严禁用水冲洗或淋洗。

（五）常见故障分析及排除方法

冻干机常见故障分析及排除方法见表 10 – 5。

表 10 – 5 冻干机常见故障分析及排除方法

常见故障	原因	排除方法
冷冻机不工作	1. 断路器未投用 2. 继电器断开 3. 循环泵未投用 4. 运动部件卡死 5. 冷冻机马达故障 6. 温控仪表设定值不正确（高于硅油入口温度） 7. 温度探头损坏，导致温控仪表工作不正常	1. 开启断路器，检查运行电流 2. 检查高压继电器、油压差继电器接触点，复位 3. 检查循环泵，检查联锁装置 4. 检查修理 5. 检查修理 6. 正确设定温控仪表 7. 更换温度探头
运行中高压不正常，偏高，甚至高压继电器动作	1. 冷却水水量不足或水温偏高 2. 冷凝器传热表面污垢太多或部分堵塞 3. 风冷冷凝器风机故障或翅片太脏 4. 低压管路有漏点，空气进入系统 5. 制冷剂太多	1. 检查冷却系统水泵及冷却塔风机 2. 检查冷凝器，清洗污垢 3. 检查风机，清洗翅片 4. 低压管路查漏，高压端适量放空气 5. 适当抽出制冷剂
运行中油压不正常，偏低，甚至油压差继电器动作	1. 系统冷冻机油不足 2. 油分离器回油阀（浮球阀）堵塞 3. 中压调节功能未投用 4. 制冷剂不足（视镜中有大量气泡） 5. 供液电磁阀故障 6. 系统含水分较多，引起膨胀阀冰堵 7. 膨胀阀调节不当	1. 适量补充冷冻机油 2. 检查修理 3. 检查、调节中压压力继电器 4. 适量补充制冷剂 5. 检查、更换电磁阀线圈 6. 检查、更换过滤器滤芯，去除水分 7. 调节膨胀阀
冷冻机降温不正常	1. 中冷器膨胀阀调节不当 2. 油分离器回油阀关闭不严或失灵 3. 高压排气阀片破裂或气缸垫被击穿 4. 膨胀阀开启过大或感温包未扎紧 5. 吸气阀片断裂或气缸垫被击穿	1. 调节中冷器膨胀阀 2. 检查修理油分离器 3. 检查修理，更换排气阀片或气缸垫 4. 调节膨胀阀，扎紧感温包 5. 检查修理，更换吸气阀片或气缸垫
电加热器不工作	1. 温控仪表设定值不正确（低于硅油入口温度） 2. 温度探头损坏，导致温控仪表工作不正常 3. 系统真空度未达到设定值	1. 正确设定温控仪表 2. 更换温度探头 3. 检查真空仪表设定值
极限温度不理想	1. 膨胀阀调整不当 2. 循环冷却水量不足或温度偏高	1. 调整膨胀阀开度 2. 增加循环冷却水流量及降低温度
真空泵（组）不工作	1. 泵油温度太低（<10℃）或泵油太黏稠 2. 冷阱温度未达到真空泵启动温度（≤ –40℃）	1. 加热泵油或换油 2. 待冷阱温度降至 –40℃ 以下时再启动真空泵

续表

常见故障	原　因	排除方法
真空泵（组）不工作	3. 罗茨泵未达到启动的真空度（≤1000Pa） 4. 真空泵转动部件卡死 5. 真空泵马达故障	3. 待系统真空度达到启动点时，再启动罗茨泵 4. 检查修理 5. 检查修理
抽真空速率很慢	1. 真空泵组有故障 2. 箱门密封条有泄漏或箱门未关好 3. 系统中有泄漏 4. 冷阱中残存有水（冰）	1. 检查，排除 2. 检查箱门密封条，关好箱门 3. 检查系统中的阀门、接头、法兰等连接处 4. 彻底化霜，排除存水

（六）工序操作考核

冷冻干燥机工序操作考核项目见表 10 - 6。

表 10 - 6　冻干机工序操作考核标准

项　目	技 能 要 求	考核得分			
		分值	自评	组评	师评
结构认知	能正确认知冻干机的零部件名称	10			
冻干前准备	1. 按要求更衣，穿洁净服 2. 核对本次生产品种的品名、批号、规格、数量、质量，检查所领物料是否符合要求 3. 正确检查环境、温度、相对湿度、储存间、操作间设备状态标识标牌："设备完好""已清洁"等 4. 按规定程序对设备进行润滑、消毒	20			
冻干操作	1. 开机试机 2. 正确制冷 3. 正确冷凝 4. 正确抽真空 5. 正确二次干燥 6. 按要求生产一定产量的冻干粉剂，质量符合要求	30			
清场操作	1. 作业场地清洁 2. 生产设备清洁 3. 工具和容器清洁 4. 如实填写各种生产记录，适时填写、悬挂、更换状态标识	20			
熟练	按时完成生产操作	10			
提问	正确回答冻干工序相关提问	10			
合计		100			

任务 10 – 4   西林瓶轧盖设备

一、设备概述

西林瓶轧盖机是对粉剂经分装压塞、液剂灌装全压塞以及冻干压塞后，用铝（铝塑）盖对压塞的西林瓶进行再密封与保护。无菌注射剂要求轧盖后铝盖不松动且无泄漏。

轧盖机的种类很多，根据操作方式不同分为手动、半自动、全自动轧盖机。

按铝盖收边成型的工作原理不同，轧盖机分为卡口式（开合式）和滚压式（旋转式）两种。卡口式是利用分瓣的卡口模具将铝盖收口包封在瓶口上，卡口模具有三瓣、四瓣、六瓣、八瓣等。滚压式是利用旋转的滚刀通过横向进给将铝盖滚压在瓶口上。

滚压式轧盖机根据滚刀数量不同分为单刀式和三刀式两种；根据轧刀头数不同分为单头式和多头式；根据瓶子在轧盖时是否运动，三刀式轧盖机分为瓶子不动和瓶子随动两种型式。

生产中以滚压式收边成形为主。单刀式多头轧盖机和三刀式多头滚压式轧盖机因其轧盖严实、美观、铝盖和铝塑盖兼容性好、胶塞不松动、密封性能好、结构简单、轧刀调整较为简便、操作和维护简单易行等特点，应用最为广泛。

西林瓶轧盖机采用的标准是 JB/T 20008.3 – 2012，型号编制采用 KZG 型。

二、滚压式轧盖机

生产视频

1. 主要结构　KZG300/5 ~ 30 型滚压式轧盖机主要是由理瓶转盘、进出瓶输送轨道、理盖振荡器、轧头体机构、等分拨瓶盘、传动机构、主电机、下盖轨道与电气控制部分等组成。如图 10 – 17 所示。

理瓶转盘、进出瓶输送轨道、等分拨瓶盘的作用与螺杆分装机相应部分相同。

振荡理盖机构是将铝盖斗内杂乱无章的铝盖理顺后，通过落盖轨道将铝盖送至挂盖位置，挂在西林瓶口上。

轧盖机构将上在瓶口上的铝盖进行滚压密封。

2. 工作原理　工作时，将铝盖放入理盖斗，在电磁振荡器的作用下，铝盖沿理盖斗内的螺旋轨道向上跳动，上升到轨道缺口弹簧处完成理盖动作，口朝上的铝盖继续上升到最高处后再落入料斗外的输盖轨道，沿输盖轨道下滑到西林瓶的挂盖位置。同时，西林瓶由理瓶转盘送入进瓶轨道，由输送链条将瓶送入等分拨瓶盘的凹槽，随拨瓶盘间歇转到挂盖位置接住铝盖后，继续转到轧头体下，由轧头体系统完成轧盖动作。随后，西林瓶被拨瓶盘推入出瓶轨道，由输送带将瓶送出。

电磁振荡输盖装置的结构、原理参见螺杆分装机。

3. 轧盖机构的结构原理　滚压式轧盖装置有瓶子不动和瓶子随动两种型式。

（1）瓶子不动、三刀滚压型：该种型式轧盖装置由三组滚压刀头及连接刀头的旋转体、铝盖压边套、芯杆和皮带轮组及电机组成。其轧盖过程是：电机通过皮带轮组带动滚压刀头高速旋转，转速约2000r/min，在偏心轮带动下，轧盖装置整体向下运动，先是压边套盖住铝盖，只露出铝盖边沿待收边的部分，在继续下降过程中，滚压刀头在沿压边套外壁下滑的同时，在高速旋转离心力作用下向心收拢滚压铝盖边沿使其收口，如图 10 – 18 所示。

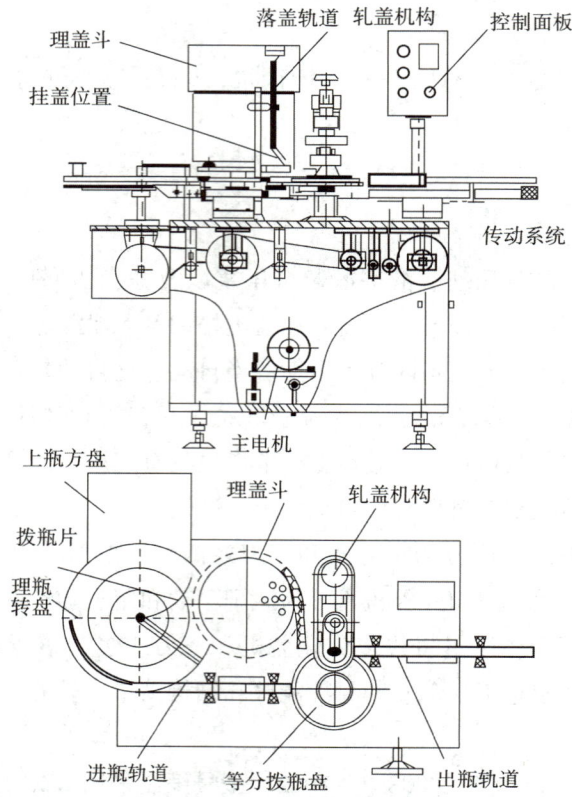

图 10 – 17 滚压式轧盖机结构示意图

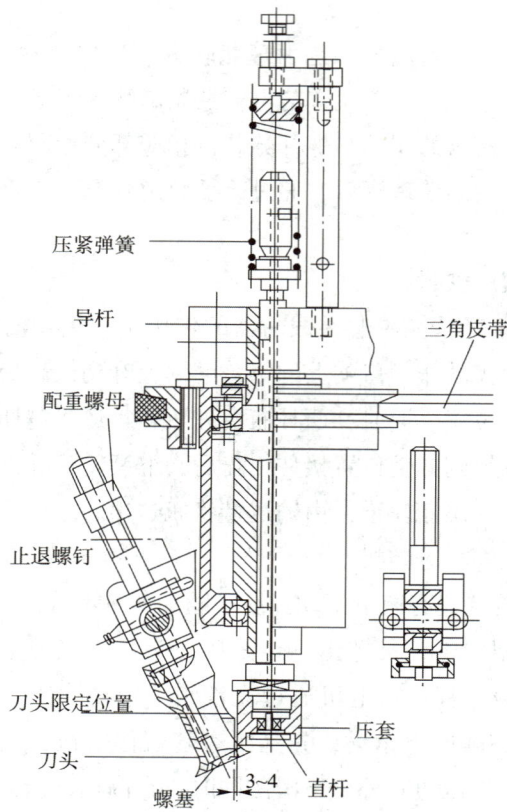

图 10 – 18 瓶子不动式三刀轧盖装置结构示意图

（2）瓶子随动、三刀滚压型：该型压盖装置由电机、传动齿轮组、七组滚压刀组件、中心固定轴、回转轴、控制滚压刀组件上下运动的平面凸轮和控制滚压刀离合的槽形凸轮等组成。轧盖过程：扣上铝盖的西林瓶在拨瓶盘带动下进入到一组正好转动过来并已下降的滚压刀下，滚压刀组件中的压边套先压住铝盖，在继续转动中，滚压刀通过槽形凸轮下降，并借助自转，在弹簧力作用下、在行进中将铝盖收边轧封在西林瓶口上，如图 10 - 19 所示。轧刀轧卷铝盖，使待轧盖的容器密封性达到最佳效果；压紧弹簧缓冲轧刀的冲击力，以此减少轧刀对待轧容器的破损率；调整螺杆 A 调节压紧弹簧压力大小；压紧螺母锁紧螺杆 A，以防止调整螺杆的松动而影响轧盖质量；锁紧螺帽调整轧刀的高低后固定调整螺杆 B，以防止调整螺杆 B 的松动而影响轧盖质量；调整螺杆 B 微量调整轧刀与瓶口之间高低，以此来调整轧盖后盖跟容器配合的紧密度与精确度，使轧盖后的密封达到最佳效果；调整手柄调节轧刀座的高低，以适应各种容器的轧盖；压盖头压紧瓶盖与待轧盖容器的紧密性；调整螺丝 A 锁紧调整手柄，当轧盖座调整到适当高度后，锁紧调整螺丝 A，以防止轧盖头座的高低位移而影响轧盖质量；调整螺丝 B 用来调节皮带的松紧。

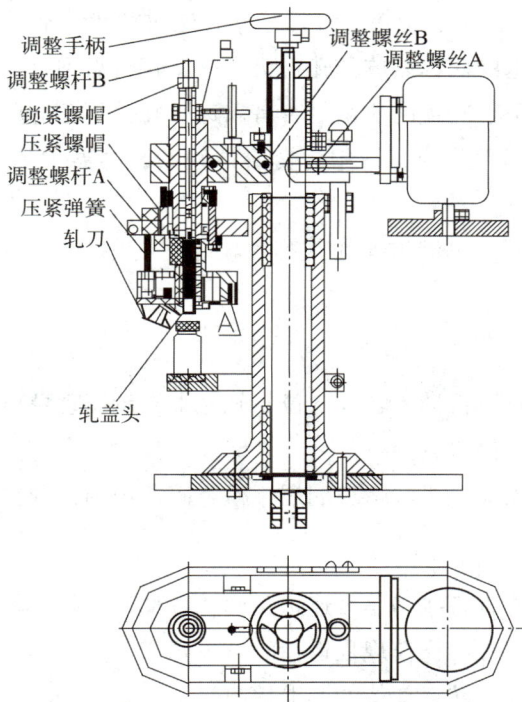

图 10 - 19　瓶子随动三刀轧盖装置结构示意图

知识链接10-4

无菌药品包装容器的密封性（2010 版 GMP）

第七十七条　无菌药品包装容器的密封性应当经过验证，避免产品遭受污染。熔封的产品（如玻璃安瓿或塑料安瓿）应当作 100% 的检漏试验，其他包装容器的密封性应当根据操作规程进行抽样检查。

第七十八条　在抽真空状态下密封的产品包装容器，应当在预先确定的适当时间后，检查其真空度。

第七十九条　应当逐一对无菌药品的外部污染或其他缺陷进行检查。如采用灯检法，应当在符合要求的条件下进行检查，灯检人员连续灯检时间不宜过长。应当定期检查灯检人员的视力。如果采用其他检查方法，该方法应当经过验证，定期检查设备的性能并记录。

内容拓展

三、滚压式轧盖机操作

以下内容以 KZG300/5～30 型滚压式轧盖机为例。

（一）开机前准备

（1）检查轧盖室温度、湿度、轧盖机容器具的清洁状况及水电供应情况，检查合格后在"批生产记录"上签字。

（2）核对"产品交接卡"中产品名称、生产批号、规格、数量是否正确。

（二）开机和关机操作

（1）空车运转检查，启动电机检查运转有无异常声响、震动，检查轧盖机各部位运转情况是否正常。

（2）轧盖机运转正常后，将铝盖倒入料斗中。首先拿少许空西林瓶盖上胶塞放在轨道中，调试检查轧盖质量情况。检查松紧时，拇指、中指、食指竖立，逆时针转动不得松动。

（3）调试正常后，将塞好塞的西林瓶放到轧盖机进料旋转转盘中，开动机器开始正式轧盖。

（4）轧盖过程中，要随时目检轧盖的质量是否有裙边，轧盖不正等要随时抽检轧盖的松紧情况。

（5）轧盖合格的半成品放到灭菌的容器中，交给中间站，容器中要放标签，标明品名、批号、规格、机台号、操作者。

（6）操作完毕后，关闭电源，按清洁操作规程对设备进行清洁。将盛装铝塑盖料斗中的剩余铝塑盖取出返回准备岗位。

（三）操作注意事项

（1）轧盖机运行中手或工具不得伸入转动部位，轨道上有倒瓶现象可用镊子夹起。

（2）检查轧盖有松动时，要停机调整。

（3）如果轨道口有卡瓶现象应停机清除玻璃屑，检查碎瓶原因，并排除故障，方可开机。

（四）设备的维护与保养

（1）设备在使用前，仔细检查各线路是否连接正确，各部件是否有松动的现象，有要及时固紧。

（2）设备在使用时严格按照标准操作规程运行。

（3）设备在使用完后，检查各转动部位的润滑情况。

（4）每月进行一次电气回路的检查，如有故障应及时排除。

（5）轴承内每半年加一次钾脂润滑脂。

（6）调整振荡器支承弹簧，调整出铝盖轨道与接落盖轨道接头位置。

（7）调整上压头的高低位置。

（五）常见故障及排除方法

西林瓶轧盖机常见故障、产生原因及排除方法见表 10－7。

表 10－7　西林瓶轧盖机常见故障及排除方法

常见故障	原　因	排除方法
铝盖松动	1. 三旋刀头径向距离略大 2. 轧盖座中心压簧太松	1. 三旋刀头径向距离调小 2. 调紧压簧螺钉

续表

常 见 故 障	原　　因	排 除 方 法
铝盖轧出成品出现波纹或皱皮	1. 三旋刀位置及压簧未调整到位 2. 轧刀刀头磨损或硬度低	1. 相应调整 2. 调换新轧刀刀头
无盖时机器不自行停止	限位开关失去作用或进出瓶拨盘内推杆失去作用	调整限位开关或进出瓶拨盘内推杆位置
铝盖扣不到瓶口上或铝盖连续下落	1. 道轨左右卡钳与瓶子不对位 2. 道轨左右卡钳弹簧松 3. 铝盖轨道位置太高	1. 调整左右卡钳与瓶口对中性 2. 调紧左右卡钳弹簧 3. 略下调轨道位置
瓶子运行不畅或有倒伏现象	运输带及同步带磨损严重或运输带即将断开	重新更换运输带及同步带
机器运转正常，但送瓶拨盘停止转动	送瓶拨盘被瓶子卡住时，轧瓶保险机构故障	取出瓶子，转动送瓶拨盘使其复位，并相应消除故障
瓶子进轧刀座时的对中性不好	进出瓶拨盘及工作导向板间磨损严重	更换相应零件
铝盖漏盖	铝盖轨道位置太高	略下调轨道位置
轧盖机头不稳且运动时晃动	轧盖头往复轴松动	调换轴承
瓶子进轧刀座时的对中性不好	等分拨盘及工作导向板间磨损严重	更换相应零件
落盖不畅通或卡盖现象	轨道的间隙或卡钳未调整好	相应调整

即学即练

答案解析

西林瓶轧盖机出现铝盖扣不到瓶口上或铝盖连续下落，以下不是导致这种故障的原因（　　　）

A. 道轨左右卡钳与瓶子不对位　　　　B. 道轨左右卡钳弹簧松

C. 轧盖座中心压簧太松　　　　　　　D. 铝盖轨道位置太高

（六）工序操作考核

轧盖工序操作考核项目见表 10 - 8。

表 10 - 8　粉剂轧盖工序操作考核标准

项　　目	技 能 要 求	考核得分			
		分值	自评	组评	师评
结构认知	能正确认知轧盖机零部件名称	10			
轧盖前准备	1. 按要求更衣，穿洁净服 2. 核对本次生产品种的品名、批号、规格、数量、质量，检查所领物料是否符合要求 3. 正确检查环境、温度、相对湿度、储存间、操作间设备状态标识标牌："设备完好""已清洁"等 4. 按规定程序对设备进行润滑、消毒	20			

续表

项 目	技 能 要 求	考核得分			
		分值	自评	组评	师评
轧盖操作	1. 开机试机 2. 设置各工艺参数 3. 加瓶于理瓶盘，加铝盖于理盖斗，正确 开启电机 4. 准确完成轧盖操作 5. 按要求生产一定装量的粉针剂，外观、 紧密度、异物符合要求	30			
清场操作	1. 作业场地清洁 2. 生产设备清洁 3. 工具和容器清洁 4. 如实填写各种生产记录，适时填写、悬 挂、更换状态标识	20			
熟练	按时完成生产操作	10			
提问	正确回答轧盖工序相关提问	10			
合计		100			

目标检测

答案解析

一、单项选择题

1. 粉剂分装机分为螺杆分装机和（ 　　 ）

　　A. 气流分装机　　　　　　B. 洗瓶机　　　　　C. 冻干机　　　　　D. 轧盖机

2. 螺杆分装机调节装量的方法是（ 　　 ）

　　A. 改变量杯容积　　　　　B. 调节计量泵　　　C. 更换冲模　　　D. 改变螺杆旋转角度数

3. 电磁振荡器带动胶塞料斗振荡将胶塞送至料斗最高点的是（ 　　 ）

　　A. 小端朝上　　　　　　　B. 大端朝上　　　　C. 侧立状态　　　D. 随机状态

4. 螺杆分装机的计量螺杆与导料管壁间隙要求（ 　　 ）

　　A. 0.1mm　　　　　　　　B. 0.2mm　　　　　C. 0.3mm　　　　D. 0.4mm

5. 螺杆分装机的工作过程为（ 　　 ）

　　A. 加料→理塞→扣塞→装粉　　　　　　B. 进瓶→装粉→理塞→扣塞

　　C. 进瓶→装粉→理塞扣塞→出瓶　　　　D. 进瓶→扣塞→装粉→出瓶

6. 螺杆分装机装量不准的原因错误的是（ 　　 ）

　　A. 计量螺杆步数调节不对　　　　　　　B. 计量螺杆与落粉头空隙不相配

　　C. 药粉有结块　　　　　　　　　　　　D. 电磁振荡力太小

7. 螺杆分装机大清时需要拆下消毒的零件是（ 　　 ）

　　A. 药粉斗　　　　　　　　B. 计量螺杆　　　　C. 分转盘　　　D. 以上都是

8. 螺杆分装机扣塞时掉塞的原因可能是（ 　　 ）

　　A. 计量螺杆位置不合适　　　　　　　　B. 分转盘位置不合适

　　C. 药粉斗位置不合适　　　　　　　　　　D. 理塞斗位置不合适

9. 冻干机的组成主要有真空系统、循环系统、液压系统、控制系统、CIP/SIP 系统、箱体、（　　　）

　　A. 制冷系统　　　　　　B. 加热系统　　　　　　C. 过滤系统　　　　　　D. 质检系统

10. 制冷系统的组成主要有冷凝器、蒸发器、热力膨胀阀、（　　　）

　　A. 离心泵　　　　　　　B. 制冷压缩机　　　　　C. 离心机　　　　　　　D. 灭菌柜

11. 粉剂冷冻干燥过程中常要求温度达到（　　　）

　　A. 0℃以下　　　　　　　B. −50℃以下　　　　　C. 20℃以下　　　　　　D. −20℃以下

12. 冻干机中真空系统的作用是（　　　）

　　A. 促使产品中的水分快速升华　　　　　　　　B. 隔绝空气避免产品污染

　　C. 用于箱体内搁板的冷却和加热　　　　　　　D. 将瓶塞压入瓶口

13. 冻干机中液压系统的作用是（　　　）

　　A. 促使产品中的水分快速升华　　　　　　　　B. 隔绝空气避免产品污染

　　C. 用于箱体内搁板的冷却和加热　　　　　　　D. 将瓶塞压入瓶口

14. 西林瓶轧盖工序是在下列哪个工序后进行（　　　）

　　A. 分装　　　　　　　　B. 冻干　　　　　　　　C. 质检　　　　　　　　D. 压塞

15. KZG300/5～30 型滚压式轧盖机的组成主要是理瓶转盘、进出瓶输送轨道、理盖振荡器、等分拨瓶盘、传动机构、主电机、下盖轨道、电气控制部分与（　　　）

　　A. 轧头体部分　　　　　B. 真空系统　　　　　　C. 分装头　　　　　　　D. 模块转台

二、实例分析

1. 某药厂要购买一台粉针剂分装机，设备员小李到药机展上考察，主要有螺杆分装机和气流粉针剂两大类。小李不知道该选什么类型的。你能帮助他吗？

2. 某药厂的冻干机冷阱降温不正常，请你分析一下原因，并找出解决办法。

书网融合……

知识回顾　　　习题

（郭庆省）

口服液体制剂生产设备

学习引导

常见的口服液体制剂主要有口服液和糖浆剂。我们在日常生活中经常会看到口服液和糖浆剂的广告，如双黄连口服液、急支糖浆等，口服液是在汤剂、注射剂基础上发展起来的新剂型。其生产线中主要设备的来源有两类：一类是从抗生素瓶粉针剂生产线设备演变而来；另一类是借鉴安瓿洗烘灌封联动机组及糖浆剂设备演变而来。

大家想想生产口服液体制剂需要哪些制药设备？本单元主要介绍口服液体制剂的生产工艺、工序质量控制点、主要生产设备的操作与维护等。

学习目标

1. **掌握** 口服液体制剂基本生产工艺流程及生产工序质量控制点。
2. **熟悉** 常见口服液体制剂设备的基本原理、主要结构；口服液体制剂灌装设备的正确操作与使用；口服液体制剂设备的日常维护与保养。
3. **了解** 口服液体制剂生产过程的相关 SOP。

任务 11 – 1 口服液体制剂生产工艺

PPT   精讲

一、生产工艺

口服液体制剂系指药物以分子、离子、微粒或小液滴状态分散在分散介质中制成的供口服的液体形态制剂。目前，临床上常用的口服液体制剂有口服溶液剂、口服乳剂、口服混悬剂、口服液、糖浆剂等，本项目主要介绍口服液和糖浆剂的生产知识。

1. 口服液生产工艺 口服液一般是指单剂量包装的合剂，是在汤剂、注射剂基础上发展起来的一种剂型。口服液吸收了中药注射剂的工艺特点，是将汤剂进一步精制、浓缩、灌封、灭菌而得到的。口服液具有服用剂量小、吸收较快、质量稳定、携带和服用方便、易保存等优点，尤其适合工业化生产。具体生产过程如图 11 – 1 口服液制剂生产工艺流程图所示。

口服液生产时应注意做到下列要求：①应针对不同药品选用适合的制备方法，从中药材中提取出尽可能多的有效成分，以保证疗效；②为防止因微生物的污染和滋长使药液变质，应按注射剂工艺生产，达到半无菌或无菌状态；③药液应基本上澄明，并注意色、香、味。

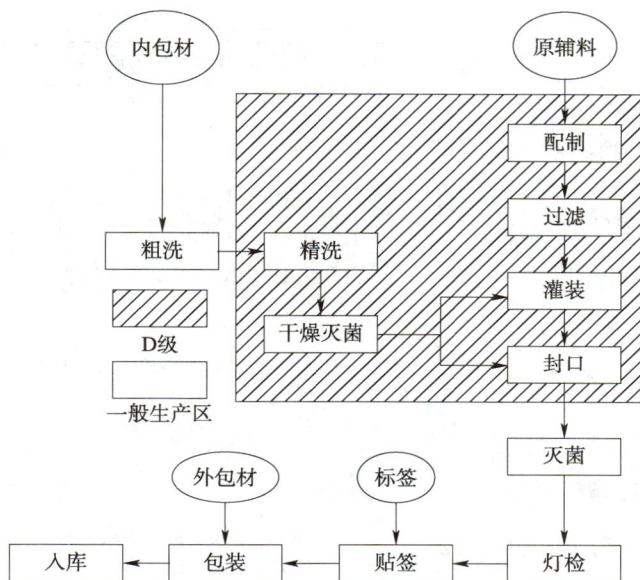

图 11 - 1　口服液制剂生产工艺流程图

2. 糖浆剂生产工艺　糖浆剂是指含有药物、药材提取物或芳香物质的口服浓蔗糖水溶液。蔗糖和芳香剂能掩盖某些药物的苦味、咸味及其他不良气味，使病人乐于服用。《中国药典》规定，糖浆剂含糖量一般不低于 45%（g/ml）。

糖浆剂的配制应在清洁避菌的环境中进行，及时灌装于灭菌的洁净干燥容器中，并在 25℃ 以下避光保存。

糖浆剂与口服液同属于液体制剂范畴，二者的制备工艺相同，此处不再详述，相关内容参见"图 11 - 1 口服液生产工艺流程图"。中药糖浆剂中药物成分的提取、净化、浓缩同口服液。需要强调的是，糖浆剂在配制这一工序中需要加入较大比例的蔗糖，除有规定的以外，一般加入方法包括混合法、热溶法和冷溶法。热溶法需要温度较高不利于药物稳定，冷溶法蔗糖溶解速度慢，生产时间长，在生产过程中易于被微生物污染，适用范围较小。常采用的混合法制备糖浆剂是将药物或中药材提取物与单糖浆用适当的方法混合而得，其优点为灵活、简便，可大量配制也可小量配制。根据此法所制备的含药糖浆含糖量较低，要注意糖浆剂的防腐。

📖 知识链接

认识单糖浆

单糖浆是蔗糖的近饱和水溶液，其浓度为 85%（g/ml），除可供制备药用糖浆的原料外，还可作为矫味剂和助悬剂。一般采用热溶法制备。例如：制备 1000ml 单糖浆，取蒸馏水 450ml，煮沸，加蔗糖 850g，搅拌，溶解后继续加热至 100℃，用精制棉滤过，滤器用适量的热蒸馏水洗净，洗液与滤液合并，放冷，加适量的蒸馏水，使全量成 1000ml，搅匀，即得。

二、工序质量控制点

1. 口服液生产工序质量控制点　口服液的生产工序主要包括配料、配制、洗瓶、灌封、灭菌、灯检、包装。结合其生产工序进行质量监控，具体如表 11 - 1 所示。

表 11-1 口服液（糖浆剂）的生产工序与质量控制点

工　序	质量控制点	质量控制项目	频　次
配料	称量	原辅料、浸膏的标志、合格证	每批
	配料	数量与品种的复核	
配制	配料	配制工艺条件、药液性状、pH、相对密度、定性、定量	每批
	过滤	滤材及过滤方法、药液澄清度	
洗瓶、盖	洗涤	水质、水温、水压、清洁度	定时
	干燥（灭菌）	温度、时间、干燥程度、微生物数	
灌封	灌装	速度、位置、装量	随时
	压盖	速度、压力、严密度、外观	
灭菌	灭菌柜	标记、装量、排列层次、温度、时间、性状、微生物数	每柜
	灭菌前后中间产品	外观清洁度、标记、存放区	每批
灯检	灯检品	无异物、封口严密	定时
包装	贴签	牢固、位正、外壁清洁	随时
	装盒	数量、批号、说明书	
	装箱	数量、装箱单、封箱牢固	每箱
待验库	成品	清洁卫生、温度、湿度、货位卡、状态标志、分区、分品种、分批	定时

2. 糖浆剂生产工序质量控制点　糖浆剂的生产工序与口服液相同，主要包括配料、配制、洗瓶、灌封、灭菌、灯检、包装。结合其生产工序进行质量监控，具体如表 11-1 所示。

▶▶ **岗位情景模拟**

　　情景描述　在生产过程中需要进行质量控制的工序有配制、过滤、洗瓶、灌封、灭菌、灯检、包装，如果你是过滤工位操作工，请思考以下问题。

　　讨　　论　1. 药液过滤包括哪几种方式？
　　　　　　　2. 膜过滤器使用时应注意哪些事项？

答案解析

三、主要设备

1. 配制设备　口服液体制剂主要使用搅拌反应罐进行配制生产，搅拌反应罐是具有搅拌、加热、降温功能的罐体设备，是液体制剂常用的生产设备之一。

2. 过滤设备　配液完成后药液要经过过滤处理保证药液澄明，一般分为初滤和精滤。滤过方式有常压滤过、减压滤过和加压滤过三种，主要设备有板框式压滤机、折叠式微孔膜滤芯等。

3. 洗瓶设备　常见的洗瓶设备主要包括喷淋式洗瓶机、气水喷射式洗瓶机、超声波洗瓶机等。超声波洗瓶机洗瓶效率高且质量好，使用广泛。

4. 灭菌干燥设备（容器）　常见的容器灭菌干燥设备主要包括柜式电热烘箱、隧道式远红外烘箱等。当产量少时，采用间歇式柜式电热烘箱。当产量较大时，采用连续式电热隧道灭菌烘箱。

5. 灌封（装）设备　常用的口服液灌封设备可分为直线式和回转式灌封机。

6. 最终灭菌设备（包装成品）　口服液生产时，受操作和设备等条件限制，往往不能确保药液和包装材料无菌，故常用流通蒸汽灭菌法、煮沸灭菌法进行产品最终灭菌，主要设备是蒸汽灭菌柜。对一些不耐热的药物也可适当考虑采用射线灭菌法、微波灭菌法等。

7. 灯检设备　灯检是控制透明瓶装药品内在质量的一道重要关口。工作时瓶子在背光照射下，可以清晰地观察到瓶子中的异物，防止不合格产品的漏检。灯检设备主要有人工灯检箱和自动灯检机两种。

8. 贴签设备　制药企业常用的贴签设备种类很多，功能各异。口服液、糖浆剂常用的贴签设备是全自动圆瓶贴签机。

任务 11 - 2　灌封设备

PPT　　精讲

一、设备概述

灌封（装）设备是口服液体制剂生产设备中的主要设备，按功能不同可分为灌封机、灌装机和洗烘灌封联动线。灌封机可完成定量灌装和封口操作，主要用于口服液的生产；灌装机只能完成定量灌装操作，主要用于糖浆剂的生产；洗烘灌封联动线可自动完成洗瓶、干燥灭菌、灌装、封口、贴标签等操作工序，在口服液、糖浆剂等口服液体制剂生产中的应用也越来越广泛。

1. 灌封机　按灌封过程中口服液瓶输送形式的不同，可分为直线式灌封机和回转式灌封机。前者工作时传动部分将药瓶送至灌注部分，药液由直线式排列的喷嘴灌入瓶内，瓶盖由送盖器送出，并由机械手完成压紧和轧盖。后者与前者不同之处是：其灌注和封口是在一个绕轴转动的圆盘上完成的，回转式灌封机采用旋转灌装结构，可自动完成理瓶、定量灌装、理盖、送盖、轧盖等工序。

2. 灌装机　按分装容器输送形式的不同，分为回转式灌装机和直线式灌装机；按灌装的连续性不同，分为间歇式灌装机和连续式灌装机；按自动化程度不同，分为手工灌装机、半自动灌装机和全自动灌装机；按灌装工作时的压力不同，可分为常压灌装机、真空灌装机和加压灌装机。目前，制药企业最常用的是四泵直线式灌装机，其主要特点有：①自动化程度高，理瓶、送瓶、挡瓶、灌装等工序速度可控，卡瓶、堆瓶、缺瓶也能自动停机；②多头计量泵灌装，生产效率高；③适用范围广，可用于各种液体、容器的灌装；④灌注头数相同时，占地面积较回转式灌装机大。

3. 洗烘灌封联动线　为了口服液体制剂生产的需要和进一步保证产品质量，将用于制剂生产、包装的各台设备有机地连接起来形成生产联动线，主要包括洗瓶设备、灭菌干燥设备、灌封（装）设备、贴签设备等。采用联动线生产方式可减少污染的可能，保证产品质量达到 GMP 要求；减少了人员数量和劳动强度，也使设备布置更加紧密，从而使车间管理得到改善。

二、常用设备

（一）回转式灌封机

1. 主要结构　回转式灌封机的结构按功能不同，可分为 5 个部分：传动机构、容器输送机构、液体

图 11 -2　回转式灌封机实物图

灌注机构、送盖机构和加盖封口机构。回转式灌封机外观如图 11 - 2 所示，结构如图 11 - 3 所示。

2. 工作原理　①传动机构由电机经皮带轮将动力传给减速机蜗轮轮轴，再由蜗轮轴通过各齿轮，将动力传到拨轮轴及灌装部分和轧盖头。灌装部分与轧盖头及各拨轮同步动作，并通过锥齿轮将动力传到进瓶拨轮装置。②容器输送机构将容器定量、定向、定时地输送至相应工位，口服液瓶多采用绞龙（螺旋输送）送入机构。③液体灌注机构一般采用常压灌装，即依靠液体自重产生流动，从而使药液从计量筒或贮液槽灌入包装容器，灌注量可采用阀式、量杯式和等分圆槽定量控制。灌针随着液面的上升而上升，从而起到消泡作用。④送盖机构由输盖轨道、理盖头及戴盖机构组成。理盖头采用电磁螺旋振荡原理，将杂乱的盖子理好排队，经换向扭道进入输盖轨道，经过戴盖机构时，再由瓶子挂着盖子经过压盖板，使盖子戴正。⑤口服液瓶戴好盖子转入轧盖头转盘后，已经张开的三把轧刀将以瓶子为中心，随转盘向前转动，在凸轮的控制下压住盖子。这时三把轧刀在锥套的作用下，同时向盖子轧去，轧好后，同时离开盖子回到原位。

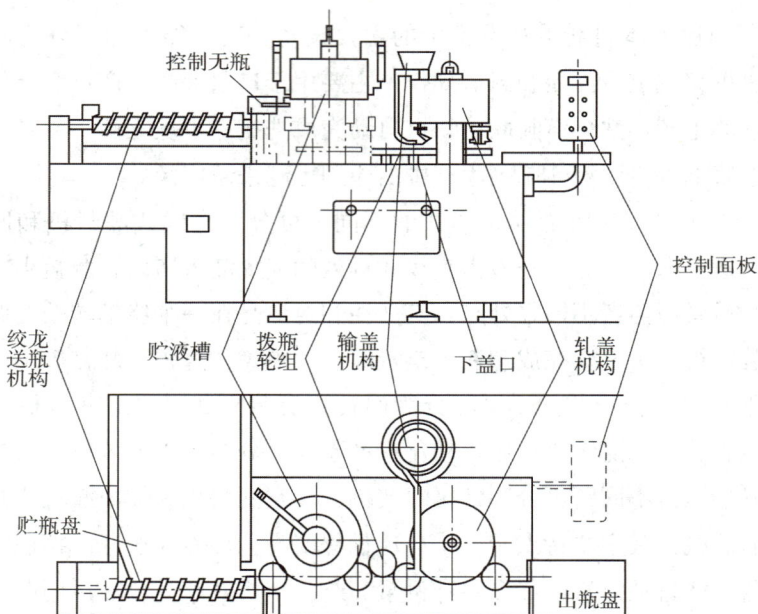

图 11 -3　回转式灌封机结构示意图

（二）直线式灌装机

1. 主要结构　四泵直线式灌装机主要由理瓶机构、输瓶机构、挡瓶机构、灌装机构以及动力部分组成。四泵直线式灌装机外观如图 11 -4 所示，结构如图 11 -5 所示。

（1）理瓶机构：主要由理瓶盘、推瓶盘、翻瓶盘、储瓶盘、拨瓶杆、异形搅瓶器等组成。理瓶机构由理瓶电机通过一对三级塔轮和蜗杆减速器带动理瓶盘和输瓶轨道的左端轴旋转。

（2）输瓶机构：主要由输瓶轨道、传送带等组成。由输瓶电机

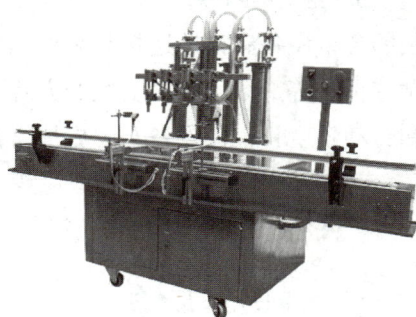

图 11 -4　四泵直线式灌装机实物图

经动力箱变速后，带动传送带右端的轴旋转，使传送带上的瓶子做直线运动。

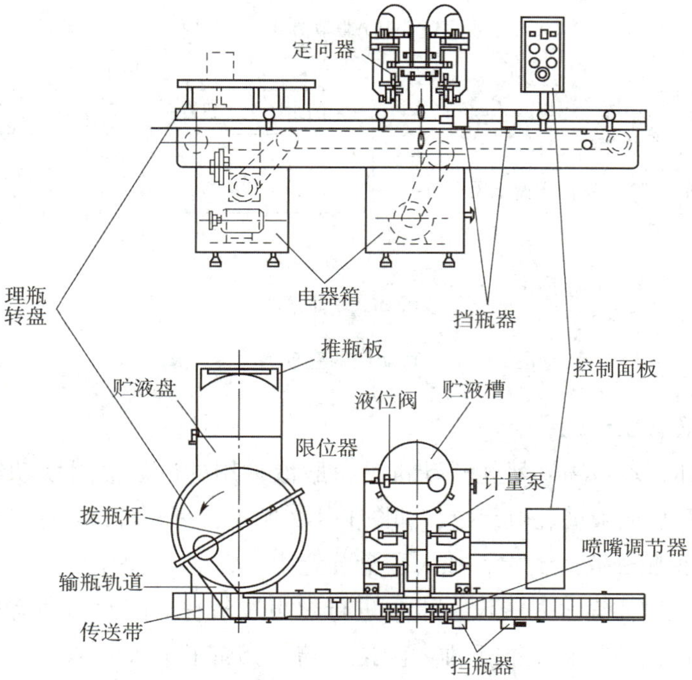

图 11 - 5　四泵直线式灌装机结构示意图

（3）灌装机构：主要由 4 个药液计量泵、曲柄连杆机构、药液储罐等组成。灌装机构由灌装直流电机通过三级塔轮、蜗轮蜗杆减速器变速后，通过链轮、链条带动曲柄连杆机构，带动计量泵实现药液的吸、灌动作。当活塞杆向上运动时，向容器中灌注药液；当活塞向下运动时，则从储液罐中吸取药液。

（4）挡瓶机构：主要由两只直流电磁铁组成，两只电磁铁交替动作，使输送带上的瓶子定位及灌装后输出。

（5）动力部分：主要由三个电机、两个蜗轮蜗杆减速器、两对三级塔轮、动力箱、链条、链轮等组成。

2. 工作原理　电机带动理瓶转盘旋转，位于理瓶转盘上的拨瓶杆将瓶子送入输瓶传送带上呈单行排列，挡瓶机构将瓶子定位于灌装工位。在灌装工位由曲柄连杆机构带动计量泵将待装液体从储液槽内抽出，通过喷嘴注入传送带上的空瓶内。然后挡瓶机构再将灌装后的瓶子送至输瓶传送带上送出。

（三）洗烘灌封联动机组

洗烘灌封联动机组的联动方式有串联方式和分布式联动方式两种，如图 11 - 6 所示。前者是由各工序单机以串联方式组成的联动线，该联动线要求各单机的生产能力要匹配，若其中一台单机出现故障，则会使全线停产。后者是将同一工序的单机布置在一起，完成工序后将产品集中起来，送入下道工序，该联动线适用于产量很大的品种，它能够根据各台单机的生产能力和需要进行分布，可避免因一台单机出现故障而使全线停产。目前国内企业多采用串联方式联动线，各单机按照相同生产能力和联动操作要求协调的原则进行设计，确定各单机参数指标，尽量使整条联动线成本下降，节约生产场地。

下面简单介绍几种工业生产中常用的口服液体制剂洗烘灌封联动线。

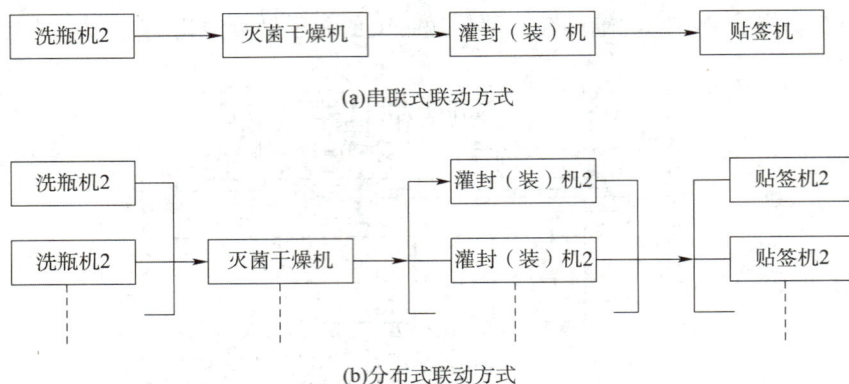

(a)串联式联动方式

(b)分布式联动方式

图 11－6　联动线的联动方式示意图

1. BXKF 系列洗烘灌轧联动机

（1）主要结构：BXKF 系列洗烘灌轧联动机是口服液常用的洗烘灌封联动线，主要由超声波洗瓶机、隧道式灭菌干燥机、口服液灌轧机组成，如图 11－7 所示，可与灯检、贴签机作生产线配套。

（2）工作原理：①将瓶子放入盘中，推入翻盘装置中。在 PLC 程序控制下，翻盘将瓶口朝下的瓶子旋转180°，使瓶口朝上，注满水并浸没在水中进行超声波清洗。两次精洗完毕后自动进入分瓶装置（瓶子与瓶盖分开），再由出瓶气缸把瓶子推入隧道烘箱。②瓶子进入网带式隧道烘箱后，在 PLC 程序控制下，瓶子随网带先后进入预热区、高温区和冷却区。③干燥灭菌后的瓶子自动进入液体灌装轧盖机内后，依次进入变螺旋距送瓶杆的导槽内，然后被间歇性送入等分盘的 U 形槽内进行灌装、轧盖，最后在拨杆作用下进入出瓶轨道。

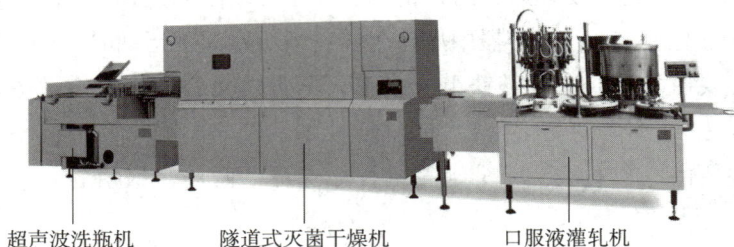

超声波洗瓶机　　隧道式灭菌干燥机　　口服液灌轧机

图 11－7　BXKF 系列洗烘灌轧联动机实物图

2. YLX 系列口服液自动灌装联动线

（1）主要结构：YLX 系列口服液自动灌装联动线是工业生产中最常用的口服液灌封联动生产线，主要由回转式超声波洗瓶机、隧道式灭菌干燥机、口服液灌轧机组成，也可与灯检、贴签机作生产线配套，如图 11－8 所示。

（2）工作原理：①口服液瓶由洗瓶机入口处送入后，经洗瓶机进行洗涤。②洗干净的瓶子被推入灭菌干燥机的隧道内，完成对瓶子的灭菌、干燥。③隧道内的传送带将瓶子送到出口处的振动台，由振动台送到灌封机入口处，再由输瓶螺杆送到灌装药液转盘和轧盖转盘，完成灌装封口后再由输瓶螺杆送至出口处。

3. YZ 系列液体灌装自动线

（1）主要结构：YZ 系列液体灌装自动线是糖浆剂较常用的联动生产线，主要由洗瓶机、四泵直线式灌装机、旋盖机、贴签机和喷码机组成，可自动完成洗瓶、灌装、旋盖（或轧防盗盖）、贴签和印批号等工序，如图 11 – 9 所示。

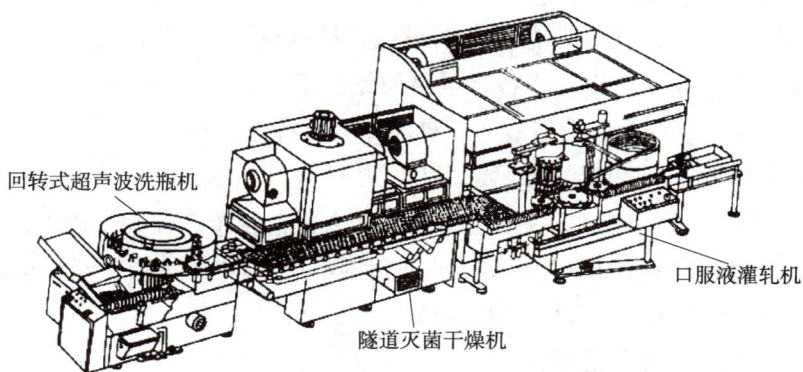

图 11 – 8　YLX 系列口服液自动灌装联动线示意图

图 11 – 9　YZ 系列液体灌装自动线示意图

（2）工作原理：①将瓶子送至洗瓶机进行洗涤，洗净后的瓶子通过拨瓶盘进入输送带，然后进入灌装工序。②灌装机灌装时灌装头自动伸进瓶口，转阀自动打开，将药液灌入瓶内，灌装完毕后转阀自动关闭。③灌装后的瓶子自动进入旋盖系统，理盖器自动将杂乱无规则的瓶盖理好，排列有序地自动盖在瓶口上，然后旋盖头自动将盖子旋好后，自动进入贴签机和喷码机进行贴签、印批号。

即学即练

下列关于四泵直线式灌装机特点的叙述错误的是（　　　　）

A. 自动化程度高　　　　　　B. 多头计量泵灌装，生产效率高

C. 适用范围广　　　　　　　D. 灌注头数相同时，占地面积较回转式灌装机小

答案解析

三、液体灌装自动线操作

以下内容以 YZ25/500 型液体灌装自动线为例。

（一）开机前准备

1. 洗瓶机　打开总电源开关，打开洗瓶机排风风机开关。洗瓶机水槽加水并加温。检查风压力表、水压力表、气压力表、温度表、打印机是否正常。装瓶入斗。

2. 灌装机　空车操作，先不通电，用手轮摇试，检查是否有异常现象。计量泵按编号依次装配，固定好顶端、底部螺钉，连接管道。

3. 旋盖机　将盖子放入振荡料斗。

4. 贴签机　把不干胶标签缠放于轨道处。

（二）开机和关机操作

1. 洗瓶机　打开开关，开始洗瓶。洗瓶过程抽取瓶子检查瓶子的清洗质量。

2. 灌装机　接通电源，指示灯亮。将各计量泵及管路里的空气排尽。将输送带上装满瓶子，按下输瓶按钮，再打开进液阀让储液槽装满药液。点自动开关。将计数器清零。按下开机按钮，调整速度，使灌装速度、下盖速度和输瓶速度一致。灌装过程中注意进行装量检查。

3. 旋盖机　接通电源，旋开理盖振荡按钮，慢慢加大振荡强度，使盖子理好进入输盖轨道。调整速度，使灌装速度、下盖速度和输瓶速度一致。点击旋盖机的"ON"按钮，开始轧盖。

4. 贴签机　按下开机键，贴签，同时光电对位。

5. 喷码机　按下开机键，打印批号。

6. 关机操作　依次关闭洗瓶机、灌装机、旋盖机、贴签机和喷码机各开关，最后关闭总电源。按清洁操作规程对设备进行清洁。

（三）操作注意事项

（1）装量调试，调节计量泵的行程，准确计量。

（2）输瓶速度、灌装速度、理盖速度、旋盖速度、贴签速度要保持一致，调速须在运转时进行。

（3）压力调试，调节水、气喷射压力和旋盖机的压力至规定值。

（四）设备维护与保养

（1）检查电机是否正常运行，如有异常要及时检修。

（2）每月对气动元件如气缸、电磁阀等进行检查。

（3）凡有加油孔的位置，应定期加适量润滑油，并注意蜗轮蜗杆减速器和动力箱的润滑情况，如发现油量不足应及时添加。

（4）易损件磨损后，应及时更换。

（五）常见故障及排除方法

YZ25/500 型液体灌装自动线常见故障、产生原因及排除方法见表 11 - 2。

表 11 - 2　YZ25/500 型液体灌装自动线常见故障及排除方法

常见故障	原因	排除方法
卡瓶挤瓶	1. 绞龙、拨轮松动引起错位 2. 输送轨道过窄	1. 校对孔位将其紧定 2. 调整轨道
计量不精确	1. 管路连接处有泄漏 2. 计量泵阀密封性差	1. 排除泄漏问题 2. 更换计量泵或阀
输盖不畅通	盖子外径呈椭圆	筛选出不合格盖子
盖子没盖上瓶口	瓶子高矮相差太大或瓶口大小不一	筛选出不合格的瓶子
瓶盖压不紧	1. 压盖弹力不够 2. 轧刀向心轧力不够	1. 将调整螺母向下旋 2. 调整轧刀螺母，使之向向心方向移动
贴签不正	标签没有张紧、放正	放正并张紧标签

（六）工序操作考核

液体灌装自动线操作考核项目见表 11 - 3。

表 11 - 3　液体灌装自动线操作考核标准

项　目	技 能 要 求	考核得分			
		分值	自评	组评	师评
零部件辨认	能正确辨认液体灌装自动线各零部件名称	10			
生产前准备	1. 按要求更衣 2. 核对本次生产品种的品名、批号、规格、数量，检查所用物料是否符合要求 3. 正确检查洗瓶机、灌装机、旋盖机、贴签机和喷码机的设备状态标志是否完好及其气、水、电路是否连接完好 4. 按规定程序对设备进行润滑、消毒	20			
生产过程	1. 开机试机：打开总电源→点击洗瓶机、灌装机、旋盖机、贴签机的电源"ON"键→设定各机参数→开启气、水阀门及储液阀门→启动各机运行 2. 试灌封一定数量产品，成功率95%～100% 3. 关机：分别点击洗瓶机、灌装机、旋盖机、贴签机和输送操作界面的停止键，使各设备停止工作→关闭各阀门→关闭总电源	40			
生产结束清场	1. 清理余料和产品 2. 按清场程序和设备清洁规程清理工作现场 3. 如实填写各种生产记录，适时填写、悬挂、更换状态标识	20			
其他	正确回答液体灌装自动线生产中常见的问题	10			
合计		100			

任务 11 - 3　贴签设备

PPT　　精讲

一、设备概述

　　制药企业常用的贴签设备种类很多，功能各异。按贴签功能分类可分为圆瓶贴签机、平面贴签机、侧面贴签机等；按标签分类可分为不干胶贴签机、浆糊贴签机、热熔胶贴签机等；按自动化程度分类可分为手动贴签机、半自动贴签机、全自动贴签机等；按贴签速度分类可分为低速贴签机、中速贴签机、高速贴签机等。目前，全自动圆瓶贴签机在口服液体制剂生产中应用较广泛，下面将重点介绍。

二、全自动圆瓶贴签机

　　1. 主要结构　全自动圆瓶贴签机分为立式和卧式两种，如图 11 - 10 所示。该设备主要包括分料机构、输送机构、收料机构、覆签机构、贴签头、触摸屏、电箱、打码机等，其中贴签主要部分的结构如图 11 - 11 所示。

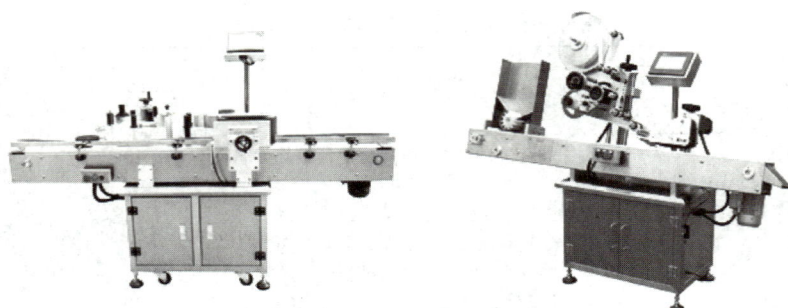

(a)全自动立式圆瓶贴签机　　(b)全自动卧式圆瓶贴签机

图 11 - 10　全自动圆瓶贴签机实物图

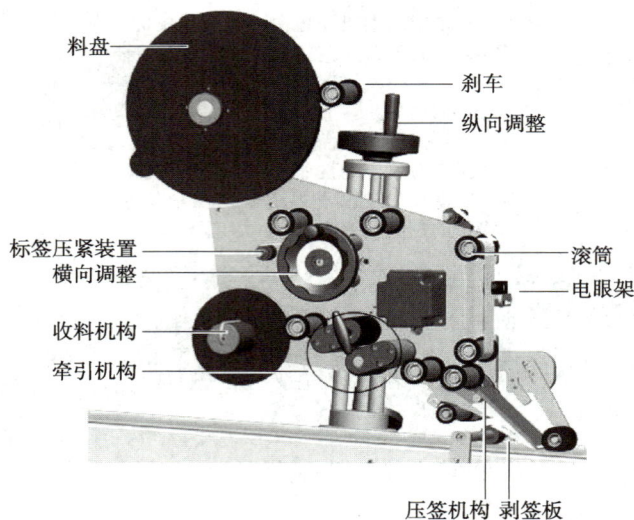

图 11 - 11　全自动圆瓶贴签机结构示意图

2. 工作原理　分瓶轮将瓶子分开，放到输送带上，传感器检测到瓶子经过，传回信号到贴签控制系统，在适当位置控制系统控制相应电机送出标签。由于卷筒标签在装置上为张紧状态，当底纸紧贴剥签板改变方向运行时，标签由于自身材料具有一定的坚挺度，前端被强迫脱离、准备贴签，此时瓶子恰好位于标签下部，在压签机构的作用下标签贴附在待贴签位置上。当瓶子输送至覆签装置时，覆签带带动瓶子转动，标签被滚覆，一张标签的贴附动作完成。

全自动圆瓶贴签机具有清洁卫生、不发霉，贴签后美观、牢固、不会自行脱落，生产效率高等优点，主要适用于固体胶瓶、口服液瓶等贴签。

三、全自动圆瓶贴签机操作

以下内容以 TBY - 100 型全自动高速贴签机为例。

（一）开机前准备

（1）检查确认设备已清洁消毒待用。

（2）安装好标签卷。

（二）开机和关机操作

（1）接通电源、气源，设定温控表温度。

（2）进入开机画面，按参数设置按钮进入参数设置画面，设定相关参数，点击"运行"按钮，设备开始工作。

（3）操作完毕后，关闭电源与气源，按清洁操作规程对设备进行清洁。

（三）操作注意事项

（1）本机电源接地线须可靠，否则影响设备及人身安全。

（2）操作触摸屏，严禁用利器压触，避免造成划伤，影响触控操作。

（3）请经常清洁打码机打印铜字，从而保证打印字体清晰。

（4）卷标带、传送带等部件粘贴标签时，用酒精擦拭即可去除，禁止用利器刮除，以免损坏部件。

（5）本机传动部件发生异常声响，应立即停机，需专业维修人员查明原因后方可重新启动生产。

（6）本机外露表面不加任何润滑油或润滑脂，以免污染药物及产品。

（7）任何操作应遵循操作顺序。

（四）设备维护与保养

（1）保持本机整洁，每班做好贴签带、转台周边设施、电源线、触摸屏、急停按钮等的检查和各项清洁工作。

（2）传送带、接地线每周检查一次；机内各光电开关每半年检修一次；电动机每年检修一次。

（3）橡胶垫板、卷标带、同步带等损耗部件，使用至不能满足工作要求时，应及时更换。

（五）常见故障及排除方法

TBY – 100 型全自动高速贴签机常见故障、产生原因及排除方法见表 11 – 4。

表 11 – 4　TBY – 100 型全自动高速贴签机常见故障及排除方法

常见故障	原因	排除方法
机器不能启动	电源、连线连接问题	检查电源、连线，同时确定"急停按钮"处于"释放"位置
贴签相对同一水平线偏离过多，且偏离方向一致	贴签机未水平放置	适当调节地脚，使设备水平
打印字迹不清	1. 温控表温度设定不合适 2. 打印头与打印橡胶垫的间隙不合适 3. 色带质量问题 4. 打印机停留时间设定不合适	1. 适当调高打印温度（上限为240℃） 2. 调节间隙 3. 更换色带 4. 适当延长打印机停留时间
色带经常断裂	打码机故障，导致色带卡住或打印机停留时间过长	检查打码机，如果卷动色带灵活，可适当减少打印机停留时间
出现漏贴签现象	速度设定过快	适当降速

（六）工序操作考核

贴签工序操作考核项目见表 11 – 5。

表 11 – 5　贴签工序操作考核标准

项　目	技能要求	考核得分			
		分值	自评	组评	师评
零部件辨认	能正确辨认贴签机零部件名称	10			

续表

项　目	技　能　要　求	考核得分			
		分值	自评	组评	师评
开机前准备	安装标签卷	10			
开机操作	接通电源、气源，设定温控表温度，开机试运行	15			
质量控制	贴签成功率95%～100%	15			
记录与状态标识	1. 生产记录完整、适时填写 2. 适时填写、悬挂、更换状态标识	20			
生产结束清场	1. 清理产品：交中间站 2. 清洁生产设备：顺序正确 3. 清洁工具和容器 4. 清洁场地	20			
其他	正确回答贴签工序中常见的问题	10			
合计		100			

目标检测

答案解析

一、单项选择题

1. 口服液吸收了（　　）的工艺特点，是将汤剂进一步精制、浓缩、灌封、灭菌而得到的。
   A. 中药丸剂　　　　　　　B. 中药注射剂　　　　C. 中药颗粒剂　　　　D. 中药液体制剂

2. 口服液体制剂配制生产工序主要使用的设备是（　　）
   A. 灭菌柜　　　　　　　　B. 冷凝器　　　　　　C. 搅拌反应罐　　　　D. 储罐

3. 常见的口服液灌封设备的机型均为（　　）
   A. 直线式　　　　　　　　B. 回转式　　　　　　C. 连续式　　　　　　D. 间歇式

4. 目前，最常用的糖浆剂灌装设备是（　　）
   A. 直线式灌装机　　　　　　　　　　　B. 回转式灌装机
   C. 八泵直线式灌装机　　　　　　　　　D. 四泵直线式灌装机

5. 在口服液体制剂生产中应用较广泛的贴签机是（　　）
   A. 全自动圆瓶贴签机　　　　　　　　　B. 平面贴签机
   C. 侧面贴签机　　　　　　　　　　　　D. 浆糊贴签机

6. 目前，最常用的口服液灌封联动设备是（　　）
   A. BXKF系列洗烘灌轧联动机　　　　　　B. YLX系列口服液自动灌装联动线
   C. YZ系列液体灌装自动线　　　　　　　D. 回转式灌封机

7. 下列不属于口服液体制剂联动线组成的是（　　）
   A. 洗瓶设备　　　　　　　B. 配液设备　　　　　C. 灌封（装）设备　　D. 贴签设备

8. 下列关于YZ25/500型液体灌装自动线的叙述错误的是（　　）
   A. 运行时要使灌装速度、下盖速度和输瓶速度保持一致

B. 易损件磨损后，应及时更换

C. 凡有加油孔的位置，应定期加适量润滑油

D. 每季度对气动元件如气缸、电磁阀等进行检查

9. 不属于灌封机主要组成的是（ ）

A. 牵引机构

B. 容器输送机构

C. 液体灌注机构

D. 送盖和加盖封口机构

二、实例分析

1. 某药厂在对某批口服液制剂进行质检时发现了装量不准的问题，灌装岗位用的是液体灌装自动线，请根据所学内容分析原因，并提出解决方法。

2. 某药厂在生产某批小儿止咳糖浆时，发现某些标签上的字迹不清楚，请问这是为什么？应该如何排除？

书网融合……

知识回顾   习题

（单松波）

学习引导

日常生活中，被水、火烫伤时人们通常会使用烧烫伤膏来缓解疼痛；若出现皮肤瘙痒、湿疹，人们则会选用复方醋酸地塞米松乳膏来改善症状；而如果出现手足癣等真菌感染则会使用硝酸咪康唑乳膏来杀菌止痒。虽然这些制剂的适应证各不相同，但从剂型的角度来讲它们却是相同的，那就是软膏剂。软膏剂具有生产工艺简单、使用方便等特点，根据药物在基质中分散状态不同分为溶液型软膏、混悬型软膏和乳剂型软膏。那么这些软膏剂的生产设备是否相同？不同设备该如何操作和保养呢？

本单元主要介绍软膏剂的生产工艺、工序质量控制点、ZRJ 型真空均质制膏机与软膏灌装封尾机的操作与维护。

📖 学习目标

1. **掌握**　软膏剂的生产工艺流程；制膏及灌装设备的操作及维护保养。
2. **熟悉**　软膏剂生产设备的结构、常见问题与解决措施。
3. **了解**　软膏剂各生产设备的工作原理。

任务 12-1　软膏剂生产工艺

PPT　　精讲

一、生产工艺

软膏剂是一个广义的概念，根据所用基质的不同，可具体分为软膏剂、乳膏剂和糊剂，其中软膏剂和乳膏剂是临床中常用的剂型。软膏剂是指药物与油脂性或水溶性基质混合制成的均匀半固体外用制剂，而乳膏剂则是指药物溶解或分散于乳剂型基质中形成的均匀半固体外用制剂。软膏剂的制备方法常用的有研合法、熔合法和乳化法。软膏剂的生产工艺流程如图 12-1 所示。

二、工序质量控制点

软膏剂的生产包括基质准备、称量、配制、灌封及包装等工序。结合软膏剂生产工序，对其质量进行监控，具体如表 12-1 所示。

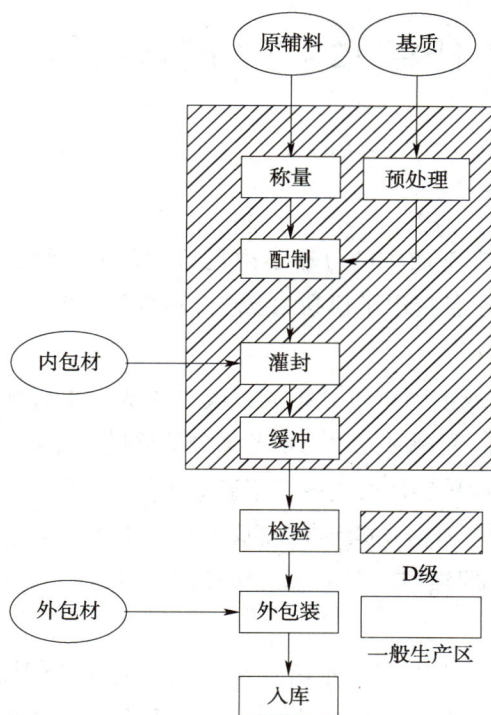

图 12 - 1　软膏剂的生产工艺流程

表 12 - 1　软膏剂的生产工序与质量控制点

工　序		质量控制点	质量控制项目	频　次
基质准备		原料	色泽、异物及合格证	每批
称量		物料	品名、重量	每批
配制		原料	外观、黏稠度、粒度	每批
灌封		物料	密封性、软管外观、装量	每批
包装	内包装	在线包装品	外观、气密性	每班
	外包装	标签、说明书	印刷内容、标签和说明书使用数量、批号、有效期的打印清晰、正确	随时/班
		装盒	数量	
		装箱	数量、产品合格证及其内容	

三、主要设备

1. 基质预处理设备　常见的基质准备设备有加热罐、配料锅及输送泵等。

2. 配制设备　常见的配制设备有单辊研磨机、三辊研磨机、ZRJ 型真空均质制膏机、真空均质乳化设备等。

3. 灌封设备　常见的灌装设备有自动灌装机、软管灌装封尾机等。

4. 包装设备　常见的包装设备有全自动软膏装盒机等。

任务 12 – 2　制膏设备

一、设备概述

按照软膏的基本要求，药物在基质中的分布必须足够均匀、细腻，以保证药物剂量准确，疗效持久、稳定，这就对乳膏剂的配制设备提出了很高的要求。根据软膏剂的配制方法不同，所使用的生产设备也不同。

1. 研合法　软膏基质由液体或半固体组分组成，或主要成分不宜加热，且在常温状态下通过研磨即可实现均匀混合时可采用此法。配制时先取药物及部分基质或液体组分，经研磨后成细糊状，再递加其余基质研匀。常用的生产设备如单辊研磨机或三辊研磨机等。

2. 熔合法　软膏基质在常温下不能均匀混合或基质熔点不同，且主要成分对热比较稳定时可采用此法。配制时先将熔点较高的基质熔化后再加入其余低熔点的基质，最后加入液体组分并混合均匀。常用的生产设备有配料锅等。

3. 乳化法　将油溶性组分（油相）与水溶性组分（水相）分别混合后加热，待两温度相近时（80℃左右）逐渐将水相加入到油相中，边加边搅拌，直至乳化完全并充分冷凝。常用生产设备有胶体磨、真空均质制膏机及真空均质乳化设备等。

二、常用设备

（一）单辊研磨机

1. 设备结构　单辊研磨机主要结构由可旋转的转筒与固定的研磨辊组成。研磨辊有两个研磨面，以倒 U 形与辊筒平行排列，用油压装置控制研磨面与转筒的间隙。

2. 工作原理　单辊研磨机主要利用转筒与研磨辊的相同运动，使附着于辊筒表面的物料被剪切循环混合，研磨粉碎，最终达到研磨与均化的目的。操作时，将熔化或软化的软膏基质与药物粉末搅拌混合后，加到已启动的转筒与研磨辊之间，物料在转筒与研磨辊的相对运动下被均化，最后经刮刀刮下即可得成品。

（二）三辊研磨机

1. 设备结构　三辊研磨机结构如图 12 – 2 所示。其主要构造是由三个平行的辊筒和转动装置组成的。在第一和第二辊筒之间有加料斗，辊筒间的距离可以调节，三个辊的转速各不相同，从加料处至出料处辊速依次加快，可使软膏从前面向后传进去，最后转入接收器中。

2. 工作原理　三辊研磨机通过三个平行辊筒的相对转动，使物料在辊间被压缩、剪切、研磨而被粉碎混合。同时第三辊还可沿轴线方向往返移动，使软膏受到辊辗与研磨，最终达到使软膏更加均匀细腻的目的。

（三）真空均质制膏机

1. 设备结构　制膏机是配制软膏剂的关键设备。所有物料搅拌均匀、加温和乳化操作均可在制膏机内完成。因此要求制膏机操作方便，搅拌器性能良好，且要便于清洗。现阶段 ZRJ 型真空均质制膏机在国内应用较为广泛，其结构如图 12 - 3 所示。

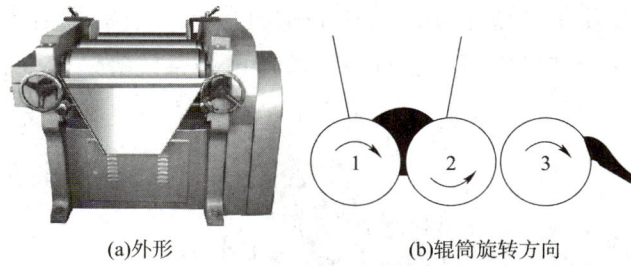

(a)外形　　　　　　　　　(b)辊筒旋转方向

图 12 - 2　三辊研磨机结构图

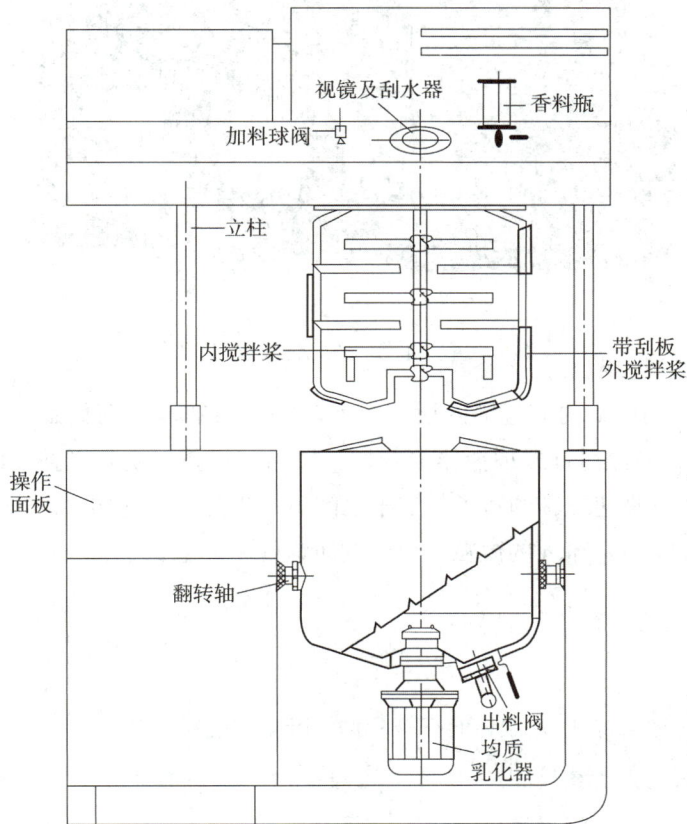

图 12 - 3　真空均质制膏机结构示意图

真空均质制膏机主机包括三组搅拌，分别是主搅拌、溶解搅拌和均质搅拌。罐盖靠液压可自动升降，罐身可翻转 90°，利于出料和清洗。主搅拌转速能无级变速，在 5 ~ 20r/min 之间可随工艺需要调节。整机附有真空抽气泵，膏体经真空脱气后，可消除膏体中微泡，香料更能渗透到膏体内部。

2. 工作原理　主搅拌是刮板式搅拌器，装有可活动的聚四氟乙烯刮板，避免软膏黏附于罐壁而过热、变色，同时影响传热。主搅拌速度相对缓慢，能混合软膏剂中各成分，且不影响软膏剂的乳化过程。溶解搅拌比主搅拌速度快，能快速将各成分粉碎、混匀，还能促进固体粉末的溶解。均质搅拌高速转动，内带定子和转子，起到胶体磨的作用。在搅拌叶的带动下，膏体在罐内上下翻动，把膏体中颗粒打细并搅拌均匀。故该制膏机所制膏体更细腻，外观更光泽。

（四）真空均质乳化设备

1. 设备结构 真空均质乳化设备主要由主机和辅机组成。主机包括主机架、油水锅、均质搅拌锅、均质搅拌机构、升降旋转倾倒机构、真空系统、电控系统等。真空均质乳化设备如图12-4所示。

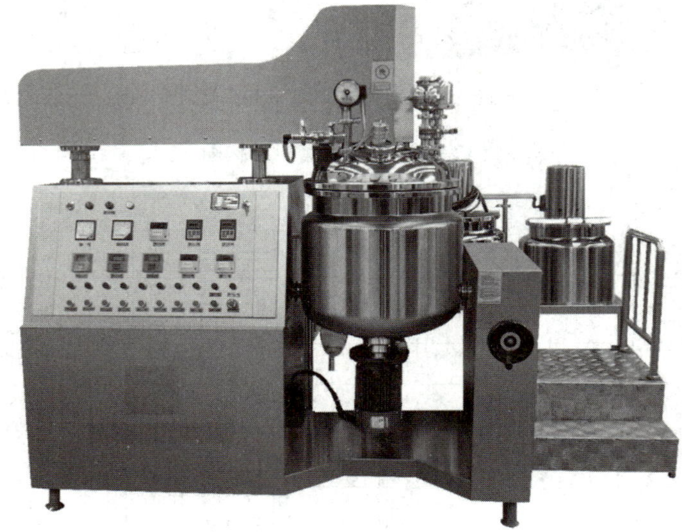

图12-4 真空均质乳化设备实物图

2. 工作原理 物料在均质锅内通过锅内搅拌上聚四氟乙烯刮板（刮板始终迎合锅形体，扫净挂壁粘料），不断产生新界面，再经过框式搅拌器的剪切、压缩、折叠，使其搅拌、混合而向下流往锅体下方的均质器处。物料再经过高速旋转的转子与定子之间所产生的强力剪切、冲击、乱流等过程，在剪切缝中被切割，迅速碎成 $200nm \sim 2\mu m$ 的微粒。由于均质锅处于真空状态，物料在搅拌过程中产生的气泡被及时抽走。

📱 **知识链接12-1**

胶体磨在软膏剂生产中的应用

胶体磨在前面"散剂生产设备"这一项目中已经介绍，是药品生产中常用的粉碎设备。其特殊的结构和特点使得它不仅能够用于粉碎操作，还可以用于均质和乳化操作，因此在溶胶剂、乳剂和乳膏剂的生产中都有应用。但由于其只能完成药物与基质的均质和乳化操作，无法同时满足基质的熔融、保温等需要，因此生产中还需与配料罐配合使用。

内容拓展　生产视频

即学即练

以下设备既可完成药物与软膏基质的均质乳化，又同时具备基质的预热和保温功能的是（　　）

答案解析

A. 单辊研磨机　　B. 三辊研磨机　　C. 真空均质乳化设备　　D. 胶体磨

三、真空均质制膏机操作

以下内容以 ZRJ 型真空均质制膏机为例。

（一）开机前检查

（1）检查设备是否正常。

（2）检查操作间的环境温度、压力和相对湿度是否正常。

（3）检查各开关、阀门是否处于原始位置。

（4）检查加热、搅拌、真空等装置是否正常，关闭底部出料口阀门，打开真空泵冷却水阀门。

（5）检查均质部分、搅拌浆、刮缸器等转动部位是否安全可靠牢固。

（6）检查电源电压、仪表、指示等是否正常。

（二）开机运行

（1）将水相、油相物料分别投入水相锅和油相锅内，开始加热，待加热快完成时，开动搅拌器，使物料混合均匀。

（2）开动真空泵，待乳化锅内真空度达到 -0.05MPa 时开启水相阀，待水相吸进一半时关闭水相阀。

（3）开启油相阀门，待油相吸进后关闭油相阀门。

（4）再次开启水相阀门，直至水相完全吸完，关闭水相阀门，关闭真空泵。

（5）开动乳化头一定时间后停止，开启刮板搅拌器及真空系统，当锅内真空度达 -0.05MPa 时，关闭真空系统，开启夹套阀门，在夹套内通冷却水冷却。

（三）停机

（1）待乳剂制备完成后，停止刮板搅拌，开启阀门使锅内压力恢复正常，开启压缩空气排出物料。

（2）将乳化锅夹套内的冷却水放出。

（四）设备维护与保养

（1）乳化锅内没有物料时严禁开动乳化头，以免空转损坏。

（2）经常检查液体过滤器滤网是否完好并经常清洗，以免杂质进入乳化锅内，确保乳化头正常运行。

（3）往水相锅和油相锅投料时应小心，不要将物料投在搅拌轴或浆叶上。

（4）经常检查搅拌浆、刮板器、均质过滤部件情况，如有松动应及时紧固，损坏应及时更换。

（5）经常检查加热管、温度表是否良好，并紧固按线端子。

（6）经常检查水路、油路是否有渗漏现象，必要时紧固。

（7）定期检查电机和减速电机并添加差减速油。

（8）整理线路和电控制箱，并清洁保养检查电箱内各电器元件。

（9）定期测试线路和电机对地相间的绝缘情况。

（10）定期添加润滑油和导热油。

（五）常见故障及排除方法

ZRJ 型真空均质制膏机常见故障、产生原因及排除方法见表 12 - 2。

药物制剂设备

表 12 – 2　ZRJ 型真空均质制膏机常见故障及排除方法

常 见 故 障	原　　因	排 除 方 法
真空度不能建立	1. 阀门未关闭，锅盖抽真空阀未打开 2. 密封圈已损坏造成泄漏 3. 真空泵未正常运转	1. 关闭各个阀门 2. 更换密封圈 3. 检修真空泵
泵不能产生真空	1. 无工作液 2. 系统泄漏严重 3. 旋转方向错	1. 检查工作液 2. 修复泄漏处 3. 更换两根导线改变旋转方向
均质、搅拌电机不启动或电机过载	1. 电源线断 2. 电机轴承故障 3. 均质转子烧结 4. 有异物卡住均质头或搅拌器 5. 绕组短路 6. 均质转子滑动轴承损坏	1. 检查接线 2. 更换电机轴承 3. 检查均质转子转动是否灵活 4. 清除异物 5. 检查电机绕组（线圈） 6. 更换滑动轴承
刮板运转时不刮壁或运转时有金属声响	1. 搅拌桨偏心较严重 2. 刮板座转动不灵活，卡在不合适位置 3. 刮板磨损	1. 调整搅拌桨的位置 2. 去除刮板座中污物，更换销轴 3. 更换刮板
真空泵中工作液进入净化器及锅内	关闭真空泵时真空泵上真空阀未关闭	关闭真空泵时先关闭真空泵上真空阀

（六）工序操作考核

软膏剂生产工序操作考核项目见表 12 – 3。

表 12 – 3　软膏剂生产工序操作考核标准

项　　目	技 能 要 求	考核得分			
		分值	自评	组评	师评
零部件辨认	能正确辨认软膏剂生产设备零部件名称	10			
生产前检查	1. 能参照 D 级洁净区要求进行正确更衣 2. 能辨别操作间的状态标识并填写相关文件 3. 会检查操作间的环境温度、压力、相对湿度以及水、电、气等状态是否正常 4. 能按标准操作规程完成仪器检查及空运转调试	20			
生产	1. 能正确安装设备各部件，在通电后设备能正常运行 2. 能正确操作油水锅并会设置相关参数 3. 能正确操作均质锅并会设置相关参数 4. 能正确操作真空系统将物料吸入均质锅内并开始均质乳化 5. 能独立生产出合格的软膏 6. 能按标准操作规程进行停机	40			
记录与状态标识	1. 生产过程能记录完整、适时填写 2. 能适时填写、悬挂、更换状态标识	10			
生产结束清场	1. 能正确转移产品：交中间站 2. 能清洁生产设备：顺序正确 3. 能清洁工具和容器 4. 能清洁场地	10			

续表

项　　目	技 能 要 求	考核得分			
		分值	自评	组评	师评
其他	能正确回答软膏剂生产过程中常见的问题	10			
合计		100			

任务 12 – 3　软管灌装设备

PPT　　精讲

一、设备概述

软膏灌装机有多种分类方法：①按自动化程度分为手工灌装机、半自动灌装机和自动灌装机；②按膏体定量装置可分为活塞式和旋转泵式容积定量灌装机；③按膏体开关装置可分为旋塞式和阀门式灌装机；④按软膏操作工位可分为直线式和回转式灌装机；⑤按软管材质可分为金属管、塑料管和通用灌装机；⑥按灌装头数可分为单头、双头或多头灌装机。现阶段，国内 GZ 型软膏自动灌装机应用较为广泛，下面以 GZ 型自动灌装机为例，对软膏灌装设备进行介绍。

二、自动灌装机

GZ 型自动灌装机根据其工作能力，分为上管机构、灌装机构、光电对位装置、封口机构和出管机构，各管座置于管链式传送机构的托环上。该机各工位管座的结构如图 12 – 5 所示。

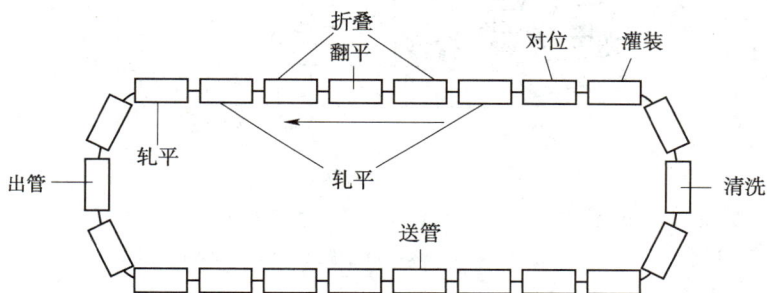

图 12 – 5　GZ 型自动灌装机管座俯视图

（一）上管机构

1. 设备结构　上管机构由空管输送道、翻身器及管座组成。

2. 工作原理　空管沿输送道的斜面向下滑，出口处被挡板挡住，由进管抬高凸轮带动升高杠杆，空管被杠杆上部的抬高头推动，越过挡板，进入翻身器。翻身器由进料凸轮控制，通过翻身器连杆和摆杆，推动翻身器翻转 90°，空管以管尾朝上的方向滑入管座。空管滑入管座后高低不一致，中心不吻合。此时压管机构工作，将空管插紧到管座，每只管座上有几块夹片和夹紧弹簧圈，能将空管夹紧，固定在管座中心。

（二）灌装机构

1. 设备结构　灌装机构由升高头、释放环和控管装置、泵阀控制机构、活塞泵、吹气泵、料斗等部分组成。

2. 工作原理

（1）升高头：升高头两边嵌有永久磁铁，能够吸住管座。管座被升高头在灌装位置托起，空管管尾随即套入喷嘴，同时抬起释放环。

（2）释放环和探管装置：系防止没有管子时，膏体继续喷出，污染机器的装置。当有空管在管座上时，管子随管座升高，推高释放环约5mm，通过挂脚带动带孔轴，压下释放环制动杆，其上面的滚轮将滚轮轨压下，与制动杆勾住。这样制动杆就可带动泵的冲程臂动作，再由泵冲程连杆带动活塞杆向前运动，活塞在活塞缸内挤压软膏实现灌装。当管座上无空管时，尽管管座升高，但无法抬高释放环，释放环不动作，滚轮无法压下，滚轮轨无法与制动杆相勾。此时虽然制动杆随凸轮动作，但不能带动泵冲程臂动作，故不能实现灌装。灌装机构原理如图12-6所示。

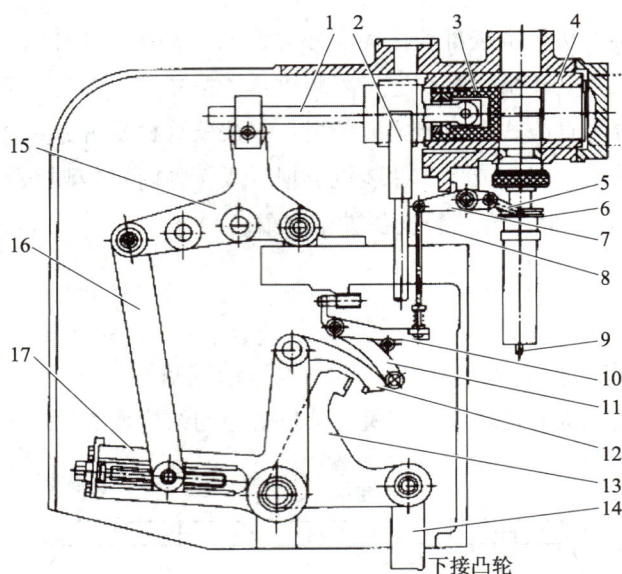

图 12-6　灌装机构示意图

1. 活塞杆　2. 齿条　3. 活塞　4. 泵阀　5. 环　6. 释放环　7. 挂脚　8. 带孔轴　9. 喷嘴　10. 制动杆　11. 滚轮杆
12. 滚轮轨　13. 制动架　14. 连杆　15. 泵上冲程臂　16. 泵冲程连杆　17. 泵冲程臂

（3）泵阀控制机构：活塞泵一头连接料斗进膏体，另一头通向灌装喷嘴。当活塞冲至最深位置时，泵冲程臂上的螺钉把捕获器释放，捕获器的转动臂撑住套管，同时由于活塞转动凸轮使回转凸轮工作，使套管上移，通过捕获器的转臂，带动齿条一起上升，从而转动泵阀，将料斗出口与泵缸连通。活塞后退时，膏体即从料斗吸入活塞缸内。随后，活塞再向前推进，套筒随凸轮下移，齿条也随之下移，泵阀又朝相反方向转动，与料斗连通阀口关闭，泵缸与喷嘴连通阀口打开，膏体即由泵内从喷嘴压入空管内。活塞每完成一次往复运动，泵阀控制机构也即完成一次开关顺序。泵阀控制机构原理如图12-7所示。

（4）活塞泵：灌装机通过活塞泵的往复运动把膏体吸入泵内，压出后灌入空管内。可以通过活塞进程的微量调解，达到调节灌装量的目的。GZ型自动灌装机有两个活塞泵，可同时灌装两支软管。

（5）吹气泵：在泵体两侧装有两个小的活塞吹气泵。吹气泵的活塞杆可随泵阀回转而向上推动，当灌装结束，开始回吸，泵阀的转动齿上拨，推进吹气泵的杆上滚轮，吹气泵和喷嘴连通，吹气泵中压缩空气吹向喷嘴，将余料吹净。

（6）料斗：料斗贮存配制合格的膏体，安放在活塞泵上方，与活塞泵进料阀门相通。它是由不锈钢材料制成的锥形斗。膏体黏度大时，料斗外壁装有电加热、恒温控制装置，保持膏体在一定黏度范围内，便于灌装。

（三）光电对位装置

1. 设备结构　光电对位装置主要由步进电机和光电管组成。

2. 工作原理　软管被送到光电对位工位时，对光凸轮使提升杆向上抬起，带动提升套抬起，使管座离开托杯。再由对光中心锥凸轮工作，在光电管架上的圆锥中心头压紧软管。此时通过接近开关控制器，使步进电机由慢速转动变成快速转动，管子和管座随之旋转。当反射式光电开关识别到管子上预先印好的色标条纹后，步进电机随即制动，停止转动。再由对光升降凸轮的作用，提升套随之下降，管座落到原来的托杯中，完成对位工作。光电对位装置结构如图 12 - 8 所示。

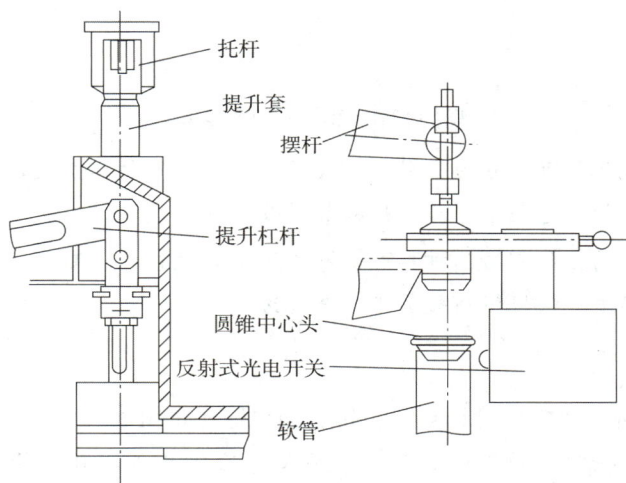

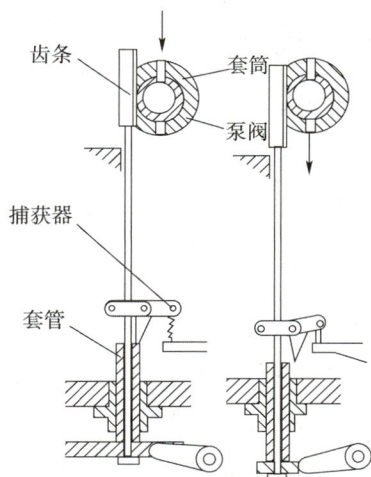

图 12 - 7　泵阀控制机构原理图

图 12 - 8　光电对位装置结构图

（四）封口机构

1. 设备结构　在封口机架上配有三套平口刀站、二套折叠刀站、一套花纹刀站。封口机架除了支撑六套刀站外，还可根据软管不同长度调整整套刀架的上下位置。

2. 工作原理　封口机构通过二对弧齿圆锥齿轮和一对正齿轮将主轴上动力传递到封口机构的控制轴上，依靠一对封尾共轭凸轮和杠杆把动作传送到封尾轴，在封尾轴上安装有各种刀站。刀站上每套刀架有二片刀，同时向管子中心压紧。封口的前后顺序如图 12 - 9 所示。

图 12 - 9 中 1、3、5 是平口刀站完成，2、4 是折叠刀站完成，6 是花纹刀站完成。平口刀站上有前后二把刀片，向中间轧平管尾。折叠刀站如图 12 - 10 所示。前折叠装置上的摆杆控制刀片合拢，刀片上的弹簧可调节夹紧力，要求在没有管子时，前刀片折叠面比后刀片低 0.1mm。后折叠装置由摆杆控制推杆上的尼龙滚柱，折弯管子尾部，推杆上的弹簧可调节夹紧力。

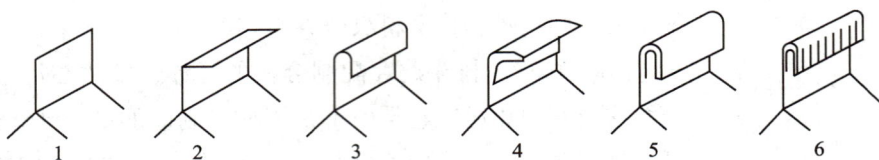

图 12 - 9 软管封口顺序

图 12 - 10 折叠刀站结构示意图

知识链接12-2

常见软管封尾机构的类型

市面上软膏剂常用的软膏管可以分为塑料软膏管、铝制软膏管和铝塑复合软膏管等多种类型。软膏管的材质不同，就决定了在封尾过程中，其所用的装置及原理不同。目前软膏剂灌装封尾机上常用的封尾机构主要包括三种类型，即热风炉封尾机构、超声波封尾机构和折尾机构等。生产中应根据所用软管不同合理进行选择。

内容拓展　生产视频

（五）出管机构

1. 设备机构　出管机构主要由出管顶杆、斜槽和输出输送带组成。

2. 工作原理　封尾后的软管由凸轮带动出管顶杆从管座中心顶出并翻落到斜槽，向下滑入输出输送带，送到包装工序。出管顶杆的中心位置必须与管座的中心基本一致才能顺利出管。

三、自动灌装机操作

以下内容以 GZ 型自动灌装机为例。

（一）开机前检查

（1）检查各部件是否完好及牢固，电源电压是否正常，气源是否正常。

（2）检查管座链、杯座、凸轮、开关以及色标等传感器是否完好可靠。

（3）检查各机械部位连接、润滑是否良好，在传动部位导杆上涂抹适量润滑油，在油雾器中注入洁净透明油。

（4）检查上管工位、压管工位、对光工位、灌装工位、封尾工位是否协调一致。

（5）检查供料机组各部件是否完好及牢固。

（6）检查各控制开关是否处于原始位置，打开总电源开关，打开温控仪加热开关，设定温度。

（二）开机运行

（1）将"自动手动"旋钮旋至手动位置，按下各点动按钮，检查各工位是否正常工作。

（2）接通电源、气源，将电源旋至"开"位置，将模式旋钮旋至"自动"位置，将加热开关旋至"开"位置。

（3）按下"启动"按钮，机器进入自动运行状态，观察各工位工作是否协调一致。

（4）将物料加入料斗中，用料勺接在出料口上，会有料排出，待空气排尽后插管试灌，称重后，调节装量至符合规定。

（5）将空管插入管座，按下启动按钮，观察加热情况、切尾情况，根据封尾情况对转盘高度、切尾刀、加热温度在生产中进行微调。

（三）停机

（1）灌封完毕后关闭电源和气源。

（2）全面清洁供料机组及灌装、封尾机组。

（3）做好设备运行状态记录和例行保养记录。

（四）设备维护与保养

（1）料阀的锥形阀体是精密部件，一旦拆下重新装上，必须重新检查其密封度。

（2）料缸底部的计量电机导杆应经常涂抹润滑油，以保证灵活；料缸气缸下部的螺杆应抹入足量的润滑油，起润滑和密封作用。

（3）所有其他的润滑部件均应充满足够的润滑油（脂），以防机件磨损。

（4）每次开机生产前必须对油雾器加机油。

（5）每次生产结束关机后放掉减压阀的积水。

（6）将灌装机的内外清洗干净，严禁用高于45℃热水清洗，以免损坏密封圈。

（7）定期紧固各连接部位，并检查感应器灵敏度。

（8）检查电控线路和各传感器连接并紧固。

（9）检查测试电机、加热系统、PLC、变频器是否正常，并进行清洁测试各系统参数是否正常。

（10）检查气动和传动机构是否良好，并做好调整和加换润滑油。

（五）常见故障及排除方法

GZ型自动灌装机常见故障、产生原因及排除方法见表12－4。

表 12－4 GZ 型自动灌装机常见故障及排除方法

常见故障	原因	排除方法
电机不启动	1. 电源切断 2. 电机轴承故障 3. 电机转子烧结	1. 检查接线 2. 更换电机轴承 3. 检查电机转子转动是否灵活，是否有异物卡住
计量不准确，时多时少	1. 吸料阀的弹簧变形或损坏 2. 出料阀的弹簧变形或损坏 3. 管道接头松动导致漏气 4. 有异物卡住吸料阀和出料阀，使其不能闭紧或打开 5. 活塞密封圈损坏	1. 更换吸料阀的弹簧 2. 更换出料阀的弹簧 3. 检查并拧紧各管道接头 4. 清除异物 5. 更换活塞密封圈

续表

常见故障	原因	排除方法
计量不准确，越来越多	开始灌装时，由于计量泵内空气逐渐排出而引起	灌装至一定数量后就会稳定，然后调整计量
计量不准确，越来越少	物料太稠有气泡，或灌装量太小导致吸料时吸进空气而产生	物料除气，脱泡
灌装时不出料	1. 吸料阀或出料阀卡死 2. 吸料阀或出料阀的阀芯装反	1. 用物体伸入料斗顶吸料阀阀芯，使其活动 2. 按操作规程重装阀芯
灌装完后还漏出少许料	凸轮与计量板的相对位置挪位	调节灌注停止位
出料不断（拉丝）	1. 灌嘴形式或尺寸不适合被灌注料 2. 出料阀吸料太慢 3. 灌注速度太慢	1. 更换灌嘴形式或改变尺寸 2. 使阀灵活，增加弹簧力 3. 提高灌注速度

▶▶ 岗位情景模拟

　　情景描述　假如你是某药厂软膏剂灌装岗位的操作工，在某批次软膏剂灌装过程中，你进行产品抽检时发现装量虽然没有超出限度范围，但时大时小，且都在装量限度边缘徘徊，请思考以下问题。

　　讨　　论　1. 此时你是否应该进行处理？

　　　　　　　　2. 如果需要处理，应该如何排查？

答案解析

（六）工序操作考核

软膏剂灌装工序操作考核项目见表 12 - 5。

表 12 - 5　软膏剂灌装工序操作考核标准

项　目	技 能 要 求	考核得分			
		分值	自评	组评	师评
零部件辨认	能正确辨认软膏灌装设备零部件名称	10			
生产前检查	1. 能参照 D 级洁净区要求进行正确更衣 2. 能辨别操作间的状态标识并填写相关文件 3. 会检查操作间的环境温度、压力、相对湿度以及水、电、气等状态是否正常 4. 能按标准操作规程完成仪器检查及空运转调试	20			
生产	1. 能按正确顺序开启仪器，接通电源后仪器运转正常 2. 能正确操作灌装机构并会调整装量 3. 能正确操作封尾机构并会进行调整 4. 能独立灌装出合格的软膏 5. 能正确排除生产过程中出现的问题 6. 能按标准操作规程进行停机	40			

续表

项　目	技　能　要　求	考核得分			
		分值	自评	组评	师评
记录与状态标识	1. 生产过程能记录完整、适时填写 2. 能适时填写、悬挂、更换状态标识	10			
生产结束清场	1. 能正确转移产品：交中间站 2. 能正确清洁设备：顺序正确 3. 能清洁工具和容器 4. 能清洁场地	20			
合计		100			

目标检测

答案解析

一、单项选择题

1. 下列不属于软膏剂配制设备的是（　　　　）

  A. 自动灌装封尾机　　　　B. 单辊研磨机　　　　C. 三辊研磨机　　　　D. ZRJ 型真空均质制膏机

2. 软膏剂配制和灌封应在什么环境下进行（　　　　）

  A. D 级洁净区和 C 级洁净区　　　　　　　　B. 均为 C 级洁净区

  C. 均为 D 级洁净区　　　　　　　　　　　　D. D 级洁净区和一般生产区

3. 下列软膏剂灌装机的分类方法中，按自动化程度分的是（　　　　）

  A. 旋塞式和阀门式软膏灌装机

  B. 单头、双头或多头灌装机

  C. 手工灌装机、半自动灌装机和自动灌装机

  D. 直线式和回转式灌装机

4. 下列关于三辊研磨机的叙述错误的是（　　　　）

  A. 三辊研磨机主要由三个平行的辊筒和转动装置组成

  B. 加料斗位于第一辊筒正上方

  C. 三个辊的转速各不相同，从加料处至出料处辊速依次加快

  D. 辊筒间的间距可以调整

5. 在 ZRJ 型真空均质制膏机的结构中，能够促进固体粉末溶解的机构是（　　　　）

  A. 刮板式搅拌器　　　　B. 主搅拌　　　　C. 均质搅拌　　　　D. 溶解搅拌

6. 真空均质乳化设备不含有的结构是（　　　　）

  A. 光电对位系统　　　　B. 均质锅　　　　C. 均质搅拌　　　　D. 真空系统

7. ZRJ 型真空均质制膏机不常出现的问题是（　　　　）

  A. 真空度不能建立　　　　　　　　　　　B. 泵不能产生真空

  C. 均质、搅拌电机不启动或电机过载　　　　D. 均质锅不能加热

8. 下列关于 GZ 型自动灌装机的灌装机构叙述错误的是（　　　　）

  A. 灌装机构由升高头、释放环和探管装置、泵阀控制机构、活塞泵、吹气泵、料斗等部分所组成

B. 释放环和探管装置是防止没有管子时，膏体继续喷出，污染机器的装置

C. GZ 型自动灌装机有两个活塞泵，可同时灌装两支软管

D. 料斗贮存配制合格的膏体，安放在活塞泵下方

9. GZ 型自动灌装机中吹气泵的作用是（　　　）

A. 吹干仪器表面的水防止锈蚀

B. 吹尽喷嘴上残余的少量膏体

C. 推动活塞泵工作

D. 推动泵阀工作

10. 当 GZ 型自动灌装机灌装计量不准确，灌装量越来越多时应考虑（　　　）

A. 开始灌装时，由于计量泵内空气逐渐排出而引起

B. 吸料阀弹簧是否变形或损坏

C. 出料阀的弹簧变形或损坏

D. 管道接头松动导致漏气

二、实例分析

1. 某药厂用自动灌装封尾机灌装软膏剂时发现，同一批次装量差异波动较大，造成装量不准确。请根据本章所学内容分析，造成自动灌装封尾机装量不准确的原因，并找出解决办法。

2. 某药厂计划增设一条软膏剂生产线，但由于车间面积和经费有限，不能确定选择何种软膏剂生产设备比较合适。你通过本项目的学习，会提出怎样的建议，并阐明你的理由。

书网融合……

知识回顾　　习题

（潘学强）

项目 13　栓剂生产设备

学习引导

栓剂应用历史悠久，古称坐药或塞药。《伤寒杂病论》《肘后备急方》《千金方》等医籍中均有栓剂制备与应用的记载，《本草纲目》中有肛门栓、阴道栓、鼻用栓、耳用栓、尿道栓的记述。随着科技的发展，栓剂不仅能发挥局部治疗作用，也能通过局部吸收而起全身治疗作用，应用日益广泛。古时生产栓剂采用手工制作，现代实验室制备少量栓剂时用栓剂模具，那在大生产中会用到哪些设备呢？

本单元主要介绍栓剂的生产工艺、工序质量控制点、栓剂配料罐和全自动栓剂灌封机组操作与维护。

学习目标

1. **掌握**　栓剂基本生产工艺流程及生产工序质量控制点。

2. **熟悉**　栓剂配料罐和全自动栓剂灌封机组的基本原理、结构、正确操作与使用以及设备的日常维护与保养。

3. **了解**　栓剂生产过程的相关 SOP。

任务 13 – 1　栓剂生产工艺

PPT　　精讲

一、生产工艺

栓剂的主要生产工艺是灌封，是指将药物与基质经称量、配料、混合均匀后，经制壳、灌装、冷却成型、封切等工序制成栓剂成品的过程。栓剂生产工艺流程如图 13 – 1 所示。

知识链接

新型栓剂

国内目前对中空栓、缓释栓、泡腾栓、双层栓以及液体栓等栓剂新剂型都有一定的研究。与普通栓剂相比，虽然栓剂新剂型的配方与生产工艺相对比较复杂，但栓剂新剂型可以改善难溶性药物的溶解度，提高其生物利用度，并具有明显的缓释特征，对多肽、蛋白类药物具有良好的稳定作用，显示了独特而重要的临床应用优势。

作为医药人，应不断创新开发栓剂的制备工艺和生产设备，以适应新型栓剂的研究与应用，满足患者临床用药需求。新型栓剂有哪些类型？它们的制备工艺是如何设计的呢？

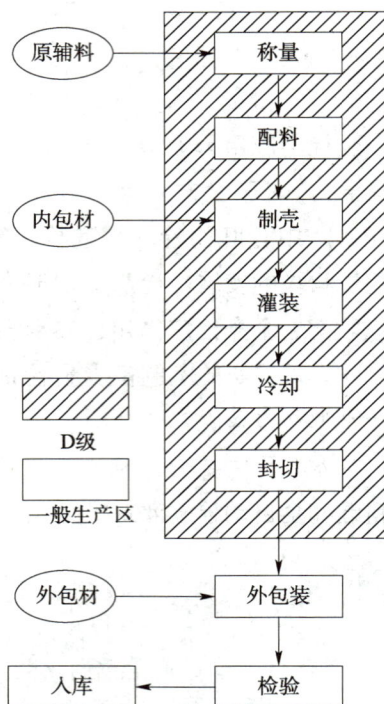

内容拓展

图 13 - 1 栓剂生产工艺流程图

二、工序质量控制点

栓剂的主要生产工序包括称量、配料、制壳、灌装、冷却、封切和包装。生产中，需结合栓剂生产工序，对栓剂质量进行监控，详见表 13 - 1。

表 13 - 1 栓剂的工序与质量控制点

工　序	质量控制点	质量控制项目	频　次
领料及准备工作	物料	原辅料质量检验合格，核对物料品名、批号、数量等信息	每批
称量、配料	称量	称量室洁净度级别，称量仪器校验合格，计算与投料双核对	每批
	基质融化	加热温度和时间	
	混合	搅拌时间	
制壳	制壳主机	预热温度、加热温度、吹泡成形压力、外观	随时
灌装	栓剂壳	有无损伤、数量	随时
	灌装	温度、速度、位置、装量	
冷却	冷却主机	冷却风机转速、冷却温度	每批

续表

工　序	质量控制点	质量控制项目	频　次
封切	热封	热封温度、密封压力、封口严密、外观	随时
	剪切	切口高度、推片机构位置、切刀剪切位置、外观	随时
外包装	贴签	牢固、位正、外壁清洁	随时
	装盒	数量、批号、说明书	
	装箱	数量、装箱单、封箱牢固	每箱
待验库	成品	清洁卫生、温度、湿度、货位卡、状态标志、分区、分品种、分批	定时

即学即练

栓剂的工序与质量控制点需随时检查的是（　　）

答案解析　A. 领料及准备工作　　B. 称量配料　　C. 灌装　　D. 冷却

三、主要设备

1. 配料设备　栓剂配料常用的是栓剂高效均质机，该机是栓剂药品灌装前的主要混合设备。

2. 栓剂灌封机组　栓剂灌封机组常见有半自动栓剂灌封机组和全自动栓剂灌封机组。半自动栓剂灌封机组可自动完成灌装、低温定型、封口整型和单板剪断等工作。全自动栓剂灌封机组能自动完成栓剂的制壳、灌装、冷却成型、封切等全部工序。

3. 包装设备　可选用多功能型自动装盒机，此类包装设备结构上一般包括自动折纸机、说明书输送部件、纸盒输送部件、产品推送部件、封盒部件和产品输送部件，可以自动完成开盒、装料、折盒、插盒、封盒等全部工序，适用于多品种、多规格纸盒的包装，既可单独使用也可与其他设备连线配套使用。

任务 13 – 2　栓剂灌封设备

PPT　　精讲

一、设备概述

栓剂的制法有热熔法（即模制成形法，主要有加热、熔融、注模、冷却脱模等过程）、冷压法（即挤压成形法）和搓捏法。其中热熔法应用最广泛，生产工序包括配料、灌装、冷却、封口和剪切等，配料常用栓剂高效均质机，灌封常用设备有半自动栓剂灌封机组和全自动栓剂灌封机组。以下重点介绍栓剂高效均质机和全自动栓剂灌封机组。

二、常用设备

（一）配料设备

栓剂高效均质机是栓剂药品灌装前的主要混合设备，主要用于药物与基质按比例混合后搅拌、均质、乳化。该设备主要由夹层保温罐、罐外强制循环泵、搅拌均质机构、电气控制系统等组成，如图13-2。

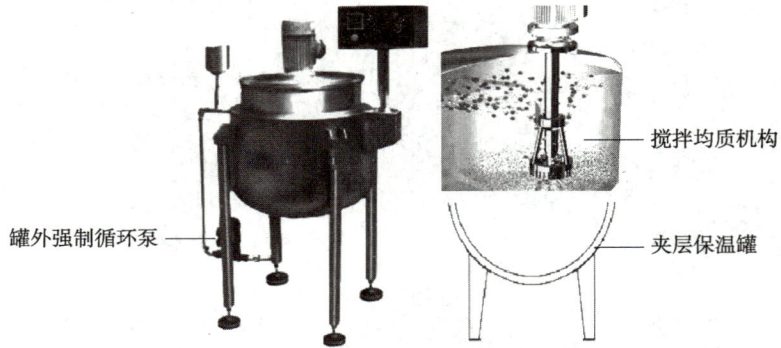

图 13-2 栓剂高效均质机结构和工作原理图

工作时，基质与药物在夹层保温罐内，经夹层蒸汽加热熔化，通过高速旋转的特殊装置，将药物与基质从容器底部连续吸入转子区。在强烈的剪切力作用下，物料从定子孔中抛出，与容器内壁接触改变方向落下。同时新的物料被吸进转子区，开始新的工作循环，经过不断的均质和循环作用，药物与基质混合均匀。

该配料设备结构简单，适用于不同物料混合，药物与基质混合充分，栓液均匀，栓剂成形后不分层，灌装时不产生气泡和药物分离，是配料罐的替代产品。

（二）全自动栓剂灌封机组

HY型全自动栓剂灌封机组主要由栓壳成型工位、栓液灌装工位、栓剂冷却工位、栓剂封切工位组成。卷装 PVC/PE 膜通过加热成型机构形成各种栓壳，经过虚线切割和底边修整，在灌装机构中向腔壳内注入物料，然后进入冷却隧道（由冷水机组供冷），使物料凝固。固化后的栓剂条带经过平整、封尾、打批号等工序，最后分切成设定的栓剂产品。

根据厂房布局，可设计成 U 型（HY-U 型）和直线型（HY-Z 型）两种形式，U 型占地面积小，便于操作；直线型单面操作，视野较好，如图13-3、图13-4所示。

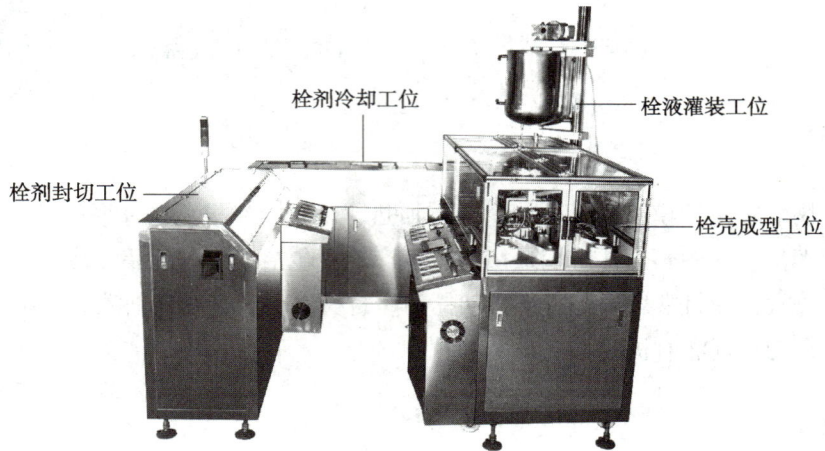

图 13-3 HY-U 型全自动栓剂灌封机组实物图

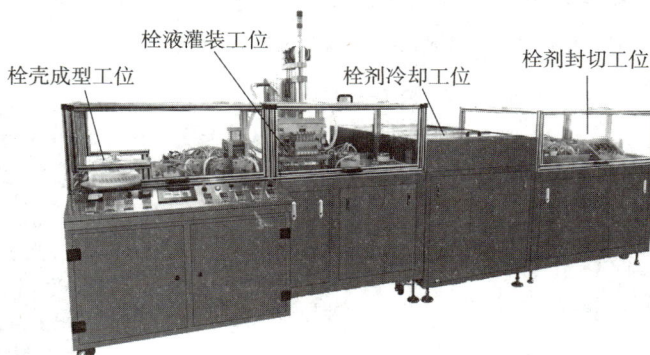

图 13 – 4　HY – Z 型全自动栓剂灌封机组实物图

1. 栓壳成型工位　该工位包括放膜盘、传送夹具、成型、修整底边、虚线切割等结构，如图 13 – 5、图 13 – 6 所示。工作时，复合膜经夹持机构进入成型区，经预热、加热模具→成型模具→吹气模具→吹膜成型，即将膜料从放膜盘经导向轮、传送夹具送入成型工位。该工位预热、加热模具使膜材受热软化提高其塑性，成型模具上装有与之相对应的吹气模具，吹气模具与成型模具对接时，压缩空气将膜材吹向成型模具的凹槽底，产生塑性形变并正压成型，完成膜料的制壳。膜料经切刀修整底边、虚线切割，使其具有统一的底形且利于分成单粒。

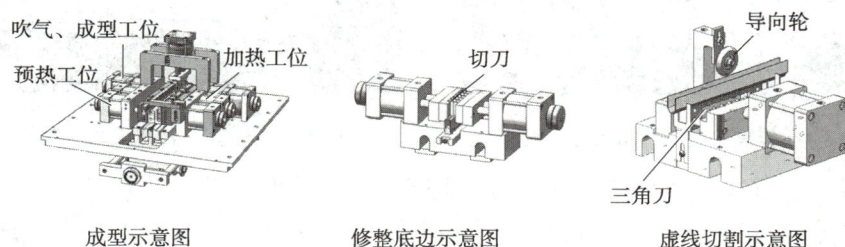

成型示意图　　　　　修整底边示意图　　　　　虚线切割示意图

图 13 – 5　栓壳成型工位示意图

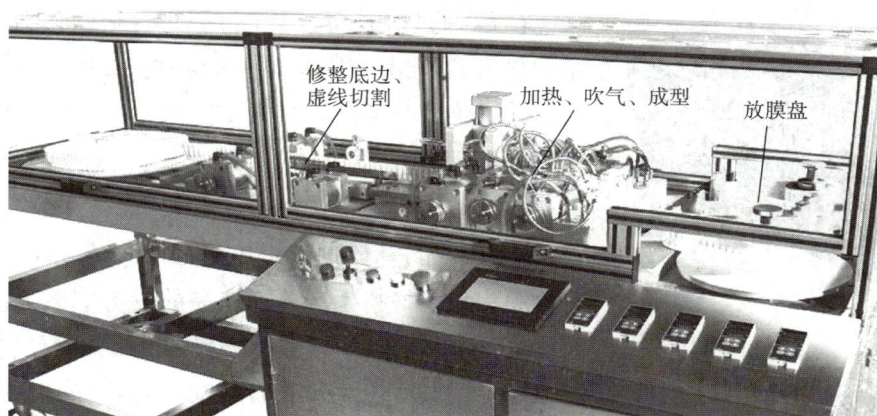

图 13 – 6　栓壳成型过程实物图

2. 栓液灌装工位　该工位由物料桶、灌装泵、物料循环泵和分段切刀结构组成，如图 13 – 7 至图 13 – 9 所示。物料桶内加入物料，料桶装有电加热保温系统，顶端配有搅拌电机以使药物处于均匀状态。料桶中的药物经高精度灌装泵进入灌装头，灌装泵体有若干个柱塞泵，通过顶部的手柄调节来控制灌装量，泵体下部的注入器按生产所需分6头、7头灌装，对栓液进行一次性埋入式灌装，灌装精度 ±2%。完成一次灌装，剩余药物通过另一端循环至原料桶，再做下次灌装。分段切割刀按照设定，把灌装后的栓带分切成28粒/板或30粒/板，送入冷却工位。

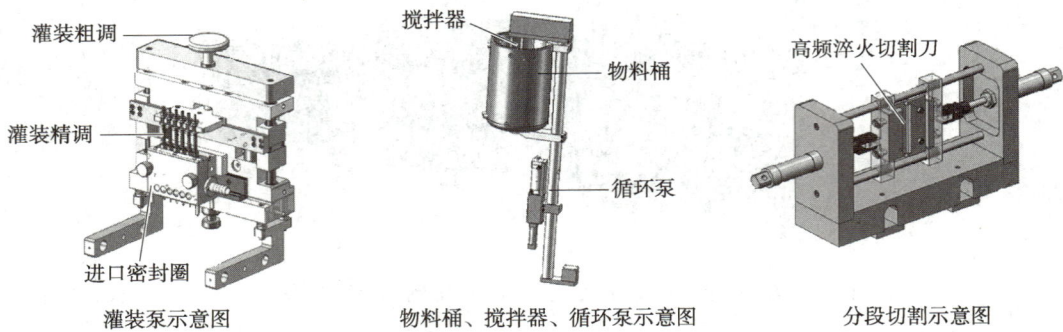

灌装泵示意图 物料桶、搅拌器、循环泵示意图 分段切割示意图

图 13 – 7 栓壳灌装工位示意图

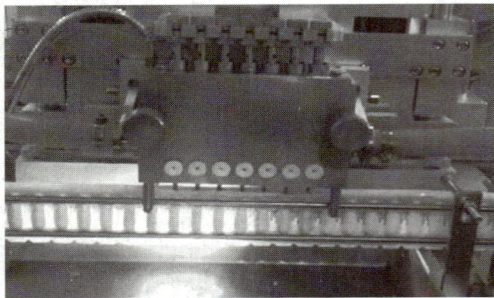

图 13 – 8 栓壳灌装工位灌装实物图 **图 13 – 9 栓壳灌装工位切割实物图**

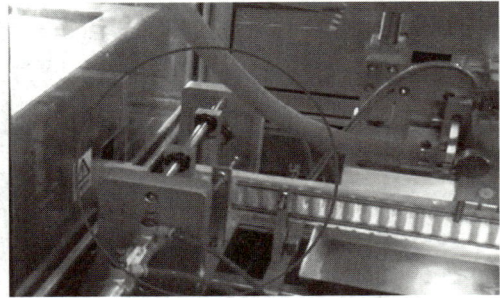

3. 栓剂冷却工位 该工位冷却箱里由两组冷却隧道和冷风机组成，如图 13 – 10、图 13 – 11 所示，完成固化工序。经分段的条带进入冷却隧道进行逐级冷却，由冷水机供应冷水作为冷源，冷却风经冷却风扇均匀分散，通过冷却箱中的 4 个冷凝器对冷却架上的栓剂进行冷却，温度控制在 8 ~ 16℃，循环器的交替往复运动将栓剂冷却并送至封切工位。

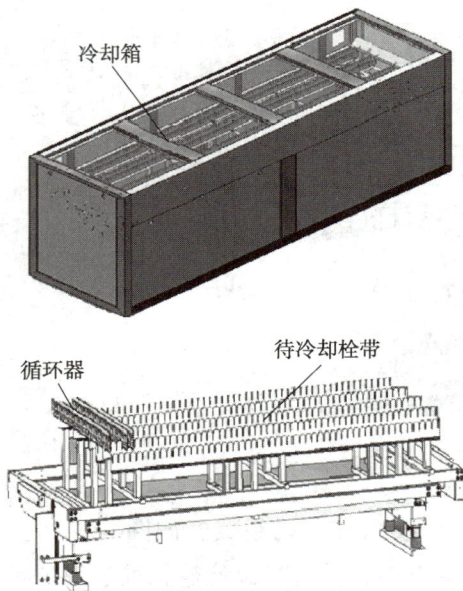

图 13 – 10 栓壳冷却工位示意图

4. 栓剂封切工位 该工位原理、结构和铝塑泡罩类似，包括预热模具、封口模具和打码模具，如图 13 – 12 至图 13 – 14 所示。固化后的条带经封尾传送夹具进入模具预热、封尾和打批号，然后修整顶边，最后剪切成一组为 4/5/6/7 粒的栓剂产品。

HY 型全自动栓剂灌封机组是以卷装 PVC、PVC/PE、双铝复合膜为包装材料生产栓剂产品的设备。该机特点包括：①采用 PLC 可编程控制和人机界面操作，操作简便，自动化程度高；②采用专用温度传感器和微电脑控制系统，可实现对模具的高精度恒温控制；③储液桶容量大，设有可调节的恒温、搅拌装置；④采用插入式直线灌装机构，定位准确，不滴药、不挂壁，可灌装高黏度中药；⑤灌装工位配有除静电系统，药液不爬升，不影响封口质量；⑥采用一端进一端出的冷却隧道，使灌装后的栓剂壳带得到充分的冷却定型，实现液固转化；⑦封口工位采用两级预热，预热效果好，成品剪切粒数根据需要设置如 4/5/6/7 粒；⑧设备运行平稳，制带、灌装、封口动作连贯。

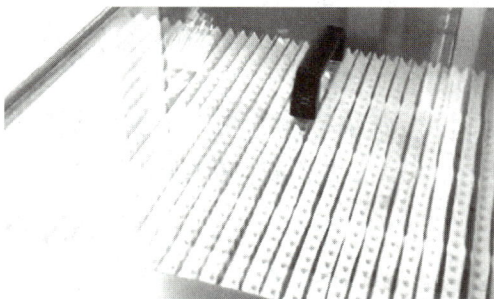

图 13 – 11　栓剂冷却工位实物图

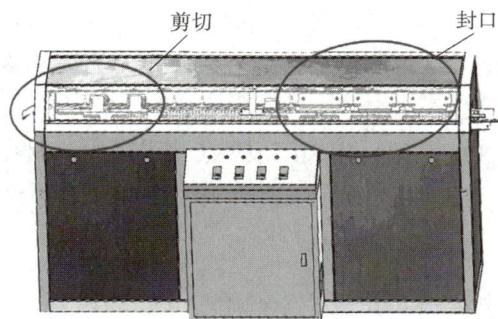

图 13 – 12　栓剂封切工位示意图

图 13 – 13　栓剂封切工位封口实物图

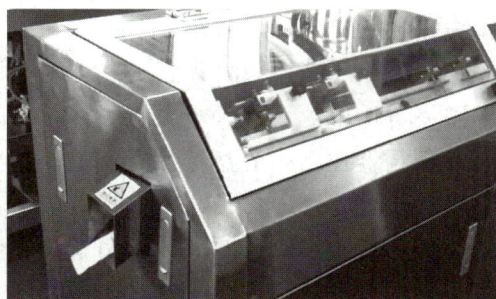

图 13 – 14　栓剂封切工位剪切实物图

三、全自动栓剂灌封机组操作

以下内容以 HY 型全自动栓剂灌封机组为例。

（一）开机前准备

（1）检查是否有清场合格证，并确定是否在有效期内。

（2）检查设备的卫生条件是否达到生产要求，检查设备是否有"完好""已清洁"标牌，检查机器表面有无异常物品。

（3）按药品包装规格安装成型模具和相应部件，检查模具质量是否有缺边、裂缝、变形等情况，更换批号、生产日期等钢字。

（4）检查并接通电源、水源、冷源、气源，准备所需原料。

（5）检查测试机器上的所有开关、按钮和温控器是否正常。

（二）开机操作

（1）在停机状态下，装上 PVC 膜卷，物料桶进料，最高料位应低于桶边 10cm 左右。

（2）气压调节至压力表显示 0.6 ~ 0.7MPa。

（3）打开触摸屏上的手动运行窗口，点击"参数操作"界面，按照产品工艺进行性能参数设定、成型参数设定和封尾参数设定。

（4）在启动机器前，对所有单元进行一系列地观察和调置，包括调整成型模具、编码模具等模具的位置；调整加温模块的位置或数量；设置各温控器上的温度等。

（5）点击"成型操作界面""冷却操作界面""封尾操作界面""功能选择操作界面"，依次运行成型、灌装、冷却和封切工位，对调设的位置偏差进一步微调，直到正常运行为止。在开机前检查冷却水位，再开冷水机。然后再对机器上的模具等需加热部件进行升温，待加热温度上升到工作所需温度，将预先配好的栓液倒入物料桶（料桶温度上升到预设温度后，打开搅拌、回料及循环泵），打开灌装泵实施栓液灌装生产。

（6）生产结束，先关闭成型、灌装工位，排空冷却隧道内的栓剂条带，将冷却隧道内的栓剂条带持续封尾、剪切至清空，关闭冷却、封切工位以结束生产。按清洁操作规程对设备进行清洁。

（三）操作注意事项

（1）机器各工位复位于初始位置，是机器启动的必需条件。在手动操作或非手动方式时，机器均需要复位。

（2）当机器出现故障停机，或关闭紧急开关停机检修时，必须关闭电源总开关，并将所有开关复位，故障排除后，应按以上程序重新启动。

（3）紧急开关位于两控制面板上，一旦关闭此开关，气、电全部切断，在电、气危急状态或应急操作情况下需关闭此开关。

（4）每个温控器控制一个温度报警峰值（按生产需要设定），若超出其值，显示器上的温度报警灯亮，机器停机。

（5）灌装泵一般有6个注入器，与30粒/板的传送量相对应。若生产28粒/板时，需更换灌装泵或在原有灌装泵上保留中间4个，拆除另两个注入器及其附件，并用螺丝堵住防止漏液。

（6）在运行中出现断膜及换膜时，触摸屏上会出现断膜报警，接好膜后在自动状态下选择"自动"界面，下按"接膜"恢复正常运行。

（7）在温度没有达到工艺要求时，栓壳泡腔不理想，可以先关掉灌装头，待正常时再打开。

（四）设备维护与保养

（1）润滑周期：每周一次，向气压装置三联机件上的油杯内加注防锈润滑油；每月一次，润滑机械部件，用润滑油润滑活塞、导杆，用润滑脂润滑轴承、齿轮、齿条等各机械运动部件的摩擦部位，以确保正常运转。

（2）每日一次，清洗物料桶、循环泵、灌装计量泵和循环管道，使用热水与混合清洗剂或消毒肥皂水的稀释液作清洗液。

（3）每周一次，排除气压系统中残留的水分。空气中的水汽也会凝结成水分，因此气压源装置底孔应经常放水，以防止水分对活塞造成危害。

（4）每周一次清洗气压过滤器系统。气压系统有三个过滤器，其中一个过滤水分，另外两个过滤空气中的尘埃和来自三联杯里的油渣等。定期拆下其零件，用热水或清洗剂加以清洗，再用压缩空气吹净。

（5）每周一次清理光电和光纤的传感面，检查这些部件，用软质、干燥和吸水性好的抹布擦拭。

（6）消音器每三个月更换一次，消音器安装在各处电磁阀的底座上，如要安装集中排气过滤器，则需每个月更换一次。

（7）随时检查，必要时更换损坏或磨损超限的零件和易损件，确保机器正常运转。

（五）常见故障及排除方法

HY型全自动栓剂灌封机组常见故障、产生原因及排除方法见表13-2。

表 13-2　HY 型全自动栓剂灌封机组常见故障及排除方法

常见故障	原因	排除方法
机器无法启动	1. 机器连接不恰当 2. 电、气连接不正确 3. 电控箱内保险丝不完整 4. 急停开关未旋开 5. 显示器出现异常信息	1. 重新连接机器 2. 重新连接电、气 3. 更换保险丝 4. 旋开急停开关 5. 检查控制器
机器无法启动自动模式	1. 机器未复位 2. 急停开关未旋开 3. 保险丝不完整 4. 显示器出现异常信息 5. 有传感器信号不正确 6. 未关闭手动	1. 机器复位 2. 旋开急停开关 3. 更换保险丝 4. 检查控制器 5. 检查传感器 6. 关闭手动
机器无法复位	动力控制异常	检查传感器读数是否正确,按急停开关并重新操作
模具无法加热	1. 温控器设置不正确 2. 加温器接触不良 3. 电热丝断裂 4. 加温器短路	1. 重新设置温控器 2. 检查加温器电路 3. 更换电热丝 4. 检查加温器
产品在冷却隧道内未凝固	1. 箱体密封不好 2. 冷却风扇工作不正常 3. 冷水机连接不正确	1. 修复箱体泄漏处 2. 检查冷却风扇工作情况 3. 重新连接冷水机
显示器无法通讯阅读	通讯器与动力控制连接不正确	检查控制系统,重启设备
机器速度变慢	1. 气压异常 2. 气动管道堵塞 3. 活塞密封圈破损	1. 检查气压 2. 疏通管道 3. 更换活塞密封圈
按下复位按钮,气压不复位	安全开关电路断路	检查电路

岗位情景模拟

情景描述　在生产过程中需要进行质量控制的主要工序包括称量配料、制壳、灌装、冷却、封切和包装,如果你是栓剂灌封工位操作工,生产时如果出现产品在冷却隧道内未凝固,请思考以下问题。

讨　论　1. 可能是什么原因导致产品未凝固?

2. 如何排除故障?

答案解析

(六) 工序操作考核

栓剂灌封工序操作考核项目见表 13-3。

表 13-3　栓剂灌封工序操作考核标准

项目	技能要求	考核得分			
		分值	自评	组评	师评
零部件辨认	能正确辨认全自动栓剂灌封机组零部件名称	10			

续表

项　目	技能要求	考核得分			
		分值	自评	组评	师评
生产前检查	环境、温度、相对湿度、储存间、操作间设备状态标识、设备运行前检查	10			
生产操作	1. 接通电源，空机试运行 2. 生产过程设备操作	35			
质量控制	栓剂合格率95%～100%	15			
记录与状态标识	1. 生产记录完整、适时填写 2. 适时填写、悬挂、更换状态标识	10			
生产结束清场	1. 清理产品：交中间站 2. 清洁生产设备：顺序正确 3. 清洁工具和容器 4. 清洁场地	10			
其他	正确回答栓剂灌封中常见的问题	10			
合计		100			

目标检测

答案解析

一、单项选择题

1. 以下全自动栓剂灌封机组的主要工序正确的是（　　）

　　A. 灌装→封口→冷却→打批号→制壳→剪切

　　B. 制壳→灌装→打批号→封口→冷却→剪切

　　C. 灌装→制壳→冷却→封口→打批号→剪切

　　D. 制壳→灌装→冷却→封口→打批号→剪切

2. 以下不属于全自动栓剂灌封机组的功能是（　　）

　　A. 制壳　　　　　　B. 装盒　　　　　　C. 灌装　　　　　　D. 冷却

3. 以下关于栓剂高效均质机说法错误的是（　　）

　　A. 栓剂高效均质机是栓剂药品灌装前的主要混合设备

　　B. 主要用于药物与基质按比例混合后搅拌、均质、乳化

　　C. 该配料设备结构简单，但适用范围不广

　　D. 主要由夹层保温罐、罐外强制循环泵、搅拌均质机构、电气控制系统等组成

4. 以下关于全自动栓剂灌封机组特点说法错误的是（　　）

　　A. 采用 PLC 编程控制和人机界面操作，自动化程度高

　　B. 储液桶容量大，设有恒温、搅拌装置

　　C. 采用一端进一端出的冷却隧道，使灌装后的栓剂壳带得到充分的冷却定型，实现液固转化

　　D. 该机组 HY－Z 型占地面积小，调节方便

5. 以下选项中不是栓剂大生产常用设备的是（　　）

A. 高效均质机　　　　　　　　B. 全自动栓剂灌封机组

C. 半自动栓剂灌封机组　　　　D. 槽型混合机

6. 如无特殊要求，栓剂的生产环境洁净级别为（　　）

A. A 级　　　　B. B 级　　　　C. C 级　　　　D. D 级

7. 半自动栓剂灌封机组与全自动栓剂灌封机组相比，主要缺少的功能（　　）

A. 制壳　　　　B. 灌装　　　　C. 冷却成型　　　　D. 封切

8. 栓剂高效均质机特点说法错误的是（　　）

A. 该配料设备结构简单，药物与基质混合充分

B. 适用性单一

C. 栓液均匀，栓剂成形后不分层

D. 灌装时不产生气泡和药物分离

9. 以下关于 HY 型全自动栓剂灌封机组说法错误的是（　　）

A. 根据厂房布局，可设计成 U 型（HY－U 型）和直线型（HY－Z 型）两种形式

B. 两种机型不仅外观设计不同，功能也有明显区别

C. 直线型单面操作，视野较好

D. U 型占地面积小，便于操作

10. 以下关于 HY 型全自动栓剂灌封机组操作说法错误的是（　　）

A. 开机前准备要做好各项生产前检查工作

B. 操作过程中，按规程依次运行成型、灌装、冷却和封切工位

C. 操作中机器各工位复位于初始位置，是机器启动的必需条件，但在手动操作后机器不需要复位。

D. 按操作规程查看设备运行记录、设备润滑记录，按规程做好保养

二、实例分析

1. 在使用 HY 型全自动栓剂灌封机组生产栓剂时，如果机器无法启动，请分析可能原因，并提出具体解决方案。

2. 某药厂在一次使用 HY 型全自动栓剂灌封机组生产栓剂时，发现模具无法加热，请分析可能的原因，并提出解决办法。

书网融合……

知识回顾　　习题

（程　锦）

学习引导

　　膜剂是近年来研究发展较新的剂型，给药途径广泛，可供口服、口腔（包括舌下含服、口腔内局部贴敷）、阴道、体内植入、皮肤和眼、耳、鼻、喉等途径给药以及黏膜创伤、烧伤、炎症表面覆盖，发挥全身或局部治疗作用。特别是口腔速溶膜剂具有无需饮水、使用方便、快速给药、起效迅速、口感好、适合儿童给药等优点，成为制剂研发、生产的关注热点。膜剂是怎么生产出来的呢？工艺流程和生产设备又是如何？设备该如何操作和保养呢？

　　本单元主要介绍膜剂的生产工艺、工序质量控制点、药液和膜液配制设备以及制膜设备的操作与维护。

📖 学习目标

　　1. **掌握**　膜剂的生产工艺流程和工序质量控制点。

　　2. **熟悉**　膜剂生产设备的基本原理、主要结构；膜剂生产设备的操作及问题排除；膜剂生产设备日常维护与保养。

　　3. **了解**　膜剂生产过程的相关 SOP。

PPT　　精讲

任务 14 - 1　膜剂生产工艺

一、生产工艺

　　膜剂系指原料药物与适宜的成膜材料经加工制成的膜状制剂。供口服或黏膜用。膜剂的制备方法常用的有匀浆制膜法、热塑制膜法和复合制膜法。

　　1. 匀浆制膜法　匀浆制膜法是将成膜材料溶于适当的溶剂中滤过，与药物溶液或细粉及附加剂充分混合成药浆，然后用涂膜机涂膜成所需的厚度，烘干后根据主药含量计算出单位剂量膜的面积，剪切成单剂量的小格，包装即得，主要工艺如图 14 - 1 所示。

　　小量制备时倾于平板玻璃上涂成宽厚一致的涂层，大量生产时可用涂膜机涂膜。烘干后根据主药含量计算单剂量膜的面积，剪切成单剂量的小格。

　　2. 热塑制膜法　将药物细粉和成膜材料，如醋酸乙烯酯共聚物（EVA）颗粒相混合，用橡皮滚筒混炼，热压成膜；或将热融的成膜材料，如聚乳酸、聚乙醇酸等在热融状态下加入药物细粉，使溶入或均匀混合，在冷却过程中成膜，主要工艺如图 14 - 2 所示。

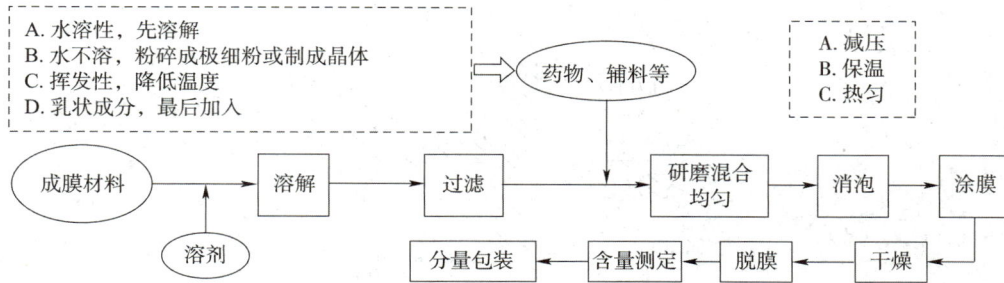

图 14 - 1　匀浆制膜法制备工艺流程

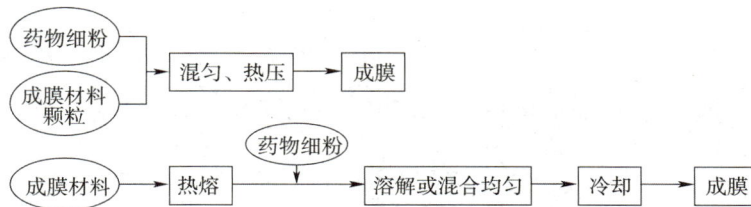

图 14 - 2　热塑制膜法制备工艺流程

3. 复合制膜法　以不溶性的热塑性成膜材料（如 EVA）为外膜，分别制成具有凹穴的底外膜带和上外膜带，另用水溶性的成膜材料如聚乙烯醇（PVA）或海藻酸钠用匀浆制膜法制成含药的内膜带，剪切后置于底外膜带的凹穴中。也可用易挥发性溶剂制成含药匀浆，以间隙定量注入的方法注入底外膜带的凹穴中。经吹风干燥后，盖上上外膜带，热封即成。这种方法一般用机械设备制作，用于缓释膜的制备。复合膜的简便制备方法是先将 PVA 制成空白覆盖膜后，将覆盖膜与药膜用 50% 乙醇粘贴，加压，60℃ ±2℃烘干即可，主要工艺如图 14 - 3 所示。

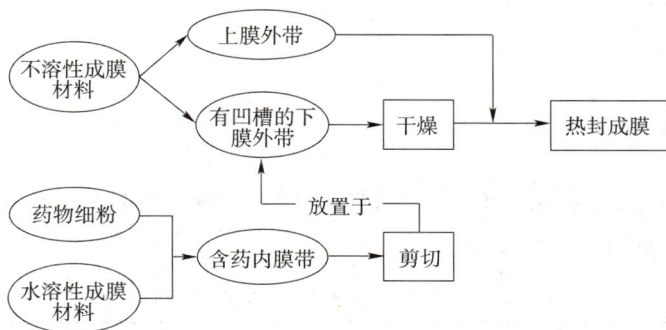

图 14 - 3　复合制膜法制备工艺流程

膜剂在实际工业化大生产中主要有配制、涂膜、干燥、切割和包装等工序，其生产工艺流程如图 14 - 4 所示。

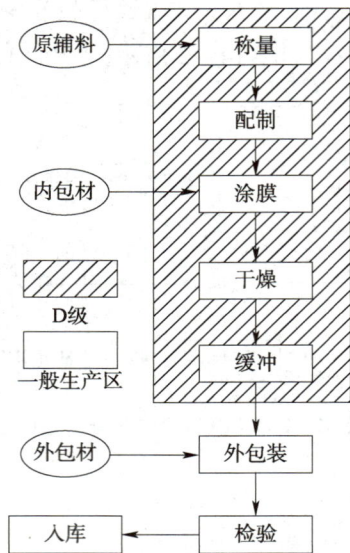

图 14-4 膜剂生产工艺流程

📱 **知识链接** ⸻⸻⸻⸻⸻⸻⸻⸻⸻⸻⸻⸻⸻⸻⸻⸻⸻⸻⸻⸻⸻⸻⸻⸻⸻⸻⸻⸻

成膜材料

从广义上讲，凡物质分散于液体介质中，当分散介质被除去后，能形成一层膜，这类物质就称为成膜材料。这里所指的成膜材料是指膜剂和涂膜剂所用的成膜材料。

膜是药物的载体，成膜材料的质量对膜剂的成型和膜剂的质量有较大影响。良好的成膜材料需应具备以下特点：① 无毒、无刺激性；② 性质稳定，无不良臭味；③ 成膜及脱膜性能良好，制成的膜应有一定强度和柔软度。④ 水溶性膜应能迅速溶解于水，非水溶性膜能按照需要有一定的释药速度，或者能在用药部位被缓慢降解、吸收、代谢和排泄；⑤ 价格低廉、来源丰富。

内容拓展

二、工序质量控制点

膜剂的生产包括膜材准备、称量、配制、涂膜、干燥、切割及包装等工序。结合膜剂生产工序，对其质量进行监控，具体如表 14-1 所示。

表 14-1 膜剂的生产工序与质量控制点

工 序	质量控制点	质量控制项目	频 次
膜材准备	原料	色泽、异物及合格证	每批
称量	物料	品名、批号、重量	每批
配制	物料	黏稠度、气泡	每批
涂膜	原料	外观、黏稠度、厚度	每批
干燥	物料	温度、风量、膜外观	随时
切割	物料	压痕、含量均匀度或重量差异	每批

续表

工　序		质量控制点	质量控制项目	频　次
包装	内包装	在线包装品	外观、与药品不发生反应	每班
	外包装	标签说明书	印刷内容、标签和说明书使用数量、批号、有效期的打印清晰、正确	随时/班
		装盒	数量	
		装箱	数量、产品合格证及其内容	

岗位情景模拟

情景描述　使用匀浆法制备以下膜剂：主药 15kg、PVA450kg、甘油 50kg、注射用水加至 500L。发现药膜不易剥离，且药膜表面有不均匀气泡，请思考以下问题。

讨　　论　1. 分析该处方中各成分的作用？

　　　　　　2. 分析出现问题的原因以及解决方法？

答案解析

三、主要设备

1. 药液及膜液配制设备　常见的设备有配料锅、加热罐、搅拌罐等，实验室小量生产常用高速匀浆机、组织捣碎匀浆机等。

2. 制膜设备　常见的设备有涂膜机、药膜涂膜干燥机、工业涂布机、热塑压延制膜机和连续式涂布制膜机（涂布、干燥、切割一体机）等。

3. 包装设备　常见的包装设备有三维包装机、自动装盒机等。

任务 14 – 2　制膜设备

PPT　　精讲

一、设备概述

制膜是膜剂生产的关键单元操作，其常见制备方法为匀浆制膜法、热塑制膜法和复合制膜法等三种。匀浆制膜法常用的设备为涂膜机，小型设备没有干燥功能，大型设备有干燥、切割等功能，常见的有小型涂膜机、旋转式涂膜机、提拉式涂膜机、恒温提拉涂膜机、浸渍提拉镀膜机、药膜涂膜干燥机和连续式涂布制膜机。热塑制膜法常用的设备为热塑压延制膜机，常见的有二辊压延机、三辊压延机、四辊压延机和五辊压延机等。复合制膜法所使用的设备则需要对涂膜机做特殊改进。

二、常用设备

（一）涂膜机

最常用的膜剂生产设备是涂膜机，其基本结构如图 14 – 5 所示。工作时将已配好的含药成膜材料浆液置于涂膜机的料斗中，通过可以调节流量的流液嘴，将膜液以一定的宽度和恒定的流量涂布在预先抹有液体石蜡或聚山梨酯 80（脱膜剂）的不锈钢循环带上，获得宽度和厚度一定的涂层。经热风干燥成药膜带，然后将药膜从传送带剥落，外面用聚乙烯膜或涂塑纸、涂塑铝箔或金属箔等包装材料烫封，按剂量热压或冷压划痕成单剂量的分格，再进行外包装即得。

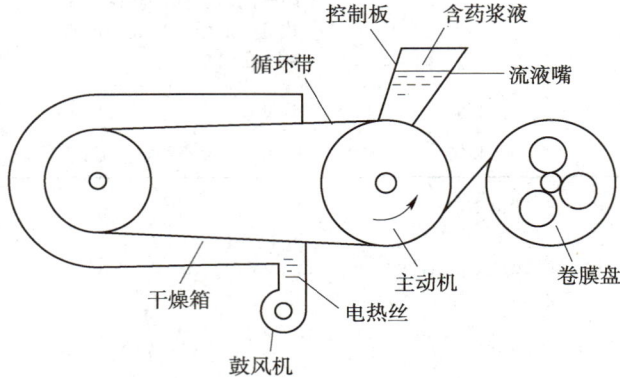

图 14 - 5　涂膜机示意图

使用涂膜机制膜时，应注意料斗的保温和搅拌，使匀浆温度一致，从而避免不溶性药粉在匀浆中沉降。在脱模、内包装、划痕过程中，由于药膜带的拉伸会造成剂量的差异，可考虑采用拉伸比较小的纸带为载体。

（二）热塑压延制膜机

以三辊压延机为例，主要由三个辊筒、速比齿轮、撑板、调距装置、大小驱动齿轮、减速机和直流电机组成，如图 14 - 6 所示。生产时，将药物细粉与成膜材料混合，用压延机滚筒混碾，热压成膜或将热融的成膜材料在热融状态下加入药物细粉，使溶入或均匀混合，在冷却过程中成膜。

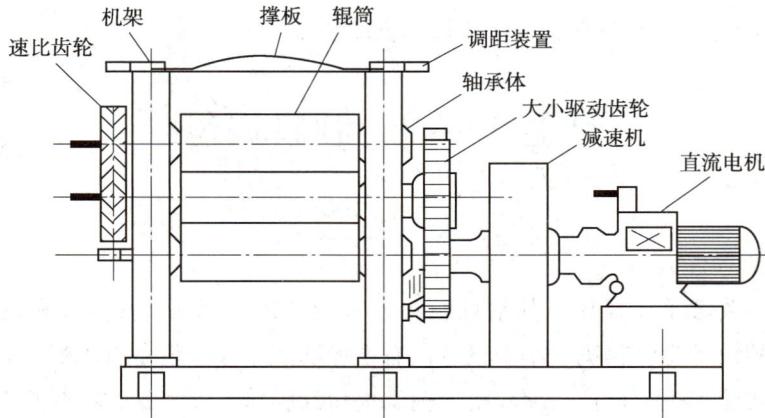

图 14 - 6　三辊压延机结构示意图

（三）连续式涂布制膜机

1. 主要结构　设备由安装板、顶盖、载体膜、硅化膜材、覆膜、卷筒、卷轴、涂布刀、压辊、卷轴制动、风扇等设备组成，如图 14 - 7 至图 14 - 9 所示。

2. 工作原理　将混合液加入到成膜材料制成的黏稠液体中，放入储液桶，通过真空搅拌器、消泡剂、过滤网等除去气泡，泵循环至涂布刀，用涂布刀进行涂布、烘干后制成膜剂。

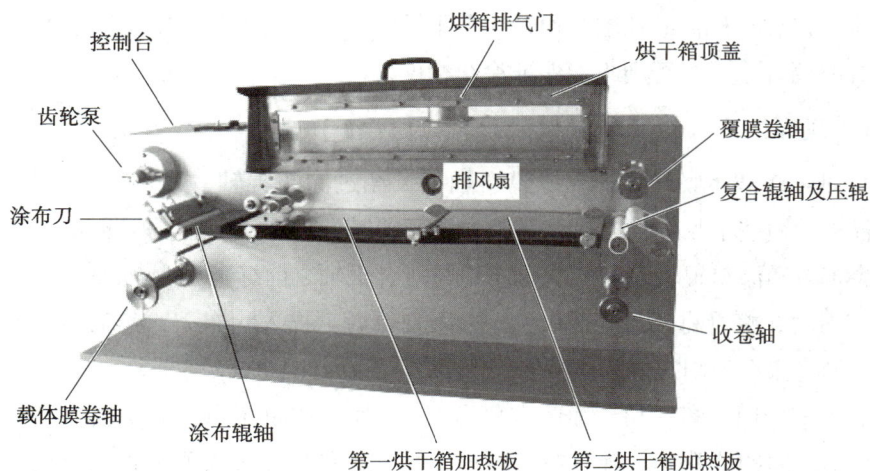

图 14 - 7 连续式涂布制膜机正面结构图

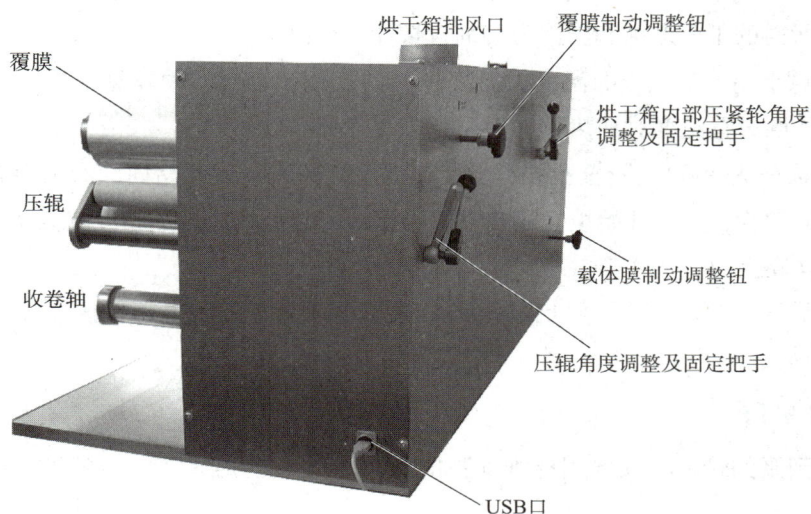

图 14 - 8 连续式涂布制膜机侧面结构图

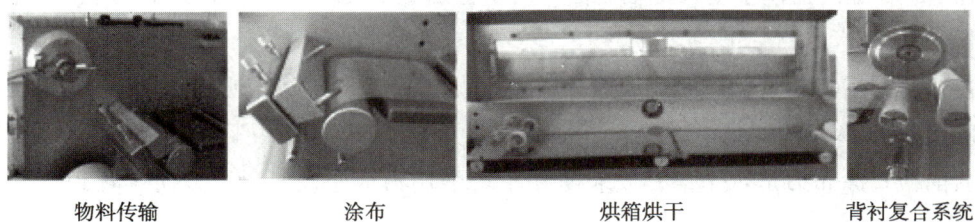

物料传输　　　　涂布　　　　烘箱烘干　　　　背衬复合系统

图 14 - 9 连续式涂布制膜机工序图

三、连续式涂布制膜机操作

以下内容以 optimags 桌面型连续式涂布制膜机为例。

（一）开机前准备

（1）检查设备的状态标识、设备各类装置和仪表是否正常。

（2）烘干箱排风口位于机器的顶端，通过一节不锈钢烟囱接至室外或安装抽风罩。

（3）机器放置要调好水平，否则不能保证涂布精度。

（二）开机和关机操作

（1）安装膜材时，将载体膜卷置于载体膜卷轴上，经过涂布辊轴、第一烘干箱加热板、第二烘干箱加热板、复合辊轴后缠绕于收卷轴。另取覆膜卷置于覆膜卷轴上，经过复合辊轴后与载体膜一并缠绕于收卷轴。确保涂布刀和涂布辊轴之间、复合压辊与复合辊轴之前缝隙至少 2mm。

（2）安装涂布刀时，将管材接口上缠 2～3 层生胶带后，拧入涂布刀，然后将涂布刀放在支架上，再用两个特殊的螺母将涂布刀固定好。连接泵和涂布刀，以及泵和胶液容器。

（3）调整涂布刀缝隙时，剪一块干净的三角形 75μm 厚载体膜充当"测试膜"。将"测试膜"插入到涂布刀和涂布辊轴之间的缝隙处，旋转左右螺丝，并不断左右滑动"测试膜"，当"测试膜"刚刚不能自由滑动时，表示此时的缝隙正好是 75μm。仔细调整左右螺丝，使载体膜和涂布刀之间所有缝隙都是 75μm。记录下此时螺丝上的读数，以后再调整螺丝时一定不要小于这个读数。将涂布刀向回调整到需要的位置（根据所需的干胶厚度和胶液内溶剂含量计算得出）。

（4）启动加热烘干箱，加热板的温度由温度控制器控制，控制器根据粘贴在加热膜内的温度探头读出当前温度，再依照设置温度对加热膜进行控制。

（5）启动收卷轴马达使载体膜/覆膜先运行，启动泵开关，泵就开始向涂布刀泵输胶液。胶液先填充连接泵和涂布刀的软管，然后开始填充涂布刀。当涂布刀部分填充后，胶液就会从涂布刀前面的缝隙从左到右涂布到载体膜上。

（6）生产结束后，关掉烘干箱，停止泵和收卷轴马达运行。关闭电源，按清洁操作规程对设备进行清洁。

（三）操作注意事项

（1）从储胶桶到泵的管材必须要用纤维加强的 PVC（聚氯乙烯）管，泵的输出端可采用普通的硅胶管。

（2）收卷轴是驱动轴，负责牵引载体膜和覆膜通过机器，要知道牵引速度。实时的牵引速度是由一个编码器测量的，编码器位于复合辊轴后面。为了正确测量实时速度，将复合压辊正确压在复合辊轴上，防止打滑。

（3）安装好膜材后，将它们同时用胶带粘在卷筒上，然后压紧复合压辊。启动机器几分钟，让膜材缠绕在卷筒上 2～3 圈。

（4）安装前检查涂布刀是否干净，安装时切不可强用力或坚硬工具，以防损坏刀表面，进而影响涂布精度。

（5）储胶桶盖子上应该打两个洞，用于出胶和胶的回流。涂布过程中还需要不停搅拌胶液保证胶液的温度合适。涂布过程中要保证盖子密封良好，以免胶液中溶剂挥发外泄。

（6）在胶液没进入到泵内时，运行时间最好不要超过 30 秒，要停大约 10 秒，然后再泵，循环往复，直至泵进泵内。

（7）膜胶液在涂布时必须不断搅拌，加热到合适温度（大约 45℃）。储胶桶要放置在恒温器中，加装一个慢速搅拌器。如果胶液中有明显的气泡，则需要一个真空搅拌器，并且在吸胶管入口处加滤网。

（8）过快的烘干过程（温度太高）会出现小坑和气泡。这些气泡通常在烘干箱内产生，而进入烘干箱之前并不存在。这时，应该降低烘干温度，同时降低涂布速度，保证烘干效果。第二块加热板温度可以适当设定的高一些（5~10℃），以提高涂布速度。

（9）涂布时供胶的理想情况是，出口管子内胶液液面稳定在大约50mm处，涂布过程中这个液面既不上升，也不下降。这个状态可以通过精心调节电位器实现。如果液面不断缓慢上升，可以将出口管子插到储胶桶里面，形成胶液循环。

（四）设备维护与保养

（1）经常检查胶液过滤器滤网是否完好，并经常清洗。

（2）经常检查涂布刀、压辊、排风扇情况，如有松动应及时紧固，损坏应及时更换。

（3）经常检查加热管、温度表是否良好，并紧固按线端子。

（4）在乙酸乙酯池中拆分涂布刀，清洗擦净各个部分。

（5）用一块浸湿乙酸乙酯的布擦洗各个辊轴。

（6）用乙酸乙酯擦洗烘干箱内的加热板，注意不要用乙酸乙酯擦洗加热膜。

（7）定期测试线路和电机对地相间的绝缘情况。

（8）保持设备干燥，润滑，防止生锈。

（五）常见故障及排除方法

连续式涂布制膜机常见故障、产生原因及排除方法见表14-2。

表14-2　连续式涂布制膜机常见故障及排除方法

常见故障	原因	排除方法
涂布时有气泡	1. 泄露，密封不好 2. 速度过快 3. 膜厚度过大	1. 检查胶液，检查管道有无泄露，特别是在各个管口接口处 2. 降低干燥温度和涂布速度 3. 降低涂布厚度
涂布时出现团块	不均匀，有团块	涂布时搅拌胶液，增加过滤设施
胶液流出涂布刀	供量过大	立即改变泵方向，泵出胶液，提高涂布速度
胶液粘在涂布刀表面	胶液供量过大，泵速过快	立即降低泵速，停止涂布，清洗涂布刀
涂布越来越宽	泵速与涂布速度不匹配	降低泵速，或提高涂布速度
涂布越来越窄	泵速与涂布速度不匹配	提高泵速，或降低涂布速度
烘干时出现白色条纹或区块	烘干温度过高	降低烘干温度
烘干时出现小坑（破裂的气泡）	烘干温度过高	降低烘干温度
涂布时不断出现团块	1. 胶液分层 2. 胶液容器底部有沉淀物	1. 涂布这类胶液要不停搅拌，必要时要放到真空环境搅拌 2. 吸胶管不要放到容器底部
涂布速度不稳定	1. 收卷轴松动 2. 载体膜和复合辊之间滑动	1. 上紧收卷轴 2. 增加压辊压强
载体膜张力不够	1. 载体膜卷轴制动力不够 2. 收卷轴马达和收卷轴之间的耦合器松动	1. 上紧制动轴 2. 上紧耦合器
收卷中起皱	载体膜卷筒和收卷筒距离机器墙体的距离不一致	调节距离一致

即学即练

膜剂生产过程中，涂布时不断出现团块的原因是（　　　）

A. 温度过高
B. 膜厚度过大
C. 胶液分层或者容器底部有沉淀物
D. 胶液供量过大

答案解析

（六）工序操作考核

膜剂生产工序操作考核项目见表 14 - 3。

表 14 - 3　膜剂灌装工序操作考核标准

项　　目	技 能 要 求	考核得分			
		分值	自评	组评	师评
设备部件辨认	能正确辨认膜剂设备部件名称	10			
生产前检查	1. 能参照 D 级洁净区要求进行正确更衣、确认生产操作状态 2. 会检查操作间的环境温度、压力、相对湿度以及水、电、气等状态是否正常 3. 检查确认物料名称、数量 4. 能完成设备检查及物件确认	20			
生产	1. 能按正确顺序进行设备连接 2. 能正确安装、调整膜材 3. 能正确安装调试涂布刀 4. 能正确进行膜剂生产操作 5. 能正确进行产品的流转 6. 能正确排除生产过程中出现的问题 7. 能按要求进行停机	45			
记录与状态标识	1. 生产过程能记录完整、适时填写、物料平衡计算 2. 能适时填写、悬挂、更换状态标识	10			
生产结束清场	1. 能正确清洁设备 2. 能清洁工具和容器 3. 能清洁场地	15			
合计		100			

目标检测

答案解析

一、单项选择题

1. 甘油在膜剂中的主要作用是（　　　）

　　A. 黏合剂　　　　　　B. 增加胶液的凝结力　　　　　C. 增塑剂　　　　　　D. 促基质融化

2. 安装载体膜前，保证涂布刀和涂布辊轴之间距离至少（　　　）

　　A. 1mm　　　　　　B. 2mm　　　　　　　　　　　C. 3mm　　　　　　D. 4mm

3. 不是因为烘干温度太高产生的现象是 （　　　）

　　A. 白色条纹　　　　　　B. 区块　　　　　　　C. 小坑　　　　　D. 润滑

4. 下列有关成膜材料 PVA 叙述错误的是 （　　　）

　　A. 具有良好的成膜性和脱膜性

　　B. 其性质主要取决于相对分子量和醇解度

　　C. 醇解度 88% 的水溶性比醇解度 99% 的好

　　D. PVA 是来源于天然高分子化合物

5. 膜剂的物理状态为 （　　　）

　　A. 膜状固体　　　　　　B. 胶状溶液　　　　　C. 混悬溶液　　　D. 乳浊液

6. 以下关于膜剂说法正确的是 （　　　）

　　A. 可外用但不用于口服　　　　　　　　B. 可外用也可口服

　　C. 可用于舌下不可用于阴道内　　　　　D. 不可用于眼结膜囊内

7. 涂布越来越宽的解决办法 （　　　）

　　A. 降低泵速和提高涂布速度

　　B. 提高泵速和提高涂布速度

　　C. 降低泵速和降低涂布速度

　　D. 提高泵速和降低涂布速度

8. 不属于连续式涂布机的设备结构包含 （　　　）

　　A. 释放环和控管装置　　B. 压辊　　　　　　　C. 涂布刀　　　　D. 卷轴

9. 以下不是涂布时产生气泡的原因是 （　　　）

　　A. 泄露，密封不好　　　B. 速度过快　　　　　C. 烘干温度过高　　D. 膜厚度过大

10. 不能解决涂布时产生气泡的方法是 （　　　）

　　A. 检查有无泄露

　　B. 泵和涂布刀之间加 $100\mu m$ 过滤网

　　C. 降低干燥温度

　　D. 提高涂布速度

二、实例分析

1. 在使用连续式涂布制膜机时，出现大面积的小坑和气泡现象，请分析可能原因，并提出具体解决方案。

2. 连续式涂布制膜机生产膜剂结束后，应如何合理地进行清场？

书网融合……

知识回顾　　　习题

（黄　璇）

气雾剂生产设备

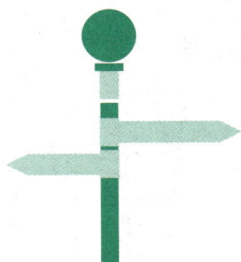

气雾剂系指原料药物或原料药物和附加剂与适宜的抛射剂共同装封于具有特制阀门系统的耐压容器中，使用时借助抛射剂的压力将内容物呈雾状物喷至腔道黏膜或皮肤的制剂。气雾剂常用的抛射剂为低沸点液体，在常压下沸点低于室温，常温下蒸气压高于大气压。气雾剂容器应能耐受气雾剂所需的压力，制成品应置阴凉处贮存，并避免曝晒、受热、敲打、撞击，使用碳氢化合物作为抛射剂和产品在使用时还要注意防火、防爆。为了安全生产气雾剂，大家想想应该如何生产气雾剂？常见的生产设备有哪些？

本单元主要介绍气雾剂的生产工艺、工序质量控制点、气雾剂灌装生产设备和 QGBS – 500 型三合一半自动气雾剂灌装机操作与维护。

学习目标

1. **掌握** 气雾剂基本生产工艺流程及生产工序质量控制点。
2. **熟悉** 常见气雾剂灌装设备的主要结构，基本运行原理；气雾剂灌装设备的正确操作与使用；气雾剂设备的日常维护与保养。
3. **了解** 气雾剂生产过程的相关 SOP。

任务 15 – 1 气雾剂生产工艺

PPT 　精讲

一、生产工艺

气雾剂的生产过程包括容器/阀门系统的处理、药物配制和灌装、罐体与阀门系统的封口、抛射剂的充填、产品质量检验等。根据抛射剂的填充方式不同，气雾剂生产工艺分为压力灌装法和冷灌法两种。

1. 压力灌装法 压力灌装法是先将配好的药液灌入容器内，再将阀门装上并轧紧于罐体，最后通过抛射剂灌气机压入定量抛射剂的制备方法。压灌法工艺具有对环境除湿要求不高、生产过程抛射剂损耗较少、设备成熟的优点。但该工艺存在生产工序多、设备构造较为复杂、抛射剂灌装时对阀门系统带来一定冲击力、影响成品阀门密封性、药液与抛射剂灌装过程的误差叠加、影响产品均一性的缺点。目前压力灌装工艺已采用全自动化的高速成套设备，使罐液、上阀、加轧阀门、抽真空、充压抛射剂等自动在线进行，其产品质量与生产效率都大为提高。气雾剂压力灌装法生产工艺流程如图 15-1 所示。

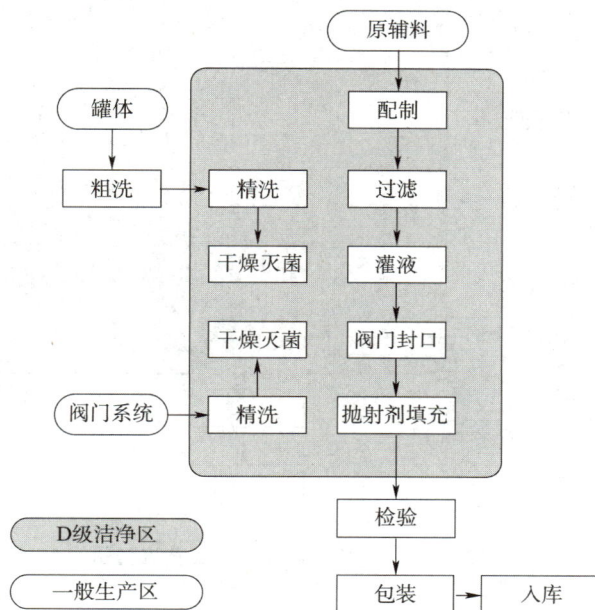

图 15-1 气雾剂压灌法生产工艺流程图

2. 冷灌法 冷灌法是借助热交换冷却器，使抛射剂和药液冷却至 -50 ~ -30℃，使罐中的药物、抛射剂均保持液体状态，通过设备抛射剂和药液的混合物定量加入容器中，随即装阀并密封的生产工艺。冷灌法生产工艺具有工序步骤少、生产效率高、生产过程对阀门无影响、容器中空气几乎能全部排出、产品均一性高的优点。但该工艺整个生产过程需在低温条件下快速进行，生产能耗较高（冷却），罐封过程存在抛射剂蒸发带来损耗，出现装量差异不易控制，同时，抛射剂蒸发接触空气，使空气中的水蒸气冷凝，增加药物污染风险。由于冷灌法在低温下进行罐装，故含水的制剂品种不适合此工艺。冷灌法生产工艺流程如图 15-2 所示。

知识链接

认识抛射剂

抛射剂是气雾剂喷射的动力来源，同时也可兼作药物的溶剂或稀释剂。常用的抛射剂为适宜的低沸点液体，在常压下沸点低于室温，主要分为液化气体类和压缩气体类。抛射剂在气雾罐内多呈液体状态，罐内蒸气压高，阀门系统一旦开放，体系压力突然降低，抛射剂气化，将容器内的药液分散成极细的微粒，并通过阀门系统释放到作用部位。

理想的抛射剂应具有以下特点：应为适宜的低沸点液体，常温下蒸气压应大于大气压；无毒、无致敏性和刺激性；不易燃、不易爆；不与药物、辅料及容器发生反应；无色、无臭、无味；价廉易得。

内容拓展

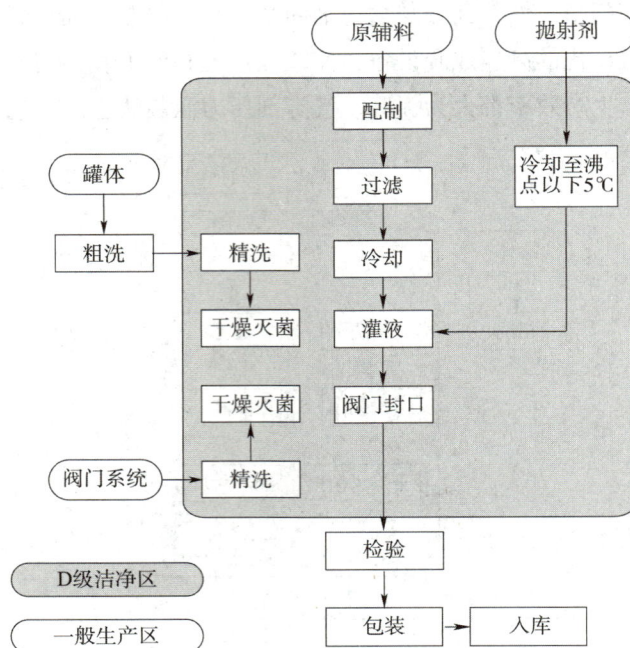

图 15-2　气雾剂冷灌法生产工艺流程图

二、工序质量控制点

气雾剂在生产过程中需要进行质量控制的工序包括配料称量、药物配制、容器及阀门系统的清洁、灌装及包装，具体要求详见表 15-1。

表 15-1　气雾剂的工序与质量控制点

工　　序	质量控制点	质量控制项目	频　　次
配料称量	原辅料	品种、称量、批号	每批
	投料	品种、重量复核、批号复核	每班
配制、过滤	配液	工艺条件、药液性状、pH、相对密度、定性、定量、搅拌时间、搅拌温度、搅拌速度等	每班
	过滤	滤材、过滤方法、澄明度等	每班
洗瓶、洗阀门	洗涤	水质、水温、水压、清洁度	定时
	干燥、灭菌	干燥温度、干燥时间、微生物数	
灌装	灌装	压力、速度、装量	随时
	封口	压力、速度、封口质量	
	抛射剂填充	压力、速度、填充量	
	称检	灌装重量	
	上按钮	压力、速度、严密度、外观	
	检漏	泄漏检查	
	压盖	压力、速度、严密度、外观	
	质检	每瓶总揿次、每揿次主药含量、喷雾检查	

续表

工　序	质量控制点	质量控制项目	频　次
包装	在包装品	清洁度、装量、外观	随时
	标签	数量、产品批号、生产日期	随时
	装盒	数量、说明书、产品批号、生产日期	每批
	装箱	数量、装箱单、产品批号、生产日期	每箱

即学即练

在生产过程中需要进行质量控制的工序包括配料称量、配制过滤、洗瓶、洗阀门、灌装和包装，如果你是灌装工位操作工，请思考以下问题。

　　1. 抛射剂如何保证定量灌装？

　　2. 气雾剂可分为哪几类？气雾剂的质量要求有哪些？为什么要进行每罐总揿次、每揿次主药含量检测？

答案解析

三、主要设备

1. 洗瓶设备　常见的洗瓶设备主要包括喷淋式洗瓶机、喷射式洗瓶机、超声波洗瓶机等。

2. 灭菌干燥设备　常见的灭菌干燥设备主要包括柜式电热（蒸汽）烘箱、隧道式远红外烘箱等。

3. 配液设备　常见的配液设备主要是配液机组。

4. 灌装（封）设备　包括定量灌液机、阀门（真空）封口机、定量抛射剂灌气机等设备。

5. 上（喷头）按钮设备、压盖设备　包括上喷头按钮机、压大盖机。

6. 贴签设备　常用的是全自动高速贴签机。

任务 15 – 2　气雾剂灌装生产设备

PPT　　精讲

一、设备概述

　　气雾剂灌装生产设备主要使用灌液机、阀门封口机和抛射剂灌气机三个设备。目前国内外气雾剂生产已普遍使用全自动气雾剂灌装生产线，如图 15 – 3 所示。生产线除了主要的自动高速灌液机、自动高速（真空）封口机、自动定量抛射剂灌气机外，还有理罐机、自动上罐机、自动上阀机、自动上按钮机、自动上大盖机、防爆式称重机、水浴检漏机等设备。该类生产线主要适用于压力灌装法生产气雾剂。生产线根据工艺依次完成药液灌装、阀门封口、抛射剂加压灌入、上按钮、压大盖等工序，具有生产效率高、装填精度好、设备安全、性能可靠的优势。

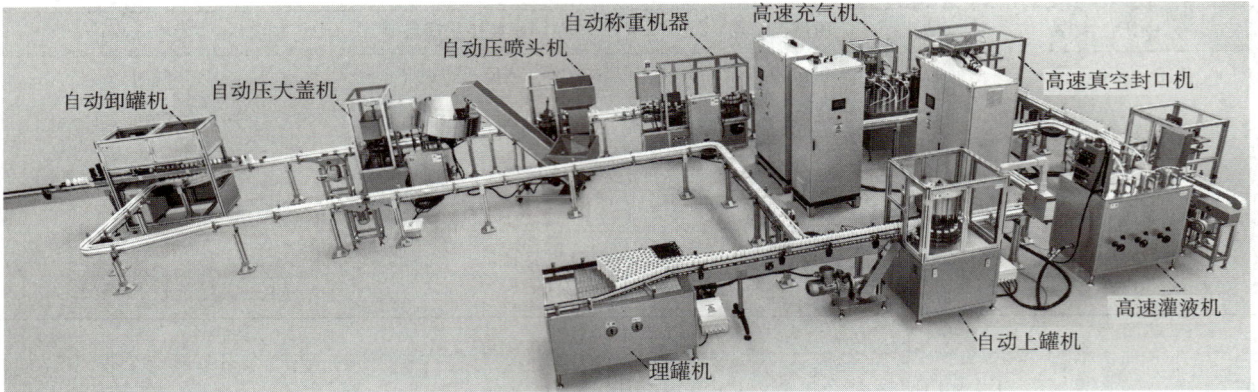

图 15 – 3　气雾剂灌装生产线示意图

生产视频

二、常用设备

（一）定量灌液机

气雾剂的灌液与口服液或糖浆剂的灌装原理是相同的。由于气雾剂在生产过程中会涉及易燃易爆的抛射剂，为了防火防爆，气雾剂药液灌装一般使用定量灌液机进行。定量灌液机采用气压传动，杜绝电机传动产生电火花，有效降低了安全风险。气雾剂定量灌液设备分为自动和半自动型两类。

1. 半自动定量灌液机　主要用于小批量生产或中试制备，适用于灌装流动性能较好的、黏度中等的液体或乳剂、混悬液。如图 15 – 4 所示，半自动灌装机包括工作台、机器主体及灌装头三个主要部分。工作台上靠后的位置为升降立柱，灌装头安装在立柱上，根据气雾剂罐的高度不同可上下调节灌装头位置。工作台下部分为设备主体，主体内有往复齿条气缸、偏心连杆机构、摇摆式定量缸三个功能部件。

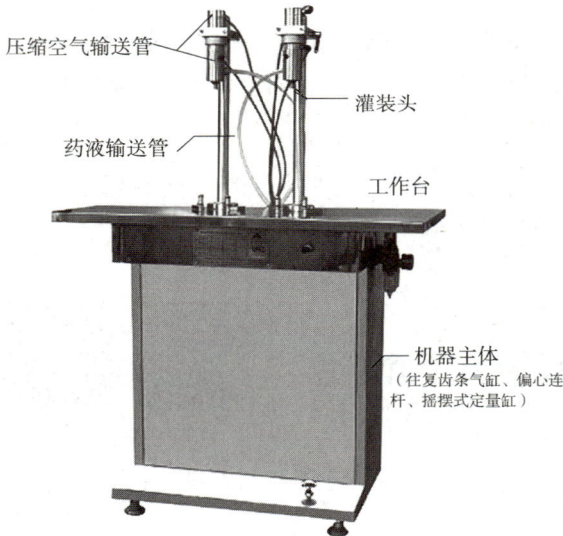

图 15 – 4　半自动双头定量灌液机实物示意图

（1）往复齿条气缸主要功能是把压缩空气的压力转变为动力。如图 15 – 5 所示，往复齿条气缸内有齿条、齿轮和活塞三个主要部件。齿条轴两端分别有两个活塞，借助于左右两个气缸依次使压缩空气进气和排气，促使活塞推动齿条，齿条带动与之啮合的齿轮进行正反转动（转角 ≤ 180°），最后通过齿轮上的轴向外输出动力。

（2）偏心连杆机构主要功能是将上述往复齿条气缸输出的正反转动动力转化为连杆的上下运动。如图 15 – 6 所示，在齿轮轴上安装偏心轮，齿轮轴正反转动则偏心轮也正反转动，带动连杆上下运动，即形成连杆相对于摇摆定量缸的上下运动。

（3）摇摆式定量缸主要功能是通过吸入口吸入定量的药液，并经药液输送管、灌装头，将液体灌入容器内。如图 15 – 6 所示，在偏心连杆的顶部有一活塞，连杆带动活塞进行上下循环运动。当活塞由上而下运动时，打开单向阀 1、关闭单向阀 2，液体通过带有过滤器的进料管吸入缸内，而当活塞由下而上运动时，打开了单向阀 2、关闭单向阀 1，缸内定量的液体通过出料管、灌装头灌入容器，完成一次灌装。

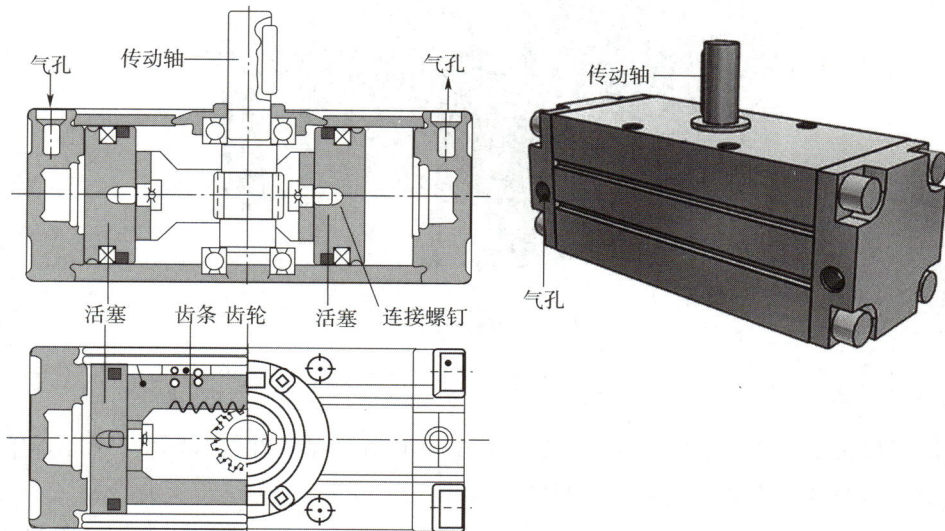

图 15 - 5　往复齿条气缸结构示意图

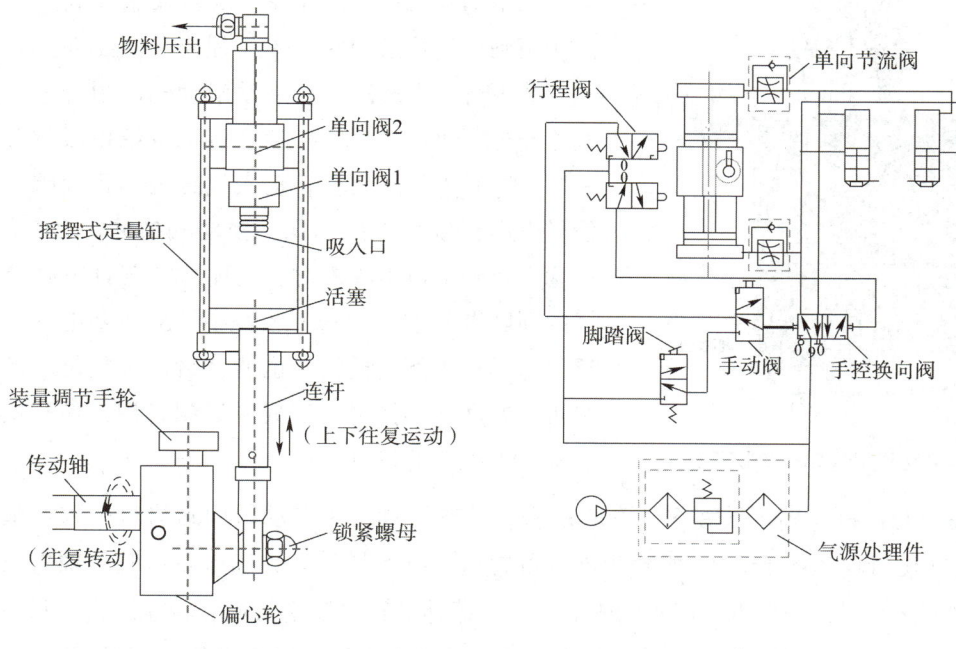

图 15 - 6　偏心连杆及定量缸结构示意及设备气动原理图

2. 自动高速灌液机　属于气雾剂生产线设备，其灌液部分的原理与半自动灌液机相同。如图 15 - 7 所示，该设备常规配置 4~6 个灌液头，各灌液头可协同工作也可单独控制。灌液前设备自动接受空罐并送达灌液位置，设备自动感应并灌液，完成灌液后设备自动输出罐体，使罐体进入下一工序，当生产线缺罐时，设备可自动感应不出药液。自动高速灌液机由气动控制，灌液速度快，设备稳定可靠，适宜于连续在线大批量生产气雾剂时使用。

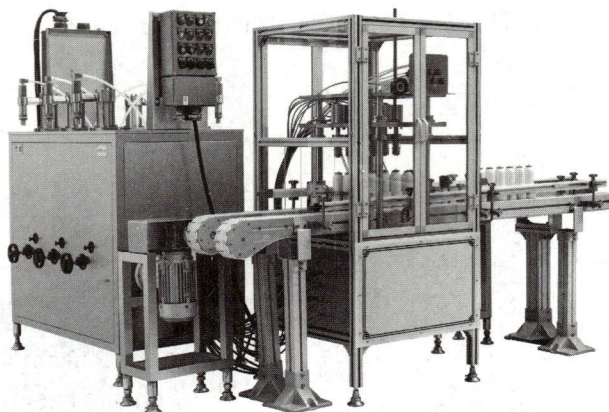

图 15 – 7　自动高速灌液机实物图

（二）阀门封口机

气雾罐阀门封口机是专门用于对气阀盖进行内涨式封口的设备。在气雾剂生产中，阀门封口设备主要分为自动高速封口机和半自动阀门封口机两类。

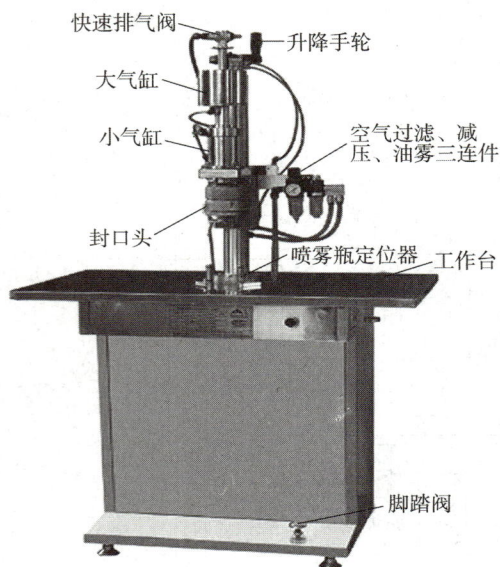

图 15 – 8　半自动阀门封口机实物示意图

1. 半自动阀门封口机　由两组气缸、封口头、立柱滑架及气控装置组成，如图 15 – 8、图 15 – 9 所示。工作时，操作脚踏阀，促使双气控换向。小气缸上腔进气，活塞下行，滑动轴带动封口头下压压紧气雾罐阀盖。同时双气控气压信号作用到单气控换向阀，单气控换向阀换向，大气缸上腔进气活塞下行，大气缸活塞带动滑动轴内顶杆下压，封口爪下端涨开进行封口。大气缸活塞行至下端极限位置，封口动作完毕，同时大气缸活塞触动大气缸内的行程阀，行程阀发出信号作用到双气控换向阀，换向阀换向。大气缸下腔进气，活塞上行到封口爪收缩时，气体从大气缸下腔经滑动轴和顶杆的间隙进入小气缸的下腔，小气缸活塞上升，封口头完全复位。另外按下气按钮，也能将封口头复位。半自动阀门封口机主要用于小批量生产或中试制备用，具有操作简便、封口密封性能高的特点。

2. 自动高速封口机　属于气雾剂生产线设备，基本原理与半自动阀门封口机一致，罐体在设备中的进出为转盘式运行。如图 15 – 10 所示，该设备封口气缸有导气套，确保封口时外轴先压紧内轴后封口，回程时内轴先回程，封口爪后回程的先后顺序。罐体从进罐输送线通过转盘运行至封口头位置，封口完成再通过转盘进入出罐输送线。有些型号的自动封口机预留封口头空位，可根据需要安装充气头，使设备具有封口、罐体真空、充气等一体功能。

根据设计方式的不同，有些生产线未单独装备阀门封口机，通过对定量灌液机或抛射剂灌气机中加装阀门封口装置，以实现气雾罐的封口功能。

（三）抛射剂灌气机

抛射剂灌气机是对已封口的气雾罐进行灌装抛射剂的设备。主要分为自动与半自动抛射剂灌气机两类。

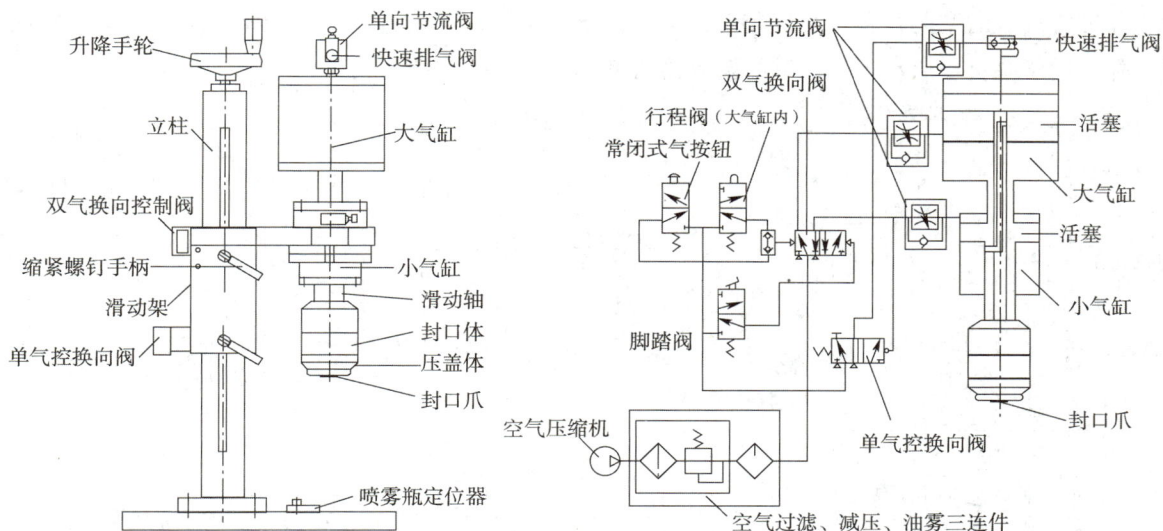

升降手轮
单向节流阀
快速排气阀
立柱
大气缸
双气换向控制阀
缩紧螺钉手柄
小气缸
滑动架
滑动轴
封口体
单气控换向阀
压盖体
封口爪
喷雾瓶定位器

单向节流阀
双气换向阀
快速排气阀
行程阀（大气缸内）
活塞
常闭式气按钮
大气缸
活塞
脚踏阀
小气缸
空气压缩机
封口爪
单气控换向阀
空气过滤、减压、油雾三连件

图 15 - 9　半自动阀门封口机结构示意及气动原理图

1. 半自动抛射剂灌气机　其原理与灌液机基本相同。灌气机具有增压泵对抛射剂的增压液化，以实现定量灌装的功能。如图 15 - 11 所示，该设备结构包括增压泵、计量机、主机工作台三个部分。

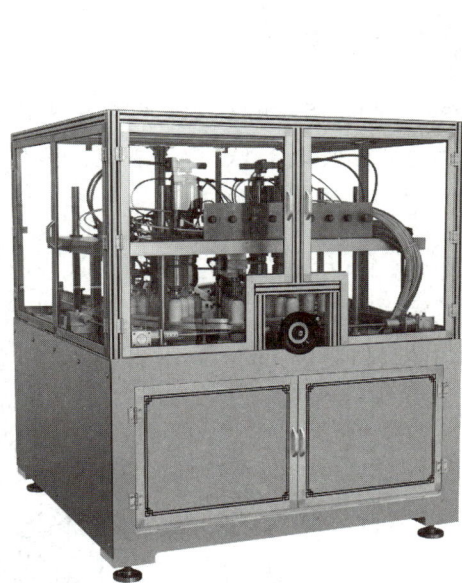

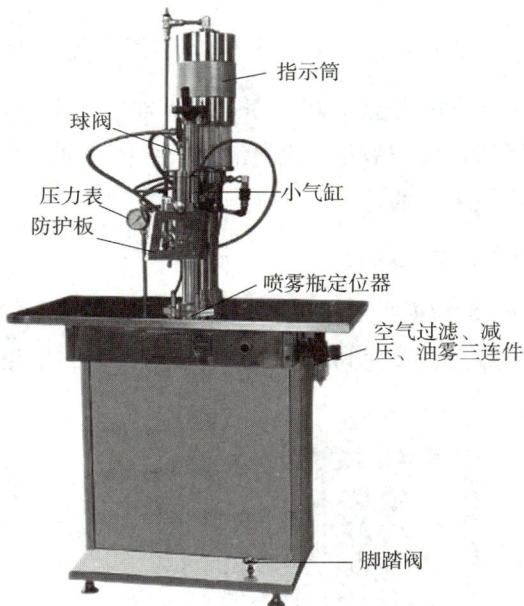

指示筒
球阀
压力表
小气缸
防护板
喷雾瓶定位器
空气过滤、减压、油雾三连件
脚踏阀

图 15 - 10　自动高速真空封口机实物图　　**图 15 - 11　半自动抛射剂灌气机实物示意图**

半自动抛射剂灌装采用气压传动，有效杜绝电火花产生，从而达到防爆要求。同时该设备具有原理简单、操作简便、灌装定量的特点。如图 15 - 12 所示，调整好设备工作压力后，增压泵在压缩气体和气动元件的自动控制下，从钢瓶或容器中吸入抛射剂，加压成液态后输入计量机液压缸以备定量灌装。当达到设定压力，增压泵会自动停止。操作主机工作台下的脚踏阀，主机双气控换向阀换向，灌装机充气头在小气缸作用下压向气雾罐，喷头打开，同时计量机气缸上缸进气、下缸排气，气缸活塞推动液缸活塞下压，将计量机液缸下缸内的抛射剂经喷头注入气雾罐。计量机活塞下压到底后触动信号阀，信号阀输出气压作用到主机双气控换向阀，使小气缸和计量机气缸的进、出气方向逆转，从而使计量机和充气头复位，等待下次灌装。该设备通过旋转计量机的指示筒来调节计量机气缸定位活塞的上下位置，通过改变计量机气缸活塞的行程，实现装量的调整。灌装时，随着活塞下压，计量机液缸上缸空间增大，气压下降，增压泵自动启动工作，继续输入抛射剂。

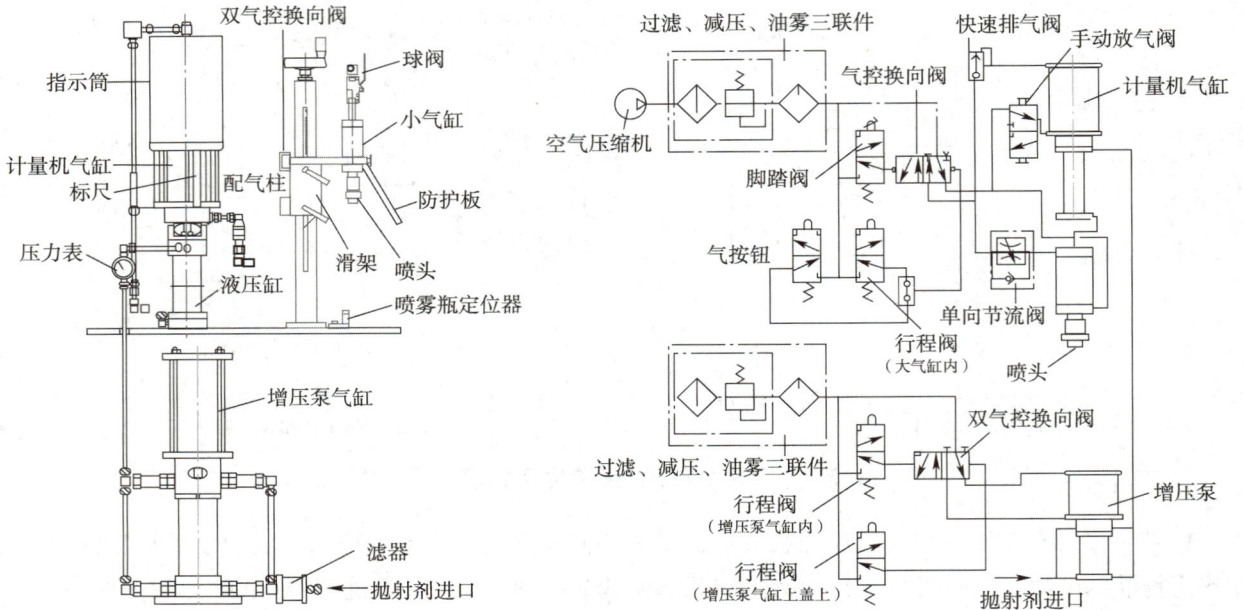

图 15 – 12　半自动抛射剂灌气机结构示意及气动原理图

2. 自动抛射剂灌气机　属于气雾剂生产线抛射剂灌装设备。如图 15 – 13 所示，该设备集合罐体抽真空、抛射剂增压液化、定量灌装于一体。充气部分和充气动力部分彼此分离，多头灌装，具有安全性好、生产效率高的特点。

（四）自动上阀机

如图 15 – 14 所示，自动上阀机由转盘自选阀门，经管道输送，空气作动力将阀门送到生产线上，实现自动放阀，并使阀门初步压实在罐口上，能增加后续阀门的封口质量，同时可节省劳动力，提高生产效率。

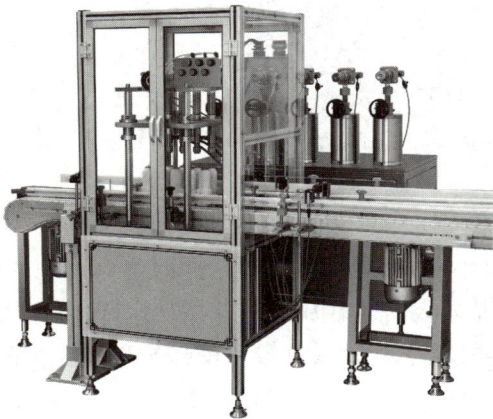

图 15 – 13　自动高速抛射灌装机实物图

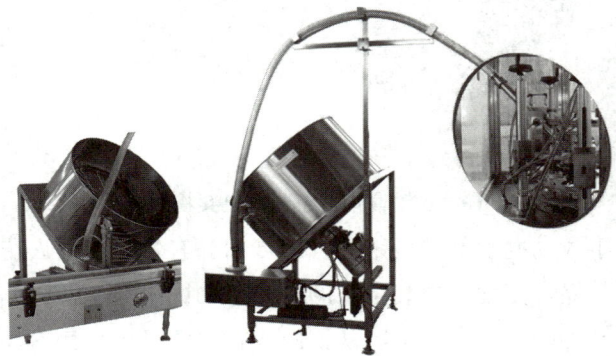

图 15 – 14　自动上阀机实物图

（五）自动压喷头机

如图 15 – 15 所示，该设备由理料装置、喷嘴输送轨道及主机组成。理料振动盘中一次可放入多个喷嘴，振动盘自动整理喷嘴并使喷嘴进入轨道，在压缩空气作用下喷嘴将送到主机的芯轮上。主机带动气雾罐及喷嘴到达预定位置，压嘴机构接到信号，气缸下压，将喷嘴压在喷雾阀芯上，下压速度和压力可以调节以保证压好喷嘴且无药液喷出。

（六）自动上大盖机

该设备与自动上按钮机原理相同，主要实现生产线的全部自动化，无人值守，达到节省人力、提高生产效率的要求。

（七）自动防爆式称重机

该机采用重量传感器，可对生产线上的产品进行重量检测，把装量不合格的产品自动剔除。

（八）自动吊挂式水浴检漏机

图 15 – 15　自动压喷头机实物图

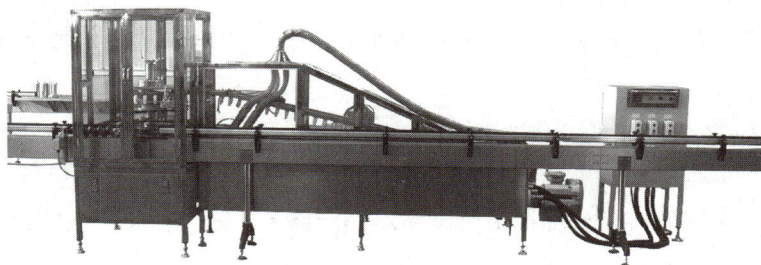

如图 15 – 16 所示，该设备通过防爆变速机驱动，使气雾罐从输送线进入主机。主机主轴带动吊挂式链轮连续循环运转，实现气雾罐旋转、上升、吊挂式罐爪压缩和回弹，完成气雾罐的吊挂，然后通过导向链轮组，使气雾罐进入水浴检测槽。在线检测人员通过观察窗观察气雾罐的泄露情况，如有泄漏情况，可将其取出。通过水浴检测后的气雾罐，通过上吹气头、底部吹气喷嘴、侧面的两组风刀，分别去除气雾罐阀杯、底部及周边残余水分。吹出的气体可加装加热装置，保证吹干效果，确保产品罐体的干爽。

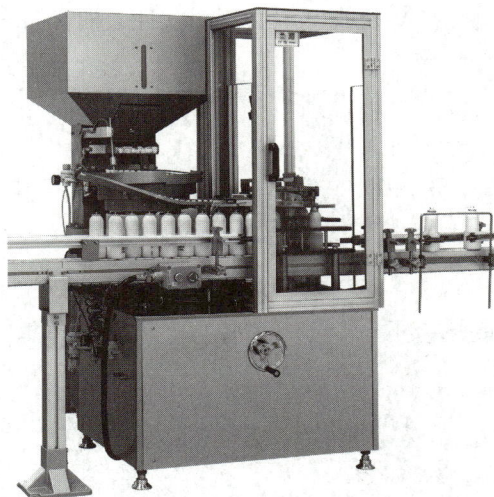

图 15 – 16　自动吊挂式水浴检漏机实物图

三、气雾剂灌装设备操作

以下内容以 QGBS – 500 型三合一半自动气雾剂灌装机为例，如图 15 – 17 所示。三合一半自动气雾剂灌装机是将半自动灌液机、半自动封口机、半自动充气机集中安装于一个工作台上，点压一次脚踏阀，可同时执行灌液、封口、充气操作的设备。

（一）开机前准备

（1）检查设备的清洁是否符合生产要求，是否有清场合格证。

（2）检查压缩空气储罐压力是否达到工作压力。

（3）检查各管路连接是否有漏液、漏气，如有问题应立即解决。

（4）检查气缸、活塞、密封圈的密封情况，如磨损较严重应立即更换。

（5）检查气源处理三联件上油雾器内的润滑油是否足够，如有问题应补充。

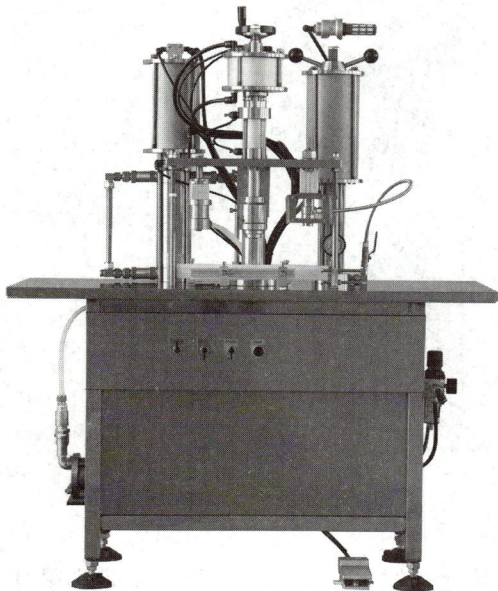

图 15–17　三合一半自动气雾剂灌装机实物图

（二）开机和关机操作

（1）开启压缩空气气源。开启液料管道及抛射剂管道阀门。

（2）顺时针旋转开关面板上的灌液、封口、充气旋钮至开启状态。

（3）气雾罐从左侧顺导罐板推入至右侧挡板限位点。

（4）操作脚踏阀，设备同时执行灌液、封口、充气动作。

（5）从最右侧前方拿出灌封好的气雾罐。称重并水浴中试漏，一切正常后方可开始正常使用。

（6）生产完毕后，关闭压缩空气、抛射剂（钢瓶）、药液的阀门，需要进行回流处理的要及时进行回流操作。

（7）放去设备内的残液，按设备清洁规程对设备进行清洁。

（三）操作注意事项

（1）应在专门设置的厂房或者生产作业区域内进行生产，且厂房或者作业区域的安全设施符合国家相关规定。

（2）在生产中应使用符合国家标准的气雾罐、阀门及原料。

（3）若生产中涉及易燃易爆物质，厂房要严禁烟火、禁止使用手机、加强通风，防止易燃易爆气体积聚引发安全事故。

（4）设备安装时应进行可靠的防静电接地措施。避免生产过程中的静电产生火花，而引发安全事故。

（5）灌装生产线应安装在远离其他用电设备的生产区域。

（6）生产完毕，应及时关闭压缩空气阀门、抛射剂（钢瓶）阀门、原料阀门，需要进行回流处理的要及时进行回流操作。

（7）生产过程中常对成品检测，如发现漏气现象要及时停止生产，排除原因。

（四）设备维护与保养

（1）定期检查气瓶、各阀门、管道、缸体等设备，特别是活动连接部位，若发现因密封材料老化或者连接不好产生漏气，应立即更换。

（2）定期对气源三联件的油水分离器排水，以防止水分进入气路，使各种阀芯生锈失灵。

（3）定期对油雾器加油。

（4）定期检查相对运动部位的润滑状况，及时添加润滑油脂。

（5）经常检查设备各部连接螺钉、螺母是否有松动，及时加以紧固。

（五）常见故障及排除方法

三合一半自动气雾剂灌装机常见故障、产生原因及排除方法见表 15–2。

表15-2　三合一半自动气雾剂灌装机常见故障及排除方法

常见故障	原　因	排除方法
设备不工作	1. 没有压缩气源 2. 旋钮开关位置不正确	1. 检查气源和相关阀门 2. 开关旋钮顺时针旋至极限位置
灌液计量不准	1. 液料管道内有气泡 2. 单向阀密封不可靠 3. 液缸活塞密封件失效	1. 排除气泡 2. 检查，去除异物或更换密封件 3. 更换密封件
封口不严密	1. 封口直径不恰当 2. 封口深度不恰当 3. 封口头有摆动 4. 封口头高度不恰当 5. 气雾罐或阀门不合格	1. 重新调整封口尺寸 2. 重新调整深度 3. 重新调整定块位置 4. 重新调整封口头高度 5. 选用合格的配套件
充气不能进行	1. 旋钮开关未打开 2. 喷头未能打开 3. 球阀未打开	1. 将旋钮开关置于开的位置 2. 检查喷头、增加设备工作气压 3. 将球阀打开
充气计量不准	1. 增压泵输出压力不够 2. 活塞密封件损坏 3. 灌气量调得过少	1. 检查增压泵和抛射剂供给 2. 更换密封件 3. 增加灌气量
增压泵输出慢	1. 抛射剂已用完 2. 抛射剂管道中气相太多 3. 行程阀位置错位 4. 活塞密封件失效	1. 更换钢瓶 2. 管道排空，让液相进入增压泵 3. 调整行程阀 4. 更换密封件
动作不灵活	1. 气源压力低 2. 润滑不良	1. 增加工作气压 2. 加注润滑油脂

▶▶ 岗位情景模拟

情景描述　如果你是气雾剂灌封工位操作工，生产时如果出现抛射剂填充量不达标，请思考以下问题。

讨　　论　1. 通常由设备哪些原因造成？

　　　　　　2. 如何排除故障，解决问题？

答案解析

（六）工序操作考核

气雾剂灌装工序操作考核项目见表15-3。

表15-3　气雾剂灌装工序操作考核标准

项　目	技能要求	考核得分			
		分值	自评	组评	师评
零部件辨认	能正确辨认设备零部件名称	10			
生产前检查	1. 温湿度、设备及房间状态检查 2. 设备各连接部位密封性检查 3. 压缩空气压力检查	15			

311

续表

项 目	技 能 要 求	考核得分			
		分值	自评	组评	师评
调试	1. 灌液头、封口头、充气头与对应的气雾罐中心对正 2. 与灌液头罐口距离合适 3. 灌液头与封口头间隔距离合理 4. 灌液量调试，充气压调试、封口调试结果符合预期	30			
生产质控	1. 装量控制在规定范围内 2. 轧盖牢固美观，无泄漏	10			
记录与状态标识	1. 生产记录完整、适时填写 2. 适时填写、悬挂、更换状态标识	10			
生产结束清场	1. 清理产品：交中间站 2. 清洁生产设备：顺序正确 3. 清洁工具和容器 4. 清洁场地	15			
其他	正确回答灌装过程中常见的问题	10			
合计		100			

目标检测

答案解析

一、单项选择题

1. 气雾剂生产线中有下列哪台设备（　　　）
   A. 配液罐　　　　　　　　B. 抛射剂灌气机　　　　C. V 型混合筒　　　　D. 压片机

2. 封口机出现吊罐现象的原因（　　　）
   A. 接近开关失灵　　　　　　　　　　　　B. 灌液控制阀失灵
   C. 定量缸密封圈磨损　　　　　　　　　　D. 撑爪棒螺丝松动

3. 灌液头部位有泡沫排出的原因（　　　）
   A. 定量缸旁的单向阀泄露　　　　　　　　B. 接近开关失灵
   C. 封口位置太低　　　　　　　　　　　　D. 定量缸密封圈磨损

4. 下列说法正确的是（　　　）
   A. 气雾剂灌装设备可以采用电动传动装置
   B. 气雾剂灌装设备不需要单独的厂房，可以和其他电器设备使用同一个房间
   C. 安装设备过程中若管道过长，可以适当弯折
   D. 厂房内要严禁烟火、禁止使用手机、加强通风

5. 导致充气时计量精度不准确的因素（　　　）
   A. 复位开关漏气　　　　B. 进气管过长　　　　C. 气缸润滑不良　　　　D. 计量缸中密封件损坏

6. 封口后导致阀门变形的原因（　　　）
   A. 操作台板高度较低　　　B. 复位开关漏气　　　C. 进料管过长　　　　D. 气缸润滑不良

7. 造成灌液计量不准确的原因 （　　　）

　　A. 复位开关漏气　　　　　B. 灌液嘴部有杂质　　　　C. 台板高度较低　　　　D. 气缸润滑不良

8. 气雾剂封口后漏气的原因 （　　　）

　　A. 封口时定位不准　　　　B. 封口信号阀漏气　　　　C. 进料管过长　　　　D. 气缸润滑不良

9. 灌液机的灌液头滴漏的原因 （　　　）

　　A. 压缩空气压力不稳　　　B. 进料管过长　　　　　　C. 复位开关漏气　　　　D. 灌液嘴堵头破损

10. 踩下脚踏阀后，灌液机未完成灌液操作 （　　　）

　　A. 复位开关漏气　　　　　　　　　　　　　　B. 压缩空气压力不稳

　　C. 定量缸密封圈磨损　　　　　　　　　　　　D. 进料管过长

二、实例分析

1. 某员工在操作气雾剂生产线时，发现灌好液体后的气雾剂罐体在充气时充气头没有复位，此时立即停机。应检查哪些相关部件，使充气头复位？

2. 在灌装气雾剂时，发现阀门压上后出现变形的现象，该如何解决？

书网融合……

知识回顾　　习题

（侯晓军）

制剂包装设备

学习引导

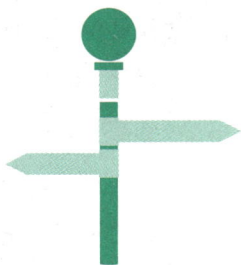

制剂包装指选用适宜的包装材料或容器，利用一定技术对药物制剂的成品进行分（灌）、封、装、贴签等加工过程的总称。对药品进行包装的目的是为药品在运输、贮存管理和使用过程中提供保护、分类和说明。包装是固体制剂生产的最后一道工序，对于片剂和胶囊剂的包装类型主要分为三类：①自动制袋装填包装；②泡罩式包装，又称水泡眼包装或压穿式包装；③瓶包装或袋装之类的散包装，瓶包装包括玻璃瓶和塑料瓶包装。

你认为，常见的包装设备有哪些呢？本项目主要介绍典型制剂包装设备的结构、原理以及设备基本操作。药用包装设备作为药物制剂包装的基本设备，学习好本章知识或技术方法，为以后从事固体和液体制剂包装岗位奠定好基础。

学习目标

1. **掌握** 药用包装典型设备的结构、原理。
2. **熟悉** 制剂包装设备选取方法；设备的基本原理、主要结构特点以及设备基本操作。
3. **了解** 包装设备的日常应用和维护保养。

任务 16 – 1 制袋充填封口包装机

PPT　　精讲

一、设备概述

制袋充填封口包装是将卷筒状的包装材料制成袋，充填物料后，进行封口切断。包装作为固体制剂生产的最后一道工序，自动制袋装填包装机常用于包装颗粒冲剂、片剂、粉状以及流体和半流体物料。其特点是直接用卷筒状的热封包装材料，自动完成制袋、计量和充填、排气或充气、封口和切断等多种功能。

自动制袋装填包装机普遍采用的包装基本工艺流程如下。

1. **制袋** 包装材料引进、成型、纵封，制成一定形状的袋。
2. **计量与充填** 将药物按一定量充填到已制好的袋中。
3. **封口** 将已填充药物的袋完全封口。
4. **切断** 将已封口的袋切成单个包装袋，切断与封口亦可同时进行。

5. 检测、计数　对包装袋检测并计数，有的机型无此工序。

（一）设备种类

1. 按包装机械外观分类　制袋装填包装机的类型多种多样，总体分为立式和卧式两大类。如图 16－1、图 16－2 所示。按制袋的运动形式分为间歇式和连续式两大类。

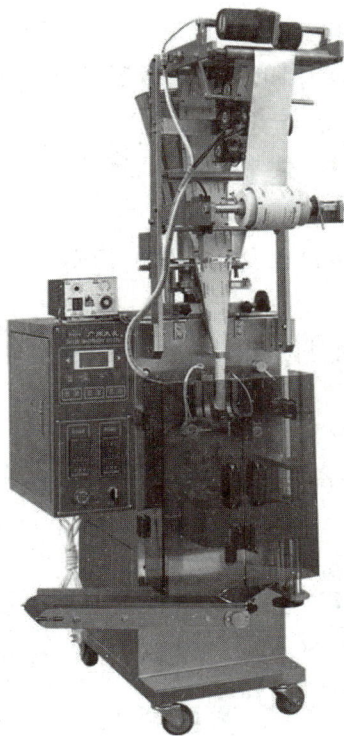

图 16－1　立式制袋包装机实物图　　　　图 16－2　卧式制袋包装机实物图

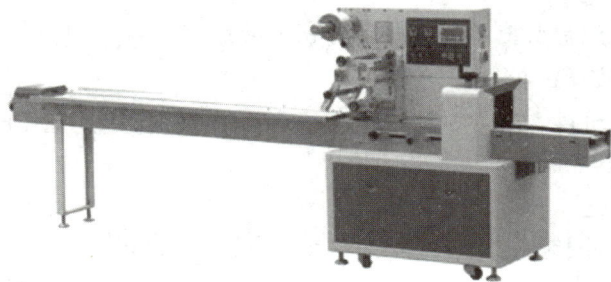

2. 按包装机械的自动化程度分类

（1）全自动包装机：全自动包装机是自动供送包装材料和内容物，并能自动完成其他包装工序的包装设备。

（2）半自动包装机：半自动包装机是由人工供送包装材料和内容物，自动完成其他包装工序的包装设备。

3. 按包装产品的类型分类

（1）专用包装机：是专门用于包装某一种产品的包装设备。

（2）多用包装机：是通过调整或更换有关工作部件，可以包装两种或两种以上药品的包装设备。

（3）通用包装机：是指在指定范围内适用于包装两种或两种以上不同类型药品的包装设备。

4. 按包装机械的功能分类　包装设备又可分为充填设备、灌装设备、裹包设备、封口设备、贴标设备、清洗设备、干燥设备、杀菌设备、捆扎设备、集装设备、多功能设备，以及完成其他包装作业的辅助包装设备。

（二）设备组成

药用包装机械一般有 8 个组成要素。

1. 药物的计量与供送装置　指对被包装的药品进行计量、整理、排列，并输送到预定工位的装置系统。

2. 包装材料的整理与供送系统　指将包装材料进行定长切断或整理排列，并逐个输送至锁定工位的装置系统。有些设备还可以达到容器竖起、定型、定位的效果。

3. 主传送系统　指将被包装药品和包装材料由一个包装工位顺序传送到下一个包装工位的装置系统。

4. 包装执行机构　指直接进行裹包、充填、封口、贴标、捆扎和容器成型等包装操作的机构。

5. 成品输出机构　指将包装成品从包装机上卸下、定向排列并输出的机构。有些设备可靠主传送系统或成品自重卸下。

6. 动力传动系统　指将动力源的动力递给执行机构和控制元件，使之实现预定动作的装置系统。一般由机、电、光、液、气等到多种形式的传动、操纵、控制以及辅助等装置组成。

7. 控制系统　由各种自动和手动控制装置等组成。它包括包装过程及其参数的控制、包装质量、故障与安全的控制等。

8. 机身　用于支撑和固定有关零部件，保持其工作时要求的相对位置，并起一定的保护、美化外观的作用。

📖 知识链接16-1

散剂包装设备的选取

1. 电子秤计量式全自动定量制袋包装机

优点是流动性好、扬尘不大；缺点是造价较高，设备占地面积较大。

2. 螺杆计量式全自动定量制袋包装机

优点是造价更低，易清洗，占地面积小；缺点是精度相对较低，包装速度比较慢。

内容拓展

二、常用设备

（一）包装袋成型器

包装片剂、冲剂、粉剂时，广泛采用立式连续制袋装填包装机，如图16-3所示。根据成型器的结构不同，制成的包装形状不同，又可将其分为象鼻形包装机、三边封口包装机、四面封口包装机和翻领形包装机。

袋成型装置的主要部件是制袋成型器，它使薄膜先平展然后逐渐形成袋型，是制袋的关键部件。制袋成型器有多种设计形式，如图16-4所示。可以根据具体要求来选择，制袋成型器通过支架固定在安装架上，可以调整位置。在操作中，需要正确调整成型器对应纵封滚轮的相对位置，确保薄膜成型封合的顺利和正确。

1. 象鼻形成型器-充填-包装机　采用象鼻形成型器的包装机在生产过程中包装袋会连续不断地运动，因此生产过程也是连续的，如图16-5所示。

卷筒薄膜在多道导辊、张紧装置的作用下，由光电检测装置对包装材料上的商标图案位置定位后，引入象鼻形成型器。计量好的物料会由加料斗充填入已被封好底的料袋中，不等速回转的横封器则分别将上、下两袋的袋口和袋底封合，纵封器的回转轴线与横封器回转轴线成空间垂直，因此口袋的形状类似"枕头"，被封好口的连续料袋会在向下运动时被回转切刀与固定切刀切断分开。

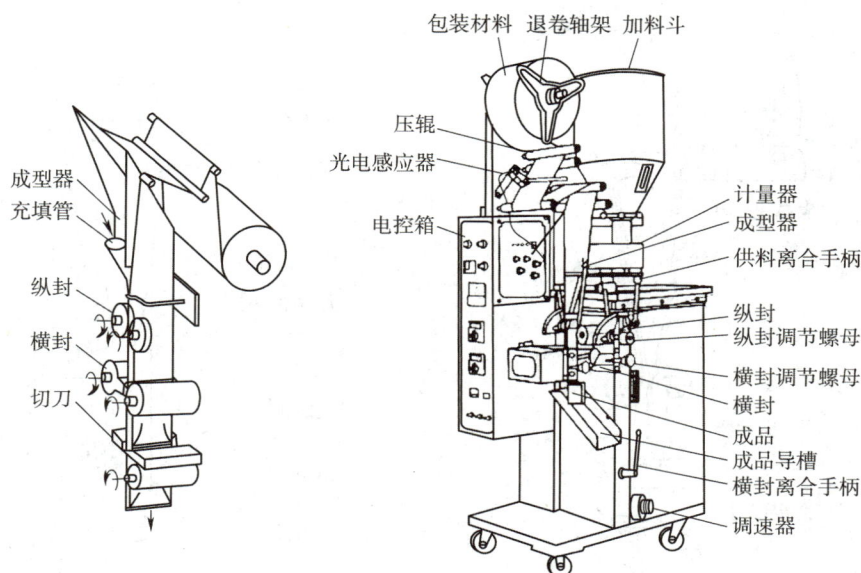

图 16 - 3　立式连续制袋装填包装机示意图

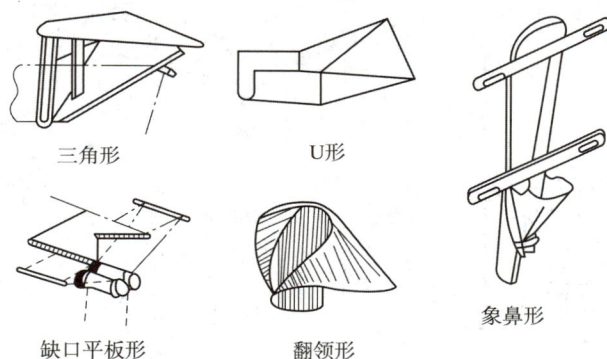

图 16 - 4　常见袋成型器类型

2. 三边封口袋成型 - 充填 - 包装机　工作时卷筒薄膜经多道导辊引入象鼻形成型器,在成型器下端薄膜逐渐卷曲成圆筒,接着被纵封器加热加压封合,同时薄膜受到纵封滚轮的作用被拉送。计量后的物料由加料斗与成型器内壁组成的充填筒导入袋内。横封器将其横向封口,纵封器的回转轴线与横封器的回转轴线成空间平行,切刀将封好的料袋从横封边居中切断分开,得到三边封口袋。如图 16 - 6所示。

3. 四面封口袋成型 - 充填 - 包装机　工作时,两个卷筒薄膜经导辊进入加料管的两侧,通过纵封器将其对接成圆筒状,紧接着充填物料,随后横封器将其横向封口,切刀将料袋切断成单个四面封口袋。如图 16 - 7 所示。立式四面封口包装机多用于小剂量散剂的包装,有多列和单列机型,随列数的增加,生产效率可大大提高。

4. 翻领形成型器 - 充填 - 包装机　翻领形成型器 - 充填 - 包装机包装出来的口袋形状仍然是"枕形",但是由于成型器的结构不同,生产过程是间歇不连续的。如图 16 - 8 所示。

卷筒薄膜由多道导辊引入翻领形成型器,纵封器封合定形搭接或对接成圆筒状,计量后的物料经过加料管导入袋内,横封器在封底的同时会将料袋间歇地向下牵引,并在两袋间切断使之分开。

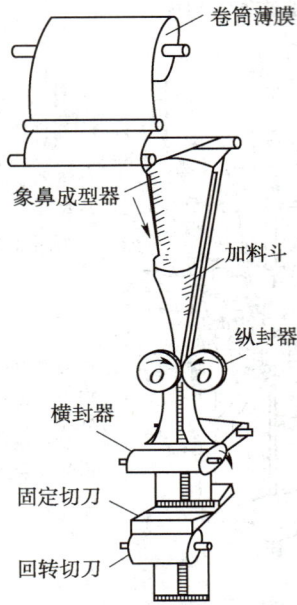

图 16-5　象鼻形成型器 - 充填 - 包装机示意图

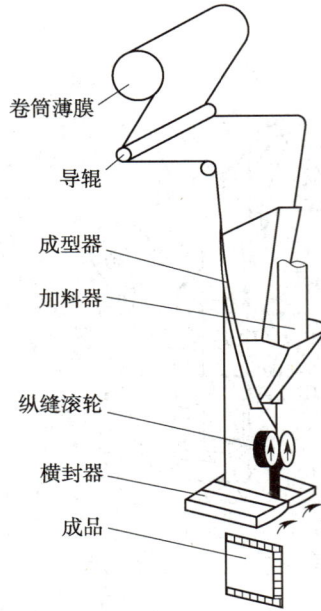

图 16-6　三边封口袋成型 - 充填 - 包装机示意图

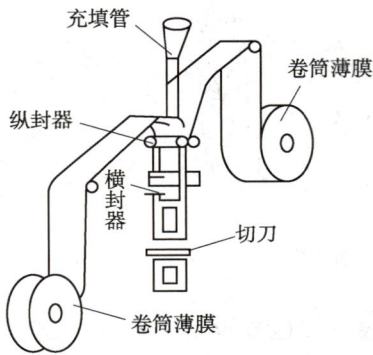

图 16-7　四面封口袋成型 - 充填 - 包装机示意图

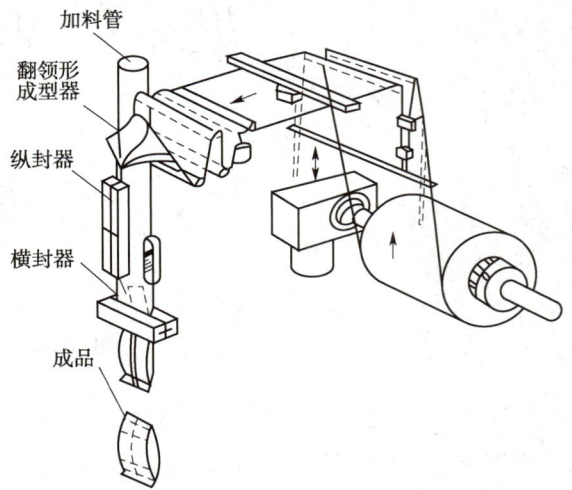

图 16-8　翻领形成型器 - 充填 - 包装机示意图

即学即练

根据成型器的结构不同，制成的包装形状有所差异，可将包装机分为哪几种类型（　　　）

A. 象鼻形包装机

B. 三边封口包装机

C. 翻领形包装机

D. 漏斗形包装机

E. 四面封口包装机

答案解析

（二）纵封器

纵封装置主要是由一对相对旋转的纵封滚轮构成，其外圆周为滚花形状，内装加热元件，在弹簧力作用下相互压紧。纵封滚轮有两个作用：其一是对薄膜进行牵引输送；其二是对薄膜成型后的对接纵边进行热封合，这两个作用是同时进行的。如图 16 – 9 所示。

（三）横封器与分切

横封装置主要是由一对横封辊构成，横封辊相对旋转，内装加热元件。作用有两个方面：其一是对薄膜进行横向热封合，横封辊旋转一周进行一次或两次的热封合动作；其二是切断包装袋，与热封合的操作同时完成。在两个横封辊的封合面中间，分别装嵌有刀刃及刀板，在横封辊压合热封时能轻易地切断薄膜。如图 16 – 10 所示。

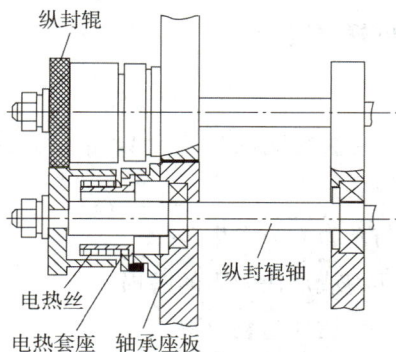

图 16 – 9　纵封辊示意图　　　　图 16 – 10　横封辊示意图

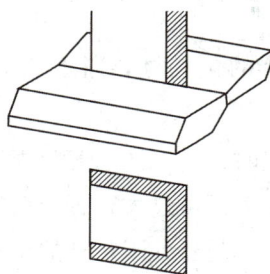

三、全自动颗粒包装机操作

以下内容以 DXDK – 100H 型全自动颗粒包装机为例。

（一）开机前准备

（1）检查设备的清洁是否符合生产要求，是否有清场合格证。

（2）检查机器上安装的定量杯与制袋用的成形器是否相符，包装材料是否符合使用要求。

（3）顺时针转动离合器手柄，让上离合器与下离合器分开。

（4）将上转盘逆时针方向手动转动一周，在旋转过程中注意观察下转盘的下料门能否顺利地打开或关闭。

（5）在架纸轴上放上包装材料，装上挡纸轮及挡套，然后把架纸轴放到架纸板上。

（6）检查包装材料的印刷面方向应与该机型的图示相符，调整包装材料与成形器对齐，使挡纸轮及挡套夹紧包装材料并拧紧旋钮。

（7）向下拉动包装材料，并将包装材料插入成形器中向下拉动，使包装材料进入两滚轮之间，使两滚轮夹住成形后的包装材料。

（二）开机和关机操作

（1）通过数字温度控制器设定好封口温度。

（2）初调封合压力，手动传动皮带，使左右热封器处于完全闭合状态。此时左右热封器闭合的中心线应与下方两拉袋滚轮的啮合线左右对正。

（3）进一步调整封合压力。开机连续封合几袋，观察包装袋是否封合严密，纹路是否清晰均匀，封合时撞击力是否过大。若有问题需手动再次调整，直到符合要求。

（4）将两滚轮压住成形后的包装材料向下拉动到切刀下方，连续封合几袋后将包装袋上的一个色标对正横封封道的中间位置，转动升降手轮调整切刀位置。使固定刀的刀刃对正色标的中间位置，若无色标则对正横封封道。将切刀离合器脱开，手动试切。

（5）切刀位置调好后，调整切断时间。切断时间应为热封器处于刚好封合压紧状态，切刀的转刀进入切断的过程，这时包装材料被热封器压住，切刀刀口对已封好的包装材料挤压滚切撕裂，将包装袋平整切断。

（6）待所有部件都调整好后，可先连续封合几袋，观察运行是否顺畅，有无异响，若无问题则可开机进行生产。

（7）生产结束后关闭电源，按设备清洁规程做好清洁。

（三）操作注意事项

（1）将穿过成型器的包装材料向下拉动进入两滚轮间时应点动设备，切勿用手拉扯，避免手部受伤。

（2）调节切刀位置时，一定注意避免固定刀与转刀刀刃发生碰撞。

（3）切刀之间的压力不可过大，否则会损坏切刀或加快刀刃的磨损。

（4）停机时应使两热封器处于张开的位置，以防烫坏包装材料。

（四）设备维护与保养

（1）定时给各齿轮啮合处、轴承注油，各运动部件加注机油润滑，每班一次。

（2）减速机严禁无油运转，首次运转 300 小时后应清洗内部换上新油。每工作 2500 小时更换新油。

（3）加注润滑油时，不要将油滴在传动皮带上，以免造成打滑丢转或皮带过早老化损坏。

（4）经常检查各部位螺钉，不得有松动现象。

（5）电器部分注意防水、防潮、防腐、防鼠。保证电控箱内及接线处干净，以防造成电气故障。

（五）常见故障及排除方法

DXDK－100H 型全自动颗粒包装机常见故障、产生原因及排除方法见表 16－1。

表 16－1　DXDK－100H 型全自动颗粒包装机常见故障、原因及排除方法

常见故障	原　　因	排　除　方　法
包装材料被拉断	1. 供纸电动机线路故障，线路接触不良 2. 供纸开关损坏	1. 检修供纸电动机线路 2. 更换开关
袋封合不严	1. 封合压力不均 2. 封合温度不够 3. 包材不好	1. 调整封合压力 2. 调整封合温度 3. 换包材
封道不正	热封器位置不对	调整热封器
切袋位置偏离色标较大	1. 齿轮啮合不好 2. 减速机机械故障 3. 光电开关位置不正确	1. 调整修理齿轮 2. 更换轴承 3. 调整电眼位置

续表

常见故障	原　因	排除方法
不拉袋	1. 线路故障 2. 拉袋开关损坏 3. 自动包装机控制器故障 4. 步进电动机驱动器故障	1. 检查线路 2. 更换拉袋开关 3. 更换控制器 4. 更换驱动器

（六）工序操作考核

DXDK - 100H 型全自动颗粒包装机工序操作考核项目见表 16 - 2。

表 16 - 2　DXDK - 100H 型全自动颗粒包装机工序操作考核标准

项　目	技 能 要 求	考核得分			
		分值	自评	组评	师评
零部件辨认	能正确辨认立式全自动定量制袋包装机各零部件名称	10			
生产前检查	环境、温度、相对湿度、储存间、操作间设备状态标识	10			
安装、检查	1. 检查包装材料是否正确安装 2. 检查设备各部件是否正确安装和紧固 3. 检查料斗内是否有异物 4. 检查热封温度是否达到要求 5. 接通电源，空机试运行	15			
质量控制	合格产品率95% - 100%	15			
记录与状态标识	1. 生产记录完整、适时填写 2. 适时填写、悬挂、更换状态标识	20			
生产结束清场	1. 清理产品：交中间站 2. 清洁生产设备：顺序正确 3. 清洁工具和容器 4. 清洁场地	20			
其他	正确回答包装过程中常见的问题	10			
合计		100			

📖 知识链接16-2

纵封、横封加热温度

　　包装的包装材料一般以复合膜居多，主要成分为纸、玻璃纸、聚酯膜镀铝和聚乙烯膜组成。通常在包装设备使用前，需调节纵封、横封辊温度控制器旋钮，调至所需要（按使用的包装材料）的温度，一般纵封在 100～120℃之间，横封在 100～110℃之间。

内容拓展

任务 16 – 2　泡罩包装机

一、设备概述

泡罩式包装即把被包装药物充填在由模具成型的泡罩状或盘、盒状的空穴之中，上面具有铝箔与树脂薄膜进行热封合，经冲切成为一定形状的包装。由于空穴的形状是 PVC 薄膜气泡而成泡罩状，故取名为泡罩包装，也称起泡包装，完成泡罩包装形态的包装机械称为泡罩式包装机。

药用铝塑泡罩包装机又称热塑成型泡罩包装机，简称为泡罩式包装机。主要用来包装各种几何形状的口服固体制剂，如平素片、糖衣片、薄膜衣片、硬胶囊剂、软胶囊剂、滴丸、中药丸剂等。按结构形式可分为辊筒式、平板式和辊板式三大类。

泡罩式包装机具有重量轻、运输方便、密封性好、能包装任何异形品、装箱不用缓冲材料、外观美观、便于销售等优点。

二、常用设备

根据泡罩包装机的多种形式，完成包装操作的方法也有区别，但它们的组成及其部件功能基本相同，主要由放卷部、加热器、成型部、充填部、热封部、夹送装置、打印装置、冲裁部、传动系统、机体和气压、冷却、电气控制、变频调速等系统组成。如图 16 – 11 所示。

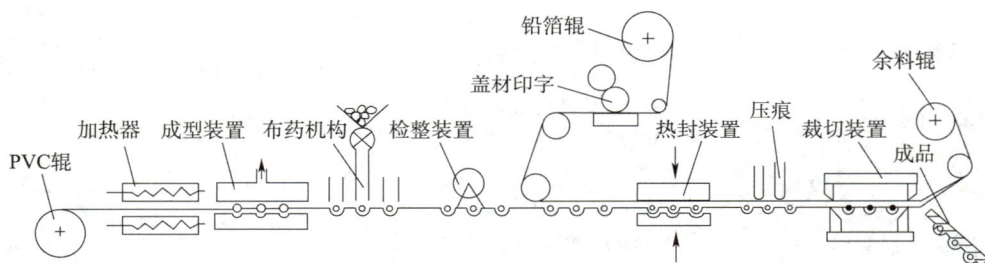

图 16 – 11　泡罩包装机工艺流程图

（一）PVC 放卷部分

PVC 是药用聚氯乙烯塑料，将其做成 PVC 硬片，是铝塑泡罩包装最主要的材料之一，有较好的热塑性和热封性，其外部的覆盖材料是铝箔。设备上带有压紧、制动和轴向位置调节装置，固定塑膜和铝箔卷材，有的还安装了光标跟踪装置，可以设置完成 PVC 硬片输送，最终完成泡罩包装期初工艺。

（二）加热部分

泡罩包装机的加热方式有辐射加热和传导加热，如图 16 – 12 所示。大多数热塑性包装材料能吸收 3.0 ~ 3.5 μm 波长红外线发射的能量而被加热，因此采用辐射加热方法最佳。传导加热又称接触加热，这种加热方式是将 PVC 硬片夹在成型模与加热辊之间加热，或者夹在上下加热板之间加热。

（三）成型部分

泡罩包装机的成型部分主要是由成型辊（板）、连接阀板、真空（压缩空气）系统、冷却水系统等组成，塑膜片材通过成型工序制作成规定形状的光滑泡罩。其中成型工序分为以下 4 种。

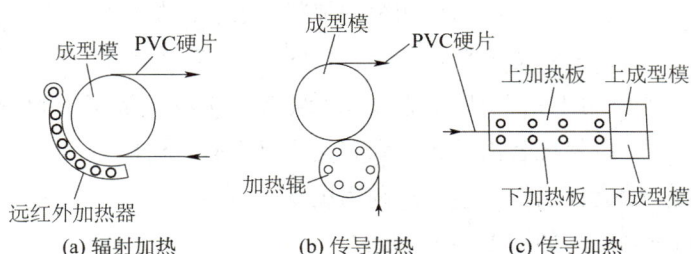

图 16 - 12　泡罩包装机加热示意图

1. 吹塑成型（正压成型）　利用压缩空气形成 0.3 ~ 0.6MPa 的压力，将加热软化了的薄膜吹入成型模的窝坑内，形成需要的几何形状的泡罩，如图 16 - 13 所示。模具的凹槽底设有排气孔，当塑料膜变形时膜之间的空气经排气孔迅速排出。为使压缩空气的压力有效地施加到塑料膜上，加气板应设置在对应模具的位置上，并使加气板上的吹气孔对准模具的凹槽。

2. 吸塑成型（负压成型）　利用抽真空将加热软化了的薄膜吸入成型模的泡窝内成一定几何形状，从而完成泡罩成型，如图 16 - 14 所示。吸塑成型一般采用辊式模具，成型泡罩尺寸较小，形状简单，泡罩拉伸不均匀，泡窝顶和圆角处较薄，泡易瘪陷。

3. 凸凹模冷冲压成型　当采用包装材料的刚性较大时，选择凸凹模冷冲压成型方法对膜片进行成型加工，如图 16 - 15 所示。凸凹模之间的空气由成型凹模的排气孔排出。

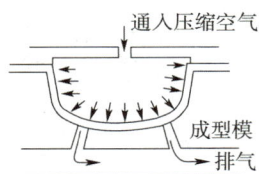

图 16 - 13　泡罩包装机吹塑　　图 16 - 14　泡罩包装机吸塑　　图 16 - 15　泡罩包装机凸凹模冷
　　　　　成型示意图　　　　　　　　　　成型示意图　　　　　　　　　　冲压成型示意图

4. 冲头辅助吹塑成型　借助冲头将加热软化的薄膜压入凹模腔槽内，当冲头完全压入时，通入压缩空气，使薄膜紧贴模腔内壁，完成成型加工工艺，如图 16 - 16 所示。冲头尺寸为成型模腔的 60% ~ 90%。合理地设计冲头形状尺寸、推压速度和距离，可以获得壁厚均匀、棱角挺实、尺寸较大、形状复杂的泡罩。冲头辅助成型多用于平板式泡罩包装机。

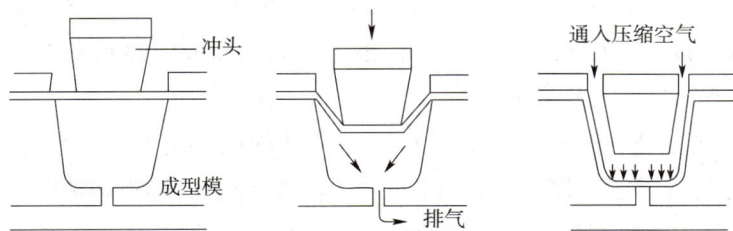

图 16 - 16　泡罩包装机冲头辅助吹塑成型示意图

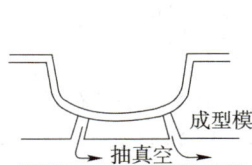

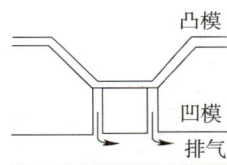

（四）充填部分

充填部分主要是将片剂、胶囊等充填入已成型的泡罩中。常用的加料器有旋转隔板加料器、弹簧软管加料器和行星轮软刷推扫器。

1. 旋转隔板式加料器 主要分为辊式和盘式，通过严格的机械控制，间歇地下料于泡窝内；也可以一定速度均匀地铺散式下料，同时向若干排凹窝中加料。旋转隔板的旋转速度应与泡窝片的移动速度相匹配，即保证泡窝片上每排凹窝均落入单粒药物。如图 16 – 17 所示。

2. 弹簧软管加料器 主要用不锈钢细丝缠绕的密纹软管制成，常用于硬胶囊剂的铝塑泡罩包装。软管的内径略大于胶囊外径，以保证管内只容单列胶囊通过。软管借助于设备的振动自行抖动，使胶囊能堆储于软管下端出口处。胶囊在出管口落料是利用拨动卡簧启闭，每次只放出一粒胶囊，并且一排软管由一个间歇机构保证同时联动。如图 16 – 18 所示。

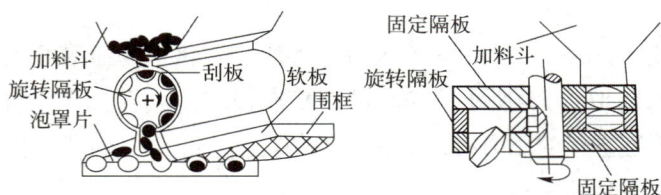

图 16 – 17　旋转隔板加料器示意图　　　　图 16 – 18　弹簧软管加料器示意图

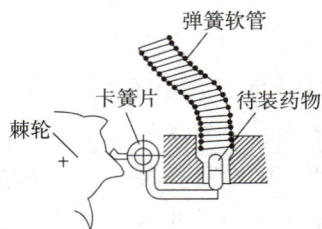

3. 行星轮软毛刷推扫器 利用调频电机带动简单行星轮系的中心轮，再由中心轮驱动三个下部安装有等长软毛刷的等径行星轮，做既有自转又有公转的回转运动。行星运动的毛刷将落料器落下的药片或胶囊推扫到移动到位的泡罩片回窝带中，完成布料动作。落料器出口有回扫毛刷轮和挡板，防止药物推扫时散到泡罩带宽以外。如图 16 – 19 所示。

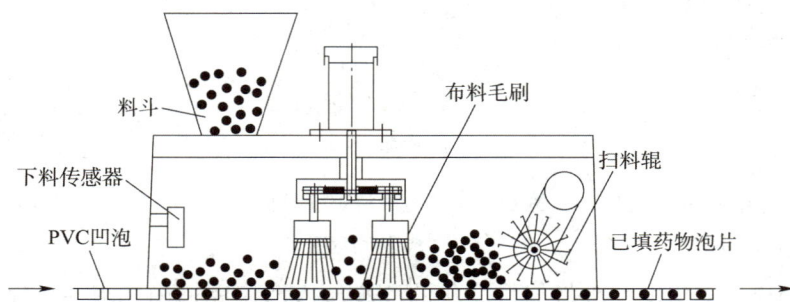

图 16 – 19　行星轮通用上料机示意图

（五）热封部分

泡罩包装机热封部分主要由电加热系统、气压控制和机械张力装置等组成。其基本原理是使内表面加热，然后加压使其紧密接触，形成完全焊合。在很短时间内完成的热封动作，使铝箔与泡罩塑膜封合。热封有两种形式：辊压式和板压式。

1. 辊压式 辊压式热封是将准备封合的材料通过转动的两辊之间，使之连续封合。热封辊的圆周表面有网纹，在压力封合时还需伴随加热过程，与热封辊和主动辊靠摩擦力进行滚动，两辊间接触面积很小，盖材和底材进入两辊间，边压合、边牵引，故热压封合所需的正压力较低。如图 16 – 20 所示。

2. 板压式 板压式热封是当准备封合的材料到达封合工位时，通过加热的热封板和下模板与封合表面接触，将其紧密压在一起进行焊合，然后迅速离开，完成一个包装工艺循环。如图 16 – 21 所示。

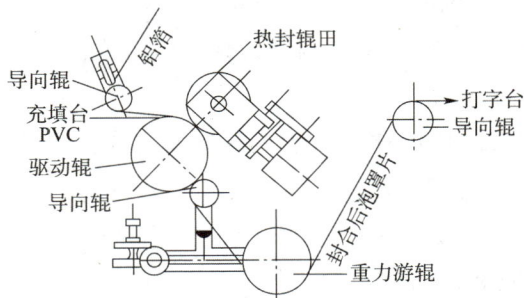

图 16 - 20　泡罩包装机热封 - 辊压式结构图

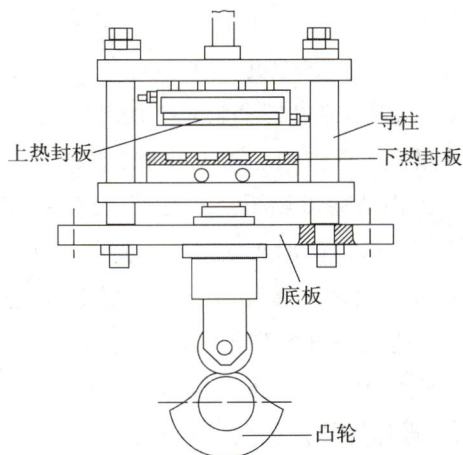

图 16 - 21　泡罩包装机热封 - 板压式结构图

（六）打印压痕部分

泡罩包装机打印压痕部分主要包括打批号和压折痕。行业标准中明确规定药品泡罩包装机必须有打印批号装置。包装机打印一般采用凸模模压法印出生产日期和批号。打批号可在单独工位进行，也可以与热封工位同时进行。压痕也可采用凸凹模冲压法实现。

（七）冲裁部分

将封合后的带状包装成品冲裁成规定的尺寸，称为冲裁工序，是包装机的最后一道工序。冲裁部分由主体、曲轴、连杆、导柱、凹凸模、退（压）料板以及变频调速系统组成。无论是纵裁还是横裁，都要尽量节省包装材料，减少冲裁余边或者进行无边冲裁。

三、铝塑泡罩包装机操作

以下内容以 DDP - 250A 型铝塑泡罩包装机操作为例。

（一）开机前装备

（1）检查机器各部件是否有松动或错位现象。

（2）换上与生产中间品相适应的成形、热封、冲裁模具、导向板。

（3）将换好字钉的热封上模装上，使上下模边大致相等。

（4）将 PVC 塑片和 PTP 铝箔分别安装在各自的支承架上。

（5）接通气源、水源并检查有无渗漏现象。接通电源，给机器预热。

（二）开机和关机操作

（1）打开主电源开关，接通压缩空气，接通冷却水。

（2）打开"加热"开关，主机开始加热。待加热温度达到设定值后，"点动"按钮，使成型下模打开。

（3）抬起上加热板，打开"步进夹持"按钮，将 PVC 穿过成型模具与夹持气缸，并将 PVC 穿到机体外。

（4）放下上加热板，压"启动"按钮，调整"主机调速"旋转，使主机低速运行，待成型后 PVC 走出 3m 左右，压"准停"按钮使主机停车。

（5）PVC 端头翻转 180°后将 PVC 穿入平台，并包住主动辊，用压辊压紧 PVC。压"启动"按钮，使主机运行，再使 PVC 走出 1.5m，压"准停"按钮使主机停车。

（6）将 PVC 穿过打字装置，抬起冲裁前步进上压板，将 PVC 穿入冲裁装置，注意冲裁前步进推板应放在两泡罩板块中间。放下冲裁前步进上压板，压"启动"按钮，观察打字和冲裁位置。

（7）将铝箔穿过热压辊，打开"热封"按钮，压"启动"按钮，观察封合效果。压"准停"按钮使主机停车，将物料加入主料斗，打开"上料"旋钮，使上料机工作。

（8）压"启动"按钮，开始进行正常生产，在生产过程中可缓慢提速，注意随时观察成型、封合、上料质量。速度提升幅度较大时应适当提高加热温度及成型、封合压力。

（9）停止生产时，压"准停"按钮使主机停机。

（10）操作完毕后，关闭电源，按清洁操作规程对设备进行清洁。

（三）操作注意事项

（1）成形、热封、压痕等部位压力不宜过大，否则影响使用。

（2）机器运转时，工作台面上不得有任何工具。

（3）如按动急停开关，必须向右旋转归位后，方能启动主机。

（4）为了安全生产应按接地标牌指定位置接入地线。

（四）设备维护与保养

（1）根据润滑示意图加注 N46 机械油。

（2）每月检查各油箱及减速箱油位一次，不够时加注到位。

（3）链条、齿轮应保持有油。

（4）压缩空气雾化器应加注食用油，以保证池罩不污染气缸，每周检查油杯是否有油。

（5）机器应保持整洁。定期用软布稍蘸肥皂水擦去表面油污、油垢，再用干布擦干。

（6）定期清理成形模排气小孔，保证泡形完好。不用的模具，清理后应用皮纸包好，放置在模具间干燥的架子上。

（7）工作时，各冷却部位不可断水，保持水路通畅，做到开机前先供水，然后再对加热部分进行加热。

（五）常见故障及排除方法

DDP－250A 型铝塑泡罩包装机常见故障、产生原因及排除方法见表 16－3。

表 16－3　DDP－250A 型铝塑泡罩包装机常见故障、原因及排除方法

常见故障	原因	排除方法
塑料泡罩底模穿孔	1. 成型温度太高 2. PVC 质量不好，本身有小孔	1. 调低温度 2. 调换 PVC 塑片
成型后铝箔泡罩泡眼破裂	1. 上模与下模中心未对正 2. 成型深度太深	1. 松开下模压板调正下模位置 2. 调低成型深度
热封黏合不牢固	温度太低，铝箔表面的胶未到熔点	调高温度使温度恒定保持在 160℃左右，确切温度与机速和室温有关
铝塑自然起皱	铝箔与塑料片黏合时未拉开	撕断铝箔，重新黏合
冲裁直向偏位	行程式未调对	调节冲裁移动手柄，使冲切站向前或向后移动

续表

常 见 故 障	原　　　因	排 除 方 法
冲裁横向偏位	1. 冲裁模安装不正 2. 牵引模安装不正	1. 重新安装冲裁模 2. 装正牵引模
加料不良	1. 热封模或热封位置未调好 2. 刀片磨损严重	1. 调对热封位置使塑泡眼准确落在模孔内 2. 更换刀片，减轻压力

（六）工序操作考核

DDP-250A 型铝塑泡罩包装机工序操作考核项目见表 16-4。

表 16-4　DDP-250A 型铝塑泡罩包装机工序操作考核标准

项　　　目	技 能 要 求	考核得分			
		分值	自评	组评	师评
零部件辨认	能正确辨认泡罩包装生产设备零部件名称	10			
生产前检查	1. 按要求更衣 2. 检查环境、温度、相对湿度、储存间、操作间设备状态标识 3. 核对本次生产品种的品名、批号、规格、数量、质量，检查物料是否合格 4. 按规定程序对包装机设备进行润滑、消毒	20			
包装过程	1. 按流程开机试机 2. 放卷、加热、充填、热封、夹送、打印 3. 按流程关机	20			
记录与状态标识	1. 生产记录完整、适时填写 2. 适时填写、悬挂、更换状态标识	20			
生产结束清场	1. 清理产品：交中间站 2. 清洁生产设备：顺序正确 3. 清洁工具和容器 4. 清洁场地	20			
其他	正确回答泡罩包装生产工序中常见的问题	10			
合计		100			

📖 **知识链接16-3** ----------------------------------

泡罩包装机如何更换模具

　　更换模具和相应零件的一般步骤是：关掉加热开关、切断水、气源，将全部开关旋钮拧至"0"位；去掉成型模和覆盖膜，用点动按钮使各工位开启到最大值；找准所需更换的部位，待装置冷却到室温后进行更换，更换完毕后进行同步调整；之后按点动按钮，使机器进行短时间运行，检查往复运动，要求运行平稳、无冲击。

内容拓展

任务 16 – 3　药用瓶包装联动线

一、设备概述

药用瓶包装联动线是以粒计数的药物由装瓶机械完成内包装过程的成套设备。一般由理瓶机、计数充填机、塞入机、上盖旋盖机、铝箔封口机、不干胶贴标签机、装盒机等组成，如图 16 – 22 所示。装瓶生产线是能自动整理空瓶，对胶囊、片剂、三角形、菱形、圆形等异形片按照设定规格自动计数装瓶、旋盖、封口、打码贴签的生产线。智能联控功能保证各道工序动作协调，生产线计数准确、连续运行稳定，能够满足所有品种的生产，且生产出来的药瓶包装符合 GMP 标准。

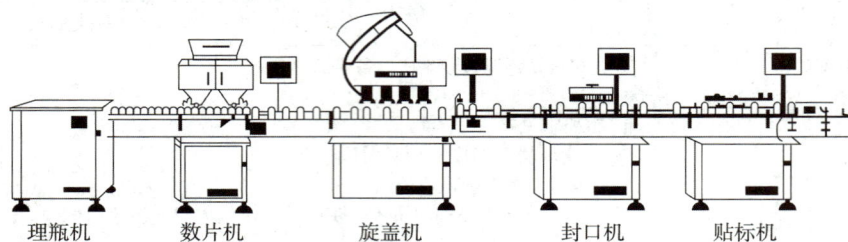

理瓶机　　数片机　　旋盖机　　封口机　　贴标机

图 16 –22　装瓶生产线图

二、常用设备

（一）理瓶机

理瓶机是整理和排列瓶子，并调节输瓶速度的机械设备。操作时，人工或自动将产品装入储料舱并通过提升机构导入料桶。根据产品规格转盘以一定的速度旋转，将产品沿桶壁导入分瓶机构，经理瓶输送带进入理瓶机构，理顺瓶口方向，再经理瓶输送带和扶正带将产品翻转至正确方问，导出进入下道工序。如图 16 – 23 所示。

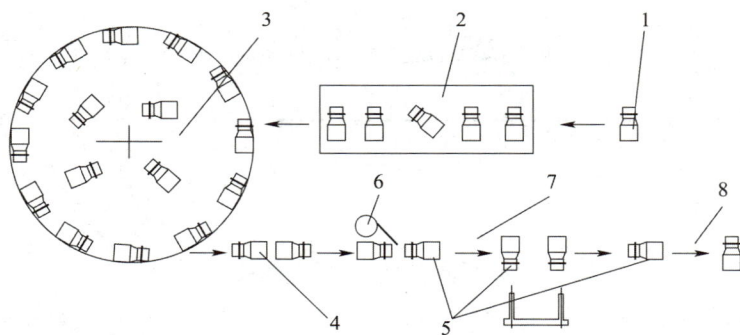

图 16 – 23　理瓶机结构示意图

1. 产品　2. 储料舱　3. 料桶　4. 分瓶机构　5. 理瓶机构　6. 定向钩　7. 理瓶输送带　8. 扶正带

（二）数片机

数片机又叫计数充填机，其主要分为转盘计数充填机和电子计数充填机两类。

1. 转盘计数充填机　转盘计数充填机是利用转盘上的计数孔板对片、丸、胶囊等制剂进行计数、充填的机械设备。其核心结构是一个与水平面成30°倾角的不锈钢固定圆盘，中间安装有一个旋转的计数孔板，孔板上均布了3~4组小孔，每组的孔数由每瓶的装量数决定。圆盘上开有扇形缺口，仅可以容纳一组小孔。缺口下方连接着落片斗，落片斗下口直抵装药瓶口。如图16-24所示。

2. 电子计数充填机　电子计数充填机是利用一个旋转平盘，将药粒抛向转盘周边，在周边围墙开缺口处，将药粒抛出转盘。药粒由转盘滑入药粒溜道时，溜道上设有光电传感器，通过光电系统将信号放大并转换成脉冲电信号，输入到具有"预先设定"及"比较"功能的控制器中。当输入的脉冲数等于预设的数目时，控制器向磁铁发出脉冲电压信号，磁铁得到信号，将通道上的翻板翻转，药粒通过光电传感器并被引导入瓶。如图16-25所示。

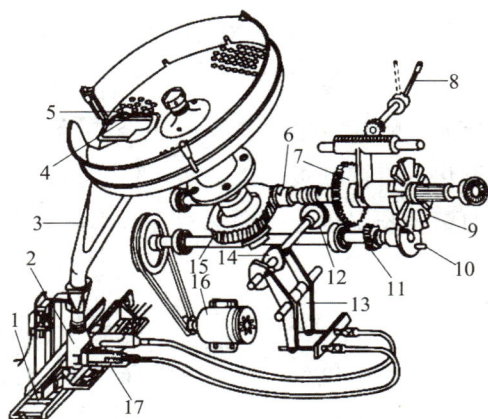

图16-24　转盘计数充填机示意图

1. 输瓶带　2. 药瓶　3. 落片斗　4. 托板　5. 带孔转盘　6. 传动蜗杆　7. 大直齿轮　8. 变速手柄　9. 槽轮　10. 主动拨销　11. 小直齿轮　12. 凸轮轴蜗轮　13. 摆动从动杆　14. 控制凸轮　15. 转盘轴蜗轮　16. 电动机　17. 定瓶器

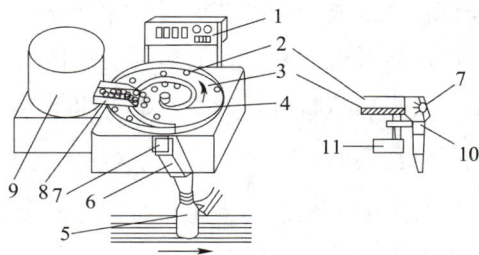

图16-25　电子计数充填机示意图

1. 控制器面板　2. 围墙　3. 旋转平盘　4. 回形拨杆　5. 药瓶　6. 药粒溜道　7. 光电传感器　8. 下料溜板　9. 储片筒　10. 翻板　11. 磁铁

（三）旋盖机

旋盖机是将螺旋盖旋合在瓶装容器口径上的机械。旋盖机主要由输送轨道、送盖装置、旋盖装置、压盖装置等组成，如图16-26所示。

工作时，将需旋盖的瓶子放在设备进口处链板上，由调距装置将瓶子分割成等距排列进入落盖区域。在瓶子被两边夹瓶装置夹紧向前移动时自动将瓶盖套上，压盖装置在旋盖前先将瓶盖压至预紧状态，在三对高速旋转的耐磨橡胶轮的作用下，瓶盖紧紧地旋在瓶身上。

（四）封口机

药瓶封口主要分为压塞封口和电磁感应封口两种类型。

1. 压塞封口装置　该设备是将具有弹性的瓶内塞在机械力作用下压入瓶口，依靠瓶塞与瓶口间的挤压变形而达到瓶口的密封。瓶塞常用的材质有橡胶和塑料等。压塞封口过程一般由瓶塞供给和压入两步组成，首先将瓶塞送至瓶口，然后由压头将瓶塞压入瓶口。如图16-27所示。

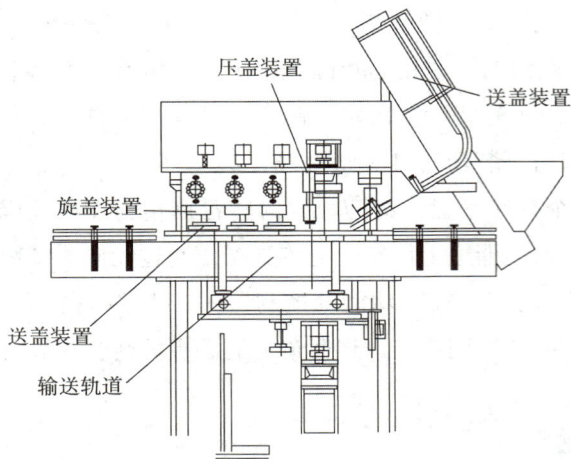

图 16 – 26　旋盖机结构示意图

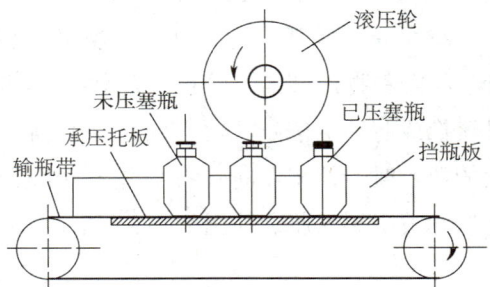

图 16 – 27　压塞封口装置结构示意图

2. 电磁感应封口机　该设备由频率发生器、电磁感应工作线圈、循环水冷却器及配套装置组成。用于药瓶封口的铝箔复合层由纸板 – 蜡板 – 铝箔 – 聚合胶层组成，铝箔受热后，黏合铝箔与纸板的蜡层融化，蜡被纸板吸收，铝箔与纸板分离，纸板起到垫片作用，同时铝箔上的聚合胶层也受热融化，将铝箔与瓶口黏合在一起。如图 16 – 28 所示。

（五）贴标机

贴标机主要由瓶距调整轮、缓冲导轮架、标纸盘、导轮、热打码机打印头、光电传感器、瓶径调整架、标纸卷动轮等组成，如图 16 – 29 所示。

工作时，由流水线上一个环节将瓶子送到输送带上，瓶子经过调距装置成等距排列进入光电传感区域，由步进电机控制的卷筒贴标纸得到讯号后自动送标，正确无误地将自动剥离的标纸贴到瓶身上。另一组光电传感器及时限制随后的一张标纸送出。在连续不断的进瓶过程中标纸逐张正确地贴到瓶身上，经过滚轮压平后，自动输出，完成整个贴标工艺过程。

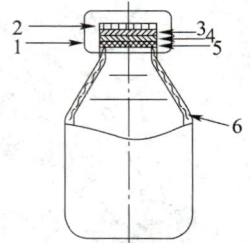

图 16 – 28　电磁感应封口装置
结构示意图

1. 瓶盖　2. 纸板　3. 蜡层
4. 铝箔　5. 聚合胶层　6. 瓶

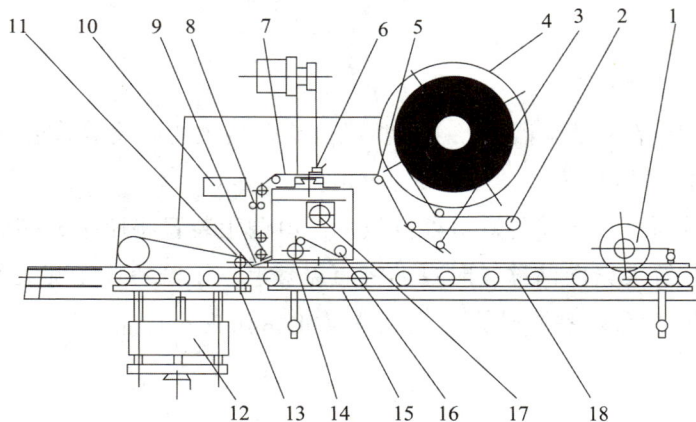

图 16 – 29　贴标机结构示意图

1. 瓶距调整轮　2. 缓冲导轮架　3. 标纸压片　4. 标纸盘　5. 导轮　6. 热打码机打印头　7. 标纸　8. 光电传感器　9. 剥标板　10. 卷瓶胶带　11. 电器控制箱　12. 瓶径调整架　13. 光电传感器　14. 标纸卷动轮　15. 拦瓶杆　16. 标纸回收轮　17. 步进电机　18. 输送链板

三、电子数粒机操作

以下内容以 PP-16 型电子数粒机为例。

（一）开机前准备

（1）操作人员按要求穿戴好工作服装。

（2）检查设备是否挂有"清洁合格证"，换上运行状态标志牌。

（3）检查工作室内设备、物料及辅助工器具是否已定位摆放。

（4）检查设备工作台面及周围空间。

（5）检查电器线路是否安全可靠。检查设备螺丝各零部件是否松动。

（6）操作前，应进行空载试转 10 分钟，确认正常后可正式操作。

（二）开机和关机操作

1. 调整机械结构

（1）根据药瓶的高度和直径调整输送带护栏。

（2）调整振动台倾角至符合要求。

（3）检测瓶传感器。

（4）调整瓶口位置至符合要求。

（5）调整料仓门的开口高度，调至药片直立时可以通过即可。

2. 操作步骤

（1）将药片放入料仓，调整料仓门，使仓门开口高度正好能使药片直立通过。

（2）启动输送带电源，使瓶子顺序排列，最前面的瓶子口与漏斗口对准。

（3）在触摸屏上显示主画面，触摸"设备运行"按钮，触摸"装瓶粒数"输入域，即可设定每瓶的装填数量；如果已有该值，直接启动即可。

（4）在运行中可以调整二级高速和三级高速来调整整台的下料速度，另外可以通过调整二级低速度差和三级低速差来设定低速时的速度（低速的实际速度为高速减去速度差）。

（5）通过调整一级高速时间，以及下料闸门，可以调整出料口的下料量，即最后的装瓶速度。

（6）所有参数如果正确，直接按启动即可，启动后每个下料口第一瓶被剔除。

（7）工作结束，关机，按下停止按钮。下班时，应关闭主机下方的总电源。

（8）操作完毕后，关闭电源，按清洁操作规程对设备进行清洁。

（三）操作注意事项

（1）一级料道的送料速度，应保证进入二级料道的药片顺序排列不重叠，而且在三级料道上药片之间应有一定间隙。

（2）直线料道的振动源在出厂时已经调好，用户不得私自调整。

（3）每天作业前用压缩空气清洁圆形计数管道内部和光电管表面，保证光电计数通道的畅通。

（4）在对设备进行机械操作前，必须先停机，必要时关闭电源和气源。

（5）设备运转时，防护门、窗、罩等均不得打开。

（四）设备维护与保养

设备维护人员应对设备进行定期的检查、维护和保养。保养设备前，必须先断开电源，并遵守相关安全规范。任何固定的保护装置因保养需要打开或者移走，保养完毕后必须完整无损地回复原位。

（1）每星期进行一次清洁除尘工作，对电气控制柜内的电器元件进行除尘清洁工作。

（2）最好在每隔一星期机器持续工作后，对机器的各个接线端子进行稳固，防止发生接触不良等现象。

（3）注意检查电机线是否有脱皮等现象，如有请立即更换电线，防止短路以及触电事故发生。

（4）调节零部件、导向件/执行件每两周检查一次；传动链、电子系统、气动系统、安全防护装置每个月检查一次；轴承及其他部件每三个月检查一次。必要时及时更换零部件。

（五）常见故障及排除方法

电子数粒机常见故障、产生原因及排除方法见表16-5所示。

表16-5　电子数粒机常见故障及排除方法

常见故障	原因	排除方法
接通电源后，机器不启动	1. 主机后侧电源没接通 2. 电气控制箱内电源没合上	1. 接通主机电源 2. 合上电气控制箱内电源
按"运行"按钮，机器不工作	如触摸屏上提示： 1. 提示"缺瓶" 2. 提示"堵瓶" 3. 提示通道堵粒	停机，解决对应的问题或按提示操作： 1. 加瓶 2. 排除故障 3. 排除故障
按"运行"按钮，直线料道不送料	屏幕上显示在"暂停"状态	重按"继续"钮，设备即可运行
光电计数探头自己计数	1. 探头前有杂物 2. 通道板固定不紧，在振台或者是生产后有和电眼的相对运动，造成了人为的药粒信号	1. 及时清洗通道、探头 2. 检查关门机构，固定通道板，严格防止通道板有相对运动
光电探头不计数	开机前通道内光电计数探头内有物体存在	保证通道内无异物，重新开机
药片计数不准确，少粒或多粒	1. 气源压力不够 2. 漏斗口没对准瓶口 3. 换瓶不及时 4. 漏斗堵塞 5. 直线送料器振幅太大，药片受振出现上跳 6. 一级料道送料太快，药片在三级料道上重叠，同时进入计数管道。	1. 气源要保证大于0.5MPa压力 2. 漏斗口要对准瓶口 3. 调整输送带速度，保证换瓶快速可靠 4. 清除漏斗内堵塞积存的药片 5. 通过直线料道的调速按钮调整送料速度 6. 通过直线料道的调速按钮调整送料速度
药片计数不准确，相邻两瓶中出现前多后少或前少后多	计数阀门没有关闭，下一瓶的药片落入前一瓶中	关闭计数阀门

（六）工序操作考核

计数装瓶生产工序操作考核项目见表16-6。

表16-6　计数装瓶生产工序操作考核标准

项目	技能要求	考核得分			
		分值	自评	组评	师评
零部件辨认	能正确辨认计数装瓶生产设备零部件名称	10			
生产前检查	环境、温度、相对湿度、储存间、操作间设备状态标识	10			

续表

项　目	技 能 要 求	考核得分			
		分值	自评	组评	师评
生产	1. 正确安装设备各部件 2. 接通电源，空机试运行 3. 按照操作规程进行生产	15			
质量控制	计数准确100%	15			
记录与状态 标识	1. 生产记录完整、适时填写 2. 适时填写、悬挂、更换状态标识	20			
生产结束清场	1. 清理产品：交中间站 2. 清洁生产设备：顺序正确 3. 清洁工具和容器 4. 清洁场地	20			
其他	正确回答计数装瓶生产工序中常见的问题	10			
合计		100			

知识链接16-4

胶囊数粒装瓶机是什么样的

　　胶囊数粒装瓶机采用电磁铁振动效果，平稳，可靠；设计科学，简单，使用方便，体积小，重量轻，适用于制药、医院、食品等行业，对胶囊、片剂、颗粒等药品或食品计数用。

内容拓展

目标检测

答案解析

一、单项选择题

1. 自动制袋装填包装机普遍采用的包装基本工艺流程为（　　　）

　　A. 计量与充填→制袋→切断→封口→检测、计数

　　B. 计量与充填→制袋→封口→切断→检测、计数

　　C. 制袋→计量与充填→封口→切断→检测、计数

　　D. 制袋→计量与充填→切断→封口→检测、计数

2. 根据成型器的结构不同，制成的包装形状不同，又可将其分为象鼻形包装机、三边封口包装机、四面封口包装机和（　　　）包装机

　　A. 外翻形　　　　　　B. 翻领形　　　　　　C. 内翻形　　　　　　D. 环绕形

3. 连续制袋装填包装机纵封滚轮两个作用：其一是对薄膜成型后的对接纵边进行热封合，其二是（　　　）

　　A. 对薄膜进行牵引输送　　　　　　　　　B. 对包装袋进行计数

　　C. 对薄膜进行纵向打字印刷　　　　　　　D. 对薄膜进行纵向切割

4. 连续制袋装填包装机横封装置两个作用：其一是旋转一周，两辊相互压合薄膜两次，其二是（　　　）

A. 称量包装袋　　　　　　　　　　　B. 切断包装袋

C. 对薄膜进行横向打字印刷　　　　　D. 对包装袋进行计数

5. 下列几种形式中，不属于泡罩包装机按结构形式的是（　　　）

　　A. 平板式　　　　　B. 辊筒式　　　　　C. 直立式　　　　　D. 辊板式

6. 泡罩包装机的成型分为吹塑成型、吸塑成型、凸凹模冷冲压成型和（　　　）成型

　　A. 冲头辅助吸塑　　　B. 冲头辅助吹塑　　　C. 凸凹模冷吸塑　　　D. 凸凹模冷吹塑

7. 以下不属于泡罩包装机常用的加料器的是（　　　）加料器

　　A. 旋转隔板　　　　　B. 弹簧软管　　　　　C. 涡轮增压　　　　　D. 行星轮软刷

8. 泡罩包装机打印压痕部分主要包括压易折痕和（　　　）

　　A. 打日期　　　　　B. 打批号　　　　　C. 打商标　　　　　D. 打注意事项

9. 以下不属于铝塑泡罩包装机日常操作注意事项的是（　　　）

　　A. 成形、热封、压痕等部位压力不宜过大，否则影响使用

　　B. 机器运转时，工作台面上应有序摆放设备调试所用工具

　　C. 如按动急停开关，必须向右旋转归位后，方能启动主机

　　D. 为了安全生产应按接地标牌指定位置接入地线

10. 装瓶生产线设备正确摆放顺序为（　　　）

　　A. 理瓶机→数片机→旋盖机→封口机→贴标机

　　B. 理瓶机→旋盖机→数片机→封口机→贴标机

　　C. 数片机→理瓶机→封口机→旋盖机→贴标机

　　D. 数片机→理瓶机→旋盖机→封口机→贴标机

11. 数片机又叫计数充填机，其主要分为转盘计数充填机和（　　　）充填机两类

　　A. 飞入计数　　　　　B. 激光计数　　　　　C. 电子计数　　　　　D. 螺旋计数

12. 以下不属于PP－16型电子数粒机开机前准备的是（　　　）

　　A. 检查设备是否挂有"清洁合格证"，换上运行状态标志牌

　　B. 检查设备是否保持水平，整体位置没有高度差

　　C. 检查电器线路是否安全可靠；检查设备螺丝各零部件是否松动

　　D. 操作前，应进行空载试转10分钟，确认正常后可正式操作

二、实例分析

1. 自动制袋装填包装机最后的成品袋发现出现切割位置不平整、宽窄不一的情况，如何解决？

2. 转盘计数充填机中药粒能够随孔板转动，但不能滚到孔板的最低处落入小孔中，最终不能通过落片斗落入药瓶，如何解决？

书网融合……

知识回顾

习题

（赵威彧）

生物制药生产设备

学习引导

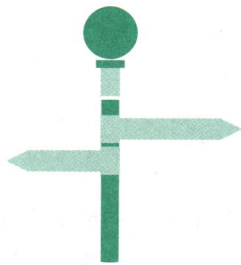

微生物不能直接将淀粉作为营养物质吸收利用，要将淀粉水解成还原糖，水解成还原糖的过程称为淀粉的糖化。

淀粉糖化过程中所需要的设备有哪些？

学习目标

1. **熟悉** 培养基生产设备和生物反应器设备。

2. **掌握** 常见生物制药生产设备的工作原理、组成结构；糖化锅和发酵罐的正确操作和使用；糖化锅和发酵罐的日常维护与保养。

3. **了解** 生物制药生产中的相关 SOP。

任务 17-1 培养基生产设备

PPT　　精讲

一、设备概述

细胞是最小的生命个体，也是功能最全的生化工厂。在新陈代谢过程中，细胞可合成抗生素、氨基酸、多糖、酶和蛋白质等多种生物物质。其中，具有特殊药理作用的物质称为生物药物，如干扰素、百白破疫苗和单克隆抗体等。进行生物化学反应的场所称为生物反应器。生物组织、微生物和细胞等活性个体是生物反应器，人工制造的发酵罐、动植物细胞培养器、酶反应器等也是生物反应器，他们属于机械类反应器。

微生物生长需要吸收碳、氮、磷、生长素和微量元素等营养成分。由于微生物不能直接利用淀粉作为碳源吸收，只能有效地利用葡萄糖等单糖，因而在配制培养基前有必要将淀粉水解成葡萄糖。水解淀粉为葡萄糖的过程叫作淀粉的糖化。根据催化剂不同，淀粉的糖化分为酸解、碱解和酶解三种工艺。其中，酸解和碱解工艺产物种类复杂，不适合做培养基，酶解工艺所得产物主要是葡萄糖，比酸碱催化水解物更适合用作微生物的碳源。因此，工业上常采用双酶制糖工艺进行淀粉的糖化。

双酶制糖工艺可分为两步，第一步是液化，即先用 α-淀粉酶将淀粉液化成糊精和低聚糖；第二步是糖化，再用糖化酶将糊精和低聚糖进一步糖化成葡萄糖。常选用喷射器液化，其喷射液化酶水解的设备流程为：淀粉乳桶→泵→进料贮桶→泵→喷射液化器→液化桶→板式换热器→糖化罐→压滤机→糖液贮罐。

双酶制糖工艺所需要的设备如下。

1. 淀粉液化设备 常见有喷射液化器等设备，主要是利用泵将淀粉乳打入喷射液化器，蒸汽喷入淀粉乳层，引起糊化、液化等效果。

2. 培养基灭菌设备 培养基间歇灭菌设备常见有手提式热压灭菌器、热压灭菌柜等；培养基连续灭菌设备常见有连消塔、喷射加热器、维持罐等设备。

3. 糖化设备 常见有糖化锅、糖化罐等设备，可分为间歇式和连续式两类。

二、常用设备

（一）连消塔

典型的套管式连消塔由蒸汽导管和外套导管等组成，如图 17 - 1 所示，其全塔高 2 ~ 3m。蒸汽导管上开设有很多小孔，小孔的分布呈下密上疏，蒸汽可从小孔中喷出。小孔的总截面积等于或小于导入管的截面积。操作时，生淀粉浆从塔的下部由增压泵送入外套管内，流速约 0.1m/s；蒸汽从塔顶进入蒸汽导管，经小孔喷出后与生淀粉浆直接混合加热，在 4 ~ 6 秒内使生淀粉浆温度提升到 110℃左右，达到熟化效果。

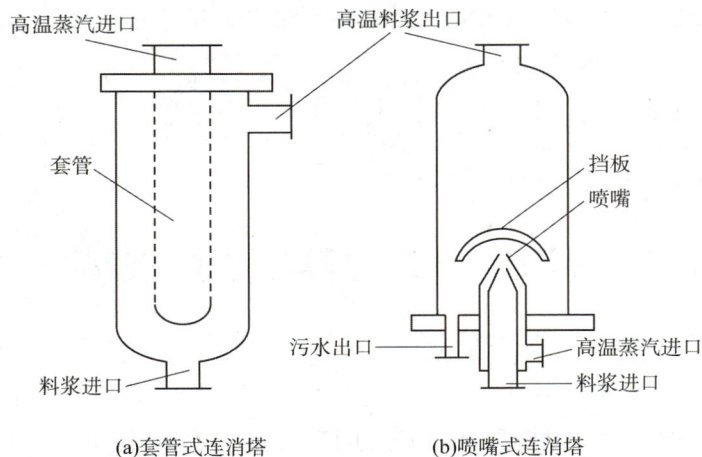

（a）套管式连消塔　　　　（b）喷嘴式连消塔

图 17 - 1　连消塔结构示意图

喷嘴式连消塔由喷嘴、蒸汽进口、料液进口、挡板和筒体组成。生淀粉浆从底部的料液进口进入喷嘴中并射向挡板；蒸汽从蒸汽进口通入，在喷嘴处与生淀粉浆快速混合后射到挡板上，已经升温的生淀粉浆以层流状态逐渐上升，被输送到下一设备。整个升温过程持续 5 ~ 10 秒完成，温度可达 110℃，使淀粉浆快速熟化。

（二）喷射加热器

喷射加热器又名喷射式换热器，是通过气、水两相流体直接混合生产热水的设备，具有转换效率高、体积小、噪声低、安装简单、投资少等优点。喷射式加热器工作原理类似于喷射泵工作原理，结构上由喷嘴、喉管和扩大管三部分组成，如图 17 - 2 所示。

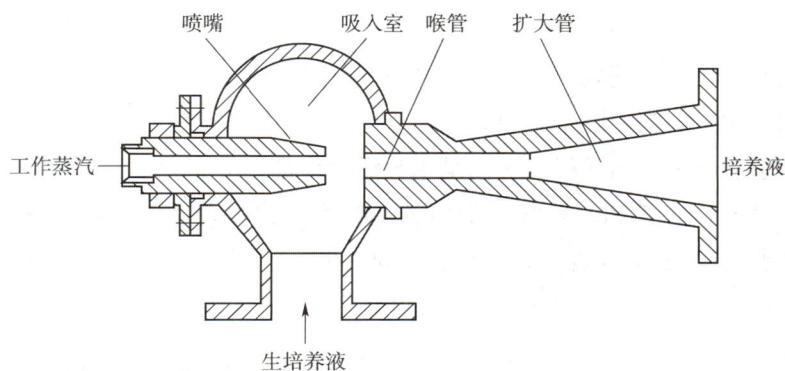

图 17 - 2 喷射器结构示意图

工作蒸汽从喷嘴喷射出，生淀粉浆从旁路进入，与工作蒸汽在喷嘴和喉管处直接混合换热，在扩大管进一步混合，使淀粉浆温度均匀化。整个过程持续时间 2 ~ 3 秒，可将生淀粉浆提升至 110℃ 甚至更高，使之熟化。

（三）维持罐

维持罐又称为层流塔，是长圆筒形耐压容器，高为直径的 2 ~ 4 倍。作用是增长淀粉液化路径，使液化时间增加，从而使淀粉充分液化，以利于后面糖化，是用于高温淀粉浆保温和液化的容器。其结构主要由筒体、夹套、进料管、出料管、排尽管和测温口组成，如图 17 - 3 所示。

（四）糖化锅

糖化锅一般为立式，具有碗状外形，顶部用轻薄的铁板作盖，糖化锅结构如图 17 - 4 所示。底部的轴套内，轴由皮带轮或减速机带动，转速一般为 100 ~ 120r/min，其搅拌叶常采用 2 ~ 3 对螺旋桨或平桨。糖化锅顶部安装排气管，一般直径为 0.5 ~ 0.7m，高度为 8 ~ 12m，在进入糖化锅的糊液出口处常设有扩散装置。锅体底部装有糖液排出口和废水排出口。

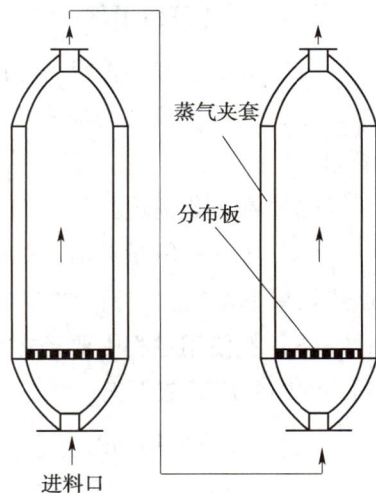

图 17 - 3 维持罐结构示意图

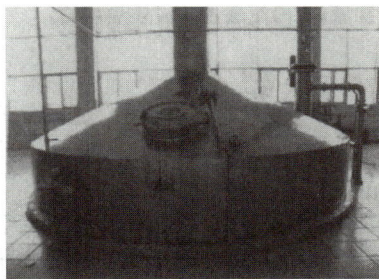

(a)实物图

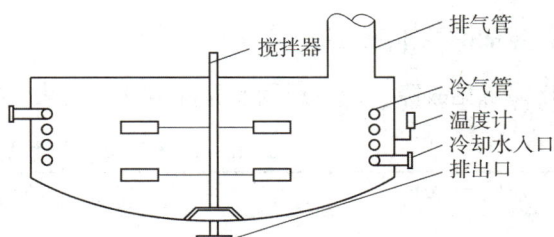

(b)结构示意图

图 17 - 4 糖化锅

三、糖化锅操作

以下内容以 HT 型糖化锅为例。

（一）开机前准备

（1）使用前应检查锅内，并清除一切脏物、异物（特别是搅拌轮毂处）。

（2）检查减速机、电动机润滑注油情况。

（3）检查搅拌桨旋转方向是否正确及转动是否灵活、平稳。

（4）使用前应排掉蒸汽主管和每段加热带内的冷凝水（最好能安装冷凝水压力控制自动排放阀，有效合理地排放冷凝水），防止水锤现象和真空现象的发生。

（二）开机和关机操作

（1）进料时锅内醪液高度超过搅拌轴轮毂后，启动搅拌电动机，控制好搅拌速度。

（2）当醪液覆盖加热带时，开始通蒸汽加热，控制好加热速度和温度。

（3）经常观察锅内醪液升温过程是否正常，升温速率是否满足工艺要求。

（4）倒醪时，经常观察倒醪工艺泵运行是否平稳，倒醪时间是否正常。

（5）生产结束，需要进行设备清洗时，开启 CIP 清洗系统。

（三）操作注意事项

（1）为节能和保护设备考虑，搅拌电动机应在自动控制系统中配变频调速器，以实现低速启动。

（2）使用该设备前应先空机和带虚拟载荷试机，待减速机运转达到 12 小时后，应重换减速机润滑油。

（3）在糊化锅进料前，先开启糊化锅搅拌，再开进料阀。

（4）为使投料量灵活，在投料量减少时不至于造成糊锅的现象，应将筒体的加热段分开控制，在加热效果不理想时，相应控制加热段。

（5）在使用过程中要经常观察搅拌轴的密封情况，如有泄露应及时压紧盘根压盖；盘根密封磨损到一定的程度后需更换。

（四）设备维护与保养

（1）定期检查搅拌轴的轴颈、轴头是否有磨损。

（2）搅拌轴的填料要定期更换。

（3）减速机蜗轮箱润滑油每年更换一次。

（4）设备运行时要经常检查油温、油量，轴承温度过高时，要检查轴承或润滑脂。

（五）常见故障及排除方法

HT 糖化锅常见故障、产生原因及排除方法详见表 17 - 1。

表 17 - 1　HT 糖化锅常见故障及排除方法

常见故障	原因	排除方法
密封泄露	1. 盘根松 2. 轴套磨损 3. 搅拌轴磨损	1. 紧固螺栓 2. 更换轴套 3. 更换、补焊修复
减速机振动有异声	1. 轴承磨损 2. 蜗轮磨损 3. 对轮垫损坏	1. 更换轴承 2. 更换蜗轮 3. 更换对轮垫
加热带泄漏	疏水器失效、材质失效	更换疏水器，补焊加热带

（六）工序操作考核

HT 糖化锅工序操作考核标准详见表 17 - 2。

表 17 - 2　工序操作考核标准

项　目	技 能 要 求	考核得分			
		分值	自评	组评	师评
设备结构辨识	能正确辨认糖化锅零部件名称	10			
生产前检查	环境、温度、相对湿度、储存间、操作间设备状态标识	10			
生产操作	能规范操作糖化锅	15			
质量控制	醪液浓度符合要求	15			
记录与状态标识	1. 生产记录完整、适时填写 2. 适时填写、悬挂、更换状态标识	20			
清场	1. 清理产品：交中间站 2. 清洁生产设备：顺序正确 3. 清洁工具和容器 4. 清洁场地	20			
其他	正确回答糖化中常见的问题	10			
合计		100			

任务 17 - 2　生物反应器设备

PPT　精讲

一、设备概述

进行生物化学反应的空间统称为生物反应器。体外生物反应器可分为微生物反应器、植物细胞反应器和动物细胞反应器等类型。微生物反应器常常是罐式反应器，又称为发酵罐。发酵罐是微生物大量生长繁殖的空间，是一类重要的生物反应器。根据结构不同，可分为好氧式发酵罐和厌氧式发酵罐。在生物制药工业中所使用的主要是好氧式发酵罐，又叫作通风发酵罐。目前应用比较广泛的是机械搅拌通风发酵罐和气升式发酵罐。

二、常用设备

（一）机械搅拌通风发酵罐

1. 主要结构　机械搅拌通气发酵罐由直筒体、上封头、下封头、挡板、搅拌器、轴封、换热器、空气分布器等部件组成，如图 17 - 5 所示。

（1）换热器：发酵罐的换热器有夹套式和竖管式两种。竖管式根据竖管的排列结构不同，又分为蛇管和列管等形式。

小型发酵罐采用夹套间壁换热。大型发酵罐常采用蛇管或列管式换热器。在发酵罐内外壁缠绕螺旋形不锈钢管道制作成蛇管换热器；采用若干根直管竖直安装在罐体内胆靠壁处构成列管式换热器。

发酵罐换热器分别设计有进出口，既是蒸汽又是循环水流动的通道，起着加热、冷却和保温的作用。

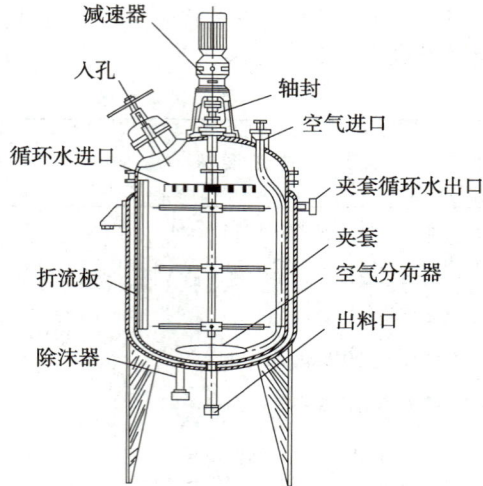

图 17 - 5　机械搅拌通气发酵罐结构示意图

即学即练

大型发酵罐采用的换热器是（　　　　）

答案解析　A. 夹套式换热器　　　　B. 竖管式换热器

（2）搅拌器：发酵罐封头上安装的电动机、减速器、传动轴、轴封等四大件构成发酵罐的搅拌轴，每一根搅拌轴上安装有除沫器和搅拌器。发酵罐的搅拌器有螺旋式和涡轮式两种，它起着将空气分散成气泡与发酵液充分混合，提高溶氧速率的作用。其结构如图 17 - 6 所示。

涡轮式搅拌器（又称透平式叶轮），是应用较广的一种搅拌器，能有效地完成几乎所有的搅拌操作，并能处理黏度范围很广的流体。由水平圆盘上安装的 2 ~ 4 片平直或弯曲的叶片所构成，根据叶片的形状可分为平页式和弯叶式。桨叶的外径、宽度与高度的比例，一般为20:5:4，圆周速度一般为 3 ~ 8m/s。涡轮在旋转时造成高度湍动的径向流动，适用于气体及不互溶液体的分散和液液相反应过程。其优点为结构简单、传递能量高、溶氧速率高。缺点为轴向混合差，其搅拌强度随着与搅拌轴距离增大而减弱，发酵液较黏稠时，搅拌和混合的效果大大下降。

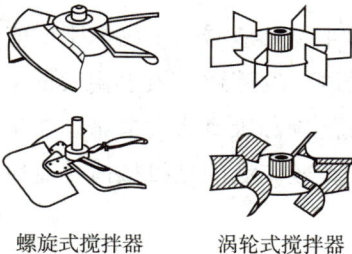

螺旋式搅拌器　　涡轮式搅拌器

图 17 - 6　搅拌器的结构

为了减少气穴的发生，常在罐的内壁上设置折流板，促使径向的层流改为轴向的对流，增加溶氧速率，强化传质效果。有些罐内的竖管换热器也有一定的折流板效果。

螺旋桨式搅拌器搅拌转数一般在 30 ~ 1400r/min。搅拌器的材质一般分为很多种：不锈钢、碳钢、碳钢衬胶等。

图 17 - 7 是这两类搅拌器的搅拌效果示意图。按照气液扩散原理，气液混合主要通过主体对流混合、涡流扩散混合与分子扩散三种方式实现。发酵液在螺旋式搅拌器推动下从搅拌器上方向下方流动，经发酵罐底板阻挡后折向上方流动，从而形成湍流。在涡轮式搅拌器推动下，发酵液径向流动，被发酵罐内壁阻挡后分成上下两个方向流动，形成大循环，从而形成湍流。涡轮式搅拌器可产生较强的涡流扩散效果，气泡分散性好，但主体对流混合较差，容易产生层流。螺旋桨式搅拌器可在轴向产生较好的主

体对流混合，但涡流扩散效果较差，即气泡分散性弱。在有些发酵罐中，常常将两类搅拌器组合使用，既强化气泡的分散，又增强了发酵液的整体混合效果。多级多种搅拌组合方式是目前大型发酵罐的发展方向。

（3）轴封：发酵罐搅拌器的轴封一般采用机械密封。轴封作用是为了防止发酵罐的泄漏和染菌。机械密封分为单端面机械密封和双端面机械密封。单端面机械机械密封的结构如图 17－8 所示。

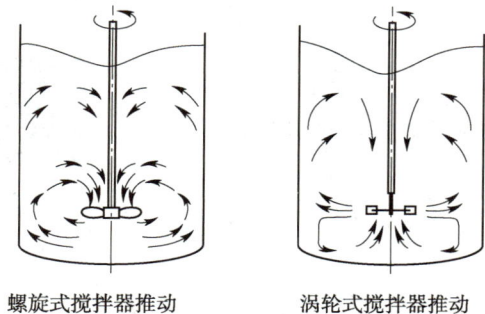

图 17－7　不同搅拌器的搅拌状态

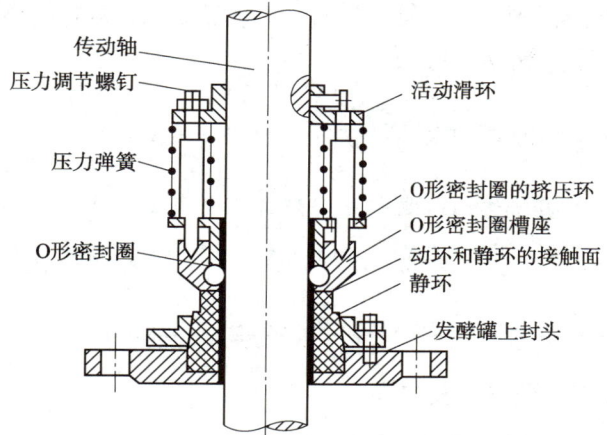

图 17－8　单端面机械密封的结构示意图

由图可知，单端面机械密封由紧固在传动轴上的动环和嵌入到发酵罐封头的静环组成。动环和静环的接触面采用钨合金材料经高精度加工制成，端面绝对粗糙度极小，当两端面重叠后高速转动时几乎无摩擦阻力，且不泄露气体物质，从而起到自润滑密封的作用。

为了防止气体物质沿传动轴向外泄漏，在动环端面上方设计有环形槽，槽中放有"O"形密封圈。传动轴穿过环形槽时被"O"形密封圈套紧，在"O"形密封圈挤压环向下强力挤压下，"O"形密封圈牢牢地抵满环形槽底板并紧固在传动轴上，使得"O"形密封圈槽座连同活动滑环、压力弹簧和弹簧压力调节螺钉整体被牢牢地固定在传动轴上，当传动轴转动时随之转动，并起到密封作用。

双端面机械密封结构和工作原理与单端面机械密封非常近似，因有密封效果好，长时间使用期间不会或很少泄漏；无死角，可以防止杂菌污染；使用寿命长，质量好的可用 2 ~ 5 年不需要维修；对轴精度和光洁度的要求没有填料函那么严格，对轴的震动敏感性小等优点，现在常常用于发酵罐搅拌轴的密封。

（4）消泡器：通气搅拌条件下的发酵经常会产生大量的泡沫，严重时会导致发酵液外溢，增加染菌机会。消除泡沫的方法有化学消泡法和机械消泡法。常用的机械消泡器有耙式消泡器、涡轮消泡器和离心式消泡器。图 17－9 为耙式和涡轮式消泡器。

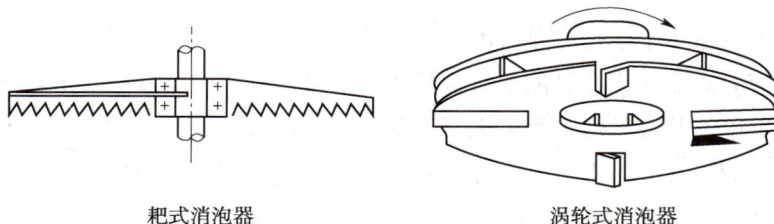

耙式消泡器

涡轮式消泡器

图 17－9　消泡器示意图

在发酵罐中，消泡器常安装在传动轴最上端，在其下部安装搅拌器，其上部安装有除沫电极。当产生的泡沫越过消泡器后，消泡电极向控制系统传输电流信号，指示相关机构动作加入消泡剂，以保证泡沫不溢流出发酵罐。

（5）空气分布器：通常有单管式和环管式两种结构，管上密布了直径 2~3mm 的喷气孔，其作用是使空气均匀分布。前者是大型发酵罐中经常采用的形式，管口正对发酵罐的底部，与罐底距离约 40mm。环管式结构简单，由一根环形管道制成，其上也分布有喷气孔，常固定在罐体底部，其喷气孔应向下，以减少发酵液在分布管上滞留。为保护罐底，减轻气体冲击对罐底造成的腐蚀，常常在罐底中央衬上不锈钢圆板，称为补强板。

岗位情景模拟

情景描述 如果你是发酵工程制药工，请思考以下问题。

讨　　论 在微生物扩大培养过程中，需要对发酵液的哪些参数进行监控？

答案解析

（二）气升式发酵罐

气升式发酵罐是应用最广泛的生物反应设备。这类反应器具有结构简单、不易染菌、溶氧效率高、能耗低等优点。有多种类型，常见的有气升环流式、鼓泡式、空气喷射式等。按发酵液流动方式，典型的气升式发酵罐有内环流气升式和外环流气升式发酵罐两种类型，其结构如图 17-10 所示。

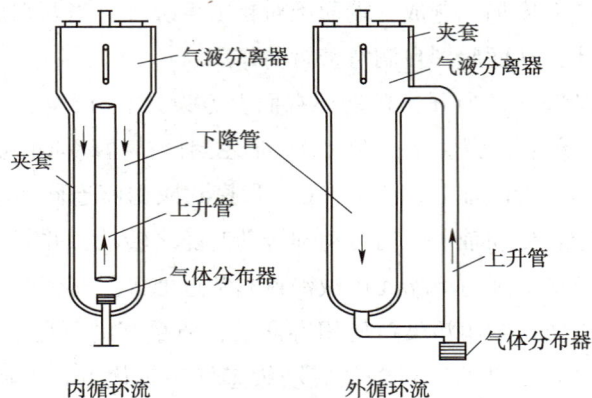

图 17-10　常用气升式发酵罐结构示意图

气升式发酵罐结构简单，主要有气体分布器、上升管、下降管、气液分离器、夹套以及罐体组成。部分气升式发酵罐还设计有搅拌器。

利用气升式发酵罐进行发酵时，洁净空气以 250~300m/s 的速度从喷嘴喷出，经气体分布器均匀分散后以气泡的形式扩散于液体中，含大量气泡的发酵液沿上升管上升。在上升过程中，发酵液饱和大量的空气，当上升到气液分离器后，过量的空气被释放，发酵液气含率下降，形成富含溶氧和较少气泡的液体。由于气液分离器中发酵液气泡少密度大，下部液体气泡多密度小，在密度差和重力作用下，上部发酵液沿下降管下降，而下部液体上升，在高速喷出空气的推动下，形成发酵液的循环流动，起到高效溶氧的作用。

（三）自吸式发酵罐

自吸式发酵罐由罐体、搅拌器、传动部件、传热部件和控制部件所组成。自吸式发酵罐的传动部件有上位安装和下位安装两种。大型自吸式发酵罐一般都采用上位安装式,如图 17-11 所示。自吸式发酵罐罐体由立式罐体、电动机、联轴器、搅拌轴、空心涡轮搅拌器、夹套冷水进口、发酵液出口、折流挡板、承重支座、夹套冷水出口、吸气管和吸气口等组成。

自吸式发酵罐是一种不用气体输送机械而能自行吸入空气的生物反应设备。它装有一种特殊设计的机械搅拌装置,当这种搅拌桨转动时,紧密贴在桨底的导气管可借桨叶排出液体时所产生的局部真空把空气经过滤后吸入罐内。

在自吸式发酵罐的组成部件中,空心涡轮搅拌器的内部空间与吸气管相通,且凿刻有微小气孔与发酵罐内胆空间相通。在搅拌轴带动下,空心涡轮搅拌器在旋转过程中将内部的空气甩出后成真空,在压力差作用下,外部的大气不断地从吸气口经吸气管进入空心涡轮搅拌器内部空间,随后被离心力甩出并在搅拌下扩散到发酵液中。在发酵过程中,空心涡轮搅拌器既起着搅拌的作用,又起着输送和分散空气的作用。

(四) 鼓泡塔式发酵罐

鼓泡塔式发酵罐又叫塔式发酵罐,它是以发酵液为连续相,无菌空气为分散相的气流搅拌生物反应器。其结构特点多为空塔加装隔板,仅少数装有填料。空塔结构的鼓泡塔又称为简单鼓泡塔,是早期用于大规模培养微生物及植物细胞的主流生物反应器。简单鼓泡塔由塔体、夹套、气体分布器、隔板、培养基进出口、塔外换热器、气液分离器等部件组成,如图 17-12 所示。

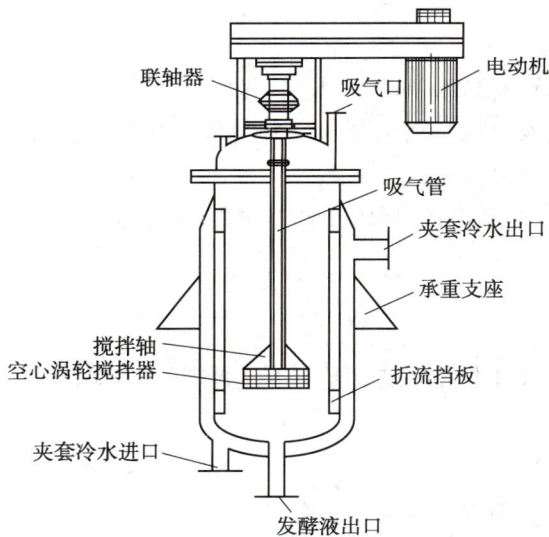

图 17-11　机械搅拌自吸式发酵罐结构示意图　　图 17-12　简单鼓泡塔式发酵罐结构示意图

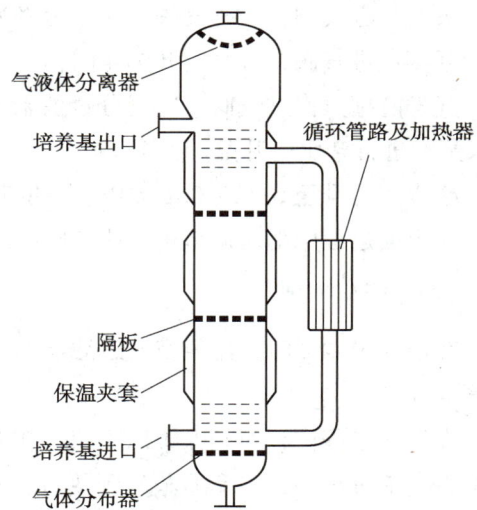

鼓泡式发酵罐结构简单,无运动部件,密封性能好,清洗和维护方便,它的高度与直径比为 7 左右。其关键部件是气体分布器。气体分布器的作用在于持续产生大小均匀的气泡。研究发现,鼓泡塔气体分布器的穿孔孔径在 1.2~2.5mm 之间时,形成的气泡均匀连续,从而在气体分布器上方形成气泡稳流区、过渡湍流区、气泡合并湍流区。当气泡处于过渡湍流区时,气体分散和氧气溶解均达到最佳状态。因此,鼓泡塔气体分布器的气孔直径一般控制在 1.2~2.5mm 之间。

由于鼓泡塔式发酵罐不带搅拌装置,仅由气流搅拌,而气流速度较小,因而对于高黏度的发酵液溶氧效果较差,所以鼓泡塔式发酵罐适合于低黏度产品的发酵生产。

三、机械搅拌通气发酵罐操作

以下内容以 200L 机械搅拌通气发酵罐为例。

（一）开机前准备

（1）检视设备状态标志、清洗消毒标志，确认设备允许使用。

（2）检查蒸汽管道、阀门、电机、电源、空气分过滤器是否有泄漏点或接通。

（3）检查发酵罐轴封、夹层、搅拌、视镜阀是否正常。

（4）用饮用水清洁洁净本机内、外壁。

（5）用蒸汽空消发酵罐设施及相关管道系统。

（6）拧开投料口盖螺栓，启动饮用水泵电源按钮，按工艺要求加入饮用水和投入生产用原、辅料，拧紧投料口盖螺栓。

（7）关循环水进水阀，开排水阀，将夹层储水排干净。

（8）检查机器各部分紧固件是否松动和齐全。

（二）开机操作

（1）置设备状态标志为使用状态。

（2）启动搅拌控制键按钮。

（3）空气分过滤器灭菌。

（4）关空气进气阀，开排气阀，待压力降为零。

（5）开蒸汽进气阀，排气阀开 1/4 圈，压力升至 0.2MPa 时，进入实罐灭菌。

（6）开发酵罐蒸汽进气阀、空气分过滤器入罐阀、取样管入罐阀、视镜阀、排气阀，拧松接种口盖，通入蒸汽进行升压、升温。

（7）罐内压力升至 0.12~0.14MPa、温度升至 120~124℃开始计时，灭菌 30 分钟。

（8）在灭菌过程中随时调节进、排气阀稳压，并做好原始记录。

（三）操作注意事项

（1）在消毒过滤器时，流经空气过滤器的蒸汽压力不得超过 0.17MPa，否则过滤器滤芯会被损坏，失去过滤能力。

（2）在发酵过程中，应确保罐压不超过 0.17MPa。

（3）在实消过程中，夹套通蒸汽预热时，必须控制进气压力在设备的工作压力范围内（不应超过 0.2MPa），否则会引起发酵罐的损坏。

（4）在空消及实消时，一定要排尽发酵罐夹套内的余水。否则可能会导致发酵罐内筒体压扁，造成设备损坏；在实消时，还会造成冷凝水过多导致培养液被稀释，从而无法达到工艺要求。

（5）在空消、实消结束后冷却过程中，严禁发酵罐内产生负压，以免造成污染，甚至损坏设备。

（6）在发酵过程中，发酵罐的罐压应维持在 0.03~0.05MPa 之间，以免引起污染。

（7）在各操作过程中，必须保持空气管道中的压力大于发酵罐的罐压，否则会引起发酵罐中的液体倒流进入过滤器中，堵塞过滤器滤芯或使过滤器失效。

（四）设备维护与保养

（1）如进气管与出水管接头漏气，当旋紧接头不解决问题时，应添加或更换填料。

（2）压力表与安全阀应定期检查，如有故障要及时调换或修理。

（3）清洗发酵罐时，请用软毛刷进行刷洗，不要用硬器刮擦，以免损伤发酵罐表面。

（4）配套仪表应每年校验一次，以确保正常使用。

（5）电器、仪表、传感器等电气设备严禁直接与水、汽接触，防止受潮。

（6）设备停止使用时，应及时清洗干净，排尽发酵罐及各管道中的余水；松开发酵罐罐盖及手孔螺丝，防止密封圈产生永久变形。

（7）操作平台、恒温水箱等碳钢设备应定期（一年一次）刷油漆，防止锈蚀。

（8）经常检查减速器油位，如润滑油不够，需及时增加。

（9）定期更换减速器润滑油，以延长其使用寿命。

（10）如果发酵罐暂时不用，则需对发酵罐进行空消，并排尽罐内及各管道内的余水。

（五）常见故障及排除方法

发酵罐常见故障、产生原因及排除方法见表 17-3。

表 17-3 发酵罐常见故障及排除方法

常见故障	故障原因	排除方法
关闭阀门，罐压不能保持	1. 罐盖法兰的紧固螺钉没有拧紧或螺钉的松紧度不一样 2. 密封圈损坏或接口处有缝隙 3. 管道接头或阀门漏气 4. 机械密封磨损	1. 拧紧螺钉，保持松紧度一致 2. 检查密封圈或更换 3. 拧紧螺母或更换 4. 更换密封装置
蒸汽灭菌时，升温太慢	蒸汽压力低，供气量不足	检查电加热管是否烧坏
发酵液从空气管路中倒流	误操作所致	注意操作
温控失灵	1. 传感器或引线损坏 2. 仪表损坏	1. 检查传感器 2. 检查仪表或更换
溶解氧太低	1. 供气量不足 2. 过滤器堵塞 3. 管道阀门漏气	1. 开大阀门或提高供气压力 2. 检查过滤器，更换滤芯 3. 检查管道阀门
pH 显示失灵	1. H 电极损坏 2. H 电极堵塞	1. 查 pH 电极或更换 2. 洗电极
溶解氧显示失灵	溶解氧电极膜损坏	更换膜

（六）工序操作考核

发酵工序操作考核项目见表 17-4。

表 17-4 发酵工序操作考核标准

项　目	技 能 要 求	考核得分			
		分值	自评	组评	师评
设备结构辨识	能正确辨识发酵罐主要部件名称并能说出其功能	10			
生产前检查	检查并能正确判断环境、温度、相对湿度是否符合要求，能识别储存间、操作间设备状态标识并能正确更换	10			

续表

项　目	技能要求	考核得分			
		分值	自评	组评	师评
生产操作	能规范操作发酵罐	15			
质量控制	发酵液符合要求	15			
记录与状态标识	1. 生产记录适时填写、完整无差错 2. 适时填写、悬挂、更换状态标识	20			
清场	1. 清理产品：交中间站 2. 清洁生产设备：顺序正确，达到洁净度达到要求 3. 清洁工具和容器 4. 清洁场地	20			
其他	正确回答发酵过程中常见问题的原因及解决办法	10			
合计		100			

知识链接

如何避免使用发酵罐过程中发生危险事故

　　2018 年，某生物科技有限公司一名员工在发酵罐内取菌时昏迷，随后公司 3 名员工相继进入罐内救援，也都昏迷。4 人经抢救无效相继身亡。安全生产重于泰山，操作更要符合规范。该如何避免呢？

内容拓展

目标检测

答案解析

一、单项选择题

1. 机械搅拌通风发酵罐中可代替挡板作用的是（　　）

　　A. 竖管　　　　　　　　B. 搅拌轴　　　　　　　　C. 人梯　　　　　　　　D. 消泡器

2. 用来加热煮沸淀粉原料使其液化和糊化的设备（　　）

　　A. 糖化锅　　　　　　　B. 糊化锅　　　　　　　　C. 加热器　　　　　　　D. 维持罐

3. 维持罐又称为（　　）

　　A. 糖化锅　　　　　　　B. 层流塔　　　　　　　　C. 糊化锅　　　　　　　D. 加热器

4. 大型发酵罐常采用的换热器是（　　）

　　A. 定量控制器　　　　　B. 夹套式换热器　　　　　C. 冷却器　　　　　　　D. 列管式换热器

5. 应用最广泛的生物反应设备是（　　）

　　A. 气升式发酵罐　　　　　　　　　　　　　　　B. 机械搅拌通风发酵罐

　　C. 自吸式发酵罐　　　　　　　　　　　　　　　D. 鼓泡塔式发酵罐

6. 以下不属于机械消泡器的是（　　）

　　A. 耙式消泡器　　　　　B. 涡轮消泡器　　　　　　C. 离心式消泡器　　　　D. 蜗杆式消泡器

7. 下列不属于生物反应器的是（　　）

A. 人工制造的发酵罐　　　　　　　　　　B. 糖化锅

C. 动植物细胞培养器　　　　　　　　　　D. 酶反应器

8. 将空气分散成气泡与发酵液充分混合，提高溶氧速率的作用的是（　　　）

A. 换热器　　　　　　B. 搅拌器　　　　　　C. 轴封　　　　　　D. 消泡器

9. 通过气、水两相流体直接混合生产热水的设备（　　　）

A. 维持罐　　　　　　B. 连消塔　　　　　　C. 喷射加热器　　　　D. 糖化锅

10. 增长淀粉液化路径，使液化时间增加，从而使淀粉充分液化，以利于后面糖化，是用于高温淀粉浆保温和液化的容器是（　　　）

A. 维持罐　　　　　　B. 连消塔　　　　　　C. 喷射加热器　　　　D. 糖化锅

二、实例分析

1. HT 糖化锅密封泄露，试分析故障原因及解决故障的方法。

2. 发酵罐关闭阀门，罐压不能保持，试分析故障原因及解决故障的方法。

书网融合……

知识回顾　　习题

（罗仁瑜）

参考文献

[1] 杨宗发，董天梅. 药物制剂设备 [M]. 2版. 北京：中国医药科技出版社，2017.

[2] 王沛. 药物制剂设备 [M]. 北京：中国医药科技出版社，2016.

[3] 王沛. 中药制药设备 [M]. 北京：中国中医药出版社，2015.

[4] 董天梅. 药剂设备应用技术 [M]. 北京：中国医药科技出版社，2015.

[5] 杨宗发. 药物制剂设备 [M]. 北京：人民军医出版社，2012.

[6] 王泽，杨宗发. 制剂设备 [M]. 北京：中国医药科技出版社，2013.